# Kohlhammer | *PflegeManagement*

**Die Autoren:**

**Ronald Kelm** ist Pflegedienstleiter der chirurgischen Kliniken des Universitätsklinikums Kiel. Seit 1990 ist er als Dozent in der beruflichen Weiterbildung tätig, und zwar mit den Schwerpunkten Arbeits- und Tarifrecht sowie Arbeitszeit- und Dienstplangestaltung in der Pflege. Ausbildung zum Personaltrainer und Studium an der Hochschule für Wirtschaft und Politik, Hamburg. Er führt Seminare für Betriebs- und Personalräte an der ver.di-Bildungsstätte „Adolph-Kummernuss-Haus" in Undeloh in der Nordheide durch.

**Brigitte Gerloff** ist Krankenschwester und studiert an der Universität Hamburg im Studiengang Lehramt an der Oberstufe beruflicher Schulen mit der Fachrichtung Gesundheit und dem Unterrichtsfach Sozialwissenschaft.

**Dr. jur. Jutta Krüger** ist Leiterin der Abteilung Krankenhausrecht der Behörde für Wissenschaft und Forschung in Hamburg. Sie bearbeitet derzeit u. a. den Strahlenskandal am Universitätsklinikum Hamburg-Eppendorf.

**Andreas Nink**, Fachkrankenpfleger für Anästhesie und Intensivmedizin, ist Pflegedienstleiter in Hamburg.

**Jan Ruge** ist Rechtsanwalt in Hamburg mit dem Tätigkeitsschwerpunkt Arbeits- und Tarifrecht im Öffentlichen Dienst.

Ronald Kelm

# Arbeitszeit- und Dienstplangestaltung in der Pflege

2., aktualisierte und erweiterte Auflage

Verlag W. Kohlhammer

2. Auflage 2003

Alle Rechte vorbehalten
© 2003 W. Kohlhammer GmbH Stuttgart
Umschlag: Gestaltungskonzept Peter Horlacher
Gesamtherstellung:
W. Kohlhammer Druckerei GmbH + Co. Stuttgart
Printed in Germany

ISBN 3-17-017604-8

# Geleitwort

Kaum ein Thema erregt die Gemüter der Beschäftigten in Krankenhäusern und Heimen so sehr, wie die Gestaltung der Arbeitszeit. Im Spannungsfeld zwischen den Interessen der Arbeitnehmerinnen und Arbeitnehmer an planbarer Arbeits- und Freizeit und dem Interesse des Arbeitgebers an möglichst hoher Verfügbarkeit des Personals werden häufig arbeitszeitschutzrechtliche und tarifliche Grenzen überschritten. Dies geschieht oft unbewusst.

Das Erfordernis der Organisation der Arbeit rund um die Uhr mit knappem Personal einerseits und die fatalen Konsequenzen einer Verletzung von Mindeststandards bei der Patientenversorgung andererseits verlangen von den Planenden ein hohes Maß an Kreativität und Rechtskundigkeit.

Kenntnisse der Tarifvorschriften und der gesetzlichen Vorschriften sind eine unabdingbare Voraussetzung für eine Gestaltung der Dienstpläne und der Arbeitszeit, die sowohl die Belange der Einrichtung als auch die Interessen der Beschäftigten berücksichtigt.

Roland Kelm hat bereits in der erfolgreichen 1. Auflage der „Arbeitszeit- und Dienstplangestaltung in der Pflege" gemeinsam mit seinen Mitautorinnen und -autoren praxisgerechte Hinweise gegeben, die trotz der gewerkschaftlichen Orientierung des Autors immer ausgewogen waren. Der 2. Auflage wünsche ich einen ebensolchen Erfolg.

Juni 2002      Wolfgang Schelter
Bereichsleiter Tarifkoordination Gesundheitswesen
ver.di – Vereinte Dienstleistungsgewerkschaft e. V.
Bundesverwaltung

Für meine Kollegin
Birgit Hartmann-Vitsilakis

# Vorwort zur 2. Auflage

Das Urteil des EuGH vom 3. Oktober 2000 hat Bewegung in die Diskussion um die zulässigen Höchstarbeitszeiten für Arbeitnehmer/innen einschließlich der Beamtinnen und Beamten gebracht. In einer Grundsatzentscheidung hat der Europäische Gerichtshof (EuGH) festgestellt: Bereitschaftsdienst ist Arbeitszeit im Sinne der EU-Richtlinie 93/104. Die zum gesundheitlichen Schutz der Arbeitnehmerinnen und Arbeitnehmer in dieser Richtlinie aufgestellten europäischen Mindestnormen sind nach Feststellung des EuGH in den Mitgliedstaaten der EU anzuwenden – soweit nicht die jeweiligen Arbeitszeitgesetze des Einzelstaates oder dort zwischen den Tarifpartnern geschlossene Tarifverträge Schutzmaßnahmen vorsehen, die noch weiter reichen. Somit kann das EuGH-Urteil auch nicht ohne Auswirkungen auf die Dienstplangestaltung in deutschen Krankenhäusern bleiben. Die Diskussion um neue Arbeitszeitmodelle ist in vollem Gang.

Aus der Entscheidung ergibt sich, dass das deutsche ArbZG nicht mit der EU-Arbeitszeitrichtlinie übereinstimmt, da nach bisherigem deutschem Recht der Bereitschaftsdienst nicht zur Arbeitszeit zählt. Durchschnittliche wöchentliche Arbeitszeiten von mehr als 48 Stunden pro Woche – einschließlich des Bereitschaftsdienstes, der tatsächlichen Arbeitsleistung während der Rufbereitschaft und der Überstunden – sind daher nicht mehr zulässig.

Die EuGH-Entscheidung zum Bereitschaftsdienst wirkt sich auch auf die verlängerte regelmäßige Arbeitszeit durch Arbeitsbereitschaft aus. Die Arbeitnehmerinnen und Arbeitnehmer mit Arbeitsbereitschaft stehen während der gesamten Arbeitszeit dem Arbeitgeber zur Verfügung und nehmen ihre Aufgabe wahr. Sie dürfen künftig ebenfalls nicht mehr über die werktägliche Höchstarbeitszeit von zehn Stunden und die durchschnittliche wöchentliche Höchstarbeitszeit von 48 Stunden hinaus beschäftigt werden, da nach der EU-Richtlinie von der wöchentlichen Höchstarbeitszeit nicht abgewichen werden kann.

Die neue Rechtsprechung des EuGH hat erhebliche Auswirkungen auf die Praxis im öffentlichen Dienst und in privaten Unternehmen, in denen Bereitschaftsdienst geleistet wird. Sie bietet die Gelegenheit, diese Arbeitszeiten gesundheitsschonender und familienfreundlicher zu regeln. Gleichzeitig bietet sich für die Arbeitgeber die Möglichkeit, die Arbeitsabläufe effizienter zu organisieren.

Die Entscheidung des EuGH muss zu Konsequenzen für die Arbeitszeitgestaltung in den deutschen Krankenhäusern führen. Dienstpläne, in denen die Arbeitszeit einer Arbeitnehmerin oder eines Arbeitnehmers mehr als 10 Stunden am Tag bzw. 48 Stunden in der Woche beträgt (in der Summe von Regelarbeit und Bereitschaftsdienst), verstoßen gegen einschlägige Arbeitsschutzbestimmungen. Sie sind somit rechtswidrig. Personal-, Betriebsräte und Mitarbeitervertretungen, die die Einhaltung gesetzlicher Schutzbestimmungen zu überwachen haben, müssen daher gegebenenfalls bestehende Rahmendienst- oder Betriebsvereinbarungen zum Bereitschaftsdienst kündigen und mit ihrer Dienststellen- bzw. Unternehmensleitung über rechtskonforme Dienstpläne verhandeln. Der EuGH hat seine Entscheidung auf Grundlage der Bestimmungen der EU-Norm zum Gesundheitsschutz von Arbeitnehmerinnen und Arbeitnehmern getroffen. Daher ist es noch offen, ob Beschäftigte, die in der Vergangenheit Bereitschaftsdienst in Form persönlicher Anwesenheit geleistet haben, aus der Entscheidung auch rückwirkende Ansprüche auf z. B. zusätzliche Vergütung, Überstundenbezahlung oder Schichtzulagen ableiten können. Um solche möglichen Ansprüche aber nicht verfallen zu lassen, empfiehlt die Gewerkschaft, diese unter Berücksichtigung der jeweiligen Ausschlussfristen schriftlich gegenüber dem Arbeitgeber geltend zu machen.

Die 1. Auflage des vorliegenden Buches hat gezeigt, dass in Krankenhäusern und Pflegeeinrichtungen noch erhebliche Defizite in Bezug auf die Umsetzung von Arbeitnehmerschutzbestimmungen bestehen. Die gesundheitspolitischen Veränderungen durch die Einführung der DRGs machen eine neue Arbeitsorganisation erforderlich; diese Chance kann auch im Sinne der Beschäftigten genutzt werden, um über neue Arbeitszeitmodelle nachzudenken und sie einzuführen. Dies ist notwendig, um die Krankenhäuser konkurrenzfähig zu machen.

Für die zahlreichen positiven Rückmeldungen möchte ich mich an dieser Stelle ausdrücklich bedanken. Die vielen Anregungen von Kolleginnen und Kollegen habe ich dankbar in die neue Auflage aufgenommen.

In der Fort- und Weiterbildung von Pflegekräften hat sich gezeigt, dass ein Buch zum Nachschlagen auch auf der Station oder in der Einrichtung unentbehrlich ist.

Kiel, im Juli 2002                                                      Ronald Kelm

# Vorwort zur 1. Auflage

Die Missachtung von Arbeitszeit- und tariflichen Regelungen führt in Krankenhäusern und Pflegeeinrichtungen häufig zu Konflikten und zur Demotivation unter den Beschäftigten. Dies ist eine Herausforderung für alle Pflegedienst- und Stationsleitungen. Das Pflegemanagement ist oft nicht in der Lage, rechtliche Bestimmungen adäquat umzusetzen. Es wird mit Kostendruck und gesetzlichen Vorgaben der Gesundheitspolitik argumentiert, was nicht hingenommen werden kann.

Es existieren Arbeitszeitmodelle, die den besonderen Anforderungen des Gesundheitswesens entsprechen und einen reibungsfreien Arbeitsablauf ermöglichen. Dabei sind Besonderheiten der Arbeitsorganisation im Pflegealltag zu berücksichtigen. Die Arbeitsorganisation und die Arbeitszeit- und Dienstplangestaltung können nicht voneinander losgelöst bearbeitet werden.

Auch muss mit Widerstand bei den Beschäftigten im Pflegedienst gerechnet werden, insbesondere wenn es sich um Veränderungen für jeden Einzelnen handelt. Dabei darf nicht vergessen werden, dass auch Arbeitsleistung von den Mitarbeitern abgefordert werden muss. Dies gehört zu den originären Führungsaufgaben und ist in der Praxis immer konfliktträchtig.

Mit diesem Buch stellt der Kohlhammer Verlag für alle im Gesundheitswesen Beschäftigten eine wichtige Handlungsanleitung zur Verfügung. Die Leser sollen praxisnahe Informationen erhalten, um die Konflikte und Probleme im Pflegealltag schneller und effektiver bearbeiten zu können. Es werden die üblichen Probleme wie Personalausfall, Erholungsurlaub, Arbeitsbefreiung und die gesamte Wechselschichtarbeit behandelt. Dabei werden insbesondere die Dienstplangestaltung und die Arbeitsablauforganisation berücksichtigt. Die Diskussion um die Flexibilität der Arbeitszeit hat auch in den Pflegeeinrichtungen Einzug gehalten; dies macht es erforderlich, auch über Arbeitszeitmodelle zu diskutieren. Arbeitszeitmodelle machen aber nur einen Sinn, wenn die Beschäftigten in den Betrieben auch bereit sind, über die Arbeitsorganisation nachzudenken. Arbeitszeitkonten sind auch im Gesundheitswesen vorstellbar und umsetzbar.

Zahlreiche in den vergangenen Jahren praktizierte Rituale in der Pflege sind zu überprüfen: Wie verhalten sich Pflegekräfte zur Ruhepause und in den Ruhezeiten? Warum werden immer noch die Interessen der Patienten und Bewohner vorgeschoben, um eigene Dienstplanwünsche durchzusetzen?

Selbstpflege bedeutet auch: Wenn ich Freizeit habe, bin ich nicht bereit, die Arbeit aufzunehmen. Den Druck muss ich nicht nur aushalten, sondern mich auch abgrenzen, um meine Arbeitskraft zu erhalten.

Betriebs- und Personalräte haben wichtige gesetzliche Aufgaben, um Arbeitnehmerschutzgesetze auch umzusetzen und durchzuführen; es

ist notwendig, bei der Arbeitszeit auf diese gesetzlichen Aufgaben einzugehen.

Ich wünsche mir eine interessante und konstruktive Diskussion und bin
für Anregungen und Veränderungsvorschläge dankbar.

Ich bedanke mich bei allen Beteiligten für die Unterstützung, insbesondere bei Brigitte Gerloff, Jan Ruge, Dr. Jutta Krüger, Andreas Nink, Birgit Hartmann-Vitsilakis und Claire Bergmann.

November 2000                                                    Ronald Kelm

# Inhaltsverzeichnis

# 1 Geschichte der Arbeitszeitgestaltung in der Pflege

Brigitte Gerloff

> „Das Leben kann nur in der Schau
> nach rückwärts verstanden,
> aber nur in der Schau
> nach vorwärts gelebt werden."
> Sören KIERKEGAARD

Wer die aktuellen Auseinandersetzungen über die Arbeitszeit in Krankenhäusern und Pflegeeinrichtungen verstehen will, kommt nicht umhin, sich mit den historischen Hypotheken auseinanderzusetzen, die dieses Konfliktfeld beeinflussen. Die genaue Abgrenzung der Arbeitszeit von der übrigen, zur freien Verfügung stehenden Lebenszeit bereitet in Bezug auf die Krankenpflege offenbar noch heute große Probleme. So wollten z. B. die Arbeitgebervertreter bei den Tarifverhandlungen zur Arbeitszeit 1995 die 12-Stunden-Schicht ermöglicht haben, um den Patientinnen und Patienten den Wechsel der Bezugsperson zu ersparen. Mit dem gleichen Einwand lehnten die Krankenhausträger in der Weimarer Republik den Achtstundentag in der Pflege ab. Die immer noch weit verbreitete Unsitte, Krankenschwestern und -pfleger ungeniert aus der Freizeit in den „Dienst" zu holen als ob sie immer noch direkt neben dem Krankensaal wohnten, zeugt von der gleichen Respektlosigkeit gegenüber ihrem Freizeitbedürfnis. Die hartnäckige Beständigkeit der Argumente scheint zu ignorieren, dass sich die Zeiten geändert haben und heute andere Anforderungen an die Pflegekräfte gestellt werden als in den Geburtsstunden des Berufes.

Viele Probleme der heute tätigen Pflegenden beruhen auf der Entwicklung der Krankenpflege aus christlich geprägtem Dienst am Nächsten zu einer personenbezogenen Dienstleistung. Ihre Geschichte ist erst zu einem kleinen Teil erforscht. Um so mehr Aufmerksamkeit verdienen die bereits bekannten Anstrengungen unserer Vorkämpferinnen und Vorkämpfer für die Etablierung des Berufes zu vernünftigen Bedingungen. Was dabei „vernünftig" heißt, wird in diesem Buch vor allem in Bezug auf die Arbeitszeit behandelt. Einige Meilensteine der Arbeitszeitgesetzgebung, von denen Krankenhäuser und Pflegeeinrichtungen bis heute ganz oder teilweise ausgenommen sind, werden hier durch die Brille einer engagierten Pflegekraft von heute betrachtet.

## 1.1 Gretchenfrage der Krankenpflege: Beruf oder Berufung?

Christlicher Hintergrund

Bis in das 20. Jahrhundert hinein wurde die Pflege Kranker gar nicht als Beruf ausgeübt. Sie wurde als Bestandteil der christlichen Nächstenliebe praktiziert, und an ihre Ausübung wurden keinerlei Bedingungen geknüpft.

17. Jahrhundert

Christlich geprägte Lebensgemeinschaften bereiteten ihre Mitglieder durch eigene (unterschiedliche) Lehrgänge auf die Tätigkeit vor. Die deutschen Orden und Mutterhäuser nahmen sich dabei die „**Barmherzigen Schwestern**" – 1643 von Vincent DE PAUL und Louise LE GRAS gegründet – zum Vorbild. Gegenstand der Lehrgänge war die Vermittlung von Grundkenntnissen im Lesen, Schreiben und Rechnen und vor allem die Förderung religiöser Tugenden. Während dies bis dahin zusammen mit allgemeinen hauswirtschaftlichen Kenntnissen als ausreichend angesehen wurde, um die Krankenpflege auszuüben, erhielten die „Barmherzigen Schwestern" auch eine fachliche Unterweisung. Sie erlernten Grundregeln praktischer pflegerischer Tätigkeit unter der ausdrücklichen Maßgabe, den Anordnungen der Ärzte stets Folge zu leisten. Die Oberin LE GRAS schloss bereits 1639 den ersten Gestellungsvertrag mit dem Hospital von Angers ab. Einige Schwestern wurden der Leitung des Hospitals unterstellt, wohnten dort und wurden beköstigt, blieben aber unter der disziplinarischen Regie ihres Ordens, der sie auch versetzen konnte. Die Tätigkeit der Schwestern bestand im gemeinsamen Leben, dem Gebet und der dem Herrgott gewidmeten Tätigkeit im Hospital. Von einer abgrenzbaren Arbeitszeit konnte keine Rede sein, statt einer Entlohnung gab es ein Taschengeld und die Aussicht, im Alter nicht unversorgt zu sein.

**Merke:** Die Aussicht auf Altersversorgung war seinerzeit ein starkes Argument für das Mutterhaus – erst recht aus der Sicht einer Frau, die ledig war und das auch bleiben wollte.

18. Jahrhundert

Die wissenschaftliche Entwicklung der Medizin im 18. Jahrhundert, die Zunahme der Hospitäler und ihre Entwicklung zu Krankenhäusern für die wachsenden Städte, Kriege und Epidemien schufen einen größeren Bedarf an Pflegekräften, als die christlichen Orden befriedigen konnten. Diesem **frühen „Pflegenotstand"** begegneten die Träger durch die Beschäftigung von Lohnwärterinnen und Lohnwärtern, die den Ansprüchen der Mediziner aber wegen mangelhafter Bildung nicht gerecht werden konnten. Vom aufklärerischen Geist beseelt, machten sich einzelne Ärzte an die Beseitigung dieses Bildungsnotstandes, den sie als das Grundübel des Pflegenotstandes ansahen. Die mildeste Form bestand im Aushang zahlreicher „Instruktionen für das Wartpersonal" (deren Einhaltung kaum kontrolliert werden konnte):

Instruktionen für die Krankenwärter und Krankenwärterinnen

● „Ohne dringliche Ursache dürfen sie sich nicht von ihrem Posten entfernen, und in diesem Fall müssen sie dem Nebenwärter anzeigen, wo sie zu finden sind. Nie dürfen sie ohne Erlaubnis des Arztes und …

ohne den Oberkrankenwärter davon in Kenntnis gesetzt zu haben, auf längere oder kürzere Zeit ausgehen und müssen des Abends spätestens um 8 ½ Uhr wieder zu Hause sein.

- Jeden Kranken müssen sie sanft und freundlich behandeln, seine Schwächen und Launen mit möglichster Geduld ertragen, sich nicht in Streit und Zank mit ihnen einlassen, den Widerspenstigen und Unfolgsamen nicht schimpfen oder schlagen, sondern Beschwerden, welcher Art sie auch sein mögen, dem Oberkrankenwärter … zur Abhilfe anzeigen.

- … wer sich betrinkt oder betrunken nach Hause kommt und zu Unordnungen im Hause Anlass gibt, wird nach Beschaffenheit der Umstände und des Vergehens durch Abzüge an Gehalt und durch unverzügliche Entlassung bestraft oder auch … an die löbliche Polizey-Behörde zur weiteren Verfügung übergeben werden." (zit. n. Michael Joho 1999).

Die Krankenwartung war ein schmutziges Geschäft und genoss keinerlei gesellschaftliches Ansehen.

Mit Franz Anton Mai, der am 30. Juni 1781 in Mannheim die erste Krankenpflegeschule in Deutschland eröffnete, begann die Reihe der Mediziner, die sich der berufsfachlichen Ausbildung der Krankenpflegekräfte widmeten, indem sie unterrichteten und Lehrbücher verfassten. Dies alles aus ärztlicher Sicht und in der Tradition des hippokratischen Werkes, das den Arzt lehrt, seinen Gehilfen am Bette des Kranken zurückzulassen, da dieser den Kranken besser versorgen kann als dessen Angehörige.

Anfänge der Krankenpflegeausbildung

> **Merke:** Noch heute werden die nach dem Krankenpflegegesetz mindestens vorgeschriebenen 480 Stunden Anatomie und Krankheitslehre in der Regel von Ärztinnen und Ärzten unterrichtet.

Mit der Ausbildung ihrer Gehilfinnen erreichten die Mediziner gleich zwei Ziele. Einerseits behielten sie die Kontrolle über die Inhalte. Andererseits konnten sie die Entwicklung der Medizin zur Wissenschaft und zur Profession vorantreiben, denn für die Befriedigung der Grundbedürfnisse war nun die Pflege zuständig. Dieses Tätigkeitsprofil – das geduldige Umsorgen, der geschickte Umgang mit dem Kranken und das hauswirtschaftliche Drumherum – entsprach dem bürgerlichen Ideal von der Hausfrau, Gattin und Mutter, die sich um die Bedürfnisse von Mann und Kindern kümmerte. Krankenpflege war ein möglicher Ersatz für die Erfüllung in der Ehe und kam dem sich entwickelnden Emanzipationsbedürfnis der bürgerlichen Frauen entgegen. Es war stark genug, Berufstätigkeit und Kompetenz zu fordern, aber nicht radikal genug, die Unterordnung unter die Männer in Frage zu stellen oder gar selbst ein Medizinstudium anzustreben. Einzelne Vorkämpferinnen wurden mit abstrusen Ausführungen über die Unvereinbarkeit des Weibes mit der Medizin, aber der besonderen Eignung für die Krankenpflege abgewehrt. Wer sich damit aber abgefunden hatte, konnte auf die Unterstützung der Ärzte in fachlicher wie in politischer Hinsicht zählen.

Die **erste Berufszählung** des Deutschen Reiches fand 1876 statt und wies 8700 in der Pflege tätige Personen aus (obwohl die Pflege noch gar kein Beruf war!). Über 80 % von ihnen gehörten zu katholischen oder evangelischen Mutterhäusern. Ihre Einsatzgebiete waren neben den Krankenhäusern die Irrenanstalten und die Privat-, Armen- und Gemeindepflege. Die Tätigkeit war, wie zeitgenössische Berichte und Lebenserinnerungen zeigen, gleichbedeutend mit unbegrenzter Arbeitszeit.

Das Mutterhaus versorgte die Schwestern zwar, machte sie aber durch die fehlende Vergütung abhängig. Weil dieses Versorgungsmodell nur wegen der unbezahlten Arbeit so kostengünstig war, hatten die als „wild" diffamierten Schwestern, die diese Gefängnisse um die Jahrhundertwende zu Hunderten verließen, es noch schwerer, ihren Lebensunterhalt zu verdienen. Die **erste gewerkschaftliche Interessenvertretung** gab es erst 1898 durch den „Verband des Massage-, Bade- und Krankenpflegepersonals" mit rund 400 Mitgliedern. In diesem Jahr war die Zahl der in der Krankenpflege tätigen Personen auf rund 30.000 angewachsen!

**Arbeitszeitbeschränkung im Deutschen Reich**

Die Beschränkung der Arbeitszeit war bereits zentrales Thema der Arbeiterbewegung im Deutschen Reich geworden: Mit der aufkommenden Industrialisierung ergab sich die Notwendigkeit, Zeitvorgaben einzuhalten und der Zeitspanne, in der eine Arbeitskraft zur Verfügung steht, einen Lohn gegenüberzustellen. Die Fabrikanten, Bergwerksbesitzer und Großbauern stillten ihren Bedarf an möglichst billigen Arbeitskräften schon vor der umfassenden Einführung maschinenmäßiger Produktion, indem die Löhne tendenziell so niedrig gehalten wurden, dass die ganze Familie arbeiten musste. Das erste Betätigungsfeld der frühen Arbeitsmediziner war deshalb der Kampf gegen die Kinderarbeit.

## 1.2 Gesunde Kinder für das preußische Heer!

**Kinderarbeit**

„Der Arbeiter wird dadurch nicht geeignet, anderen Anforderungen … z. B. der Pflicht der Verteidigung gegen äußere Angriffe zu genügen" hieß es auf Preußisch zum Problem der Kinderarbeit. Makabererweise erwirkten nicht die eindringlichen Darstellungen kindlichen Elends die Einschränkung der Kinderarbeit durch ein preußisches Gesetz, sondern die Erkenntnis, dass die arbeitenden Kinder nicht mehr als Soldaten taugten.

> **Merke:** Das so genannte „Preußische Regulativ" von 1839 verbot Kinderarbeit unter neun Jahren, Nachtarbeit zwischen 21 und 5 Uhr und die Arbeit an Sonn- und Feiertagen.

**Erstes Arbeitsschutzgesetz**

Das **erste Arbeitsschutzgesetz** in der deutschen Geschichte ging vor allem von fortschrittlichen Medizinern, bildungsbürgerlichen Vertretern der preußischen Behörden und einzelnen christlich-konservativen Fabrikanten aus. „In dem Alter, wo die Kinder den Schulunterricht genießen sollten, um zu Menschen ausgebildet zu werden, wird ihre ganze Tätigkeit schon für die Fabriken in Anspruch genommen … und aus Mangel an Bewegung in freier Luft leidet die Ausbildung ihrer Körper sehr ..." klagt ein preußischer Beamter in seiner Antwort auf eine Umfrage des Reichskanzlers HARDENBERG. Die Kinder arbeiteten bis zu 14 Stunden und das auch sonntags. Nur die Beschränkung der Kinderarbeit konnte außerdem den Schulbesuch für den Großteil der Kinder sicherstellen. Der damalige Schulunterricht bestand vor allem in religiös-sittlicher Abrichtung mit Hilfe des Rohrstocks und schulte die für die Fabrikarbeit erforderlichen Tugenden wie z. B. Gehorsam, Pünktlichkeit, Fleiß und Anspruchslosigkeit. Für den weiteren Ausbau des Schulwesens, der den Bedarf der Arbeitgeber an vorgebildeten Arbeitskräften stillen sollte, nahmen diese den Rückgang der Kinderarbeit in Kauf. Der Vorschlag, die Bildung auf den Sonntag zu verlegen, konnte sich nicht durchsetzen. Zudem wurden die Tätigkeiten der Kinder zunehmend durch Maschinen ersetzt.

Da eine öffentliche Kontrolle der Umsetzung des Regulativs weder durch die Betroffenen noch flächendeckend durch die staatliche Fabrikinspektion stattfand, konnten viele Arbeitgeber das Gesetz umgehen. Noch 1860 wurde festgestellt, dass die Rate der „wegen Körperschwäche und verschiedener Gebrechlichkeiten" oder „zu geringen Maßes" zurückgestellten oder für Untauglich Befundenen wieder um 10 Prozent zugenommen hatte.

> **Merke:** 1853 wurde das Preußische Regulativ novelliert. Das Mindestalter für die Beschäftigung von Kindern wurde auf 12 Jahre heraufgesetzt und der Maximalarbeitstag für Kinder unter 14 Jahren auf 6 Stunden begrenzt. Für die erwachsenen Männer und Frauen gab es immer noch keine Regelungen zur Beschränkung der Arbeitszeit!

## 1.3 Das Arbeiterschutzgesetz von 1891

Die erstarkende Arbeiterbewegung forderte das Verbot der Sonntagsarbeit und die Verkürzung der täglichen Arbeitszeit auf zehn Stunden. Für das Jahr 1869 sind 152 Arbeitskämpfe dokumentiert, von denen in 37 ausdrücklich für Arbeitszeitforderungen gestreikt wurde. Dennoch gab es zwischen den einzelnen Gewerken große Unterschiede. So forderten die Bäcker in Breslau die Verkürzung des Arbeitstages von 18 auf 16 Stunden, während Streikbewegungen der Bergleute bereits den 8-Stunden-Tag verlangten. In dieser Zeit wurden die ersten Tarifverträge in der Druckindustrie, dem Baugewerbe und dem Metallhandwerk abgeschlossen. Auf Seiten der Arbeitgeber waren die Arbeitszeitverkürzungen mit der Erwartung höherer Leistungen in der verbliebenen Zeit verbunden. BISMARCK verfolgte die Schwächung der Sozialdemokratie durch Zugeständnisse, nachdem ihr mit Verboten nicht beizukommen war. Ein solches Zugeständnis war das **Arbeiterschutzgesetz von 1891**. Es verbot die Kinderarbeit unter 13 Jahren und die Nachtarbeit für Frauen. Die maximale tägliche Arbeitszeit wurde auf 10 Stunden beschränkt und eine ununterbrochene Ruhezeit zwischen zwei Arbeitseinsätzen von mindestens 11 Stunden festgelegt.

*19. Jahrhundert*

*Arbeitsschutzgesetz von 1891*

> **Merke:** Auch das Arbeitszeitgesetz von 1994 – das viele immer noch „das Neue" nennen – geht nicht weiter. Es bestimmt eine maximale tägliche Arbeitszeit von 10 Stunden und eine ununterbrochene Ruhezeit von 11 Stunden zwischen zwei Arbeitseinsätzen. In Krankenhäusern kann die Ruhezeit auf 10 Stunden reduziert werden, und es kann während des Bereitschaftsdienstes „geruht" werden.

## 1.4 Und die Krankenpflege?

20. Jahrhundert

Die freiberufliche Tätigkeit der Pflegekräfte in Kranken- und so genannten Irrenanstalten erinnert am Anfang des 20. Jahrhunderts noch an den konfessionell gebundenen Ursprung. Die Beschäftigten wohnten und aßen im Arbeitsbereich, und sie trugen eine Tracht. An die Stelle der Andacht trat die ständige Beschwörung von Opfer und Verzicht zugunsten des Patienten durch die Anstaltsleitungen. Wer zu einem Mutterhaus gehörte und per Gestellungsvertrag tätig wurde, hatte sich dort einer strengen Hierarchie zu unterwerfen. Immer mehr Pflegekräfte versuchten, ohne diese Institution auszukommen und als ledige Frau ihren Lebensunterhalt trotzdem durch die Krankenpflege zu sichern. Ohne einen ethischen Überbau musste diese schlichte Begründung damals allerdings als unsittlich oder gar proletarisch-aufrührerisch verstanden werden und Patienten, Ärzte und die Öffentlichkeit schockieren. Immerhin berichteten die Zeitungen gerne über „Schwestern", die in irgendwelchen Phantasietrachten der Prostitution nachgingen. Die anerkannten christlichen Ideale mussten also verweltlicht werden, um die Berufstätigkeit aufzuwerten und gesellschaftliche Anerkennung zu sichern. Dabei durfte der bürgerliche Rahmen möglichst nicht gesprengt werden – man hätte die Unterstützung der Ärzte verloren.

> **Merke:** In der Berufsethik der freiberuflichen Krankenpflege blieb die Aufopferung für andere auch nach der Verweltlichung der christlichen Werte an erster Stelle. Arbeitnehmerinteressen und eigene Ansprüche störten da nur!

Interessenvertretungen

In diesem Dilemma befanden sich die Organisationen, die zur Interessenvertretung gegründet wurden. Der bereits erwähnte „**Verband des Massage-, Bade- und Krankenpflegepersonals**" schloss sich 1904 dem „**Verband der in Gemeinde- und Staatsbetrieben beschäftigten Arbeiter und Unterangestellten**" an – einer Vorläuferorganisation der heutigen Vereinte Dienstleistungsgewerkschaft ver.di. In ihrer Zeitung „Die Sanitätswarte" werden die Arbeitsbedingungen, die Überanstrengung der Pflegekräfte durch die überlangen Arbeitszeiten und der tägliche Kleinkrieg mit Anstaltsleitung und Vorgesetzten angeprangert. Mit Hinweis auf den Stationszwang, also die Verpflichtung in der Anstalt zu wohnen und an der (schlechten) Verpflegung teilzunehmen, wurde die Bezahlung vorenthalten, was als „Kost- und Logisunwesen" gebrandmarkt wurde.

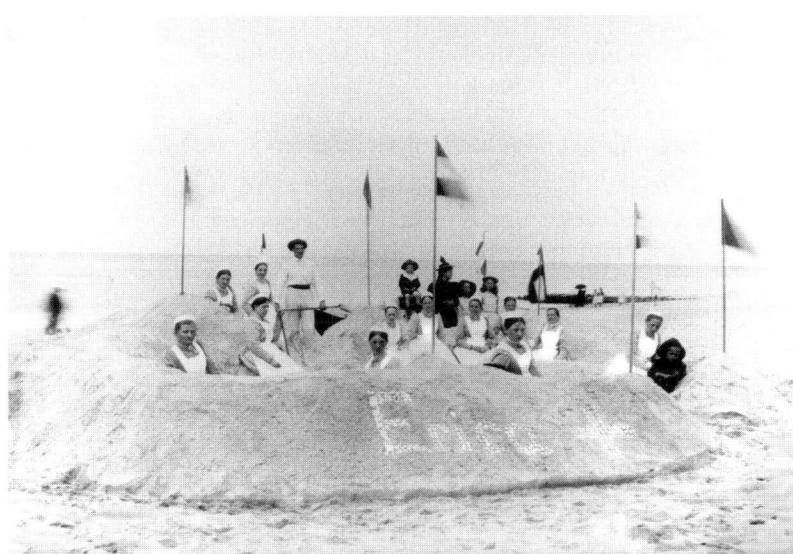

**Abb. 1:**
Die „Erikaschwestern"
(die Schwesternschaft des
Hamburger Universitäts-
krankenhauses Eppendorf)
in Heiligenhafen um 1910.
Die gemeinsame Lebens-
gestaltung reicht bis in den
Urlaub hinein. Nach heutigen
Maßstäben wäre eine solche
Reise wohl eine Teamfort-
bildung – damals kostbare
Abwechslung vom harten
Alltag.

Neben diesem freigewerkschaftlichen Verband entstand 1903 die christliche Gewerkschaft „**Gewerkverein der Krankenpfleger, -pflegerinnen und
verwandter Berufe Deutschlands**", die 1909 rund 1400 Mitglieder hatte.
Beide Verbände bekannten sich zum Streik als Kampfmittel, polemisier-
ten aber auch kräftig gegeneinander in ihren Zeitungen.

Die „**Berufsorganisation der Krankenpflegerinnen Deutschlands**"
(B.O.K.D) als Vereinigung freiberuflicher Krankenpflegerinnen und Vorläuferorganisation des heutigen Berufsverbandes für Pflegeberufe
(DBfK) wurde 1903 mit 37 Mitgliedern – allen voran AGNES KARLL – gegründet. Ihre Initiatorinnen kamen aus der bürgerlichen Frauenbewe-
gung und hatten die Absicherung der freiberuflich tätigen Pflegekräfte
durch Arbeitsvermittlung, soziale Absicherung, Wohngemeinschaft und
Ausbildung im Programm. Die Organisation war eine Art Orden ohne
Mutterhaus und hatte mit den gewerkschaftlichen Kräften nur die allgemeine Kritik an den schlechten Bedingungen gemeinsam. Sie forderte
neben einer staatlich anerkannten Berufsausbildung die Beschränkung
der Arbeitszeit auf 11 Stunden, als die Gewerkschaften und die Sozialdemokratie den 8-Stunden-Tag verlangten.

# 1.5 Das Elend der Krankenpflege vor dem Reichstag

Die Zustände in den Krankenhäusern und die unmenschlichen Arbeitsbedingungen, die auch in den anderen Betätigungsfeldern der Krankenpflege herrschten, wurden durch die Organisationen und Einzelpersonen
bekannt gemacht. Im Juni 1900 wurden sie Thema im Reichstag in Ber-

lin. Als entschiedenster Fürsprecher des Personals trat der sozialdemokratische Abgeordnete Wilhelm ANTRICK auf, dessen Zähigkeit durch einen vorhergehenden Aufenthalt im Krankenhaus Moabit zusätzlich befördert wurde. Weder die rhetorischen Anstrengungen der konservativen Abgeordneten noch ANTRICKs Attacken führten zu einer schnellen Verbesserung der Bedingungen.

**Die erste gesetzliche Regelung**

1906 wurde dann erstmals die Möglichkeit einer gesetzlichen Regelung eröffnet, die Anforderungen an die Ausbildung für die Pflege stellte: ein einjähriger Lehrgang mit 100 Stunden Unterricht. Sie wurde zunächst nur vom damaligen Bundesland Preußen in geltendes Recht umgesetzt.

Im Februar 1913 verhandelte der Reichstag erneut über die Situation der Pflegekräfte. Grundlage der Debatte war eine amtliche Erhebung, die per Fragebogen an die Anstaltsleitungen versandt worden war. Sie brachte erschütternde Ergebnisse zu Tage. Einzelne Redner versuchten deshalb zum Beispiel, im Tagesablauf des Krankenpflegepersonals Ruhephasen und Spaziergänge mit den Kranken im Garten aus den katastrophalen Arbeitszeiten „herauszurechnen".

> **Merke:** Die Sozialdemokraten hatten eine Resolution eingereicht, in der u. a. obligatorische Ausbildung, Unfallversicherung, Sommerurlaub mit Lohnfortzahlung, Mindestlohn und der 8-Stunden-Tag gefordert wurde.

Wie wichtig auch die Forderungen nach der Beseitigung des Kost- und Logiswesens und nach persönlicher Freiheit während der dienstfreien Zeit waren, zeigen einige Äußerungen der Abgeordneten. ANTRICK hatte seine statistischen Daten aktualisiert und um eine Übersicht der Berufsorganisationen erweitert. Alle Missstände kamen zur Sprache, wurden aber bis zum ersten Weltkrieg nicht angefasst. Das Protokoll der Sitzung wurde in der „Sanitätswarte" vom 14. 2. 1913 veröffentlicht. Die Abgeordneten diskutieren die konkrete Situation mit Argumenten, die teilweise auch heute noch überzeugen sollen.

**Diskussion über den Zustand der Pflege**

Hier kommen nun einige Abgeordnete im Originalton zu Wort.

DR. VON SALKER (Nationalliberale):
„Es handelt sich um die Arbeitsverhältnisse im Allgemeinen, die Arbeitsdauer, die Nachtwachen – die halben Nachtruhen – die Frage der Ruhepausen, der Vorbildung, des Urlaubs, der Bezahlung, lauter unendlich wichtige Fragen … Ich würde an sich sehr gern, wie das die Resolution der Sozialdemokratie tut, gleich bestimmte konkrete Vorschläge machen; aber ich glaube nicht, dass es möglich ist und ich meine, dass wir durch den Versuch einer Regelung in solch radikaler Weise nur schädigen würden. Die Verhältnisse sind so, dass wir die Arbeitszeit nicht einfach unbegrenzt heruntersetzen können – wir würden dadurch schwere Schäden für die Kranken herbeiführen, weil wir nicht genügend Pflegematerial zur Verfügung haben."

DR. BURCKHARDT (Wirtschaftliche Vereinigung):
„Ich hätte nur gewünscht, dass die Herren Sozialdemokraten in der Resolution statt „Lohn" „Gehalt" gesagt hätten. Man kann ja die Kran-

kenpfleger und -pflegerinnen, deren Tätigkeit doch schließlich auf Nächstenliebe und Selbstverleugnung basiert, eigentlich gar nicht mit Geld entlohnen …"

ANTRICK (Sozialdemokraten):

„Ich habe hier ferner das Ergebnis einer privaten Statistik, die von einer Berufsorganisation der Krankenpfleger des **Gemeinde- und Staatsarbeiterverbandes** aufgenommen worden ist. Danach arbeiten bis zu 10 Stunden 1,5 % , 10 bis 12 Stunden 12,94 %, 12 bis 14 Stunden 46,22 %, 14 bis 17 Stunden 39,34 %. Die amtliche Statistik hatte bis zu 17 Stunden sogar 42 % und von 12 bis 14 Stunden 50,3 % … In 157 Anstalten mit 612 männlichen Pflegern ist überhaupt keine dienstfreie Zeit vorgesehen. In 439 Anstalten mit 4054 weiblichen Pflegern gibt es ebensowenig auch nur eine einzige Stunde freie Zeit … Nach der amtlichen Statistik hatten neben der Tagesleistung noch Nachtdienst zu verrichten: bis zu 6 Stunden 1385 männliche Personen und 3733 weibliche, von 6 bis 8 Stunden 782 männliche und 3979 weibliche, 8 bis 10 Stunden 630 männliche und 1603 weibliche, 10 bis 12 Stunden 174 männliche und 206 weibliche … Das sind doch Arbeitszeiten, die zum Himmel schreien. (Anmerkung: Im Deutschen Reich galt bereits das Nachtarbeitsverbot für Frauen, von dem die Pflege ohne irgendeinen Ausgleich ausgenommen war.) Wie sieht es nun mit der Entlohnung aus? … Über die Lohn- oder Gehaltsfrage schweigt sich die amtliche Statistik schämig aus. Man scheint es überhaupt nicht für der Mühe wert gehalten zu haben, diese Frage in die Fragebögen hineinzusetzen, oder aber man hat sich geschämt, diese Dinge in die Öffentlichkeit zu bringen … Für die Fluktuation des Personals will ich nur einige Zahlen aus gut geleiteten Anstalten herausgreifen. Im Virchow-Krankenhause wurden Anfang 1911 678 Personen beschäftigt; es kam ein Zugang von 910 und ein Abgang von 888 Personen … Dass … auch der Mangel guter, gesunder Schlaf- und Aufenthaltsräume für das Pflegepersonal wesentlich zu dieser Fluktuation beitragen kann, liegt auf der Hand … Vor 12 Jahren habe ich hier ein Berliner Krankenhaus angenagelt, das den Wärtern Kellerräume als Wohnung anwies. Damals wurde gesagt, das sei nur vorübergehend. Heute aber wurde mir mitgeteilt, dass die Wärter noch heute in denselben Kellerlöchern hausen müssen! … Meine Herren! Ich habe am 29. Januar genauso wie in früheren Jahren immer wieder hervorgehoben, dass es mir darauf ankommt, die Lage des **gesamten** Pflegepersonals zu bessern und zu heben, ganz gleichgültig, ob sich dieses Pflegepersonal in weltlichen oder geistlichen Organisationen befindet. Deshalb habe ich mich auch sehr eingehend damit beschäftigt, wie es in den geistlichen Orden aussieht und ich muss sagen, dass dort die Überanstrengungen genauso schlimm, zum Teil noch schlimmer sind als bei freiem Pflegepersonal."

DR. GERLACH (Zentrum):

„So erwünscht es wäre, wenn es möglich ist, für alle Arbeiter, sei es für Kopf- oder Handarbeiter, eine achtstündige Arbeitszeit vorzusehen, so bezeichne ich selbst eine derartige Durchführung als unmöglich. Ich möchte … wohl auch mit Recht annehmen, dass die Herren auf der äußersten Linken, die sich regelmäßig mit Kopfarbeit beschäftigen, auch nicht in der Lage sind, mit acht Stunden Tagesarbeit ihre Arbeit zu erledigen. Das ist deshalb unmöglich, weil unsere heutige Zeit immer wieder eine solche Menge von Neuerungen auf den Tagesmarkt bringt, dass … kein Mensch mit acht Stunden Arbeit auskommen kann. Nun ist in der Statistik allerdings die Bemerkung enthalten, es habe sich ergeben, dass in einzelnen Anstalten Personen 14 bis 18 Stunden zu arbeiten hätten. Diese Angabe steht auf dem Papier … Die Arbeitsleistung aber, die derartige Pfleger haben, ist nicht so sehr intensiv, und zwar deshalb, weil der Pfleger eigentlich die Aufgabe hat, dem einzelnen Kranken ein gutes Beispiel zu geben und ihn zur Arbeit anzuregen; denn die Arbeit in allen unseren Anstalten, Krankenanstalten, Irrenanstalten, Pflegeanstalten usw. hat nicht den Zweck, in irgendeiner Weise einen Erwerbsgewinn zu erreichen. Sie verfolgt allein die Aufgabe, den einzelnen Kranken eine Ablenkung zu geben und durch die Ablenkung eine Besserung, eine Heilung des Krankheitszustandes zu schaffen … Ich bemerke insbesondere gegenüber solchen Angaben von 16-, 18-stündiger Arbeit pro Tag: Da würde etwas Übermenschliches eigentlich gefordert werden, was kein Mensch auf die Dauer aushalten könnte …"

Dieser Abgeordnete glaubte einfach nicht, was für die Pflegenden Alltag war! Mit Ausnahme der Sozialdemokraten hofften die Reichstagspolitiker offenbar, dass sich die Probleme durch die Leidensfähigkeit der Pflegekräfte und schöne Worte über den schweren Dienst von selbst erledigen würden.

## 1.6 Weimar: Die Chance auf den 8-Stunden-Tag in der Krankenpflege wird vertan

Die Novemberrevolution 1918 und die Weimarer Republik brachten entscheidende Fortschritte im Arbeitszeitrecht. Auf den Maidemonstrationen 1890 hatte die Hauptforderung der sozialistischen Arbeiterschaft „Acht Stunden Arbeit, acht Stunden Schlaf, acht Stunden Erholung" gelautet. Sie wurde im November 1918 für alle gewerblichen Arbeitnehmer Wirklichkeit, zunächst in der Demobilmachungsverordnung, die Arbeitslosigkeit wegen der heimkehrenden Soldaten verhindern sollte. Sofort begann die Auseinandersetzung darüber, ob das Krankenpflegepersonal gleich behandelt werden sollte.

Im Dezember 1918 schrieb die „Sanitätswarte":

„Eine neue Zeit ist angebrochen! Auch ihr seid in der Lage, euren Beruf und eure Existenz auf gerechte Daseinsbedingungen aufzubauen. Schon vor dem Kriege fanden Zehntausende beiderlei Geschlechts ihre Existenz in der Krankenpflege und dem Massage- und Badefach. Neue Tausende sind während des Krieges in diesem Beruf ausgebildet worden. Überfüllung des Berufs und Arbeitslosigkeit für Tausende, die während der langen Kriegsdauer in hingebungsvoller Aufopferung Kranke und Verwundete pflegten, ist die Folge. Es darf aber nicht geduldet werden, dass Tausende ohne Arbeit und Verdienst sind, während andere in übermenschlich langer Dienstzeit bis zur Erschöpfung ihrer Kräfte angespannt werden. Hierin muss schnellstens Abhilfe geschaffen werden durch erhebliche Verkürzung der täglichen Dienstzeit."

Die Regierung, fest entschlossen, die Arbeitszeitfragen gesetzlich im Sinne der Arbeiterschaft zu regeln, legte einen Entwurf für ein Gesetz über die Arbeitszeit der Krankenpflegepersonen vor, der eine tägliche Arbeitszeit von 8 Stunden, höchstens 48 Stunden pro Woche ausschließlich der Pausen und des Unterrichts vorsah. Das einzigartige Angebot einer Arbeitszeitverkürzung bei vollem Lohnausgleich führte allerdings im Berufsfeld selbst nur bei den Gewerkschaften zu Begeisterung. Krankenhausträger, Mutterhäuser, Chefärzte und die Krankenpflegeverbände, deren Berufsethos auf der Aufopferung basierte, waren empört. Sie beschworen den Untergang der Krankenpflege; ihre Herabwürdigung zu einer anstrengenden Lohnarbeit sei nur der sozialistischen Unterwanderung geschuldet. So endete die hitzige Besprechung über den Gesetzentwurf im Reichsarbeitsministerium mit der Einsetzung einer Expertengruppe von 12 bis 15 Arbeitnehmer- und Arbeitgebervertretern. Bis Februar 1920 wurde gestritten und um alternative, kompromissfähige Regelungen gerungen. In der entscheidenden Abstimmung waren für die 48-Stunden-Woche nur fünf Mitglieder (freie und christliche Gewerkschaft, Oberpfleger, Diakonissenverbände), dagegen neun (katholische Schwesternschaften, Krankenhausträger, Berufsorganisation der Krankenpflegerinnen Deutschlands). Für die 60-Stunden-Woche ohne Berücksichtigung der Ausbildungszeit stimmten schließlich neun Mitglieder, dagegen fünf.

Gesetzentwurf zur Arbeitszeitverkürzung

> **Merke:** Die 60-Stunden-Woche und der 10-Stunden-Tag wurden so 1924 zur „Verordnung über die Arbeitszeit in Krankenpflegeanstalten (KrAZO)", die die Sonderbehandlung der Krankenpflege zementierte.

In ihrem großartigen Aufsatz „Dienen ohne Ende" (Pflege 1/88) hat Hilde STEPPE den Verlauf der Auseinandersetzungen beschrieben und die Argumente der streitenden Parteien aufgeführt. Sie sollen hier auszugsweise zitiert werden, denn auch diese Argumente sind heute noch im Umlauf, wenn es um die Arbeitszeit der Pflegenden geht. So argumentiert der Vertreter der Krankenhausträger HELBIG mit den Erleichterungen des Kost- und Logiszwanges und den bereits erwähnten „Pausen":

„… hat die Krankenpflegerin viele Ruhepausen, in denen sie abzuwarten hat, ob die ihr anvertrauten Kranken ihre Hilfe in Anspruch nehmen, sie braucht sich um ihre eigenen Bedürfnisse so gut wie nicht zu kümmern, ihr Tisch ist gedeckt, das Zimmer mit ihrem Bette ist in unmittelbarer Nähe, die Kleidung wird ihr zum größten Teil geliefert und in Stand gehalten und die Wäsche gewaschen."

GÖBELL und COLLEY als Vertreter der Ärzte konnten die Gleichstellung mit anderen Berufen nicht unterstützen:

„Ich muss es für einen ganz traurigen Rückschritt erklären, wenn in den Krankenanstalten der 8-Stunden-Tag eingeführt wird. Damit geht das erhebende Moment der Aufopferung verloren." (GÖBELL)

„Auf alle Fälle, das ist ganz klar, werden nicht nur die Patienten bei der Neuregelung schlechter fahren als bisher, sondern auch die Schwierigkeiten im ärztlichen Dienst werden sich häufen …" (COLLEY)

Die Vertreter des Pflegepersonals waren entzweit und durch die vorhergehende gegenseitige Abgrenzung nicht fähig, an einem Strang zu ziehen. In der Zeitschrift „Die Schwester vom Roten Kreuz" werden die Besonderheiten des Pflegeberufs hervorgehoben:
„Was mich jedoch am meisten bekümmert, ist die Frage: Sollen wir Schwestern es den Revolutionären nachtun? Sehr gönne ich meinen Mitmenschen die denkbarsten Erleichterungen, und es gibt noch manches zu verbessern; doch solchen Bewegungen dürfen wir uns nicht anschließen, nicht einmal dem Anschein nach … ‚Jeder ist sich selbst der Nächste' darf somit nimmer der Wahlspruch der Schwester werden." „Solange Eltern nicht vorgeschrieben wird, wie lange sie ihre Kinder arbeiten lassen dürfen und solange Kinder nicht von ihren Eltern den 8-Stunden-Tag verlangen, solange müssen sich die Mutterhäuser und ihre Schwestern das Recht wahren, ihren Beruf als das angesehen zu wissen, was er ihnen ist und sein soll, nämlich als freiwillige Liebestätigkeit im Dienste des Nächsten, im vollen Bewusstsein, dass die Schwester damit den schwersten, opfervollsten und mütterlichsten aller Berufe auf sich nimmt, der zwar Außerordentliches von ihr fordert, ihr aber auch hundert- und tausendfach mehr gibt als jeder andere Beruf, der halb soviel fordert und ihr Zeit für alle möglichen Neigungen und Liebhabereien lässt oder lassen würde. Die echte Schwester weiß, dass ihr Beruf ihr ganzes Sein, ihr ganzes Denken und all ihre Kräfte verlangt, dass er keine Halbheiten duldet, dass er selbstverständlich das Aufgeben des eigenen Ich fordert."

In der Zeitschrift der B.O.K.D „Unterm Lazaruskreuz" äußerte sich Agnes KARLL:
„Jetzt in der Überstürzung und dem Chaos des Augenblicks den 8-Stunden-Tag zu verlangen und unvernünftige Geldforderungen zu stellen … ist unseres Berufes unwürdig." (1919)
„Jede Schwester, welche es mit ihrem Beruf ernst meint, wird gegen den 8-Stunden-Tag sein und zwar aus zwei Gründen: erstens, weil es für die Kranken unerträglich ist, sich immer wieder an andere Schwestern gewöhnen zu müssen und zweitens, weil man dem Geist vom 9. November keine Zugeständnisse machen will." (1920)

Auch sie argumentiert mit dem Interesse der Patienten an der gleichen Bezugsperson. Marie CAUER (B.O.K.D) berichtete stolz von den Verhandlungen:
„… die B.O.K.D aber – und das gereicht ihr zur Ehre – … bewies, dass sie nicht nur ein Fachverband, sondern tatsächlich eine Schwesternschaft ist, mithin nicht nur ihren eigenen unmittelbaren Vorteil, sondern auch das Wohl der Pfleglinge und damit des Volksganzen im Auge hat …"

Obwohl auch die B.O.K.D die Verkürzung der Arbeitszeit gefordert und mit ihrer Öffentlichkeitsarbeit vorangetrieben hatte, konnte sie sie von den Revolutionären nicht annehmen, von denen sie sich jahrelang abgegrenzt hatte. Der Verlust der Aufopferungsideologie musste verhindert werden.
Der gleiche Druck entstand in den 20er-Jahren für die Gewerkschaften. Das Recht auf die Bezeichnung „Schwester" wurde den freien und gewerkschaftlich organisierten Pflegekräften von Mutterhausschwestern

und konservativen Kreisen abgesprochen. Dies führte zur Gründung einer „Schwesternschaft der Reichssektion Gesundheitswesen" im „Verband der in Gemeinde- und Staatsbetrieben beschäftigten Arbeiter und Unterangestellten" – mit Brosche und eigener Tracht. Der Widerstreit zwischen Arbeitnehmerinteressen und Aufopferungsideologie zog sich durch alle Organisationen. Diese Verwirrung trug dazu bei, dass viele Pflegekräfte ihre Tätigkeit als zeitloses, unpolitisches Helfen betrachteten und sich für die Welt um sie herum fatalerweise wenig interessierten.

## 1.7 Die KrAZO überdauert den Faschismus und den Krieg

Dienen, Opfern, immer zur Stelle sein, Geduld mit den Kranken und Gehorsam gegenüber den Ärzten – dieser berufsethische Hintergrund konnte im Faschismus erschreckend reibungslos in den Dienst am Volk und die Treue zum Führer umfunktioniert werden. Die Verehrung der deutschen Frau wertete die Pflege endlich auf.

> **Merke:** 1938 wurde das erste reichseinheitliche Krankenpflegegesetz verabschiedet und damit scheinbar die langjährige Forderung nach einer staatlich anerkannten Ausbildung als Voraussetzung für die Tätigkeit erfüllt.

Das Gesetz sollte vor allem dem immer noch herrschenden Personalmangel in der Pflege entgegenwirken und außerdem die „Gleichschaltung" und Kontrolle der Pflegenden sicherstellen. Für den Beginn der Ausbildung war nicht nur der Abstammungsnachweis erforderlich, sondern der Schulleiter prüfte auch die „politische Zuverlässigkeit" der Bewerberinnen. Die beständige Indoktrination, die z. B. in den Fachzeitschriften und Lehrbüchern dieser Zeit deutlich wird, mag dazu beigetragen haben, dass Pflegekräfte sich für den Dienst in Konzentrationslagern, in den eroberten Gebieten und für die organisierte Euthanasie missbrauchen ließen. „Krankenpflege ist Dienst an der Volksgemeinschaft", sie hat mitzuhelfen, „... dem Volk Träger deutschen Erbgutes, Arbeitskräfte der Faust und des Kopfes, sowie Waffenträger ..." zu erhalten. „Der Krankenpflege obliegt es aber auch, Kriegs- und Arbeitsinvaliden sowie allen erfüllten erlöschenden Leben durch treue Pflege den Dank der Volksgemeinschaft abzustatten" (Krankenpflegelehrbuch 1943, zitiert nach Hilde Steppe 1993).

Für die bereits ausgebildeten und tätigen Pflegekräfte wurde die „Gleichschaltung" über die Straffung der verschiedenen Schwesternschaften und Verbände versucht. Die Gewerkschaften waren bei der Machtergreifung zerschlagen worden. Die B.O.K.D schrieb am 15.3.33 in ihrer Zeitschrift „Unterm Lazaruskreuz": „... Es ist selbstverständlich, dass sich der Verband, dessen Mitglieder deutsche Schwestern sind, geschlossen hinter die neue Regierung stellt. Wir wollen mitarbeiten an den großen

Erstes reichseinheitliches Krankenpflegegesetz

Gleichschaltung: 30er-Jahre

Aufgaben, die vor uns liegen und die uns aus der neuen Zeit erwachsen …" Die Verbände sollten zu einer **„Reichsfachschaft Deutscher Schwestern und Pflegerinnen"** zusammengefasst werden; die letztendlich ein Dachverband wurde, dem die Diakoniegemeinschaft, die DRK-Schwesternschaften, die Katholischen Schwestern, der Reichsbund freier Schwestern (nach ihrer Tracht „Blaue Schwestern" genannt) und die NS-Schwesternschaft („Braune Schwestern") angehörten. Es spricht für die damaligen Kolleginnen, dass die nationalsozialistischen Verbände nur einen geringen Organisationsgrad verzeichnen konnten. Die „Braunen" hatten 1939 nur 9,2 %, die „Blauen" 20,1 % der in der Pflege Tätigen als Mitglieder gewonnen. 1939 waren 135.450 Frauen und 20.527 Männer in der Pflege tätig, über deren Alltag und Erlebnisse bisher nur Einzelne zu berichten bereit waren (STEPPE 1993).

Arbeitszeiten in der Pflege waren kein Thema. Es war den Nationalsozialisten auch durch eine kurze Ausbildungsdauer von anderthalb Jahren

**Abb. 2:**
Krankenpflege – eine zeitlose, unpolitische Tätigkeit?

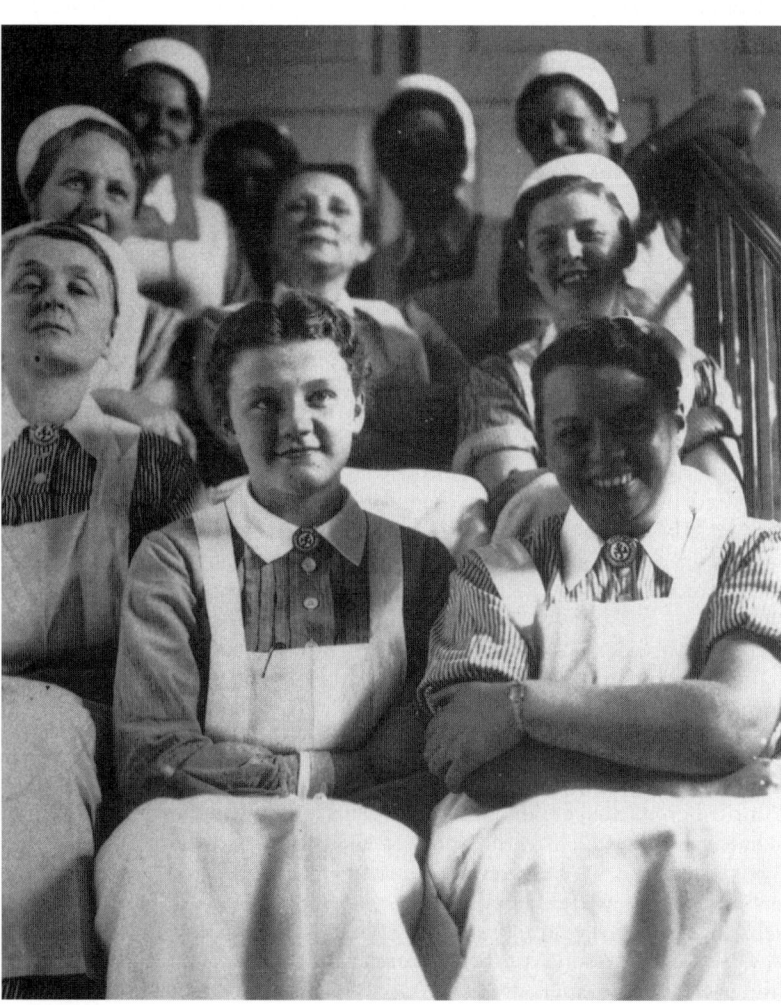

nicht gelungen, den Personalmangel zu beheben. Wer mit Parolen wie „Neben der Aufgabe als Mutter hat die Frau keine schönere und weiblichere Betätigung als im Beruf der Schwester" um junge Frauen wirbt, muss damit rechnen, dass sie, besonders bei großer körperlicher und seelischer Belastung, vor allem Mutter sein wollen. Erich Hilgenfeldt, Hauptamtsleiter der NS-Frauenschaft, kommentiert die geringe Verweildauer der Pflegekräfte im Beruf und damit sein Dilemma, auf die konfessionellen angewiesen zu sein: „Eine Statistik, die über neun Jahre geführt worden ist, besagt, dass uns unsere Ausgebildeten Schwestern nur 5 Jahre zur Verfügung stehen – dann heiraten sie. Eine Nonne dagegen erfüllt 25, ja meist sogar 30 Jahre ihre pflegerischen Pflichten" (zitiert nach Steppe 1993).

> **Merke:** Von der 1938 erlassenen Arbeitszeitordnung war die Pflege ausgenommen. Sie beschränkte die tägliche Arbeitszeit auf acht Stunden, in Ausnahmefällen bis zu zehn Stunden, die wöchentliche Arbeitszeit auf 48 Stunden und regelte Ruhepausen für Männer und Frauen.

An der NS-Terminologie dieses Gesetzes („Betriebsführer", „Gefolgschaftsmitglieder", „Reichstreuhänder") wurde nach dem Krieg nichts geändert. Die Krankenpflegelehrbücher wurden nur von den offenkundig braunen Kapiteln gesäubert. Noch 1974 erschien das Lehrbuch der Kinderkrankenpflege von Prof. Werner Catel ganz selbstverständlich mit dem Vorwort von 1939.

# 1.8 Die Gewerkschaften gestalten die Arbeitszeit

Die Arbeitszeitordnung von 1938 mit der 48-Stunden-Woche passte noch auf die Lebensverhältnisse in der Nachkriegszeit, aber die schwunghafte Entfaltung moderner Produktionsmethoden und die Schaffung neuer Arbeitsbereiche während des „Wirtschaftswunders" machten einen verstärkten Arbeitsschutz notwendig. Bereits in den fünfziger Jahren begann der DGB mit der berühmten Kampagne **„Samstags gehört Vati mir!"** für die 5-Tage-Woche und das freie Wochenende. Bereits 1956 hatte die Mehrheit der Arbeitnehmer ein arbeitsfreies Wochenende für Privat- und Familienleben. Arbeitszeitverkürzungen und Maßnahmen zur Beschränkung der Schichtarbeit blieben aber eine Aufgabe der Tarifvertragsparteien und veranlassten keine Bundesregierung, die AZO den neuen Zeitbedürfnissen anzupassen. Der DGB-Bundeskongress verabschiedete 1971 einen Entwurf für ein fortschrittliches Arbeitszeitgesetz. In den achtziger Jahren, in denen die IG Metall bereits die 35-Stunden-Woche erreichte, traten Professoren und Hochschullehrer mit der Forderung nach regelmäßigen Arbeitszeiten und Pausen zur menschengerechten Gestaltung der Arbeit an die Öffentlichkeit und forderten den Gesetzgeber auf, aktiv zu werden. Aus der Mitte des Bundestages wurden Gesetzesinitiativen gestartet, aber kein Entwurf kam durch.

Nachkriegszeit bis heute

In der Pflege waren überlange Arbeitszeiten immer noch die Regel und nach der KraZO auch erlaubt. Insbesondere konnte durch den „geteilten Dienst" erreicht werden, dass eine Person gleich fast zwei Schichten abdeckte. Dieses Arbeitszeitmodell funktionierte, weil immer noch ein großer Teil der Pflegekräfte im Krankenhaus selber wohnte. Bis in die siebziger Jahre hinein wurden sie am „Schwesterntisch" auch verpflegt, sauber getrennt von den Ärzten, die ihre Mahlzeiten im Ärzte-Casino einnahmen.

**Tab. 1:**
Entwicklung der tariflich festgelegten Arbeitszeiten

| Entwicklung der tariflichen Arbeitszeit in der Pflege | |
|---|---|
| vom 01. 04. 61 bis 30. 09. 64 | 48 Stunden |
| vom 01. 10. 64 bis 31. 12. 68 | 47 Stunden |
| vom 01. 01. 69 bis 30. 06. 70 | 46 Stunden |
| vom 01. 08. 70 bis 31. 12. 71 | 44 Stunden |
| vom 01. 01. 72 bis 31. 12. 72 | 43 Stunden |
| vom 01. 01. 73 bis 30. 09. 74 | 42 Stunden |
| vom 01. 10. 74 bis 31. 03. 89 | 40 Stunden |
| vom 01. 04. 89 bis 31. 03. 90 | 39 Stunden |
| vom 01. 04. 90 an | 38,5 Stunden |

Neben der längst überfälligen Angleichung der Arbeitszeit in den Krankenhäusern an das in anderen Tarifbereichen vereinbarte Niveau wurde der Kritik an den anstrengenden Arbeitsbedingungen Rechnung getragen. Die kurze Verweildauer der Pflegekräfte im Beruf von durchschnittlich fünf Jahren machte Zugeständnisse bei Einkommen, Urlaubsdauer und eben Arbeitszeit notwendig, wollte man nicht den Zusammenbruch der Krankenhausversorgung riskieren. Mit zusätzlichen Ausbildungsplätzen auch in der einjährigen Ausbildung von Krankenpflegehelferinnen und der Anwerbung von Pflegekräften aus Korea, später aus dem ehemaligen Jugoslawien wurde der Personalmangel in der Pflege bekämpft, ohne die Arbeitsbedingungen grundlegend zu verbessern.

Anfang der 70er-Jahre begann der damalige Gesundheitsminister EHRENBERG die lange Reihe der Reformer, die seitdem versuchen, die Kosten der Gesundheitsversorgung auf die Versicherten abzuwälzen und die Arbeitgeber von Versicherungsbeiträgen zu entlasten. In den Krankenhäusern führten die beständigen Kürzungen der Finanzierungsgrundlage durch Bundesgesetze vor allem zu Personaleinsparungen.

In der Pflege gingen die Anhaltszahlen für die Personalbemessung, die die Deutsche Krankenhausgesellschaft 1969 empfohlen hatte, von einer 15 %igen Ausfallquote aus. Die Differenz zum tatsächlichen Ausfall von rund 25 % musste von den Kolleginnen ebenso verkraftet werden wie z. B. nicht eingerechnete zusätzliche Urlaubstage.

In Umfragen ermittelten die Deutsche Angestellten Gewerkschaft 1988 und das Wirtschafts- und sozialwissenschaftliche Institut des DGB 1987 die tatsächliche Arbeitsbelastung. Danach leisteten 86,5 % der befragten Pflegekräfte ständig Überstunden, durchschnittlich 10,5 Stunden pro Monat. 10,3 % wurden im Anschluss an den Nachtdienst noch zu Überstunden herangezogen.

**Merke:** Laut Tarifvertrag dürfen Überstunden nur in dringenden Fällen angeordnet werden. Im Krankenhaus ersetzen sie fehlendes Personal.

Etwa ein Drittel der Arbeitszeit leisteten die Befragten im Nachtdienst, 39 % leisteten bis zu sechs und 37 % sechs bis zehn Nachtdienste pro Monat. Nur 5,6 % gaben an, dass sie am Tag ungestört schlafen können. Ein Viertel der befragten Pflegekräfte wurde zum Bereitschaftsdienst herangezogen. Dabei mussten 21 % mehr als die nach dem Tarifvertrag zulässigen sieben Bereitschaftsdienste leisten.

**Merke:** Die tarifliche Beschränkung der Bereitschaftsdienste ist der konsequenten Haltung der Gewerkschaften und dem Hamburger Kinderarzt Gerhard LIMBROCK zu verdanken. Er hatte 1978 vor dem Arbeitsgericht gegen die 32-Stunden-Dienste geklagt und eine Begrenzung auf einen Bereitschaftsdienst pro Woche und einen freien Tag im Anschluss an den Bereitschaftsdienst erstritten, in deren Folge die Sonderregelungen 2a–c zum BAT abgeschlossen wurden und zu Neueinstellungen von Ärzten führte.

Bei der Beurteilung ihrer beruflichen Belastung gaben die Pflegekräfte in den Umfragen schwere Beeinträchtigungen des Privatlebens und Stress durch häufig wechselnde Anforderungen, Zeitdruck, Leidbelastung, gesundheitsgefährdende Umgebungseinflüsse und Konflikte an.
Die Öffentlichkeitsarbeit von Gewerkschaften und Berufsverbänden enthüllte diese großen Belastungen als Ursache für den „Pflegenotstand" am Ende der 80er-Jahre. In den Tarifverhandlungen, die 1989 nur für die Pflege aufgenommen wurden, konnten die Gewerkschaften nennenswerte Verbesserungen bei Einkommen und Weiterbildung erreichen. Eine Eingruppierung, die der tatsächlichen Verantwortung z. B. einer Stationslei-

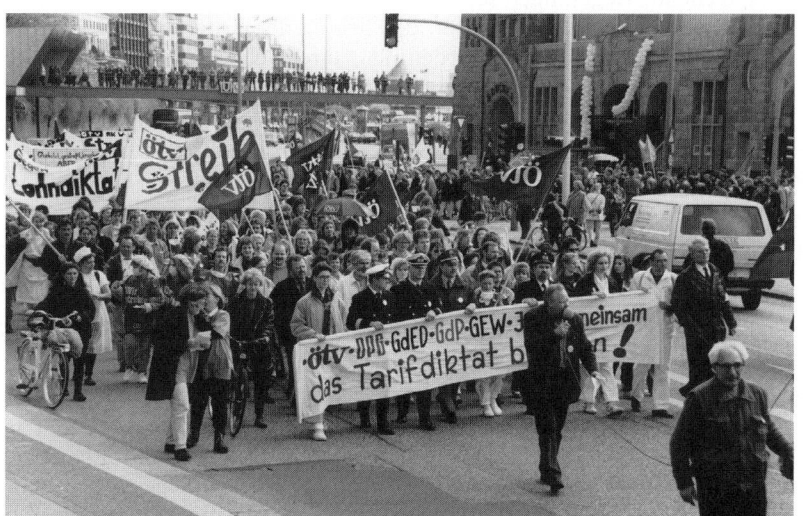

**Abb. 3:**
Beim Streik im öffentlichen Dienst 1992 geht auch das Krankenpflegepersonal demonstrativ mit auf die Straße. Die Notbesetzung auf den Stationen die die Patienten vor Schaden schützte, orientierte sich an der üblichen Sonntagsbesetzung. Die Patienten wurden also nicht mehr vernachlässigt, als ohnehin mindestens 52-mal im Jahr.

tung entsprochen hätte, scheiterte an der Weigerung der Arbeitgeber. Sie konnten nicht zulassen, dass eine Krankenschwester an das Einkommen eines Fachhochschulabsolventen heranreicht. Daran wurde deutlich, dass der Bildungsweg eines Berufes immer noch einen großen Stellenwert und die Pflege hier einen erheblichen Nachholbedarf hat!

Für die nach der großen Kampagne für notwendig erachteten qualitativen Veränderungen wie z. B. mehr Freizeitausgleich bei Nachtarbeit, Novellierung des Krankenpflegegesetzes, Verbesserung der Ausbildungsbedingungen und Erprobung neuer Formen der Arbeitsorganisation war es zu Beginn der 90er-Jahre aber schon zu spät. Die Gesundheitsreform kam in eine kritische Phase, und die Arbeitgeber waren zu keinerlei Verhandlungen mehr bereit. Sie wollten die Effekte der Kostendämpfungsgesetze abwarten und spekulierten darauf, dass sich die offensichtlichen Missstände durch verschärfte Personaleinsparungen „erledigen" ließen.

## 1.9 Das Arbeitszeitgesetz von 1994 geht den Krankenhäusern zu weit

Vor diesem Hintergrund verwundert es nicht, dass das Arbeitszeitgesetz von 1994 aufgrund äußeren Drucks zustande kam und nicht, weil die Bundesregierung die Notwendigkeit gesehen hätte, endlich die AZO von 1938 zu ersetzen.

Bundesverfassungs-
gericht

Das **Bundesverfassungsgericht** hatte sich 1992 mit der Frage zu befassen, ob das **Nachtarbeitsverbot** für Arbeiterinnen gegen den Gleichheitsgrundsatz des Grundgesetzes verstoße. Es bejahte diese Frage mit einer umfangreichen Stellungnahme zur Nachtarbeit an sich. Sie sei für Männer und Frauen gleichermaßen – sozusagen gleichberechtigt – schädlich. Der Gesetzgeber müsse die Arbeitnehmerinnen und Arbeitnehmer durch entsprechende Regelungen schützen:

„Der Gesetzgeber ist verpflichtet, den Schutz der Arbeitnehmer vor den schädlichen Folgen der Nachtarbeit neu zu regeln … Auf der Grundlage dieser Einschätzung bedarf Nachtarbeit im Rahmen von Arbeitsverhältnissen aufgrund ihrer nachgewiesenen Schädlichkeit für die menschliche Gesundheit auch weiterhin einer gesetzlichen Regelung. Ihre unbeschränkte Freigabe ohne flankierende Maßnahmen würde gegen den objektiven Gehalt des Art. 2 Abs. 2 Satz 1 GG (Recht auf körperliche Unversehrtheit B.G.) verstoßen" (Urteil des Bundesverfassungsgerichts vom 28. 1. 1992 1 VvR 1025/82 1 BvL 10/91).

Einigungsvertrag

Mit der deutschen **Wiedervereinigung** verpflichtete sich die Bundesregierung im Einigungsvertrag u. a., das Arbeitsrecht gesetzlich so anzugleichen, dass gleiche Verhältnisse in Ost und West erreicht werden. (Die Ausweitung der AZO von 1938 auf den Osten konnte natürlich nicht ernsthaft ins Auge gefasst werden.)

„(1) Es ist Aufgabe des gesamtdeutschen Gesetzgebers,
1. das Arbeitsvertragsrecht sowie das öffentlich-rechtliche Arbeitszeitrecht einschließlich der Zulässigkeit von Sonn- und Feiertagsarbeit und

den besonderen Frauenarbeitsschutz möglichst bald einheitlich neu zu kodifizieren,

2. den öffentlich-rechtlichen Arbeitsschutz in Übereinstimmung mit dem Recht der Europäischen Gemeinschaften und dem damit konformen Teil des Arbeitsschutzrechts der Deutschen Demokratischen Republik zeitgemäß neu zu regeln."

(Vertrag zwischen der Bundesrepublik Deutschland und der Deutschen Demokratischen Republik über die Herstellung der Einheit Deutschlands)

Die **Europäische Gemeinschaft** beschloss 1993 ein Gesetz zur Regelung der Arbeitszeit. Gesetze heißen bei der EU „Richtlinie", was offenbar auch bei Politikern den Irrtum fördert, sie seien nur als Empfehlung zu berücksichtigen. Sie verpflichten die Mitgliedsstaaten, ihre nationale Gesetzgebung diesem Standard anzupassen:

EU-Richtlinie

„Die Arbeitsbedingungen können die Sicherheit und Gesundheit der Arbeitnehmer beeinträchtigen. Die Gestaltung der Arbeit nach einem bestimmten Rhythmus muss dem allgemeinen Grundsatz Rechnung tragen, dass die Arbeitsgestaltung dem Menschen angepasst sein muss" (Richtlinie 93/104/EG).

Drei schwerwiegende Anstöße von außen veranlassten also die Bundesregierung, das Arbeitszeitrecht neu zu fassen. Dass die Bezeichnung „neu" nur für die wenigsten Paragrafen gilt, haben wir schon bei der Betrachtung des Arbeiterschutzgesetzes gesehen.

**Merke:** Neu am Arbeitszeitgesetz war allerdings die vom Gesetzgeber in den §§ 7 und 12 vorgesehenen Verschlechterungsmöglichkeiten aufgrund entsprechender Tarifverträge. Damit wurde die Funktion des Gesetzes als Mindestnorm für alle Bürgerinnen und Bürger untergraben und Druck auf die Tarifvertragsparteien, vor allem die Gewerkschaften, ausgeübt.

Prompt verlangten die Arbeitgeber 1995 einen Tarifvertrag von den Gewerkschaften, der den 12-Stunden-Tag im Krankenhaus ermöglicht. Dem Patienten sei wie gehabt der Wechsel der Bezugsperson nicht zuzumuten und ihnen, den Arbeitgebern, sei eine Ausweitung der Stellenpläne für das Pflegepersonal nicht zuzumuten. Die Gewerkschaften lehnten dieses Ansinnen unter Hinweis auf die katastrophalen Arbeitsbedingungen und die ohnehin schon sehr weiten Spielräume des Arbeitszeitgesetzes ab. Das ÖTV-Tarifsekretariat berichtet aus den (gescheiterten) Verhandlungen: „Die Arbeitgeber erwiderten, dass das Gesetz die Beschäftigten bevormunde und zur Schlafmützigkeit erziehe. Die Krankenhausbeschäftigten könnten eigenverantwortlich mit ihrer Arbeitszeit umgehen. Es sei nicht nötig, den Tatendrang junger Ärztinnen und Ärzte durch gesetzliche Regelungen zu bremsen."

Bislang haben die Gewerkschaften den arbeitszeitmäßigen Rückfall in die Zeiten von Agnes KARLL und ihren Mitstreiterinnen verhindern können. Dabei stoßen sie bei einigen Angehörigen der Berufsgruppe selbst auf den gleichen Widerstand wie ihre Vorkämpferinnen in der Weimarer Republik bei der Auseinandersetzung um den 8-Stunden-Tag.

# 1.10 Zurück zur Gretchenfrage

Keine Frau muss sich heute noch dafür rechtfertigen, dass sie für ihren eigenen Unterhalt arbeitet. Die ideologische Ausgestaltung der Pflege zu einer edlen und ehrbaren Beschäftigung für bürgerliche Frauen ist durch die fortschreitende Emanzipation der Frau heute nicht mehr notwendig. Die vielen Nachteile, die dafür in Kauf genommen wurden, bestehen aber fort. Um sie zu überwinden, ist es hilfreich, sich vor Augen zu führen, dass sie ihre Berechtigung in der Geschichte des Berufes hatten, heute aber die Entwicklung der Pflege zu einem modernen Dienstleistungsberuf behindern. Diese Kontinuität aufzuzeigen, war das Anliegen dieses Kapitels. Vielleicht gelingt es nach einer historischen Reflexion besser, die gesellschaftlichen und politischen Rahmenbedingungen z. B. in die Arbeitszeitgestaltung einzubeziehen.

Berufung ist nicht mehr notwendig, wohl aber eine moderne Berufsbildung und die Anerkennung der Pflege als ein wichtiger Teil des Gesundheitswesens.

## Denkanstoß

Bitte tippen Sie einmal, von wann und von wem die folgenden Zitate stammen könnten, und sehen Sie erst dann auf S. 37 nach.

1. „So wie überhaupt die größte Reinlichkeit beobachtet werden muss, so dürfen auch in die Handsteine keine Nachttöpfe gegossen oder Unrat in diese oder in die Abtritte geworfen werden, ebenso wenig darf aus den Fenstern irgendetwas gehängt, hinausgegossen oder geschüttet werden."

2. „Um was geht es denn? Es geht doch primär darum, dass wir genügend Schwesternnachwuchs bekommen. Sind wir denn so kurzsichtig, dass wir übersehen, dass ein Teil von Krankenhäusern … sich heute gar nicht mehr ihrer eigentlichen Aufgabe widmen können, weil keine Schwestern vorhanden sind? … Nach meiner Ansicht ist es in der Tat eine Diskriminierung der Volksschülerinnen, wenn wir sie ausschließen oder besser gesagt, von ihnen die Erfüllung noch weiterer Voraussetzungen fordern, um sie in eine Schwesternschule einziehen zu lassen … Glauben Sie denn, dass wenn Sie eine bessere Schulbildung fordern, das Sozialprestige heben, etwa größere Nachwuchszahlen bekommen? Wer sich für den Schwesternberuf zur Verfügung gestellt hat, hat auch von vornherein ein hohes moralisches Verantwortungsgefühl mitgebracht."

3. „Den Anordnungen übergeordneter Schwestern, Stationsschwestern usw. ist Folge zu leisten. Wenn Meinungsverschiedenheiten auftreten, entscheidet der Arzt."

4. „Die Angestellten wünschen auch eine Regelung der Arbeitszeit, wenigstens eine bestimmte Mindestruhezeit, selbst auf die Gefahr hin, dass mehr Personal eingestellt werden muss. Wir meinen aber, dass, wenn die Verhältnisse in der Krankenpflege geordnet werden, sich dann auch mehr Menschen diesem Beruf zuwenden werden."

5. „Wie der Feldherr mit seinen Truppen, so arbeitet der Arzt mit seinen ihm unterstellten Schwestern. Ohne Feldherr ist die Arbeit der Truppen ziellos. Ohne Truppen die Arbeit des Feldherrn erfolglos. Beides sind wichtige und doch getrennte Gebiete, zwischen denen der Gehorsam das verbindende Glied bildet."

## Auflösung des Denkanstoßes

1. Hausordnung des Allgemeinen Krankenhauses zu Hamburg 1823
2. Dr. DIETTRICH (CDU/CSU) in der 191. Bundestagssitzung am 23.6.65
3. Krankenpflegelehrbuch von 1943 nach STEPPE 1993
4. Dr. BURCKHARDT ("Wirtschaftliche Vereinigung") in der Reichstagsdebatte Februar 1913
5. ANNA VON ZIMMERMANN: Was heißt Schwester sein? Beiträge zur ethischen Berufserziehung Berlin 4. Aufl. 1925

# 1.11 Literatur

DENEKE, Theodor: Der vorläufige Entwurf eines Gesetzes über die Arbeitszeit der Krankenpflegepersonen. Leipzig 1919

Die Sanitätswarte. Organ zur Vertretung der Interessen des gesamten Personals in Kranken- und Irrenanstalten, Sanatorien, Heil-, Pflege- und Badeanstalten, Massage- und Wasserheil-Instituten, Kliniken, Seebädern usw. Beilage zur „Gewerkschaft", Organ des Verbandes der Gemeinde- und Staatsarbeiter. Verschiedene Jahrgänge

JOHO, Michael (Hrsg.): „Die überwältigendste Stätte von Nächstenliebe und Wohltätigkeit". 175 Jahre Allgemeines Krankenhaus St. Georg – eine etwas andere Festschrift. Hamburg 1999

RÜBENSTAHL, Magdalene: „Wilde Schwestern". Krankenpflegereform um 1900. Frankfurt 1994

SCHARF, Günter: Geschichte der Arbeitszeitverkürzung: Der Kampf der deutschen Gewerkschaften um die Verkürzung der täglichen und wöchentlichen Arbeitszeit. Köln 1987

STEPPE, Hilde (Hrsg.): Krankenpflege im Nationalsozialismus. 7. Aufl. Frankfurt/Main 1993

STEPPE, Hilde: Das Selbstverständnis der Krankenpflege in ihrer historischen Entwicklung in: Pflege 2000/13, S. 77–83, Bern

UHLMANN, Gordon/WEISSER, Ursula: Krankenhausalltag seit den Zeiten der Cholera. Frühe Bilddokumente aus dem Universitäts-Krankenhaus Eppendorf in Hamburg. Hamburg 1992

**Bildquellennachweis (Kap. 1):** Institut für die Geschichte der Medizin

# 2 Rechtliche Grundlagen

Jutta Krüger, Ronald Kelm

## 2.1 Haftungsrecht

Jutta Krüger

Eine „Standortbestimmung" des Pflegedienstes im haftungsrechtlichen Normengeflecht der verschiedenen Rechtsgebiete erscheint problematisch.

Man wird zwar nicht von der „Quadratur des Kreises" sprechen, wenn es um den Versuch der Erläuterung geht, dennoch ist das Medizinhaftungsrecht, insbesondere die Haftungssituation der Krankenhausmitarbeiter, unübersichtlich, z.T. auch unklar.

Der Gesetzgeber hat keine spezialgesetzliche Haftungsregelung für den Bereich des Medizinhaftungsrechtes eingeführt, und Ansätze hierzu, die Anfang der sechziger Jahre auf dem Deutschen Juristentag mehrfach diskutiert wurden, sind erfolglos geblieben.

Als Konsequenz finden sich die einschlägigen Haftungsvorschriften in unterschiedlichen Gesetzestexten, wobei häufig auf allgemeine Normen, wie z. B. auf das Dienstvertragsrecht, zurückgegriffen werden muss.

Weitere Konsequenz ist eine fast unübersehbare Fülle von Rechtsprechung zur Haftungssituation (fast ausschließlich der Ärzte bzw. des Krankenhausträgers), in der einzelfallbezogene Bewertungen getroffen werden und nur bedingt eine Allgemeinverbindlichkeit hergestellt werden kann.

Hinzu kommt, dass eine Vielzahl unterschiedlichster Berufsaspekte, medizinischer und pflegerischer Ansprüche sowie der „Fortschritt der Medizin" zu berücksichtigen sind.

Vieles, was heute dem Stand der Wissenschaft entspricht, ist morgen bereits schon überholt.

Der strafrechtliche Hintergrund, insbesondere die Regelungen des § 223 StGB (Körperverletzung) sowie § 203 StGB (Verletzung von Privatgeheimnissen), soll hier lediglich der Vollständigkeit halber Erwähnung finden.

Im Vordergrund der haftungsrechtlichen Situation des Pflegepersonals steht die **zivilrechtliche Inanspruchnahme**, sei es durch den Dienstherrn im Wege eines arbeitsrechtlichen Regresses, sei es im Wege einer direkten Inanspruchnahme durch ehemalige Patientinnen und Patienten.

# 2.1.1 Allgemeine Regeln der zivilrechtlichen Haftung

## 2.1.1.1 Verschuldensprinzip

Das deutsche Zivilrecht geht von dem Prinzip der Verschuldenshaftung aus. Mit anderen Worten: Voraussetzung für die Haftung ist der Nachweis eines (individuellen) Verschuldens.

Der Verschuldensbegriff ist einer Legaldefinition des Bürgerlichen Gesetzbuches zu entnehmen:

„§ 276 (Haftung für eigenes Verschulden)

(1.) Der Schuldner hat, sofern nicht ein anderes bestimmt ist, Vorsatz und Fahrlässigkeit zu vertreten.“

Der Gesetzgeber definiert mithin Verschulden als **vorsätzliches** oder **fahrlässiges Handeln**.

Verschulden in Form des **Vorsatzes** wird im Regelfall im Krankenhausbetrieb nicht vorkommen (Der doch sehr atypische Fall aus Essen, in welchem ein Arzt die bereits aufgezogenen Spritzen des Kollegen kontaminierte, um durch die zu erwartenden beruflichen Nachteile seines Rivalen bei einer Bewerbung bevorzugt zu werden [vgl. Deutsch, Medizinrecht, 4. Auflage 1998, Rn. 179], ist eine seltene und exotische Ausnahme). Entscheidend für die Frage der Haftung ist mithin, ob im konkret zu beurteilenden Fall Fahrlässigkeit i. S. des § 276 BGB gegeben ist.

Auch für den Begriff der **Fahrlässigkeit** hat der Gesetzgeber die Definition vorgegeben:

„Fahrlässig handelt, wer die im Verkehr erforderliche Sorgfalt außer acht lässt.“ (§ 276 S. 2 BGB)

Bei der juristischen Bewertung, ob das konkrete dienstliche Handeln vorwerfbar ist oder nicht, geht es immer wieder um die Beantwortung der Frage, ob im jeweiligen Falle die erforderliche Sorgfalt außer acht gelassen worden ist. Nur wenn dies bejaht wird, ist die Haftung gegeben.

Erforderliche Sorgfalt bedeutet, dass die nach den Umständen gebotene Sorgfalt erwartet wird; der Arzt muss die jeweils zutreffende Behandlungsweise vornehmen.

Die **erforderliche** Sorgfalt geht über die **übliche** Sorgfalt hinaus:

Der Arzt schuldet die berufsfachlich gebotene Sorgfalt nach dem jeweiligen Stand der medizinischen Wissenschaft zur Zeit der Behandlung; eingerissene Nachlässigkeiten (in seiner Berufsgruppe) entlasten ihn nicht.

Diese Problematik wird sehr plakativ am Falle einer früheren Entscheidung des Bundesgerichtshofes (BGHZ 8, 138 ff.) deutlich.

**Beispiel:** Einem Zahnarzt entglitt bei der Wurzelbehandlung einer Patientin eine etwa 4 cm lange Nervnadel.

Die Patientin verschluckte die Nadel, welche daraufhin operativ entfernt werden musste. Die Patientin verklagte den Zahnarzt auf Schadenersatz.

Der Zahnarzt konnte im Prozess nachweisen, dass eine Vielzahl seiner Kollegen ebenso wie er das Sicherungskettchen der Nadel, welches ein Abgleiten des Instrumentes verhindern sollte, nicht anlegten, sodass

> das Risiko, welches sich in diesem Fall verwirklicht hatte, auch bei zahlreichen Kollegen gegeben war.
>
> Der Bundesgerichtshof hat eine Haftung des Zahnarztes bejaht und in den Urteilsgründen deutlich gemacht, dass die übliche Sorgfalt nicht immer ausreichend ist, sondern jeweils die aus der konkreten Gefahr der Behandlung erwachsene, erforderliche Sorgfalt beachtet werden muss.

Die Antwort darauf, ob ein Vertreter einer bestimmten Berufsgruppe im konkreten Fall die in seinem Fach als erforderliche Sorgfalt angesehene Pflicht eingehalten hat oder nicht, beurteilt sich nach den für die betreffende Berufsgruppe geltenden Standards. Dies ist deshalb vordergründig eine Frage, die sich nach medizinischen Maßstäben richtet. Der Jurist, der über die Frage einer Haftung im Krankenhaus zu entscheiden hat, wird diese daher in den allermeisten Fällen nicht ohne Beauftragung von Gutachtern der entsprechenden Fachdisziplin beantworten können.

### 2.1.1.2 Beweissituation

Grundsätzlich gilt, dass derjenige, der einen Anspruch auf Schadenersatz geltend macht, alle Tatsachen vortragen und beweisen muss, die die Haftung seines Gegners begründen.

Es obliegt daher grundsätzlich dem Patienten bzw. seinem Anwalt, den Nachweis zu erbringen, dass und vor allen Dingen welcher Fehler durch wen passiert ist, sowie auch der Nachweis darüber, dass und welche auszugleichenden Schäden entstanden sind.

Beweislast/
Beweislastumkehr

Die Beweislast des Anspruchstellers unterliegt allerdings gewissen Beweiserleichterungen bis hin zur **Beweislastumkehr**, wenn dem Gegner Beweisvereitelungen vorzuwerfen sind, also zum Beispiel Dokumentationsmängel in der Krankenakte es dem Patienten als Anspruchsteller nicht ermöglichen, den Nachweis eines Behandlungsfehlers zu führen, schlicht deshalb, weil ein zugezogener Gutachter aufgrund der zu dürftigen Krankenunterlagen den Behandlungsablauf nicht bzw. nicht vollständig rekonstruieren kann.

Ein grober Behandlungsfehler, welcher vom Gericht dann angenommen wird, wenn die erforderliche Sorgfalt in einem besonders hohen Maße verletzt worden ist, führt zu einer Beweislastumkehr hinsichtlich des Nachweises, dass die behaupteten Gesundheitsfolgen auf den fehlerhaften Eingriff zurückzuführen sind.

Im Wege des so genannten **Prima-facie-Beweises** wird dann grundsätzlich von der Schwere des Fehlers auf die dadurch bedingten Folgen geschlossen.

Es obliegt dann den behandelnden Ärzten nachzuweisen, dass die Schäden nicht auf den Behandlungsfehler zurückzuführen sind; dieser Nachweis wird nur schwer zu erbringen sein.

## 2.1.2 Vertragliche Haftung

Der Patient wird im Regelfall gegen „das Krankenhaus" bzw. die behandelnden Ärzte Ansprüche erheben; eine direkte Anspruchsanmeldung gegenüber dem Pflegepersonal ist äußerst selten (vgl. hierzu aber Ziff. 4).
Dies liegt zum einen daran, dass eine **eigene vertragliche Beziehung** des Patienten zum Pflegepersonal nicht besteht.
Der Patient schließt vielmehr den Behandlungsvertrag, welcher einen Dienstvertrag gemäß § 611 BGB darstellt, mit dem **Krankenhausträger** und ggf. als Privatpatient einen Zusatzvertrag hinsichtlich der ärztlichen Leistungen mit einem **liquidationsberechtigten Arzt**.
Demgemäß sind der Patient einerseits und der Krankenhausträger bzw. ein privat behandelnder und liquidierender Arzt andererseits Vertragspartner und damit im Streitfall Prozessgegner.
Das Pflegepersonal wird im Rahmen der Erbringung dieser vertraglichen Leistung lediglich als Erfüllungsgehilfe tätig, dessen Handeln – und damit Fehler – nicht ihm selbst, sondern dem Vertragspartner haftungsrechtlich zugerechnet werden.
Der Gesetzgeber bestimmt insoweit, dass der Vertragspartner ein Verschulden der Mitarbeiter, die er im Rahmen der vertraglich geschuldeten Tätigkeit (= medizinische Behandlung) einsetzt, „in gleichem Umfange zu vertreten hat wie eigenes Verschulden" (§ 278 Abs. 1 BGB).
Das bedeutet, dass der anspruchstellende Patient keinen direkten vertraglichen Anspruch gegenüber dem Pflegepersonal hat; er muss vielmehr „seinen" Vertragspartner verklagen.

Das Haftungsrisiko des Pflegepersonals verlagert sich jedoch u. U. in den internen arbeitsrechtlichen **Regress**:
Wenn der Krankenhausträger/Arzt aufgrund nachgewiesenen Verschuldens eines Krankenhauspflegers/-schwester gegenüber dem anspruchstellenden Patienten zum Schadenersatz verpflichtet wird, hat er rechtlich die Möglichkeit, diesen ihm entstandenen Vertragsschaden direkt gegenüber dem Mitarbeiter im Wege des Regresses geltend zu machen.
Anspruchsgrundlage ist auch hier § 611 BGB:
Aus dem Arbeitsvertrag erwächst dem Krankenhausträger als Arbeitgeber bei Schlechterfüllung ein Anspruch auf Schadenersatz.
Dieser Regress des Krankenhausträgers gegenüber seinen Mitarbeitern ist durch Freistellungsansprüche bei gefahrgeneigter Tätigkeit des Mitarbeiters, eine Haftungsprivilegierung bei geringerer Fahrlässigkeit und durch die Verpflichtung zur Einhaltung der Organisationspflichten des Arbeitgebers begrenzt.
So entspricht es ständiger Rechtsprechung, dass der Krankenhausträger als Arbeitgeber auch bei nachgewiesenem Verschulden keine Regressmöglichkeit hat, wenn die Ursachen des Fehlers in unzumutbarer Überlastungssituation bzw. unzureichenden organisatorischen Rahmenbedingungen bestehen. Die Frage, wann eine derartige Situation vorliegt bzw. vorgelegen hat, beurteilt sich allerdings nach dem jeweiligen Einzelfall.
Oft geht es dabei auch um die Frage, ob ein Organisationsverschulden des Klinikträgers vorgelegen hat.

Regress

### 2.1.3 Deliktische Ansprüche

Zivilrechtlich tritt neben den vertraglichen Schadenersatzanspruch der Anspruch aus „unerlaubter Handlung" gemäß § 823 BGB.

Nach dieser Anspruchsgrundlage hat derjenige, der eines der in der Vorschrift genannten geschützten Rechtsgüter widerrechtlich verletzt, Schadenersatz und Schmerzensgeld zu leisten (Schmerzensgeld wird allein von dieser Anspruchsgrundlage umfasst, nicht vom Vertragsschaden des § 611; deshalb werden regelmäßig beide Anspruchsgrundlagen – vertragliche und deliktische – vom Patienten angemeldet).

Zu den durch § 823 Abs. 1 BGB geschützten Rechtsgütern gehört auch die körperliche Integrität; eine widerrechtliche Körperverletzung löst Schadenersatzansprüche aus.

Widerrechtlich bedeutet, dass die eingetretene Körperverletzung nicht durch die Einwilligung des Patienten gerechtfertigt ist.

(An dieser Stelle sei daran erinnert, dass der ärztliche Heileingriff nach ständiger Rechtsprechung grundsätzlich als tatbestandsmäßige Körperverletzung im Sinne des § 223 BGB anzusehen ist, die nur dann gerechtfertigt ist, wenn eine rechtswirksame Einwilligung des Patienten vorliegt. Mit anderen Worten: Jeder Heileingriff, der nicht von der Einwilligung des Patienten gedeckt ist, verpflichtet zum Schadenersatz.)

Es ist davon auszugehen, dass der Patient grundsätzlich nur in einen lege artis durchgeführten Eingriff einwilligt, mithin die Rechtswidrigkeit der Körperverletzung wieder auflebt, wenn die Behandlung nicht den Regeln der medizinischen Kunst entsprach.

Der Anspruch gem. § 823 BGB besteht im Gegensatz zu der oben dargestellten vertraglichen Haftung **direkt** gegenüber demjenigen, der tätig geworden und den Schaden unmittelbar verursacht hat.

Anspruchsgegner ist derjenige, der den Fehler persönlich begangen, „verschuldet" hat.

Allerdings gewährt das Haftungsrecht auch hier ein gewisses Haftungsprivileg:

Gemäß § 831 BGB muss sich nämlich der Geschäftsherr, der die Fähigkeiten des Mitarbeiters angeordnet hat, also hier der Krankenhausträger, grundsätzlich das Verschulden seines Mitarbeiters haftungsrechtlich zurechnen lassen.

Ähnlich wie bei der vertraglichen Haftung, so haftet auch hier der Mitarbeiter als „Verrichtungsgehilfe" nicht in jedem Fall unmittelbar gegenüber dem Patienten.

Dieses Haftungsprivileg ist wiederum begrenzt.

Kann der Arbeitgeber (hier: Krankenhausträger) nachweisen, dass er die beauftragte Person sorgfältig ausgewählt hat, so tritt die Überleitung der Haftung auf ihn nicht ein, vielmehr haftet dann der Mitarbeiter selbst gegenüber dem anspruchstellenden Patienten.

Fazit  Im Ergebnis ist festzuhalten, dass eine **direkte** Inanspruchnahme des Pflegedienstes generell nur nach den Regeln des §§ 823 in Verbindung mit § 831 Abs. 1 Satz 2 BGB bestehen kann.

Hiervon ist allerdings das Risiko einer direkten internen Inanspruchnahme des Pflegedienstes durch den arbeitsrechtlichen Regress zu unterscheiden.

## 2.1.4 Sonderprobleme der Haftung des Pflegedienstes

### 2.1.4.1 Vorbemerkung

Die Diskussion um die haftungsrechtliche Situation des Pflegedienstes hat sich in den letzten Jahren erheblich verschärft.

Mitarbeiter des Pflegedienstes sind nicht mehr, wie früher bereit, Aufgaben wahrzunehmen, die dem ärztlichen Aufgabenfeld zuzuordnen sind. Problematisiert wird dies vor allem im Bereich der Vornahme intravenöser Injektionen und gleichartiger Eingriffe.

Die Frage, ob und in welchen Grenzen eine derartige Delegation ärztlicher Tätigkeiten auf das Pflegepersonal zulässig ist – wohlgemerkt **haftungsrechtlich** –, ist angesichts der gegenwärtigen Rechtsprechung nur unbefriedigend zu beantworten.

### 2.1.4.2 Zulässigkeit der Delegation ärztlicher Tätigkeiten auf den Pflegedienst

Generell ist eine Delegation bestimmter ärztlicher Tätigkeiten auf den Pflegedienst zulässig.

Dies wird in der Rechtssprechung aus der Tatsache des „vielfach unerlässlichen Zusammenwirkens des Arztes mit Hilfspersonen wie Assistenten, Krankenschwestern und Pflegern" begründet (vgl. hierzu LAUFS, Arztrecht, 4. Aufl. 1998, Rn. 357).

Es gilt allerdings auch hier, einen bestimmten oder gewissen Sorgfaltsmaßstab bei der Auswahl geeigneter Mitarbeiter, auf die Tätigkeiten delegiert werden dürfen, einzuhalten.

Die arbeitsrechtlichen Grundsätze von der Anordnungsverantwortung des Arztes und der Durchführungsverantwortung des von ihm beauftragten Personals spielen dabei eine maßgebliche Rolle: | Arbeitsrechtliche Grundsätze

Der Arzt darf nur Aufgaben delegieren, wenn er davon ausgeht, dass der/die von ihm Beauftragte fachlich und tatsächlich in der Lage ist, diese Aufgabe auch wahrzunehmen.

Anhaltspunkt dafür, dass der Arzt auf einen nichtärztlichen Mitarbeiter delegieren darf, ist **langjährige Berufserfahrung** der Krankenschwester/ des Krankenpflegers im zu delegierenden Bereich.

### 2.1.4.3 Delegation innerhalb des Pflegedienstes

Häufig wird gefragt, ob und an wen innerhalb des Pflegedienstes zum Beispiel durch eine Stationsleitung pflegerische Aufgaben delegiert werden dürfen.

Die Antwort bleibt auch hier letztlich unbefriedigend.

Im Falle erheblicher personeller Ausfälle (Krankheit, Überstundenabbau, Sparzwänge) sehen sich leitende Mitarbeiter im Pflegedienst im täglichen Arbeitsalltag immer wieder mit dem Problem konfrontiert, die vorhandenen, oft arbeitsintensiven pflegerischen Tätigkeiten auf die (wenigen) anwesenden Mitarbeiter zu verteilen.

Besonders problematisch ist dies dann, wenn Pflegepersonal, welches sich noch in der Ausbildung befindet, herangezogen werden muss.

Der Pflegedienst hat durch die Benachrichtigung der vorgesetzten Dienststellen/Verwaltung (sog. „Überlastungsanzeigen", siehe hierzu Kapitel 2.1.5, S. 46 ff., versucht, auf dieses Problem aufmerksam zu machen).

Juristisch gilt, dass eine Delegation lediglich auf geeignetes Personal erfolgen darf, wobei der jeweilige Erfahrungshorizont, Ausbildungsstand und das Vorliegen besonderer dienstlicher Qualifikationen (z. B. Pflegedienst im Intensivbereich) zu beachten ist.

Soweit nach Auffassung der vor Ort verantwortlichen Leitung mit den verfügbaren Kräften keine ausreichende medizinische Versorgung mehr möglich ist, muss das Krankenhausdirektorium/der Krankenhausträger informiert werden.

Die Leitungsgremien müssen dann nach sorgfältiger Abwägung entscheiden – und verantworten – ob und ggf. mit welchen zusätzlichen Hilfsmaßnahmen die Station weiterbetrieben werden kann.

### 2.1.4.4 Injektionen, Infusionen und Blutentnahmen

Die Frage, ob Injektionen, Blutentnahmen und Infusionen durch das Pflegepersonal durchgeführt werden dürfen, ist bis heute in der Rechtsprechung nicht einheitlich beantwortet.

Ärztlicherseits heißt es – insbesondere im chirurgischen Bereich –, dass eine Delegation auf das Pflegepersonal unumgänglich ist, da die entsprechenden Maßnahmen in aller Regel vormittags durchgeführt werden, also zu einem Zeitpunkt, zu dem die Ärzte nicht auf der Station, sondern im OP sind.

Dies kann als Argument nicht akzeptiert werden.

In der Rechtsprechung geht der Trend eindeutig dahin, dass derartige Tätigkeiten dem Arzt überlassen bleiben sollen (DEUTSCH, Arzthaftungsrecht, 4. Aufl. 1998 Rn. 254 ff.).

Zwar hat der Bundesgerichtshof nicht ausdrücklich darüber entschieden, ob und welche Injektionen dem ärztlichen Hilfspersonal übertragen werden dürfen, er hat jedoch in einzelnen Urteilen immer wieder deutlich gemacht, dass selbst voll ausgebildeten und geprüften Krankenschwestern die Vornahme intramuskulärer Injektionen nur dann überlassen werden darf, wenn sich der leitende Arzt von ihrer Fähigkeit vergewissert hat und die entsprechenden Maßnahmen für die Überwachung und Beaufsichtigung des Pflegepersonals bestehen (vgl. LAUFS, a. a. O., Rn. 358).

Uneinheitliche Regelungen

Gegenwärtig ist die Handhabung in den Krankenhäusern bundesweit nicht einheitlich.

In einigen Krankenhäusern gilt nach wie vor die frühere Handhabung des Nachweises der erforderlichen Fähigkeiten des Pflegedienstes für die Vornahme von Injektionen (sog. Spritzenpass), in anderen Krankenhäusern ist die Delegation derartiger Tätigkeiten auf den Pflegedienst grundsätzlich untersagt.

Teilweise gelten vermittelnde Regelungen, so zum Beispiel die Freiwilligkeit der Vornahme dieser Tätigkeiten im dienstlichen Bereich und eine ausdrückliche haftungsrechtliche Freistellung bei einem Misslingen der Injektion.

Hier besteht indessen ein strafrechtliches Problem:

Der Krankenhausträger kann zwar in die zivilrechtliche Haftung des Pflegedienstes gegenüber dem Patienten eintreten (dies erfolgt in aller Regel durch eine generelle Freistellungserklärung des Krankenhausträgers im Hinblick auf arbeitsrechtliche Regresse), diese Schutzfunktion greift indessen strafrechtlich nicht.

Wenn z. B. ein Patient durch die unsachgemäße Vornahme einer Injektion durch einen Mitarbeiter des Pflegedienstes einen Spritzenabszess erlitten hat und alle rechtlichen Möglichkeiten nutzen möchte, um diese Körperverletzung zu ahnden, dann kann der Krankenhausträger zwar die finanziellen Folgen (Entschädigungsleistung gegenüber dem Patienten) für ihn übernehmen, auf ein evtl. vom geschädigten Patienten angestrengtes Strafverfahren wegen Körperverletzung hat dies jedoch keinen Einfluss.

Die unsachgemäße Vornahme einer Injektion stellt sich strafrechtlich als **Körperverletzung des Patienten** dar, für den der/die Täter/in, also der Mitarbeiter des Pflegedienstes, direkt einzustehen hat.

Besondere Gesichtspunkte, wie zum Beispiel Überlastungssituationen, Einschüchterung durch Vorgesetzte etc., können zwar im Bereich der Strafzumessung mildernd bewertet werden, hindern jedoch die grundsätzliche Strafbarkeit nicht.

Dienstrechtliche Regelungen des Krankenhausträgers haben nicht den Rechtsrang einer gesetzlichen Verordnung oder gar eines Gesetzes, sie sind vielmehr Teil eines internen arbeitsrechtlichen Regelwerkes, für dessen Recht- und Gesetzmäßigkeit der Krankenhausträger ggf. einzustehen hat.

Wenn nämlich dienstrechtliche Regelungen erlassen werden, denen geltendes Recht entgegensteht, wäre dies zivilrechtlich als haftungsrechtlich relevantes **Organisationsverschulden** zu bewerten.

### 2.1.4.5 Können sich MitarbeiterInnen des Pflegedienstes gegen die ungewollte Übernahme ärztlicher Aufgaben wehren?

Dies kann man weder eindeutig bejahen noch verneinen.

In der Fachliteratur wird zu Recht darauf hingewiesen, dass ein Ineinandergreifen pflegerisch-ärztlicher Tätigkeiten unabdingbar ist. Im Rahmen eines derartigen Ineinandergreifens wird eine absolute Trennung beider Tätigkeitsbereiche nicht möglich sein.

In erster Linie beurteilt sich die Frage, welche Tätigkeiten vom Arbeitnehmer geschuldet sind und damit vice versa auch, welche verweigert werden dürfen, aus dem Arbeitsvertrag.

Dieser wird jedoch im Regelfall hierfür keine speziellen Regelungen enthalten.

Maßgebend ist auch hier, wie sich die in Rede stehende Tätigkeit nach dem **allgemeingültigen Berufsbild** des Pflegedienstes darstellt. Handelt es sich bei der jeweiligen ärztlichen Tätigkeit um eine Versorgungsleistung, deren Durchführung vom Pflegedienst als „durchaus normal" angesehen wird?

Im konkreten Fall sollte der Pflegedienst daher prüfen, ob die an seinem Arbeitsplatz geübte Praxis der generellen Handhabung seiner Berufsgruppe entspricht.

Im medizinischen Notfall ist wie immer ein Mehr auch an Delegation rechtlich zulässig, als bei einem medizinischen Heileingriff, der ohne eine konkrete Gefährdungslage geplant und terminiert durchgeführt werden kann.

In Grenzfällen sollte sich der pflegerische Mitarbeiter die Arbeitsanweisung vom Arzt **schriftlich** geben bzw. **abzeichnen lassen.**

Dies kann im Bedarfsfall ein wichtiges Beweismittel sein, wenn im Nachhinein eine unterschiedliche Erinnerung über den Inhalt einer delegierten Aufgabe besteht.

## 2.1.5 Überlastungsanzeigen

### 2.1.5.1 Einführung

Bedeutung

Das Thema „Überlastungsanzeigen des Pflegedienstes" hat in den letzten Jahren zunehmend an Bedeutung gewonnen.

Es geht um die Frage, ob auf einer Station, in einem Arbeitsbereich mit dem vorhandenen bzw. vom Arbeitgeber/Krankenhausträger zur Verfügung gestellten Personal überhaupt noch eine zureichende Krankenpflege gewährleistet werden kann. Oft wird von „gefährlicher Pflege" gesprochen.

Hier vermischen sich einmal mehr standes-, arbeits- und haftungsrechtliche Problemstellungen:

Bundesweit sehen sich Krankenhausverwaltungen seit Mitte der achtziger Jahre damit konfrontiert, dass Mitarbeiter/innen aus der Krankenpflege, nicht selten alle Mitarbeiter einer Station – oft auf einheitlichen Vordrucken – mitteilen, eine zureichende Pflege sei mit dem vorhandenen Personal aus ihrer Sicht nicht mehr zu gewährleisten und verantworten.

Aktueller Anlass ist oft, wenn auch nicht immer, eine erhebliche **personelle Unterbesetzung** auf der Station.

Inhalte

Die Inhalte derartiger „Überlastungsanzeigen" sind fast immer gleich; es wird darauf hingewiesen, dass durch die gravierende Unterbesetzung die Gefahr von Pflegefehlern (insbesondere Dekubiti) besteht, und auch sonst nicht gewährleistet werden kann, dass es als Folge der Überlastungssituation nicht zu anderen vermeidbaren Pflegefehlern, etwa einer Über- oder Unterdosierung von Medikamenten kommt.

Die entsprechenden Informationen der Vorgesetzten über die Situation betreffen entweder den bereits bestehenden Zustand („am ... war auf der Station ... keine ordnungsgemäße Pflege gewährleistet/wurde auf der Station ... keine ordnungsgemäße Pflege ausgeübt"), oder sie beziehen sich auf eine für die nahe Zukunft befürchtete, vor Ort nicht kontrollierbare, Gefahrensituation („Wenn der Personalschlüssel/der Personalbestand auf der Station ... nicht umgehend verstärkt wird, besteht die Gefahr, dass gefährliche Pflege zum Nachteil der Patienten erfolgt. Die Unterzeichner lehnen die persönliche und haftungsrechtliche Verantwortung für Fehler, die aufgrund der Belastungssituation entstehen, ab".) Hier wird wiederum die Frage der Anordnungs- und Durchführungsverantwortung interessant.

Der terminus technicus „Überlastungsanzeige" hat sich im Bereich des Krankenhauses, speziell in der Diskussion des Pflegedienstes, neu entwickelt.

Das Arbeitsrecht kennt den Begriff der Überlastungsanzeige lediglich als Ausfluss der generellen Treuepflicht des Arbeitnehmers.

Diese Treuepflicht gebietet es dem Arbeitnehmer als Korrelat zur Fürsorgepflicht des Arbeitgebers auf **Gefahrenpotenziale** im Arbeitsleben hinzuweisen.

In dieser arbeitsrechtlichen Rechtsprechung sind eher Gefahren am technischen Arbeitsplatz z. B. der Automobilindustrie angesprochen, als die individuelle pflegende Tätigkeit am Patienten.

Gleichwohl fragt es sich, ob und in welcher Form der Krankenpfleger berechtigt, ja verpflichtet ist, derartige Mitteilungen gegenüber dem Arbeitgeber abzugeben.

Letztlich geht es bei diesen Mitteilungen nicht nur um eine Art von Warnfunktionen, sondern auch um Wahrnehmung berechtigter beruflicher oder berufsständischer Interessen.

Juristisch ist jeder Arbeitnehmer – unabhängig vom Arbeitsplatz – **verpflichtet**, seinen Arbeitgeber auf bestehende Gefahrenpotenziale hinzuweisen.

Der Arbeitgeber hat sodann im Rahmen der ihm obliegenden (Organisations-)Verantwortung zu prüfen, ob und welche Maßnahmen ergriffen werden müssen.

## 2.1.5.2 Rechtslage/Haftung für Dekubiti

Die juristische Einordnung und Bewertung dieser unter dem Stichwort „Überlastungsanzeigen" bekannt gewordenen warnenden Äußerungen des Pflegepersonals sind – wie vieles – schwierig zu bewerten:

- Die im Nachhinein erfolgte Mitteilung, dass eine Ausstattung, sei es personell oder apparativ, unzureichend war, wird keine juristische Entlastung der Unterzeichner herbeiführen können.

- Anders verhält es sich, wenn auf zukünftige Gefährdungspotenziale aufmerksam gemacht wird.

Die Vorgesetzten, die von ihren Mitarbeitern über eine derartige Gefahrensituation informiert werden, müssen – wie bereits oben ausgeführt – im Rahmen ihrer dienstlichen Verantwortung die Situation vor Ort überprüfen und beurteilen, ob der Versorgungsbetrieb auf der benannten Station mit dem vorhandenen Personal verantwortlich bewältigt werden kann.

Die Rechtsprechung hat sich mit der Frage, ob und in welchem Umfange personelle oder sächliche Mängel zu einer Haftung führen, in einer Reihe von Fällen unterschiedlicher Konstellation auseinandergesetzt, wobei die Beklagten allerdings im Regelfall der Krankenhausträger und/oder der behandelnde Arzt, nicht pflegerische Mitarbeiter, waren.

Für den hier besonders interessierenden Bereich sei das Augenmerk auf ein Urteil des Oberlandesgerichtes Celle aus dem Jahre 1984 (OLG Celle, Urteil vom 27. 06. 1983 – 1 U 60/82) gerichtet:

Das Oberlandesgericht Celle hatte über den Fall eines Belegarztes zu entscheiden, dessen Patient aufgrund unzureichender pflegerischer Besetzung ein Dekubitusgeschwür entwickelt hatte. Das Oberlandesgericht führt in seinem Urteil wörtlich aus:

„Die unzureichende personelle Besetzung des Krankenhauses mit Pflegekräften entlastet den Arzt nicht, wenn er nicht darlegt, dass er sich beim Krankenhausträger erfolglos um zusätzliche Pflegekräfte bemüht oder erfolglos die Verlegung des Patienten in eine ausreichend ausgestattete andere Klinik versucht hat … Für die Versäumnisse bei der Pflege des Klägers muss der Beklagte (Arzt) auch einstehen, denn er hätte schon lange vor der Einlieferung des Patienten bei der Stadt als Trägerin des Krankenhauses intervenieren und wenigstens den Versuch unternehmen müssen, um für Abhilfe zu sorgen, damit gesichert war, dass genügend Pflegepersonal zur Verfügung stand … Ob eine solche Intervention des Arztes Erfolg gehabt hätte, ist ungewiss, diese Ungewissheit geht jedoch zu Lasten des Beklagten" (OLG Celle, a. a. O.).

Es fragt sich, ob dieses Urteil auch Anwendung auf den Bereich des Pflegedienstes finden kann.

Entsprechende Entscheidungen der Obergerichte stehen aus. M. E. würde es zu weit führen, dem Pflegedienst die gleiche Verantwortung aufzuerlegen, diese Verantwortung richtet sich eher an die für den Einsatz der Mitarbeiter zuständigen Leitungsgremien.

Insoweit ist ein genereller Hinweis der Mitarbeiter über konkrete Gefährdungspotenziale wichtig und im Extremfall notwendig, allerdings dann auch ausreichend.

Auch eine mangelhafte apparative Ausstattung wird im Hinblick auf das damit verbundene Organisationsverschulden haftungsrechtlich dem Krankenhausträger, nicht dem Pflegepersonal zugerechnet (vgl. BGH, Urteil vom 22. 09. 1987 – VI. ZR 238/86).

Im Rahmen des Organisationsverschuldens hat das Oberlandesgericht Stuttgart den Krankenhausträger in die Haftung genommen mit der Begründung, er habe „… seine Verpflichtung, ausreichend fachkundiges nichtärztliches Personal zu stellen, wenn er für den Nachtdienst bei 88 Betten in 3 Abteilungen nur 2 Nachtschwestern einsetzt" (vgl. OLG Stuttgart, Urteil vom 20. 08. 1982 – 14 U 392; ähnlich OLG Celle, Urteil vom 25. 06. 1984 – 1 U 44/83 [Organisationsverschulden des Krankenhausträgers bejaht, wenn ein akut gefährdeter Patient nicht auf eine Station verlegt wird, in der die personellen Voraussetzungen für eine ordnungsgemäße Überwachung bestehen]) verletzt.

Hervorzuheben ist, dass die Rechtsprechung dem behandelnden Arzt die Verpflichtung auferlegt, „im Krankenblatt eines Krankenhauspatienten, bei dem die ernste Gefahr eines Durchliegegeschwürs (Dekubitus) besteht, … sowohl die Gefahrenlage als auch die ärztlich angeordneten Vorbeugungsmaßnahmen zu dokumentieren" (BGH VI. Zivilsenat, Urteil vom 18. 03. 86 – ZR 215/84).

Fazit  Zusammenfassend ist festzuhalten, dass die haftungsrechtliche Verantwortung für eine mangelhafte personelle und apparative Ausstattung nach ständiger Rechtsprechung vorrangig dem **Krankenhausträger** angelastet wird. Um derartigen organisatorischen Haftungsrisiken begegnen zu können, ist der Krankenhausträger auf Informationen der Mitarbeiter angewiesen. In einer organisatorischen Notfallsituation sollte der Pflegedienst daher entsprechende **Informationen** an die Leitungsgremien geben. Die haftungsrechtliche Verantwortung, ob und wie Abhilfe erfolgt, verbleibt letztlich beim Krankenhausträger.

## 2.1.6 Auswirkungen von sog. Schutzgesetzen auf die Haftung

In den letzten Jahren hat es Versuche des Gesetzgebers gegeben, die sehr ungeordnete Materie des Medizinhaftungsrechtes zumindest durch den Erlass einzelner Spezialgesetze „in den Griff" zu bekommen.

*Medizingeräteverordnung*

Für die Haftung des Pflegedienstes sind die **Medizingeräteverordnung** und das **Medizinproduktegesetz**, die seit einigen Jahren den Umgang, die Wartung und die Einführung von Mitarbeitern in bestimmte hochtechnisierte Behandlungsgeräte regeln, pointiert zu beachten. Die Medizingeräteverordnung differenziert zwischen verschiedenen Kategorien („Anwender", „Betreiber", „Benutzer", „Geräteverantwortlicher"). Durch diese – hier zur Illustration des Haftungsrechtes beispielhaft vorgestellte – Verordnung soll der zunehmenden Technisierung des medizinischen Versorgungsbetriebes im Krankenhaus Rechnung getragen werden.

*Medizinproduktegesetz*

Eingeteilt nach bestimmten Kategorien potenzieller Gefahrengrade (I–III) werden bestimmte Anforderungen für die jeweils an den Geräten tätigen Personen festgelegt, wodurch eine zuverlässige und gefahrenfreie Anwendung sichergestellt werden soll.

So ist unter anderem vorgesehen, dass der Anwender des Gerätes durch Unterschrift erklärt, in die Benutzerfunktionen eingewiesen zu sein.

Hier gibt es eine große Bandbreite von – zum Teil nicht zulässigen – Praktiken:

Die Handhabung reicht von „Sie haben dieses Gerät ja schon immer verwendet, unterschreiben Sie mal hier", bis hin zu „Der Firmenbeauftragte der Firma XYZ wird am … kommen, und eine Schulung durchführen".

Normen wie die Medizingeräteverordnung stellen so genannte Schutzgesetze im Sinne des § 823 Abs. 2 BGB dar (haftungsrechtliche Aspekte von Abs. 1 siehe Kap. 2.4).

Die Haftungsnorm des § 823 Abs. 2 besagt wörtlich:

„Die gleiche Verpflichtung [Ersatz des Schadens] trifft denjenigen, welcher gegen ein den Schutz eines anderen bezweckenden Gesetzes verstößt."

Haftungsrechtlich führt ein nachgewiesener Verstoß gegen ein Gesetz, welches zum Schutze der Rechtsgüter des § 823 Abs. 1 BGB erlassen worden ist, zur Schadenersatzpflichtigkeit. Die Medizingeräteverordnung ist ein solches Gesetz. Sie wurde zum Schutze der mit den jeweiligen Geräten behandelten Patienten, aber auch unter dem Gesichtspunkt des Arbeitnehmerschutzes erlassen. Die **Dokumentationspflichten**, welche nach der Medizingeräteverordnung vorgesehen sind, sollen im Störfall beweisen, dass die Mitarbeiter, die das Gerät bedient haben, mit der Handhabung dieses Gerätes vertraut gemacht worden sind.

Damit dem Arbeitgeber dieser Nachweis möglich ist, haben die am Gerät tätigen Personen diese Einweisung durch Unterschrift zu dokumentieren. Stellt sich im konkreten Schadenfall heraus, dass Unkenntnis des Anwenders in bestimmte Funktionsweisen des Gerätes kausal für den eingetretenen Schaden verursacht haben, so haftet der betreffende Mitarbeiter direkt gegenüber den Geschädigten auf Schadenersatz und Schmerzensgeld. Es kann daher nicht genug betont werden, dass derartige Unterschriften wesentlich **mehr** sind als eine reine Formalie. Zugleich wird in einer derartigen Situation eventuell der Fall des sog. Übernahmeverschuldens vorliegen, denn der betreffende Mitarbeiter führt eine Tätigkeit durch, obwohl er weiß, dass er an diesem Gerät und damit für diese Tätigkeit nicht ausgebildet worden ist.

Andere Spezialgesetze

Haftungsrechtlich ist die Situation bei der Nichtbeachtung anderer einschlägigen Spezialgesetze, insbesondere der Röntgenverordnung, Strahlenschutzverordnung sowie dem Medizinproduktegesetz vergleichbar.

## 2.1.7 Haftung des Pflegedienstes für sonstige organisatorische Unzulänglichkeiten

Fachliche Fehlentscheidungen im Bereich der organisatorischen Ausgestaltung von Krankenpflegestationen können im Einzelfall auf fachliche Inkompetenz der jeweiligen Leitungskräfte des Pflegedienstes zurückzuführen sein.

Wenn etwa der leitende Mitarbeiter im Pflegedienst grobe Fehler in der Dienstplaneinteilung vornimmt und der Krankenhausträger hierdurch wegen eines Organisationsmangels in die Haftung genommen wird, bestehen je nach dem Grad der Fahrlässigkeit Regressansprüche gegenüber dem betroffenen Mitarbeiter.

Es muss dann allerdings seitens des Krankenhausträgers der Nachweis geführt werden, dass der betreffende Mitarbeiter ordnungsgemäß angeleitet und überwacht worden ist.

Die Handhabung der Zuständigkeit für einzelne organisatorische Maßnahmen auf der Station ist juristisch nicht stringent vorgegeben.

Insofern ist es allein bedeutsam, dass die Organisation den Anforderungen eines zureichenden Krankenhausbetriebes genügt.

Insbesondere gibt es keine rechtlich zwingenden Vorschriften in der Angrenzung der Zuständigkeiten in dem Gefüge Pflegedienstleitung/Stellvertretende Pflegedienstleitung, Abteilungsleitung und Stationsleitung. Auch hier werden die hier arbeitsrechtlich geschuldeten Inhalte und damit auch die juristischen Verpflichtungen des Krankenhausträgers durch das jeweilige Berufsbild und die hierzu erforderlichen Qualifikationen geprägt.

Die Haftung für Arbeitnehmerschutzgesetze ist schwierig. Verhält es sich so, dass der Vorgesetzte Schutzgesetze ignoriert, so besteht unter Umständen ein direkter Schadenersatzanspruch des geschädigten Mitarbeiters.

Dies ist z. B. möglich, wenn dem strahlenschutzverantwortlichen Arzt einer Abteilung durch die zuständige Überwachungsbehörde die Stilllegung eines Bestrahlungsgerätes aufgegeben worden ist, weil die Streustrahlung des Gerätes eine zu große Gesundheitsgefahr für das am Gerät beschäftigte Personal mit sich bringt. Für nachgewiesene Gesundheitsbeeinträchtigungen seiner Mitarbeiter hat der Vorgesetzte dann Schadenersatz und Schmerzensgeld zu zahlen.

Unabhängig davon löst der Verstoß gegen gesetzliche Vorschriften **arbeitsrechtliche Konsequenzen** aus, die von der förmlichen Ermahnung bis hin zur fristlosen Kündigung reichen können.

## 2.1.8 Fazit

Die Verantwortungsebenen der Tätigkeiten der Ärzte und der des Pflegedienstes können nicht ohne weiteres schematisch getrennt werden. Die Krankenhausführung sollte jedoch den Pflegedienst von Aufgaben, die seinem Berufsfeld fremd sind, und von Routineaufgaben, bevor es zur „gefährlichen" Pflege im eigenen Aufgabengebiet des Pflegedienstes kommt, entlasten. Als Lösung könnte demzufolge die Anordnung des Krankenhausträgers bzw. der zuständigen Stationsleitung erscheinen, dass keine „Sonderaufgaben" mehr durchgeführt werden dürfen, weil dies sonst zu Lasten der grundpflegerischen Leistung geht. Dies ist auch keine Arbeitsverweigerung der zuständigen Leitung, sondern eine gewissenhafte Ausführung des eigenen Aufgabengebietes zur ordnungsgemäßen Pflichterfüllung gegenüber dem Patienten aus dem Krankenhausvertrag.

Führen Personalknappheit, Einsatz von nicht ausreichend qualifizierten Arbeitskräften oder Übernahme ärztlicher Tätigkeiten zum Auftreten von „gefährlicher" Pflege, müssen sich Mitarbeiter als auch Leitende an den Krankenhausträger wenden. Nur durch diesen **Informationsfluss** sieht sich der Krankenhausträger auch in die Lage gesetzt, Abhilfe zu schaffen.

Erhebliche **Kosteneinsparungen** bergen die Gefahr einer mangelhaften Qualität der Leistung des Pflegedienstes, der bestimmte Tätigkeiten als „üblich" verrichtet. Hier bestehen Abgrenzungsprobleme. Eine klare Verantwortung für die Handlung und Führung von Mitarbeitern ist nur durch eine detaillierte **Stellenbeschreibung** für jeden einzelnen Mitarbeiter bzw. für jede Berufsgruppe erreichbar. Das hohe **Haftungsrisiko** und der gestiegene Anspruch der Patienten an die Versorgung in der Medizin fordern die Präsentation professioneller medizinischer **Standards**. Diese müssen mit dem Fortschritt der Zeit mithalten. Dadurch sind eine optimale Versorgung des Patienten und eine Einschränkung des Haftungsrisikos zumindest annähernd realisierbar.

**Abb. 4:**
Übersicht über
das Arbeitsrecht

# Arbeitsrecht

Ein einheitliches Arbeitsgesetzbuch existiert in der Bundesrepublik Deutschland nicht. Das Arbeitsrecht ist in ca. 130 Gesetzen und Verordnungen sowie ca. 32.000 Tarifverträgen geregelt.

## Individualarbeitsrecht

Arbeitsvertrag
Tarifregelungen (Eingruppierung, Vergütung, Urlaub ...)
Sozialbezüge (Krankenbezüge, Sozialversicherungsbeiträge)

## kollektives Arbeitsrecht

### I. Tarifautonomie

Koalitionsfreiheit
Tarifvertragsgesetz
Tarifverträge
Arbeitskampfrecht

### II. Beschäftigtenvertretungsrecht

Koalitionsfreiheit
Betriebsverfassungsgesetz
Personalvertretungsgesetze
(Mitarbeitervertretungsrecht)

## Arbeitsschutzrecht

### I. Soziales Arbeitsschutzrecht

Frauenarbeitsschutz
(Diskriminierungsverbot, MuSchuG, ErzGeldG)
BeschäftigtenschutzG
Jugendarbeitsschutz
Schwerbehindertenschutz
Arbeitszeitschutz

### II. Techn. Arbeitsschutz

GewerbeO, ArbeitssicherheitsG,
ArbeitsstättenVO,
med.-tech. GeräteVO, AtomG,
StrahlenschutzVO, RöntgenVO,
ChemikalienG, GefahrstoffVO,
UVVen

## 2.2 Direktionsrecht

Ronald Kelm

> **Definition:** Die rangniederste Rechtsquelle ist das **Direktionsrecht des Arbeitgebers,** das **Ausfluss des Arbeitsvertrages** ist. Das Direktionsrecht wird durch das Schreiben des Dienstplans ausgeübt. Wer macht was, wann, und wo! Der Arbeitgeber kann dem Arbeitnehmer grundsätzlich nur Tätigkeiten zuweisen, die von seiner Arbeitspflicht mit umfasst sind. Das bedeutet, dass sich das Direktionsrecht des Arbeitgebers auf die vom Arbeitnehmer **geschuldete Arbeitsleistung** beschränkt. Ein Direktionsrecht besteht also nur, wenn der Arbeitgeber dem Arbeitnehmer in dem genannten Rahmen zulässigerweise Anordnungen erteilen darf. **Art, Inhalt und Umfang der Arbeitspflicht** ergeben sich zunächst aus dem Inhalt des jeweiligen Arbeitsvertrages. Für den Dienstplan ist die vereinbarte Arbeitszeit zu beachten. Weitere Grenzen ergeben sich vor allem aus **Gesetzen** (z. B. den Arbeitssicherheitsbestimmungen, dem MuSchG etc.), **Tarifverträgen** sowie **Dienst- bzw. Betriebsvereinbarungen** und schließlich aus den Grundsätzen der **Billigkeit.**

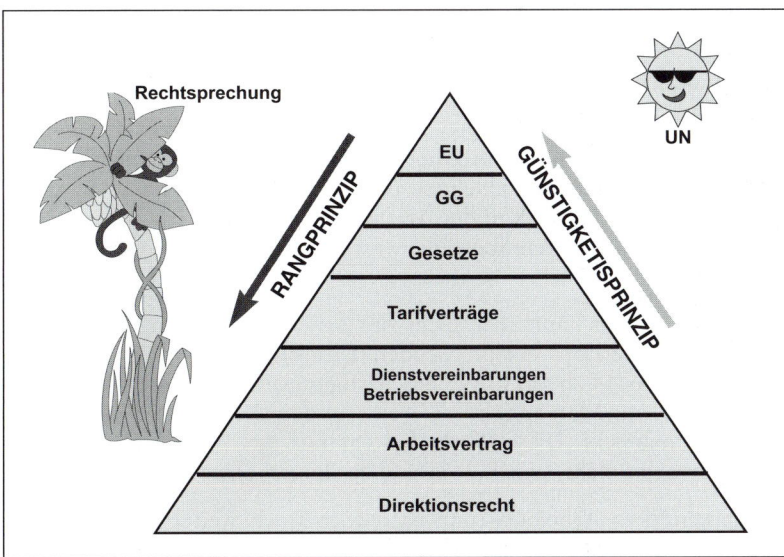

**Abb. 5:**
Die Arbeitsrechtpyramide
(Grafik: Brigitte Gerloff)

Geschuldete Arbeitsleistung

Regelmäßig ist der **Inhalt der geschuldeten Arbeitsleistung** nicht näher vertraglich geregelt, sondern nur sehr grob umrissen (z. B. Außendienstmitarbeiter, Arbeiter, Angestellter im allgemeinen Verwaltungsdienst). Deshalb ergibt sich die konkret geschuldete Arbeitsleistung aus dem **Berufsbild** der vereinbarten Tätigkeit (z. B. Krankenschwester) und den **Umständen des Einzelfalls.** Nach der Rechtsprechung des BAG kann sich insbesondere die geschuldete Arbeitsleistung auf eine bestimmte Tätigkeit oder bestimmte Umstände oder Bedingungen der Leistungserbringung konkretisieren. Eine derartige Konkretisierung des Arbeitsvertrages hin zu einem einseitig nicht mehr veränderbaren Vertragsinhalt tritt nicht allein dadurch ein, dass der Arbeitnehmer längere Zeit in derselben Weise eingesetzt wurde. Vielmehr müssen zu reinem Zeitablauf besondere Umstände hinzutreten, die erkennen lassen, dass der Arbeitnehmer nur noch verpflichtet sein soll, seine Arbeit ohne Änderung so wie bisher zu erbringen (vgl. BAG NZA 1985, 811; 1993, 89; 1998, 647: Einteilung zu mindestens sieben Nachtwachen pro Monat).

**Eingruppierung**

Insbesondere ergibt sie sich aus den **tariflichen Eingruppierungsnormen**, sofern solche einschlägig sind, die tarifgerechte Eingruppierung. Bei Anwendung tariflicher Vergütungssysteme wird üblicherweise, insbesondere im öffentlichen Dienst, arbeitsvertraglich sowohl bei der Einstellung als auch durch Änderungsvereinbarung bei der Höhengruppierung die Vergütungsgruppe, in die der Arbeitnehmer einzureihen ist, vereinbart bzw. angegeben. Dadurch erstreckt sich die arbeitsvertraglich geschuldete Arbeitsleistung auf alle Tätigkeiten, die den Tätigkeitsmerkmalen der vereinbarten Vergütungsgruppe entsprechen. Das Arbeits- verhältnis konkretisiert sich auf eben diese Vergütungsgruppe. Damit erlangt der Arbeitnehmer einerseits den aus dieser Vergütungsgruppe resultierenden Vergütungsanspruch. Andererseits ist er nur noch verpflichtet, Tätigkeiten auszuüben, die den Tätigkeitsmerkmalen der vereinbarten Vergütungsgruppe entsprechen. Das Direktionsrecht – als Korrelat der Arbeitspflicht – beschränkt sich damit auf die Zuweisung einer Tätigkeit innerhalb des Bereichs der Tätigkeitsmerkmale einer Vergütungsgruppe (nicht innerhalb der Fallgruppe! Vgl. BAG, AP Nr. 17 zu § 611 BGB Direktionsrecht).

**Zu verrichtende Tätigkeiten**

Der Arbeitnehmer kann also grundsätzlich die Ausführung **niedriger zu bewertender Tätigkeiten** ablehnen und braucht **höherwertige Tätigkeiten** nicht zu verrichten. Will der Arbeitgeber ihm dennoch höherwertige oder niedere Tätigkeiten übertragen, ist eine Änderungskündigung (vgl. § 2 KSchG) erforderlich.

Der Arbeitnehmer kann aber auch vom Arbeitgeber verlangen, mit einer der Vergütungsgruppe entsprechenden Tätigkeit befasst zu werden (vgl. GS BAG AP Nr. 14 zu § 611 BGB Beschäftigungspflicht; PK-BAT, Bruse, § 8 Rz. 62 m. w. N.). Man spricht insoweit von dem **Beschäftigungsanspruch** des Arbeitnehmers. Diese Pflicht besteht nur aus besonderen Gründen ausnahmsweise nicht, so z. B. während des Laufes einer Kündigungsfrist.

Die geschuldete Arbeitsleistung ist jedoch noch weiter eingeschränkt, wenn im Arbeitsvertrag die Tätigkeit genau bezeichnet oder eine bestimmte Fallgruppe bzw. spezielle Tätigkeitsmerkmale ausdrücklich vereinbart worden sind.

Die von dem Arbeitnehmer nach seinem Arbeitsvertrag geschuldete Leistung ändert sich jedoch nicht, wenn ihm nur vorübergehend bzw. vertretungsweise (vgl. etwa § 24 Abs. 1 und 2 BAT) eine andere Tätigkeit oder ohne wirksame Änderung des Arbeitsvertrages eine höher oder niedriger zu bewertende Tätigkeit übertragen wird (vgl. BAG AP Nr. 6 zu § 1 TVG Arbeitsverträge und BAG, AP Nr. 55 zu §§ 22, 23 BAT). Sie ändert sich ebenfalls nicht, wenn der Arbeitnehmer sich eine zusätzliche bzw. geänderte Tätigkeit selbst anzeigt.

Wächst dem Arbeitnehmer **ohne Zutun des Arbeitgebers eine höherwertige Tätigkeit** zu (z. B. infolge von Aufgabenzuwachs), sehen einige Tarifverträge vor, dass der Arbeitnehmer erst nach Ablauf einer bestimmten Frist höhergruppiert wird und damit einen vertraglichen Anspruch erwirbt (vgl. § 23 BAT).

*Höherwertige Tätigkeit*

Es sei ausdrücklich darauf hingewiesen, dass es Sache des Arbeitgebers ist, einen solchen Zuwachs an höherwertiger Tätigkeit zu erkennen und – will er eine nicht vorgesehene Höhergruppierung verhindern – entsprechende Maßnahmen zu treffen. Er kann sich nicht darauf berufen, dass die Vorgesetzten den Zuwachs nicht genehmigt hätten oder den Zuwachs überhaupt nicht bemerkt hätten; insoweit liegt Organisationsverschulden vor. Dies gilt allein dann nicht, wenn sich der Angestellte die höherwertiger Tätigkeit selbst aneignet (vgl. PK-BAT, Wolf, § 23 Rz. 3 ff.).

---

- **Grundgesetz**
  (z. B. Artikel 1 Absatz 1: Die Würde des Menschen ist unantastbar. Artikel 2 Absatz 2: Jeder hat das Recht auf Leben und körperliche Unversehrtheit.),

- **Bestimmungen in Gesetzen zum Arbeitnehmerschutz**
  (z. B. Mutterschutzgesetz, Arbeitszeitgesetz und Bundesurlaubsgesetz),

- **tarifliche Regelungen**
  (wie z. B. des BAT die Nachweispflichten im Krankheitsfalls gem. § 37 a BAT; Genehmigung von Nebentätigkeiten gem. § 11 BAT; Ableistung von Überstunden gem. § 17 BAT,

- **Bestimmungen in Betriebs- und Dienstvereinbarungen**
  (z. B. über Beginn und Ende der Arbeitszeit, gleitende Arbeitszeit, Arbeitskleidung und zum Erholungsurlaub),

- **Regelungen des jeweiligen Arbeitsvertrages**
  (z. B. Beschreibung des Aufgabenbereiches, Arbeitszeit und Benutzung von Privat- oder Dienstwagen, Nebentätigkeiten),

- **Grundsatz der Billigkeit der Weisung**
  (§ 315 BGB).

**Übersicht 1:**
Einschränkung des Direktionsrechts

---

(1) Soll die Leistung durch einen der Vertragschließenden bestimmt werden, so ist im Zweifel anzunehmen, dass die Bestimmung nach billigem Ermessen zu treffen ist.

(2) Die Bestimmung erfolgt durch Erklärung gegenüber dem anderen Teil.

(3) Soll die Bestimmung nach billigem Ermessen erfolgen, so ist die getroffene Bestimmung für den anderen Teil nur verbindlich, wenn sie der Billigkeit entspricht. Entspricht sie nicht der Billigkeit, so wird die Bestimmung durch Urteil getroffen; das gleiche gilt, wenn die Bestimmung verzögert wird.

*BGB § 315*
*Bestimmung der Leistung*

## 2.3 Arbeitsvertrag

**Pflichten**

Der Arbeitsvertrag ist seiner Natur nach ein **Dienstvertrag** (§ 611 BGB), durch den sich der Arbeitnehmer zur Leistung von Arbeit verpflichtet. Der Arbeitgeber ist gegenüber dem Arbeitnehmer weisungsberechtigt. Die **Hauptpflichten** beider Parteien lassen sich wie folgt darstellen:

**Übersicht 2:**
Pflichten aus dem Arbeitsverhältnis

| Arbeitnehmer | Arbeitgeber |
|---|---|
| Arbeitspflicht | Lohnzahlungspflicht |
| *Als Ausfluss aus dem Arbeitsvertrag bezeichnen wir die so genannten Nebenpflichten:* | |
| Treuepflicht | Fürsorgepflicht |

**§ 611 BGB Grundpflichten**

(1) Durch den Dienstvertrag wird derjenige, welcher Dienste zusagt, zur Leistung der versprochenen Dienste, der andere Teil zur Gewährung der vereinbarten Vergütung verpflichtet.
(2) Gegenstand des Dienstvertrags können Dienste jeder Art sein.

**Form**

Der Arbeitsvertrag wird immer schriftlich abgeschlossen. Mit dem Nachweisgesetz vom 20. Juli 1995 hat jeder Arbeitnehmer Anspruch auf einen **schriftlichen Arbeitsvertrag** mit der Angabe von Arbeitsentgelt und vereinbarter Arbeitszeit. Im Arbeitsvertrag kann alles vereinbart werden, insbesondere Arbeitszeiten und Arbeitsort. Diese Vereinbarungen können die Dienstplanungsgestaltung für einzelne Mitarbeiterinnen sehr einschränken.

### Der Fall Dienstverpflichtung

**Fallbeispiel:** Doris Timmermann arbeitet als Krankenschwester auf einer chirurgischen Station. Der Dienstplan wird immer vier Wochen im Voraus geschrieben. Am Wochenende des 1. und 2. Mai hat Doris Timmermann dienstplanmäßig frei. Am Samstag den 1. Mai erhält Doris Timmermann einen Anruf ihrer Stationsleitung: Diese bittet Doris Timmermann darum, am Nachmittag zum Spätdienst zu kommen, da eine andere Kollegin kurzfristig erkrankt sei. Doris Timmermann lehnt die Bitte mit dem Hinweis ab, sie bekomme am Nachmittag Besuch, den sie so kurzfristig nicht mehr ausladen könne.
Einige Zeit später erhält Doris Timmermann erneut einen Anruf, diesmal meldet sich die Pflegedienstleitung. Doris Timmermann wird aufgefordert am Nachmittag zum Spätdienst zu erscheinen, sie wird hiermit zum Dienst verpflichtet. Sollte sie nicht pünktlich zum Dienst erscheinen, so müsse sie mit arbeitsrechtlichen Konsequenzen rechnen.

Soweit der Sachverhalt.

## Arbeitsaufgabe

Fragen

- Kann eine Pflegekraft außerhalb der regulären Arbeitszeit zum Dienst verpflichtet werden?
- Kann der Arbeitgeber das Direktionsrecht auch in der Freizeit der Angestellten ausüben?
- Gibt es überhaupt eine Dienstverpflichtung, die sich außerhalb der Rufbereitschaft aus dem Arbeitsvertrag herleiten lässt?
- Ist meine Rechtsauffassung begründet, dass es sich hier um einen Fall von Nötigung im Sinne von § 240 StGB handelt, Androhung eines empfindlichen Übels?

**Merke:** Eine Dienstverpflichtung, bei der die Arbeitgeber jederzeit Zugriff auf die Arbeitsleistungen der Beschäftigten haben, ergibt sich aus den Arbeitsverträgen nicht. Dies kann auch nicht im Arbeitsvertrag vereinbart werden, weil es gegen gesetzliche Regelungen verstößt (z. B. Beschäftigungsförderungsgesetz). Der Arbeitgeber kann den Arbeitnehmer nicht zwingen, außerhalb der Arbeitszeit zu jeder Zeit die Arbeit aufzunehmen. Dies könnte den Tatbestand der **Nötigung** nach § 240 StGB erfüllen.

**§ 240 Nötigung.** (1) Wer einen Menschen rechtswidrig mit Gewalt oder durch Drohung mit einem empfindlichen Übel zu einer Handlung, Duldung oder Unterlassung nötigt, wird mit Freiheitsstrafe bis zu drei Jahren oder mit Geldstrafe bestraft.

(2) Rechtswidrig ist die Tat, wenn die Anwendung der Gewalt oder die Androhung des Übels zu dem angestrebten Zweck als verwerflich anzusehen ist.

(3) Der Versuch ist strafbar.

(4) In besonders schweren Fällen ist die Strafe Freiheitsstrafe von sechs Monaten bis zu fünf Jahren. Ein besonders schwerer Fall liegt in der Regel vor, wenn der Täter

1. eine andere Person zu einer sexuellen Handlung nötigt,
2. eine Schwangere zum Schwangerschaftsabbruch nötigt oder
3. seine Befugnisse oder seine Stellung als Amtsträger missbraucht.

(Strafgesetzbuch n. F.)

## 2.3.1 Fürsorgepflicht des Arbeitgebers

**Definition:** Der Arbeitgeber ist nach der **allgemeinen Fürsorgepflicht** gehalten, **für Leben und Gesundheit** des Arbeitnehmers zu sorgen. Nach den §§ 617 und 618 BGB ist er verpflichtet, Räume, Vorrichtungen und Gerätschaften, die er zur Verrichtung der Dienste zu beschaffen hat, so einzurichten und zu unterhalten, dass der Arbeitnehmer gegen Gefahren für Leben und Gesundheit geschützt ist. Dies bedeutet auch, vernünftige Bereitschafts- und Pausenräume zur Verfügung zu stellen. Der Arbeitgeber hat die Arbeitsleistungen so zu regeln, dass der Arbeitnehmer in gleichen Umfang geschützt ist.

Der Arbeitgeber hat für das **Eigentum** des Arbeitnehmers zu sorgen und öffentlich rechtliche **Arbeitnehmerschutzbestimmungen** einzuhalten!
Der Arbeitgeber hat alles zum Wohlwollen des Arbeitnehmers zu tun, insbesondere der **beruflichen Entwicklung**. Bei Verletzung der Fürsorgepflicht wird der Arbeitgeber schadensersatzpflichtig!

### 2.3.2 Treuepflicht des Arbeitnehmers

Der Begriff der Treuepflicht hat für das Arbeitsverhältnis nur noch insoweit Bedeutung, als unter seinem Oberbegriff eine Reihe von Nebenpflichten des Arbeitnehmers zusammengefasst sind. Die sog. Treuepflicht hindert den Arbeitnehmer nicht, seine Interessen mit den gesetzlich zulässigen Mitteln auf Kosten des Arbeitgebers zu verfolgen. Aus der Nebenpflicht folgt, dass der Arbeitnehmer die Verhaltensregeln einzuhalten hat, die für den ungestörten Betriebsablauf notwendig sind, die Ordnung im Betrieb zu wahren hat und die für den Betrieb geltenden Unfallverhütungsvorschriften beachten muss. Der Arbeitnehmer darf den Zielen des Betriebes nicht entgegenwirken.
Aus der Treuepflicht lassen sich noch andere arbeitsvertragliche Nebenpflichten herleiten. So muss der Arbeitnehmer voraussehbare Arbeitsverhinderungen rechtzeitig mitteilen, insbesondere bei Krankheit sich unverzüglich krank melden und eine Arbeitsunfähigkeitsbescheinigung vorlegen. Der Arbeitnehmer muss drohende, eintretende oder voraussehbare Schäden anzeigen. Im Rahmen der Treuepflicht führt das zum Beispiel auch dazu, dass Pflegekräfte verpflichtet sind, dem Arbeitgeber eine Überlastungsanzeige zu machen, falls die Versorgung der Patienten nicht sichergestellt werden kann. Die Treuepflicht ist im öffentlichen Dienst gegenüber der Privatwirtschaft erheblich gesteigert. Sie ist in § 8 BAT definiert.
Im Rahmen der Treuepflicht im öffentlichen Dienst muss der Arbeitnehmer auch eine etwaige Nebentätigkeit anzeigen und hierfür eine Genehmigung des Arbeitgebers einholen.
Eine Kontaktaufnahme mit der Presse ist erst dann möglich, wenn der Arbeitnehmer alle geeigneten Mittel im Betrieb ausgeschöpft hat. Gegebenenfalls ist der Betriebs- oder Personalrat einzuschalten. In Fragen des Arbeitsschutzes sind die staatlichen Stellen zu informieren, dies gilt insbesondere bei Verstößen gegen Arbeitnehmerschutzgesetze.

## 2.4 Dienstvereinbarung

**Definition: Dienstvereinbarungen** bezwecken die einheitliche Regelung von Angelegenheiten mit gleichem sachlichen Gegenstand. Sie dürfen nur in den Fällen abgeschlossen werden, in denen dies das Gesetz ausdrücklich zulässt. Dienstvereinbarungen, die darüber hinausgehende Gegenstände regeln, sind rechtsunwirksam.

Die Dienstvereinbarung stellt einen **öffentlich-rechtlichen Vertrag** zwischen **Dienststelle** und **Personalrat** dar. Dieser Vertrag wird durch die Abgabe übereinstimmender Willenserklärungen formell durch Unterzeichnung abgeschlossen, schriftlich niedergelegt und an geeigneter Stelle bekannt gemacht. Die Dienststelle muss die Dienstvereinbarung auf ihre Kosten durchführen. Mit der Dienstvereinbarung werden Normen und Regeln für all jene Fragen festgelegt, für die der Personalrat und die Dienststelle zuständig sind.

Durch eine Dienstvereinbarung können Angelegenheiten geregelt werden, soweit nicht gesetzliche oder tarifliche Bestimmungen vorgehen. Der Personalrat hat gesetzliche Mitbestimmungsrechte, insbesondere in sozialen Angelegenheiten.

Für die **Arbeitszeit- und Dienstplangestaltung** sind unter anderen folgende Mitbestimmungsrechte von Bedeutung:

- Beginn und Ende der täglichen Arbeitszeit und der Pausen sowie die Verteilung der Arbeitszeit auf die einzelnen Wochentage.
- Aufstellung des Urlaubsplanes, Festsetzung der zeitlichen Lage des Erholungsurlaubs für einzelne Beschäftigte, wenn zwischen dem Dienststellenleiter und den beteiligten Beschäftigten kein Einverständnis erzielt wird (in jedem Bundesland abweichend).
- Auswahl der Teilnehmer an Fortbildungsveranstaltungen für Angestellte und Arbeiter.
- Einführung und Anwendung von Einrichtungen, die dazu bestimmt sind, das Verhalten oder die Leistung der Beschäftigten zu überwachen.

Die Dienstvereinbarung ist in erster Linie ein Instrument zur **Ausgestaltung von Mitbestimmungsrechten,** sonst müsste dem Personalrat jeder Dienstplan zur Genehmigung vorgelegt werden. Der Personalrat kann über einen Initiativantrag eine Dienstvereinbarung vorschlagen, im Streitfall einen Beschluss der Einigungsstelle herbeiführen. Schließt sich die Einigungsstelle dem Vorschlag der Personalvertretung an, so stellt sie fest, dass der Dienststellenleiter entsprechend zu verfahren hat.

Dienstvereinbarungen für einen größeren Bereich gehen Vereinbarungen für einen kleineren Bereich vor. Dies gilt aber nur für den Fall, dass die vorrangige Dienstvereinbarung Angelegenheiten einheitlich für den gesamten Geschäftsbereich regelt.

### Dienstvereinbarungen enden

- mit Ablauf der Zeit, für die sie abgeschlossen worden sind,
- durch Auflösung der Dienststelle oder durch Verschmelzung mit einer anderen Dienststelle,
- durch übereinstimmende Willenserklärung von Dienststellenleiter und Personalvertretung,
- durch Kündigung von Seiten eines Partners,
- mit Abschluss einer vorrangigen Dienstvereinbarung,
- durch In-Kraft-Treten neuer gesetzlicher oder tariflicher Bestimmungen, soweit diese der Dienstvereinbarung entgegenstehen.

Inhalte

**Inhalt einer Dienstvereinbarung**

- Vertragsparteien
- persönlicher Geltungsbereich
- räumlicher Geltungsbereich
- Inhaltsnormen
- In-Kraft-Treten, Laufzeit
- Unterschriften.

Gegebenenfalls:
- Kündigungsfrist
- Ausschlussfrist.

## 2.5 Betriebsvereinbarungen

**Definition:** Die **Betriebsvereinbarung** ist ein **schriftlicher Vertrag zwischen Arbeitgeber und Betriebsrat** zur Regelung der Angelegenheiten, die zum Aufgabenbereich des Betriebsrates gehören, vergleiche § 77 Betriebsverfassungsgesetz.

Der Arbeitgeber hat die Betriebsvereinbarung an geeigneter Stelle im Betrieb auszulegen. Das hat so zu geschehen, dass sämtliche Beschäftigten in der Lage sind, sich ohne besondere Umstände mit dem Inhalt vertraut zu machen. Für die Arbeitnehmer ist in jedem Falle der Betriebsrat und jedes seiner Mitglieder die geeignete Stelle. Das gilt besonders, wenn wegen des Umfangs oder der Beschaffenheit ein Aushang der Betriebsvereinbarung am schwarzen Brett nicht möglich ist. Die Verpflichtung ist auch erfüllt, wenn allen Beschäftigten Abdrucke der geltenden Betriebsvereinbarung übergeben werden.

Inhalte     Die notwendige Einigung zwischen Arbeitgeber und dem Betriebsrat in den Angelegenheiten der **zwingenden Mitbestimmung** erfolgt durch Betriebsvereinbarungen, deren Inhalt beispielsweise eine Arbeitszeitregelung, eine Überstundenvereinbarung, ein Urlaubsplan oder ein Alkoholverbot sein kann. Die Betriebsvereinbarungen gelten unmittelbar und zwingend, das heißt, dass sie für die Betreffenden direkt und bindend wirksam sind und ein Ermessensspielraum zwischen Arbeitgeber und den Arbeitnehmern des betreffenden Betriebes nicht gegeben ist. Mit der Betriebsvereinbarung werden Normen und Regeln für all jene Fragen festgelegt, für die der Betriebsrat im Rahmen seiner betriebsverfassungsrechtlichen Aufgaben zuständig ist. Der Arbeitgeber ist verpflichtet, die Betriebsvereinbarungen auf seine Kosten und in der Weise, wie sie abgeschlossen wurden, durchzuführen. In Fragen der Arbeitszeit- und Dienstplangestaltung ist immer der Abschluss einer Betriebsvereinbarung erforderlich. Der Betriebsrat und der Arbeitgeber können sich auch von Experten beraten lassen. Dies gehört zu ihren Aufgaben. Bei der Arbeitszeitgestaltung gibt es neue Entwicklungen in der Arbeitszeitpolitik.

Arbeitgeber und Betriebsrat können eine Betriebsvereinbarung unter Beachtung der **Kündigungsfrist** kündigen. Der Betriebsrat muss die Kündigung vorher in einer Sitzung beschließen. Eine gekündigte Regelungsvereinbarung wirkt bis zum Abschluss einer neuen Vereinbarung nach, wenn Gegenstand der Regelungsabrede eine mitbestimmungspflichtige Angelegenheit ist (BAG vom 23. Juni 1992, 1 AZR 53/91). Diese Nachwirkung bis zum Abschluss einer neuen Betriebsvereinbarung gilt nicht für freiwillige Betriebsvereinbarungen. Es ist aber zulässig, die Nachwirkung zu vereinbaren. Dies sollte beim Abschluss freiwilliger Vereinbarungen immer angestrebt werden, damit es nicht passiert, dass nach einer Kündigung bis zum Abschluss einer neuen Vereinbarung Rechte der Arbeitnehmer verloren gehen. Rechtsstreitigkeiten aus der Betriebsvereinbarung werden bei den Gerichten für Arbeitssachen entschieden.

Kündigung

## 2.6 Tarifvertrag

> **Definition:** Ein **Tarifvertrag** ist eine schuldrechtliche Vereinbarung zwischen tariffähigen Parteien (§ 2 TVG), die Normen für die tarifgebundenen Arbeitsvertragsparteien, insbesondere zu Fragen des Inhalts, des Abschlusses und der Beendigung von Arbeitsverhältnissen, in einem bestimmten Geltungsbereich setzt (§§ 1 und 4 TVG). Tariffähig sind einerseits Arbeitgeberverbände und einzelne Arbeitgeber, andererseits Gewerkschaften.

Der **Bundesangestelltentarifvertrag** findet unmittelbar oder mittelbar auf ca. 4 Millionen Angestellte Anwendung. Zu ihm gehören die Anlagen, insbesondere die umfangreiche Vergütungsverordnung (Anlagen 1a und 1b) und die zahlreichen Sonderregelungen (Anlagen 2a bis 2z). Daneben bestehen ergänzende Tarifverträge zu Fragen der Vergütung, Zuwendung, des Urlaubsgeldes, vermögenswirksamer Leistungen, der Personalunterkünfte, des Rationalisierungsschutzes und der sozialen Absicherung. Für Auszubildende, Krankenpflegeschülerinnen und Schüler, Praktikanten sowie Ärzte im Praktikum gelten eigene Tarifverträge. Für die **Arbeitszeit- und Dienstplangestaltung** von besonderer Bedeutung und zu beachten sind im BAT die §§ 15–18 und Abschnitt XI Urlaub sowie Arbeitsbefreiung § 52 BAT. Auch die Sonderregelungen SR 2a und SR 2b sind in Einrichtungen des Gesundheitswesen von erheblicher Bedeutung und bei der Arbeitszeitgestaltung zu berücksichtigen.

Anlagen und Ergänzungen

### Tarifvertragsgesetz vom 25. August 1969

(1) Tarifgebunden sind die Mitglieder der Tarifvertragsparteien und der Arbeitgeber, der selbst Partei des Tarifvertrages ist.

(2) Rechtsnormen des Tarifvertrages über betriebliche und betriebsverfassungsrechtliche Fragen gelten für alle Betriebe, deren Arbeitgeber tarifgebunden ist.

§ 3 Tarifgebundenheit

(3) Die Tarifgebundenheit bleibt, bis der Tarifvertrag endet.

§ 4 Wirkung der Rechtsnormen

(1) Die Rechtsnormen des Tarifvertrages, die den Inhalt, den Abschluss oder die Beendigung von Arbeitsverhältnissen ordnen, gelten unmittelbar und zwingend zwischen den beiderseits Tarifgebundenen, die unter den Geltungsbereich des Tarifvertrages fallen. Diese Vorschrift gilt entsprechend für Rechtsnormen des Tarifvertrages über betriebliche und betriebsverfassungsrechtliche Fragen.

(2) Sind im Tarifvertrag gemeinsame Einrichtungen der Tarifvertragsparteien vorgesehen und geregelt (Lohnausgleichskassen, Urlaubskassen usw.), so gelten diese Regelungen auch unmittelbar und zwingend für die Satzung dieser Einrichtung und das Verhältnis zu den tarifgebundenen Arbeitgebern und Arbeitnehmern.

(3) Abweichende Abmachungen sind nur zulässig, soweit sie durch den Tarifvertrag gestattet sind oder eine Änderung der Regelungen zugunsten des Arbeitnehmers enthalten (Günstigkeitsprinzip).

(4) Ein Verzicht auf entstandene tarifliche Rechte ist nur in einem von den Tarifvertragsparteien gebilligten Vergleich zulässig. Die Verwirkung von tariflichen Rechten ist ausgeschlossen. Ausschlussfristen für die Geltendmachung tariflicher Rechte können nur im Tarifvertrag vereinbart werden.

(5) Nach Ablauf des Tarifvertrages gelten seine Rechtsnormen weiter, bis sie durch eine andere Abmachung ersetzt werden.

**Merke:** Im Arbeitsrecht gilt das Günstigkeitsprinzip, d. h., grundsätzlich geht die schwächere Regelung vor, wenn sie für den Arbeitnehmer günstiger ist. Das Günstigkeitsprinzip findet sich im Tarifvertragsgesetz § 4 Abs. 3.

**Fallbeispiel:** Die IG Metall schließt mit der Arbeitgebervereinigung Gesamtmetall einen Manteltarifvertrag über die Verkürzung der Wochenarbeitszeit für das gesamte Bundesgebiet ab.

Welche Rechtswirkung hat der Tarifvertrag für
- die Tarifvertragsparteien,
- die organisierten Arbeitgeber und Arbeitnehmer,
- die Nichtorganisierten?

Zur Bearbeitung der Antworten bitte das Tarifvertragsgesetz heranziehen.

## 2.7     Rechtsverordnungen

**Definition: Rechtsverordnungen** sind allgemein verbindliche Anordnungen der **Bundes-** oder einer **Landesregierung**, staatlicher **Verwaltungsbehörden** oder **Selbstverwaltungskörperschaften**, die die Durchführung der formellen Gesetze näher regeln. Insbesondere in der

Sozialversicherung, in der Berufsausbildung und im Bereich der Arbeitssicherheit und der Unfallverhütung regeln zahlreiche Rechtsverordnungen die näheren Einzelheiten.

**Beispiele für Rechtsverordnungen:**
- Arbeitserlaubnis VO
- Ausbildereignungs VO
- Arbeitsstätten VO

Da die Rechtsverordnungen nicht in einem zeitraubenden Weg des formellen Gesetzgebungsverfahrens erlassen werden, ermöglichen sie eine schnelle Anpassung der Rechtslage an veränderte gesellschaftliche Umstände.

*Form*

# 2.8 Gesetze

Zum Arbeitsrecht gehören eine Vielzahl von Rechtsnormen des bürgerlichen und des öffentlichen Rechts. Das **Arbeitsvertragsrecht** ist im Bürgerlichen Gesetzbuch nur unvollkommen geregelt und wird durch eine Vielzahl von Einzelgesetzen ergänzt. Die öffentlich-rechtlichen Gesetze enthalten zahlreiche Schutzvorschriften zugunsten der Arbeitnehmer, deren Einhaltung von den staatlichen Behörden überwacht wird. Verstöße des Arbeitgebers gegen öffentlich-rechtliche Gesetze gelten als Ordnungswidrigkeiten und werden mit Geldbußen oder Freiheitsstrafen geahndet.

**Beispiele für öffentlich-rechtliche Arbeitsschutzgesetze:**
- Arbeitszeitgesetz
- Mutterschutzgesetz
- Jugendarbeitsschutzgesetz
- Schwerbehindertengesetz
- Bundesurlaubsgesetz

Es sind **zwingende** und **dispositive Rechtsnormen** zu unterscheiden. Als zwingend gelten Gesetze, von denen durch Einzel- oder Kollektivvereinbarung nicht abgewichen werden darf, wogegen dispositive Gesetze nach ihrem Wortlaut ausdrücklich andere Vereinbarungen zulassen. Enthält ein Arbeitsvertrag eine Vereinbarung, die gegen zwingende Rechtsnormen verstößt, ist diese Regelung gemäß § 134 BGB nichtig, wogegen Abweichungen zugunsten der Arbeitnehmer nach dem Günstigkeitsprinzip wirksam sind.

*Unterscheidung*

**Achtung:** Das Rangprinzip gilt im Arbeitsrecht, und zwar besonders strikt, soweit es um Abweichungen gegen den Arbeitnehmer handelt. – Es gilt nicht, soweit es um Abweichungen **zugunsten** der Arbeitnehmer geht.

Das Arbeitsrecht ist ein Kontrollsystem der Vertragsfreiheit.

Bei der Dienstplangestaltung sind die Arbeitsschutzgesetze zu beachten. Werden durch Dienstpläne Arbeitsschutzgesetze missachtet, so haftet derjenige, der die Dienstpläne geschrieben hat und vor allen Einfluss hat, die Dienstpläne entsprechend zu verändern. Es ist ein Mindestmaß an arbeitsrechtlichen Kenntnissen erforderlich, um ordentliche Dienstpläne zu schreiben.

## 2.9 Grundgesetz

Das Grundgesetz ist die ranghöchste staatliche Rechtsquelle. Zu den Verfassungsnormen, die im Arbeitsrecht Bedeutung erlangen, gehören in erster Linie:

**Menschenwürde; Rechtsverbindlichkeit der Grundrechte:**

Artikel 1
(1) Die Würde des Menschen ist unantastbar. Sie zu achten und zu schützen ist Verpflichtung aller staatlichen Gewalt.

(2) Das Deutsche Volk bekennt sich darum zu unverletzlichen und unveräußerlichen Menschenrechten als Grundlage jeder menschlichen Gemeinschaft, des Friedens und der Gerechtigkeit in der Welt.

(3) Die nachfolgenden Grundrechte binden Gesetzgebung, vollziehende Gewalt und Rechtsprechung als unmittelbar geltendes Recht.

**Allgemeines Freiheitsrecht:**

Artikel 2
(1) Jeder hat das Recht auf die freie Entfaltung seiner Persönlichkeit, soweit er nicht die Rechte anderer verletzt und nicht gegen die verfassungsmäßige Ordnung oder das Sittengesetz verstößt.

(2) Jeder hat das Recht auf Leben und körperliche Unversehrtheit. Die Freiheit der Person ist unverletzlich. In diese Rechte darf nur auf Grund eines Gesetzes eingegriffen werden.

**Gleichheit vor dem Gesetz:**

Artikel 3
(1) Alle Menschen sind vor dem Gesetz gleich.

(2) Männer und Frauen sind gleichberechtigt. Der Staat fördert die tatsächliche Durchsetzung der Gleichberechtigung von Frauen und Männern und wirkt auf die Beseitigung bestehender Nachteile hin.

(3) Niemand darf wegen seines Geschlechtes, seiner Abstammung, seiner Rasse, seiner Sprache, seiner Heimat und Herkunft, seines Glaubens, seiner religiösen oder politischen Anschauungen benachteiligt oder bevorzugt werden. Niemand darf wegen seiner Behinderung benachteiligt werden.

**Meinungsfreiheit:**

Artikel 5
(1) Jeder hat das Recht, seine Meinung in Wort, Schrift und Bild frei zu äußern und zu verbreiten und sich aus allgemein zugänglichen Quellen ungehindert zu unterrichten. Die Pressefreiheit und die Freiheit der Berichterstattung durch Rundfunk und Film werden gewährleistet. Eine Zensur findet nicht statt.

(2) Diese Rechte finden ihre Schranken in den Vorschriften der allgemeinen Gesetze, den gesetzlichen Bestimmungen zum Schutze der Jugend und in dem Recht der persönlichen Ehre.

(3) Kunst und Wissenschaft, Forschung und Lehre sind frei. Die Freiheit der Lehre entbindet nicht von der Treue zur Verfassung.

**Ehe; Familie; Kinder:**

(1) Ehe und Familie stehen unter dem besonderen Schutze der staatlichen Ordnung.

Artikel 6

(2) Pflege und Erziehung der Kinder sind das natürliche Recht der Eltern und die zuvörderst ihnen obliegende Pflicht. Über ihre Betätigung wacht die staatliche Gemeinschaft.

(3) Gegen den Willen der Erziehungsberechtigten dürfen Kinder nur auf Grund eines Gesetzes von der Familie getrennt werden, wenn die Erziehungsberechtigten versagen oder wenn die Kinder aus anderen Gründen zu verwahrlosen drohen.

(4) Jede Mutter hat Anspruch auf den Schutz und die Fürsorge der Gemeinschaft.

(5) Den nichtehelichen Kindern sind durch die Gesetzgebung die gleichen Bedingungen für ihre leibliche und seelische Entwicklung und ihre Stellung in der Gesellschaft zu schaffen wie den ehelichen Kindern.

Sowie die Artikel:

- Artikel 9 Absatz 3: Koalitionsfreiheit
- Artikel 12: Berufsfreiheit

In die Grundrechte darf über die im Grundgesetz ausdrücklich **festgelegten Einschränkungen** hinaus nicht eingegriffen werden. Sie gelten gegenüber der gesetzgebenden, ausführenden und rechtsprechenden Gewalt, aber auch im Verhältnis zwischen den Bürgern sowie für Tarifverträge und Betriebsvereinbarungen.

Insbesondere bei der **Dauer der Arbeitszeit** sind die Artikel 1 und 2 des Grundgesetzes zu beachten. Niemand darf an die Grenze der körperlichen und seelischen Belastbarkeit gebracht werden. Dabei ist zu beachten, dass ein Arbeitnehmer der bereits 24 Stunden ununterbrochen im Dienst ist, überhaupt seine volle Arbeitsleistung nicht mehr bringen kann.

**Schutz von Ehe und Familie** ist ein staatlicher Auftrag, die Sorge für die Kinder ist das natürliche Recht der Eltern. Der Arbeitgeber ist nicht berechtigt, Müttern vorzuschreiben, wo sie ihre Kinder unterzubringen haben.

Eingriffsmöglichkeiten

Bei der **Gestaltung von Urlaubsplänen** ist das Interesse der Eltern, gemeinsam mit ihren Kinder einen Teil der Ferien zu verbringen, zu berücksichtigen. Allerdings begründet dies keinesfalls einen Anspruch auf Erholungsurlaub in den Schulferien. (Siehe auch Kapitel 5 „Erholungsurlaub".)

Urlaub

## 2.10 Europäisches Arbeitsrecht

Das Europäische Gemeinschaftsrecht hat Gesetzesqualität und grundsätzlich Vorrang vor nationalem Gesetzesrecht - das gilt für alle Rechtsgebiete, also auch für das Arbeitsrecht. Dieses Prinzip ist vom Europäischen Gerichtshof seit 1964 (Costa/ENEL, Rs 6/64, Slg. 1964, S. 1251) entwickelt worden. Die Mitgliedstaaten der EU sind zu gemeinschaftstreuem Verhalten verpflichtet, das folgt aus Art. 10 EG-Vertrag. Das macht es für jeden Mitgliedstaat erforderlich, sein nationales Recht in Einklang mit Europäischen Gemeinschaftsrecht zu bringen.

Das Bundesverfassungsgericht hat mit Urteil vom 22.10.1986 erklärt, dass es bezüglich des Gemeinschaftsrechts die ihm aufgrund des deutschen Grundgesetzes zustehenden Normenkontrollbefugnisse nicht mehr ausüben wird, solange die Europäische Gemeinschaft die Grundrechte im Hinblick auf die Rechtsakte der Gemeinschaftsorgane schützt. Der EuGH kann deshalb nur dann zu einer Entscheidung angerufen werden, wenn nationales Recht mit Gemeinschaftsrecht kollidiert. Dazu muss das Gemeinschaftsrecht jedoch unmittelbar in den jeweiligen Mitgliedstaaten anwendbar sein.

### EG/EU-Normenhierarchie und Rechtsetzung

Das Gemeinschaftsrecht hat folgende Stufen:

- Unmittelbare Wirkung haben einige Artikel aus dem EG-Vertrag, z. B. das Gebot, Männern und Frauen bei gleicher Arbeit gleiches Entgelt zu zahlen (Art. 141 EGV) und der Grundsatz der Freizügigkeit (Art. 39 EGV).
- Unmittelbar in jedem Mitgliedstaat anzuwenden sind die EG-Verordnungen (Art. 249 Satz 2, 3 EGV). Arbeitsrechtlich relevant sind dabei etwa die EG VO 1612/88 zur Freizügigkeit der Arbeitnehmer innerhalb der Gemeinschaft; ferner die VO 1408/71, welche das Sozialversicherungsrecht für Arbeitnehmer koordiniert.

### EG/EU-Rechtsnorm und nationales Recht

Wenn die Gemeinschaft zu einem bestimmten Bereich eine Richtlinie erlässt, so ist diese in einer festgelegten Frist (in der Regel zwei Jahre) vom nationalen Gesetzgeber inhaltlich in die jeweiligen Gesetze einzubringen. Damit erst wird eine Richtlinie der Gemeinschaft zum unmittelbar geltenden nationalen Recht für alle Bürgerinnen und Bürger.

Vom Grundsatz der notwendigen Umsetzung einer Richtlinie gibt es jedoch eine Ausnahme: Wenn ein Staat es pflichtwidrig unterlässt, innerhalb der vorgegebenen Frist die Richtlinien in nationales Recht umzusetzen, dann können Betroffene unter bestimmten Voraussetzungen trotzdem Rechte aus der EG/EU-Richtlinie geltend machen. Das gilt dann, wenn die Richtlinie, soweit es Umfang und Inhalt betrifft, unbedingt und konkret ist, Adressat der Ansprüche der Staat ist und der Personenkreis der Anspruchsberechtigte unbedingt und hinreichend genau ist. Insoweit gelten Richtlinien im Bereich des Arbeitsrechts und der Sozialpolitik bei verspäteter Umsetzung für Mitglieder des Öffentlichen Dienstes unter den genannten Voraussetzungen unmittelbar. Im Bereich des Privatrechtsverkehrs gilt dieser Grundsatz nicht. Hier sind zwar keine unmittelbaren Ansprüche gegen Arbeitgeber ableitbar; es ist aber eine richtlinienkonforme Auslegung von nationalen Gesetzesbestimmungen vorzunehmen, die als unbestimmte Rechtsbegriffe formuliert sind.

# 3 Die tariflichen und gesetzlichen Vorschriften zur Arbeitszeit

## 3.1 Allgemeines

> **Definition:** Im Arbeitszeitgesetz ist der Begriff „die Arbeitszeit" als die Zeit vom Beginn bis zum Ende der Arbeitszeit ohne Ruhepausen in § 2 Abs. 1 AZG definiert. Tariflich ist Arbeitszeit nicht ausdrücklich bestimmt.

Die Arbeitszeit beinhaltet in jedem Fall die Pflicht des Angestellten, Weisungen des Arbeitgebers entgegenzunehmen. **Rufbereitschaft, Bereitschaftsdienst** und **Überstunden** hingegen sind tariflich bisher zur Arbeitszeit zu rechnen. Deshalb ist zu beachten, dass der Begriff der Arbeitszeit zwei verschiedene Säulen beinhaltet:

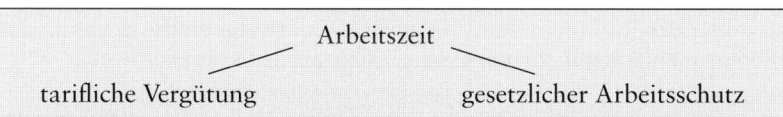

Arbeitszeit

tarifliche Vergütung          gesetzlicher Arbeitsschutz

Der **zeitliche Umfang** der Arbeitspflicht als Hauptleistungspflicht des Angestellten ergibt sich aus den §§ 15–17 BAT und dem Arbeitszeitgesetz (ArbZG).

Im Sinne der EG-Richtlinie 93/104/EG Nov 93 ist **Arbeitszeit:**

> **Definition:** Jede Zeitspanne, während der ein Arbeitnehmer gemäß den einzelstaatlichen Rechtsvorschriften und/oder Gepflogenheiten arbeitet, dem Arbeitgeber zur Verfügung steht und seine Tätigkeit ausübt oder Aufgaben wahrnimmt; …

### Arbeitsaufgabe

Bitte versuchen Sie, den Begriff der Arbeitszeit zu definieren und zu erläutern.

### Urteil des Europäischen Gerichtshofs (EuGH)

#### Urteil des Gerichtshofes in der Rechtssache C-303/98

Der Gerichtshof äußert sich zur Anwendung verschiedener Aspekte der Gemeinschaftsrichtlinien über die Verbesserung der Sicherheit und des Gesundheitsschutzes der Arbeitnehmer auf ärztliches Personal, das in Teams zur medizinischen Grundversorgung Dienst tut.
Mit Urteil vom 3. 10. 2000 hat der EuGH aufgrund eines Vorlagenbeschlusses eines spanischen Gerichts der Provinz Valencia die Auslegung

u. a. der Richtlinie 93/104/EG des Rates vom 23. November 1993 über bestimmte Aspekte der Arbeitszeitgestaltung im Zusammenhang mit der Wertung des ärztlichen Bereitschaftsdienstes als Arbeitszeit entschieden (AZ C-303/98).

### Der entsprechende Urteilstenor (Ziffer 3) lautet:

„Der Bereitschaftsdienst, den Ärzte der Teams zur medizinischen Grundversorgung in Form persönlicher Anwesenheit in der Gesundheitseinrichtung leisten, ist insgesamt als Arbeitszeit und gegebenenfalls als Überstunden im Sinne der Richtlinie 93/104/EG anzusehen. Beim Bereitschaftsdienst in Form ständiger Erreichbarkeit ist nur die Zeit, die für die tatsächliche Erbringung von Leistungen der medizinischen Grundversorgung aufgewandt wird, als Arbeitszeit anzusehen."

Konsequenzen für Beschäftigte in Krankenhäusern, die Bereitschaftsdienst leisten

Die Zeit eines **Bereitschaftsdienstes** und einer **Rufbereitschaft** wurde in der Praxis anders als die Zeit einer Arbeitsbereitschaft bisher arbeitszeitschutzrechtlich als **Ruhezeit** angesehen. Lediglich in § 5 Abs. 3 ArbZG ist festgelegt, dass abweichend von der allgemeinen einzuhaltenden Ruhezeit von 11 Stunden (§ 5 Abs. 1) in Krankenhäusern und anderen Einrichtungen zur Behandlung, Pflege und Betreuung von Personen Kürzungen der Ruhezeit durch Inanspruchnahmen während des Bereitschaftsdienstes oder der Rufbereitschaft, die nicht mehr als die Hälfte der Ruhezeit betragen, zu anderen Zeiten ausgeglichen werden können.

In Artikel 2 der Richtlinie 93/104/EG sind die Begriffsbestimmungen enthalten. Danach ist jede Zeitspanne **Arbeitszeit**, während der ein Arbeitnehmer gemäß den einzelstaatlichen Rechtsvorschriften und/oder Gepflogenheiten arbeitet, dem Arbeitgeber zur Verfügung steht und seine Tätigkeit oder Aufgaben wahrnimmt.

Nach dem insoweit eindeutigen Urteil des EuGH muss davon ausgegangen werden, dass die Zeit des Bereitschaftsdienstes als Arbeitszeit zu werten und somit auf die werktägliche Höchstarbeitszeit des § 3 ArbZG von 8 bzw. 10 Stunden anzurechnen ist. Hinsichtlich der Rufbereitschaft verbleibt es bei der Praxis.

Die **wöchentliche Höchstarbeitszeit** ist in Artikel 6 der Richtlinie mit 48 Stunden durchschnittlicher Arbeitszeit pro Siebentageszeitraum einschließlich der Überstunden bestimmt.

Ein Abweichen des bundesdeutschen Gesetzgebers von Artikel 6 oder durch Tarifvertrag ist wegen eines hierfür nicht vorhandenen Rahmens in der Richtlinie nicht möglich. Es ergibt sich somit ein individueller Anspruch jedes einzelnen Beschäftigten auf Einhaltung der werktäglichen Höchstarbeitszeit des § 3 ArbZG bzw. einer nach Artikel 6 Abs. 2 der Richtlinie gebotenen durchschnittlichen Höchstarbeitszeit von 48 Stunden einschließlich der Überstunden.

In Ziffer 4 des Urteilstenors ist ausgeführt, dass bei Fehlen nationaler Vorschriften zur Umsetzung von Artikel 16 Nummer 2 der Richtlinie 93/104 oder gegebenenfalls zur ausdrücklichen Übernahme einer der in Artikel 17 Absätze 2, 3 und 4 der Richtlinie vorgesehenen Abweichungen diese Bestimmungen dahingehend ausgelegt werden können, dass sie unmittelbare Wirkung haben, und dem Einzelnen einen Anspruch darauf geben, dass der Bezugszeitraum für die Festlegung der wöchentlichen Höchstarbeitszeit zwölf Monate nicht überschreitet. (Urteil Arbeitsgericht Kiel vom 8. 11. 2001, Aktenzeichen 1 Ca 2113d/01, Landesarbeitsgericht Hamburg, Beschluss vom 13. 2. 2002, Aktenzeichen 8 TaBV 10/01–).

Das Landesarbeitsgericht Schleswig-Holstein (LAG) hat in dem Rechtsstreit Dr. Jaeger gegen Landeshauptstadt Kiel (Az: 3 Sa 611/01) am 12. März 2002 beschlossen, das Verfahren dem Europäischen Gerichtshof (EuGH) zur Vorabentscheidung vorzulegen.

Die Parteien des Rechtsstreits streiten über die Frage, ob die vom Kläger zu leistenden Bereitschaftsdienste als Arbeitszeit (so der Kläger) oder als Ruhezeit (so die Beklagte) zu bewerten sind. Betroffen ist ausschließlich die arbeitsschutzrechtliche Seite, nicht die vergütungsrechtliche. Herr Dr. Jaeger ist seit dem 1. Mai 1992 als Assistenzarzt in der chirurgischen Abteilung des Krankenhauses mit 3/4 der regelmäßigen wöchentlichen Arbeitszeit (d. i. 28,875 Stunden) beschäftigt. Darüber hinaus ist er verpflichtet, Bereitschaftsdienste zu leisten. Es fallen monatlich regelmäßig sechs Bereitschaftsdienste an, die teils durch Freizeit und teils durch zusätzliche Vergütung abgegolten werden. Der Bereitschaftsdienst beträgt wochentags 16 Stunden am Stück, sonnabends 25 Stunden (08:30 Uhr Sonnabend Morgen bis 09:30 Uhr Sonntag Morgen) und sonntags 22 Stunden 45 Min. (08:30 Uhr Sonntag Morgen bis 07:15 Uhr Montag Morgen). Dabei muss sich der Kläger in der Klinik aufhalten und dort auf Anordnung ggf. anfallende Arbeiten erledigen.

Der Kläger ist der Auffassung, bei den vom ihm als Assistenzarzt sowie als Notarzt im Rahmen des notärztlichen Dienstes geleisteten Bereitschaftsdiensten handele es sich um Arbeitszeit im Sinne des Arbeitszeitgesetzes. Dabei bezieht er sich auf die Richtlinie der Europäischen Gemeinschaft (EG) 9 93/104. Er meint, die Auslegung des Arbeitszeitbegriffs im Urteil des EuGH vom 3. Oktober 2000 (Az: C-303/98, SIMAP-Urteil) sei auf den vorliegenden Fall übertragbar, da die Ausgangssituation inhaltlich identisch sei.

Das Arbeitsgericht hatte der Klage stattgegeben. Hiergegen hat sich die Beklagte mit ihrer Berufung gewendet.

Das Landesarbeitsgericht hat nunmehr beschlossen, den Rechtsstreit dem EuGH zur Vorabentscheidung vorzulegen. Es komme für die Entscheidung darauf an, ob die nationale Regelung in § 5 Abs. 3 Arbeitszeitgesetz (ArbZG) gegen die Richtlinie 93/104 EG verstoße, indem sie davon ausgehe, dass Bereitschaftsdienst, soweit nicht eine Heranziehung erfolge, als Ruhezeit anzusehen sei.

### Beschluss:

Dem Gerichtshof der Europäischen Gemeinschaften werden folgende Fragen zur Vorabentscheidung vorgelegt:

1. Handelt es sich bei einem Bereitschaftsdienst, den ein Arbeitnehmer in einem Krankenhaus ableistet, generell um Arbeitszeit i. S. des Art. 2 Ziff. 1 der RiL 93/104 EG, und zwar auch insoweit, als es dem Arbeitnehmer in Zeiten, in denen er nicht in Anspruch genommen wird, gestattet ist, zu schlafen?

2. Verstößt eine Regelung im nationalen Recht, mit der Bereitschaftsdienst als Ruhezeit bewertet wird, soweit nicht eine Inanspruchnahme erfolgt, dergestalt, dass sich der Arbeitnehmer in einem Krankenhaus in einem ihm zur Verfügung gestellten Raum aufhält und auf Aufforderung die Arbeit aufnimmt, gegen Art. 2 Ziff. 1 und 2 der RiL 93/104 EG?

3. Verstößt eine nationale Regelung, die eine Kürzung der täglichen Ruhezeit von 11 Stunden in Krankenhäusern und anderen Einrichtungen zur Behandlung, Pflege und Betreuung von Personen dergestalt zulässt, dass Zeiten der Inanspruchnahme während des Bereitschaftsdienstes oder der Rufbereitschaft, die nicht mehr als die Hälfte der Ruhezeit betragen, zu anderen Zeiten ausgeglichen werden, gegen Art. 2 RiL 93/104 EG?

4. Verstößt eine nationale Regelung, die es zulässt, dass in einem Tarifvertrag oder auf Grund eines Tarifvertrags in einer Betriebsvereinbarung zugelassen werden kann, dass Ruhezeiten bei Bereitschaftsdienst und Rufbereitschaft den Besonderheiten dieser Dienste angepasst werden, insbesondere Kürzungen der Ruhezeit infolge von Inanspruchnahmen während dieser Dienste zu anderen Zeiten ausgeglichen werden, gegen Art. 2 RiL 93/104 EG?

## Bereitschaftsdienst ist Arbeitszeit

**Landesarbeitsgericht Hamburg, Beschluss vom 13. Februar 2002:**
Bereitschaftsdienst ist – unabhängig von tatsächlich geleisteter Arbeit – Arbeitszeit im Sinne der §§ 3, 5 Abs.1 und 3, 6 Abs. 2 Arbeitszeitgesetz.

Zwingendes höherrangiges Recht ist hier das Arbeitszeitgesetz (ArbZG) vom 6. Juni 1994 (BGBl. I 1170), das hinsichtlich des Begriffs Arbeitszeit europarechtskonform dahin auszulegen ist, dass Bereitschaftsdienst Arbeitszeit ist, und zwar unabhängig von tatsächlich geleisteter Arbeit. Die zum Begriff Arbeitszeit bisher vertretene Meinung wertet Bereitschaftsdienst ohne Inanspruchnahme als Ruhezeit. Bereitschaftsdienst – auch ohne tatsächliche Heranziehung – ist stattdessen als Arbeitszeit einzuordnen. Der überkommene Begriff Bereitschaftsdienst steht nunmehr im Widerspruch zur Richtlinie 93/104/EG des Rates der Europäischen Kommission vom 23. November 1993 (sog. Arbeitszeitrichtlinie) in ihrer Auslegung durch den EuGH in seiner Entscheidung vom 3. Oktober 2000 (Rs C-303/98- AP EWG Richtlinie 93/104 Nr. 2). Kann der Bereitschaftsdienst ohne Inanspruchnahme nicht mehr als gleichwertige Ausgleichszeit angesehen werden, erweist sich das gesamte Regelwerk einer Betriebs- oder Dienstvereinbarung wegen Verstoßes gegen §§ 3, 5 Abs. 1 und 3, 6 Abs. 2 ArbZG, die die zulässigen Höchstarbeitszeiten und die Mindestruhezeiten regeln, in Verbindung mit § 134 BGB, als rechtunwirksam.

Die Richtlinie hat als Gemeinschaftsrecht Vorrang gegenüber dem nationalen Gesetzestext. Das nationale Recht muss mit den Vorgaben des Gemeinschaftsrechts übereinstimmen. Deshalb haben alle Träger öffentlicher Gewalt in den Mitgliedstaaten und mithin auch die nationalen Gerichte das nationale Recht, soweit dies möglich und erforderlich ist, um den Gemeinschaftsrecht Geltung zu verschaffen, richtlinienkonform auszulegen, mithin im Lichte des Wortlauts und des Zwecks einschlägiger Richtlinien auszurichten (BAG 5. März 1996, AP GG Art. 3 Nr. 226). Für Entscheidungen, die der EuGH im Rahmen eines Vorentscheidungsverfahrens über die Anwendung und Auslegung des Gemeinschaftsrechts trifft, gilt nichts anderes.

Soweit die Arbeitszeitrichtlinie nach Artikel 17 Abweichungen von den grundsätzlichen Bestimmungen der Ruhezeit zulässt, nämlich beispielsweise durch gleichwertige Ausgleichsruhezeiten oder Verlängerung des Bezugszeitraums auf sechs Monate für den Ausgleich von mehr geleisteter Arbeit, sind diese im ArbZG nicht umgesetzt worden. Es fehlt an den gesetzlichen und tariflichen Regelungen. Im übrigen kommt auch das Arbeitsgericht Kiel (ArbG Kiel, Urteil vom 08.11.2001 – 1 Ca 2113d/01 –) mit zutreffenden Erwägungen zu dem Schluss, dass das ArbZG von der Ausnahmeregelung des Art. 17 Abs. 2 Arbeitszeitrichtlinie keinen Gebrauch gemacht hat.

Ist Bereitschaftsdienst mit oder ohne Inanspruchnahme als Arbeitszeit zu werten, werden auch durch § 5 Abs. 3 ArbZG und durch § 7 Abs. 2 ArbZG gleichwertige Ausgleichszeiten nicht gewährleistet. Das kann nach den herkömmlichen Verständnis des Bereitschaftsdienstes bei nicht erfolgter Inanspruchnahme auch nicht anders sein. Denn es wird konsequenterweise argumentiert, bei fehlender Inanspruchnahme während des Bereitschaftsdienstes sei für die Dauer diese Bereitschaftsdienstes eine ausreichende Ruhezeit gegeben, so dass es keiner Ausgleichszeit bedürfe und sich ein neuer Dienst anschließen könne.

> **Merke:** Diese Entscheidung hat für die Organisation und die Gestaltung der Dienstpläne in Krankenhäusern und Heimen erhebliche Bedeutung und Auswirkungen!

**Vergütung**

Die **Vergütung von erbrachter Arbeitszeit** ergibt sich ausschließlich aus den einschlägigen tariflichen Normen, insbesondere den §§ 15, 17, 33, 33a und 35 BAT sowie den Sonderregelungen (SR) 2a und 2c BAT bzw. den entsprechenden Regelungen im AVR oder KAT. Grundsätzlich gilt das neue Arbeitszeitgesetz (ArbZG) für alle Arbeitnehmer in allen Beschäftigungsbereichen, also auch für alle Arbeitnehmer des öffentlichen Dienstes einschließlich der Arbeitnehmer in Krankenhäusern. Die **regelmäßige durchschnittliche wöchentliche Arbeitszeit** beträgt 38,5 Stunden die Woche und konnte unter bestimmten Voraussetzungen des § 15 Abs. 2 bis 4 und den hierzu bestehenden Sonderregelungen (SR) verlängert werden. Im Geltungsbereich des BAT-O findet die 40-Stunden-Woche Anwendung.

**Dauer**

> **Hinweis:** Die gesetzliche und die tarifliche Arbeitszeit sind voneinander zu trennen! Die tarifliche Arbeitszeit ist nur die Grundlage zur Berechnung der Vergütung.

Die Zusammenrechnung der Arbeitszeiten bei **mehreren Arbeitgebern** ist insbesondere bei Nebentätigkeiten zu beachten. Gerade im Gesundheitswesen wird in der Praxis infolge von Nebentätigkeiten von vollbeschäftigten Angestellten häufig die zulässige Höchstarbeitszeit überschritten. Arbeitszeiten bei mehreren Arbeitgebern sind zusammenzurechnen.

**Abb. 6:**
BAT und Arbeitszeit

| | |
|---|---|
| § 15 ⇒ Regelmäßige Arbeitszeit | § 15a ⇒ Arbeitszeitverkürzung durch freie Tage |
| § 16 ⇒ Arbeit an Samstagen und Vorfesttagen | § 16a ⇒ Nichtdienstplanmäßige Arbeit |

**BAT**

| | |
|---|---|
| § 17 ⇒ Überstunden | § 33a ⇒ Wechselschicht- und Schichtzulagen |

Sonderregelungen: SR 2a/SR 2c zu den §§ 15 und 17

**Arbeitsaufgabe**

Lesen Sie bitte die entsprechenden §§ im BAT oder AVR.

## 3.2 Tarifliche regelmäßige durchschnittliche wöchentliche Arbeitszeit

Grundlage

Die **regelmäßige wöchentliche Arbeitszeit** beträgt nach § 15 Abs. 1 Satz 1 und 2 BAT ausschließlich der Pausen grundsätzlich 38,5 Stunden berechnet auf einen Zeitraum von bis zu 26 Wochen. Um den Ausgleichszeitraum zu beachten, müsste ein Dienstplan für 26 Wochen geschrieben werden. Die Berechnungsregelung gilt nur für den vollzeitbeschäftigten Angestellten. Für die Berechnung kann bei Angestellten, die Wechselschicht oder Schichtarbeit zu leisten haben, ein längerer Zeitraum zu Grunde gelegt werden (§ 15 Abs. 1 Satz 3 BAT). Die Vorschrift soll eine sinnvolle Dienstplangestaltung ermöglichen. Aus diesem Zweck ergibt sich dann auch die zeitliche Maximalgrenze für den Berechnungszeitraum.

**Hinweis:** Davon zu unterscheiden ist die vereinbarte durchschnittliche wöchentliche Arbeitszeit für teilzeitbeschäftigte Arbeitnehmer, für die § 15 Abs. 1 S. 2 BAT nicht gilt.

**Beispiel:** Ausgleichszeitraum für die Berechnung der durchschnittlichen wöchentlichen Arbeitszeit.

Für einen 26-Wochen-Zeitraum ergibt sich folgende Rechnung:
26 x 38,5 = 1001 Stunden in 26 Wochen BAT
26 x 40 = 1040 Stunden in 26 Wochen BAT-Ost.
Am Ende der 26. Woche müssen sich die oben stehenden Arbeitsstunden ergeben haben.

**Merke:** Es wird immer rückwärts gerechnet, also vom Zeitpunkt der Berechnung an 26 Wochen zurück! Dies erfordert im Dienstplan eine strikte Trennung der Tarifwoche (Montag bis Sonntag), so dass am Ende der Woche die geleistete Arbeitszeit zusammengerechnet wird.

Es ist erforderlich, dass der Dienstplan am Ende einer Woche eine **Zwischenbilanz** aufweist. Diese Zwischenbilanz ist auch zu führen, um die gesetzlichen und tariflichen Rechtsnormen zu erfüllen bzw. diese auf die Umsetzung hin zu kontrollieren. Ergeben sich mehr Arbeitsstunden als im Ausgleichszeitraum erreicht werden dürfen, so sind dies im tariflichen Sinne **Überstunden**. Dann muss der entsprechende Zeitzuschlag gezahlt werden, und die Überstunden sind in Freizeit abzugelten.

*Überstunden*

## 3.3 Gesetzliche Regelungen zur Arbeitszeit

Bei der Dienstplangestaltung sind die gesetzlichen Regelungen des Arbeitszeitgesetzes zu beachten, das wie andere Arbeitnehmerschutzgesetze, z. B. Jugendarbeitsschutzgesetz, Mutterschutzgesetz und Schwerbehindertengesetz, staatliche Rahmenvorschriften als zwingende Mindeststandards setzt. Der Arbeitgeber ist verpflichtet, die über die werktägliche Arbeitszeit von acht Stunden hinausgehende Arbeitszeit der Arbeitnehmer aufzuzeichnen. Die Aufzeichnungen sind mindestens zwei Jahre aufzubewahren. Der Arbeitgeber muss einen Abdruck des Arbeitszeitgesetzes an geeigneter Stelle im Betrieb zur Einsichtnahme auslegen. Die Angestellten, die unter einen Tarifvertrag fallen, sind nicht verpflichtet, bis zur Höchstarbeitszeit des Arbeitszeitgesetzes zu arbeiten, wenn im Tarifvertrag und Betriebs- und Dienstvereinbarungen günstigere Arbeitszeitregelungen vereinbart sind. Unterschieden werden müssen grundsätzlich die tariflichen und die gesetzlichen Regelungen. Hier ist zu beachten, dass im Arbeitsrecht das Günstigkeitsprinzip gilt. Ist eine Regelung im Tarifvertrag oder Dienst- und Betriebsvereinbarung günstiger, so ist diese anzuwenden.

*Bestimmungen*

*Günstigkeitsprinzip*

## 3.4 Gesetzliche Höchstarbeitszeit

Bei der Berechnung ist zwischen der **täglichen** und der **wöchentlichen gesetzlichen Höchstarbeitszeit** zu unterscheiden. Außerdem ist es möglich, dass in den Tarifverträgen abweichende Regelungen getroffen wurden. Nach § 3 ArbZG dürfen Arbeitnehmer an **Werktagen** grundsätzlich nur bis zu acht Stunden beschäftigt werden. Werktage sind alle Tage, die weder ein Sonntag noch ein gesetzlicher Feiertag sind. Arbeit an Sonntagen ist die Arbeit an Sonntagen zwischen 0 Uhr und 24 Uhr. Als Werktag in diesem Sinne ist aber nicht der Kalendertag

*Unterscheidung*

**Definition**

von 8 bis 24 Uhr, sondern der 24-stündige Arbeitstag des einzelnen Arbeitnehmers zu verstehen, der vom Beginn der Arbeitszeit des Arbeitnehmers i. s. v. § 2 Abs. 1 ArbZG abgezählt wird und 24 Stunden später endet. Beginnt die Arbeitszeit des Arbeitnehmers um 8 Uhr des einen Kalendertages, endet dieser Arbeitstag (Werktag) um 8 Uhr des folgenden Kalendertages. Innerhalb dieses Zeitraumes darf der Arbeitnehmer nach § 3 ArbZG höchstens 8 Stunden und nach Satz 2 höchstens 10 Stunden beschäftigt werden. Das ArbZG geht vom individuellen Werktag des jeweiligen Arbeitnehmers aus. Eine **Verlängerung der Arbeitszeit** über 8 Stunden hinaus auf z. B. 8,5 oder 9,5 Stunden ist aus jedem Grund oder Anlass möglich. Zwingend ist nur die **10-Stunden-Obergrenze.** Sie darf auch nicht bei kurzen Wochenarbeitszeiten, z. B. bei Teilzeitkräften, überschritten werden. Das ArbZG geht von einer täglichen Höchstarbeitszeit von 10 Stunden als Obergrenze aus. Daraus ergibt sich für die Praxis, dass werktäglich von Montag bis Samstag 10 Stunden gearbeitet werden darf. Der Sonntag ist kein Werktag. In Krankenhäusern und anderen Einrichtungen zur Behandlung, Pflege und Betreuung von Personen ist nach § 10 Abs. 1 Nr. 3 auch Sonntagsarbeit zulässig. **Die wöchentliche Höchstarbeitszeit beträgt nach der EU-Richtlinie 93/104 48 Stunden pro 7-Tage-Zeitraum.** Die Fürsorgepflicht des Arbeitgebers erfordert auch eine an der Gesundheit der Arbeitnehmer orientierte Arbeitszeit- und Dienstplangestaltung. Die Stationsleitungen haben dies zu beachten.

**Obergrenze**

**Hinweis:** Der zeitliche Umfang der Verpflichtung der Arbeitnehmer zur Arbeitsleistung wird durch Tarifvertrag, Betriebs- oder Dienstvereinbarung und Einzelarbeitsvertrag festgelegt. Ist also für die tägliche und wöchentliche Arbeitszeit tarifvertraglich, einzelvertraglich oder durch Betriebs- oder Dienstvereinbarung etwas günstiger geregelt, so gilt dieses.

Führt die Verteilung der Arbeitszeit zeitweise zu einer **Verlängerung der betriebsüblichen täglichen oder wöchentlichen Arbeitszeit** im Sinne von § 87 Abs. 1 Nr. 3 Betriebsverfassungsgesetz, so unterliegt dies der Mitbestimmung des Betriebsrates bzw. des Personalrates nach den entsprechenden Vorschriften der Personalvertretungsgesetze der Länder oder des Bundes.

Diese Neuregelung fiel für den Bereich der Krankenhäuser hinter die Vorschriften der KrAZVO von 1924 (60 Stunden) zurück.

## 3.5 Ruhepausen

**Bedeutung**

Das Thema Ruhepausen wird seit mehr als dreißig Jahren im Pflegedienst diskutiert und ist immer noch umstritten. Wer sich beruflich mit der Gesundheit kranker Menschen beschäftigt und professionell arbeitet, sollte wissen, welche **Bedeutung** eine Ruhepause **für den menschlichen Organismus** hat. „Pausen dienen dazu, die psychophysiologische

Verausgabung im Arbeitsprozess zu vermeiden oder zu bremsen und den Organismus durch die Erholung wieder auf ein gesundheitsverträgliches Niveau und zu einer besseren Arbeitsfähigkeit nach der Pause zu bringen. Pausen sind die einfachste Form der Gesundheits- und Produktivitätssicherung" (CONRAD 1999).

Die Umsetzung des Arbeitszeitgesetzes und die daraus entstandenen Probleme haben deutlich gezeigt, wie problematisch es werden kann, wenn die gesetzlichen Vorgaben mit den Wünschen und Bedürfnissen von Pflegenden nicht übereinstimmen. „Das Arbeitszeitgesetz erweist sich daher geradezu als ‚heilsam' für die Krankenhäuser, die nun erstmalig darauf aufmerksam werden (müssen), dass auf dem Gebiet der Arbeitszeitgestaltung viele Potenziale zur Optimierung von Dienstzeiten, Dienstdauer, Dienstplänen etc. brachliegen. Denn viele der krankenhaustypischen Schwierigkeiten sind Ausdruck fraglos akzeptierter Arbeitszeit-Traditionen, die sich aber durchaus überprüfen und bei Bedarf ändern lassen." Dies schrieb einer der führenden Arbeitszeitexperten zum Thema Arbeitszeitmodelle (KUTSCHER 1996; siehe auch Kapitel 4).

Jeder Arbeitnehmer hat gemäß § 4 ArbZG bei einer Arbeitszeit von mehr als sechs bis zu neun Stunden Ruhepausen von 30 Minuten, die in Zeitabschnitte von 15 Minuten aufgeteilt werden können. Bei einer Arbeitszeit von mehr als neun Stunden sind Ruhepausen von insgesamt 45 Minuten einzuplanen, die ebenfalls in Zeitabschnitte von 15 Minuten aufgeteilt werden können. Länger als sechs Stunden dürfen Arbeitnehmer nicht ohne Ruhepause beschäftigt werden. Unterbrechungen der Arbeitszeit von weniger als 15 Minuten sind keine Ruhepausen, sondern werden als **Arbeitsunterbrechungen** bezeichnet, wie Toilettengang oder Raucherpause. Daraus ergibt sich bei einer Arbeitszeit von 7,7 Stunden, **dass frühestens nach zwei Stunden und spätestens nach 6 Stunden eine Ruhepause zu gewähren ist**. Nach der herrschenden Rechtsprechung muss zu Beginn der täglichen Arbeitszeit ein bestimmter zeitlicher Rahmen für die Ruhepausen festgelegt sein. Grundsätzlich unterliegt die Anordnung der Ruhepausen dem Direktionsrecht des Arbeitgebers und dem Mitbestimmungsrecht des Betriebs- und Personalrats. Im Rahmen seiner **Fürsorgepflicht** ist er gesetzlich gezwungen, Ruhepausen zu gewähren. Der Arbeitgeber hat ansonsten mit rechtlichen Konsequenzen zu rechnen.

*Gesetzliche Lage*

*Pausenkorridor*

Das Bundesarbeitsgericht hatte sich mehrfach mit der Frage zu beschäftigen, was eine Ruhepause ist. Die folgende Definition gilt allgemein als anerkannt:

> **Definition:** „**Ruhepausen** sind im voraus festliegende Unterbrechungen der Arbeitszeit, in denen der Arbeitnehmer weder Arbeit zu leisten noch sich dafür bereitzuhalten hat, sondern freie Verfügung darüber hat, wo und wie er diese Ruhezeit verbringen will" (BAG, Urteil vom 25. 10. 1989 – 2 AZR 633/88 –).

Das entscheidende Kriterium ist die Freistellung von jeder Arbeitsverpflichtung oder Pflicht, jederzeit die Arbeit aufzunehmen. Dies schließt aus, dass die Ruhepause durch Arbeitsbereitschaft oder Bereitschafts-

*Bereitschaftsdienst*

<mark>dienst abgegolten ist oder werden kann. Diese Modelle sind in der Praxis gescheitert.</mark>

> **Fallbeispiel:** Die Krankenschwester Angela Nobel wird mit einer Krankenpflegeschülerin im dritten Ausbildungslehrjahr zum Spätdienst eingeteilt. Die Arbeitszeit beginnt um 12.48 Uhr und endet um 21.00 Uhr. Fakt ist, dass die Krankenschwester eine Ruhepause nicht nehmen kann, denn sie darf aus haftungsrechtlichen Gründen die Station nicht verlassen und muss auch jederzeit die Arbeit aufnehmen, weil eine Krankenpflegeschülerin nicht alleinverantwortlich arbeiten darf. Also macht sie infolgedessen eine halbe Überstunde über die dienstplanmäßig festgelegte Arbeitszeit hinaus.

### 3.5.1 Jugendarbeitsschutzgesetz

Nach § 11 JArbSchG sind für Jugendliche besondere Regelungen zu Ruhepausen vorgesehen. Jugendlichen müssen im voraus feststehende Ruhepausen von angemessener Dauer gewährt werden. Die Dauer der Ruhepausen müssen mindestens

Dauer
- 30 Minuten bei einer Arbeitszeit von mehr als viereinhalb Stunden bis sechs Stunden bzw.
- 60 Minuten bei einer Arbeitszeit von mehr als sechs Stunden betragen.

### 3.5.2 Mutterschutzgesetz

Stillen
Stillenden Müttern ist gemäß § 7 MuSchG auf ihr Verlangen hin während der Arbeitszeit die erforderliche Zeit zum Stillen zu gewähren. Die **Mindestdauer** beträgt einmal täglich eine Stunde oder zweimal täglich eine halbe Stunde. Bei einer zusammenhängenden Arbeitszeit von mehr als acht Stunden sind auf ihr Verlangen zweimal täglich 45 Minuten oder, sofern das Stillen in der Nähe der Arbeitsstätte nicht möglich ist, einmal täglich 90 Minuten Stillzeit zu gewähren. Während der Stillzeit ist das Arbeitsentgelt fortzuzahlen. Die zum Zwecke des Stillens gewährte Zeit darf nicht auf die nach § 4 ArbZG zu gewährende Ruhepause angerechnet werden.

## 3.6 Beginn und Ende der Arbeitszeit

Was zählt zur Arbeitszeit?
Über Beginn und Ende der Arbeitszeit gibt es gerade im Pflegebereich noch große Unklarheiten und Unsicherheiten. Das Anlegen von Schutzkleidung und das Einschleusen in den OP-Bereich oder die Intensivstation aus hygienischen Gründen und das Verlassen des Arbeitsplatzes sowie notwendige Dusch- und Umkleidezeiten rechnen zur Arbeitszeit. Die verschiedenen **Umkleidemodalitäten**, die auf bedingten Anordnungen des

Arbeitgebers beruhen und für hygienisch notwendig erachtet werden, sind in festgelegten Räumen vorzunehmen. Entscheidend für die Anrechnung als Arbeitszeit ist, dass sie auf **Anordnung des Arbeitgebers** oder auf **allgemeine Schutzvorschriften** beruhen. Die Umkleidezeiten sind dann als Arbeitsleistung der Pflegekräfte anzusehen. §15 Absatz 7 BAT regelt den Beginn und das Ende an der Arbeitsstelle. Im BAT-Ost ist der Beginn und Ende der Arbeitszeit am Arbeitsplatz geregelt.

Das Bundesarbeitsgericht hat ausgeführt, dass die **Arbeitsstelle** einer im Krankenhaus beschäftigten Krankenschwester regelmäßig die Station ist, auf der die Arbeitsleistung zu erbringen ist. Schreibt allerdings der Arbeitgeber vor, dass eine Dienstkleidung, die von ihm unentgeltlich zur Verfügung gestellt und gereinigt werden muss und nicht mit nach Hause genommen werden darf, vor Dienstbeginn in einem bestimmten Raum anzulegen und nach Dienstende dort wieder abzulegen ist, gehört das **Umkleidezimmer** zur Arbeitsstelle (Urteil vom 28. 7. 1994 6 AZR 220/94). Entscheidend ist also nicht, wo der Eintritt in das Krankenhaus beginnt, also die Pforte. Mit dem 66. Änderungstarifvertrag zum BAT vom 24. 4. 1991 haben die Tarifvertragsparteien die Protokollnotiz zum §15 Abs. 7 geändert; dies hat zu viel Unmut bei den Pflegekräften geführt. Außerdem ist zu berücksichtigen, dass es in vielen Krankenhäusern Dienst- und Betriebsvereinbarungen gibt, in denen geregelt ist, wann die Arbeitszeit beginnt. Dabei ist berücksichtigt worden, dass die Pflegekräfte sich umziehen müssen. Es bestehen auch überall Vereinbarungen, in denen geregelt ist, dass die **Wege- und Rüstzeiten** zusammengerechnet werden und dann im Block freie Tage gewährt werden können.

> Was ist die Arbeitsstelle?

Im Einzelfall ist immer zu überprüfen, wie viel Wege- und Rüstzeit anfällt und vor allem, wie sie als Arbeitszeit abgerechnet wird. Dabei darf nicht vergessen werden, dass auch mehrere Rüstzeiten anfallen können. Hat der Arbeitgeber **Rufbereitschaft** angeordnet, so ist auch die Anfahrtszeit zum Betrieb zur Arbeitszeit zu rechnen.

## 3.7 Ruhezeiten

Seit dem 1. 1. 1996 gilt auch §5 ArbZG, der die Ruhezeit u. a. für Krankenhäuser und andere Einrichtungen zur Behandlung, Pflege und Betreuung von Personen regelt.

> **Definition:** Unter **Ruhezeit** versteht man den Zeitraum, der zwischen dem Ende der täglichen Arbeitszeit und dem Beginn der nächsten täglichen Arbeitszeit desselben Arbeitgebers liegt bzw. der zwischen zwei Arbeitsschichten eines Arbeitnehmers liegt.

Der BAT enthält insoweit keine Regelungen. Nach §5 Abs. 1 ArbZG steht dem Arbeitnehmer nach Beendigung der täglichen Arbeitszeit eine **ununterbrochene Ruhezeit** von mindestens 11 Stunden bis zum neuerliche Arbeitsbeginn zu. Innerhalb der Ruhezeit darf der Arbeitnehmer nicht beschäftigt werden. Selbst freiwillige Arbeiten sind verboten. Dagegen zählt die Rufbereitschaft zur Ruhezeit.

Wird die elfstündige Ruhezeit unterbrochen, etwa weil der Arbeitnehmer bei Rufbereitschaft zur Arbeitsleistung herangezogen wird, muss sich an diese Tätigkeit eine neue Ruhezeit anschließen. Nur dann wird eine ununterbrochene Ruhezeit in der erforderlichen, vom Gesetz vorgeschriebenen Länge gewährt. In Krankenhäusern bestehen nach § 5 Abs. 3 ArbZG **Sonderregelungen**. Diese dürfen jedoch nicht mehr angewendet werden (EuGH-Urteil vom 03. 10. 2000).

Sonderregelungen

Nach § 5 Abs. 2, 3 ArbZG kann in bestimmten Wirtschaftsbereichen, insbesondere in Krankenhäusern und Verkehrsbetrieben, die Ruhezeit auf 10 Stunden reduziert werden, wobei jedoch dann ein Ausgleich innerhalb eines Kalendermonats vorgesehen ist. Die zuständige Aufsichtsbehörde kann von den Regelungen der Ruhezeit **Ausnahmebewilligungen** erlassen.

Nach dem Wortlaut des § 5 Abs. 2 ArbZG ist es möglich, dass ein freies Wochenende oder ein dienstplanmäßig freier Tag als Ausgleich für Sonntagsarbeit für die Verkürzung der Ruhezeit gewertet wird.

Verkürzte Ruhezeit

Es wird empfohlen, den Tag der verkürzten Ruhezeit und den Tag des jeweiligen Ausgleichs zu kennzeichnen. Anders als bei der Verlängerung der werktäglichen Arbeitszeit nach § 3 wird in § 5 Abs. 2 ArbZG keine Durchschnittsberechnung für den Ausgleich angestellt, sondern der Ausgleich für die verkürzte Ruhezeit an einen bestimmten Tag hat innerhalb von vier Wochen an einem anderen bestimmten Tag zu erfolgen. Die Anzahl der verkürzten Ruhezeiten muss somit innerhalb von vier Wochen mindestens der Zahl der verlängerten Ruhezeiten entsprechen.

Die **Rufbereitschaft** gilt mit ihrer vollen Dauer als Ruhezeit (§ 5 Abs. 3 ArbZG). Die Inanspruchnahme durch Arbeit während der Rufbereitschaft ist jedoch als Arbeit einzuordnen, die auf die werktägliche Höchstarbeitszeit von 10 Stunden anzurechnen ist. Abweichend von § 5 Abs. 1, wonach die Arbeitnehmer nach Beendigung der täglichen Arbeitszeit eine ununterbrochene Ruhezeit von mindestens 11 Stunden haben müssen, können in Krankenhäusern und anderen Einrichtungen zur Behandlung, Pflege und Betreuung von Personen Kürzungen der Ruhezeit durch Inanspruchnahmen während des Bereitschaftsdienstes oder der Rufbereitschaft, die nicht mehr als die Hälfte der Ruhezeit betragen, zu anderen Zeiten ausgeglichen werden. Verbleibt den Angestellten keine ununterbrochene Ruhezeit von 5,5 Stunden, so ist die Ruhezeit von 11 Stunden nach der letzten Inanspruchnahme einzuhalten. Diese Regelung ist europarechtswidrig und damit unwirksam. Sie kann nicht mehr angewendet werden, da Bereitschaftsdienst Arbeitszeit ist.

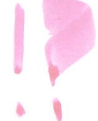

Die Umsetzung des Arbeitszeitgesetzes in den Einrichtungen des Gesundheitswesens bereitet in vielen Bereichen den Vorgesetzten Schwierigkeiten, was für die Beschäftigten leicht erkennbar ist. Auch die Betriebs- und Personalräte haben an vielen Orten Aufklärungsbedarf.

## Jugendarbeitsschutzgesetz

Jugendliche haben einen ununterbrochenen Freizeitanspruch von mindestens 12 Stunden (§ 13 JArbSchG). Zu beachten ist, dass im Gegensatz zum Erwachsenenrecht die Anordnung von Bereitschaftsdienst oder Rufbereitschaft innerhalb der Freizeit nicht möglich ist.

## 3.8 Sonntagsarbeit

Sonntagsarbeit gilt in der Zeit von 0.00 Uhr bis 24.00 Uhr. Die Dienstleistungen im Gesundheitswesen erfordern die Arbeit an allen Tagen des Jahres rund um die Uhr. Es wird grundsätzlich an Sonntagen dienstplanmäßig gearbeitet. Die **Arbeit an Sonntagen** ist in den Krankenhäusern und Einrichtungen des Gesundheitswesens zur Behandlung, Pflege und Betreuung von Personen abweichend vom allgemeinen Gebot der Sonntagsruhe durch das Arbeitszeitgesetz ausdrücklich zugelassen, soweit die Arbeiten nicht an Werktagen vorgenommen werden können. Vergleiche auch die §§ 9, 10 und 11 Arbeitszeitgesetz. Nach dem Tarifvertrag ist Sonntagsarbeit durch zusammenhängende Freizeit auszugleichen; unter Fortzahlung der Vergütung, zuzüglich 25 % Zeitzuschlag für Sonntagsarbeit (vgl. § 15 Abs. 6 und Sonderregelungen 2a Nr. 5 BAT). Die Sonntagsarbeit muss, ohne dass es eines Antrages des Angestellten bedarf, durch zusammenhängende Freizeit an einem Werktag oder ausnahmsweise an einem Wochenfeiertag der laufenden oder folgenden Woche ausgeglichen werden. Bei Pflegekräften sollen innerhalb von zwei Wochen mindestens zwei freie Tage vorgesehen werden, wobei ein Tag auf einen Sonntag fallen soll. Vergleiche die Sonderregelungen 2a Nr. 5 zum BAT; siehe auch Tabelle 2 auf Seite 80.

*Ausgleich*

Die Mindestvorschriften des Arbeitszeitgesetzes für den Ausgleich der Sonntagsarbeit sind tarifvertraglich günstiger geregelt als nach den Vorschriften des Arbeitszeitgesetzes. Zu beachten ist, dass an Sonntagen wie an Werktagen grundsätzlich acht Stunden gearbeitet werden und die Arbeitszeit auf zehn Stunden nur verlängert werden darf, wenn die gesetzlichen Höchstarbeitszeiten und Ausgleichszeiträume nicht überschritten werden.

> **Beispiel für den tariflichen Ausgleich der Sonntagsarbeit:** Der Angestellte arbeitet dienstplanmäßig am Sonntag. Am Mittwoch der folgenden Woche ist hierfür ein dienstplanmäßig freier Tag vorgesehen.

In der Praxis ist darauf zu achten, dass es bei der Dienstplangestaltung eine Regelung gibt, die festlegt, welcher dienstplanmäßig freie Tag als Ausgleich für die Sonntagsarbeit gewährt wird. Bewährt hat sich dabei die Regel, dass jeweils der erste dienstplanmäßig freie Tag nach der Sonntagsarbeit als Ausgleich herangezogen wird. Dieser Ausgleichstag sollte im Dienstplan entsprechend gekennzeichnet werden. Der Freizeitausgleich für die Arbeit an Sonntagen soll grundsätzlich an Werktagen erfolgen. Erfolgt ausnahmsweise der Freizeitausgleich an einem Wochenfeiertag, so hat der Schichtdienst-leistende Angestellte als Ausgleich dafür Anspruch auf Zahlung der Stundenvergütung (vgl. § 15 Abs. 6 Unterabs. 4 BAT).

*Tipp für die Praxis*

**Tab. 2:**
Freizeitausgleich für Sonntagsarbeit ausnahmsweise an einem Wochenfeiertag

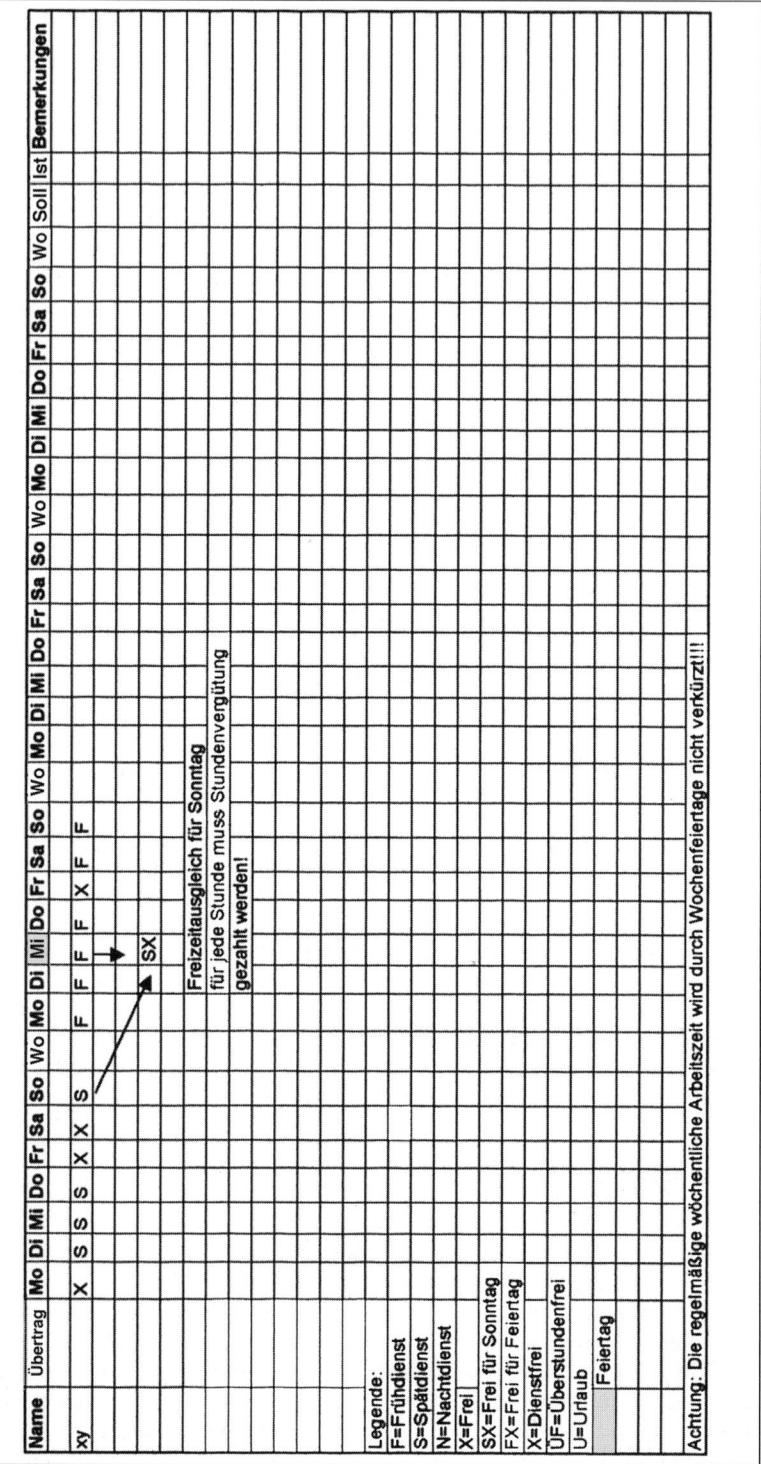

| Tarifvertrag BAT | Arbeitszeitgesetz |
|---|---|
| • Sonn- und Feiertagsarbeit ist zulässig, wenn die Aufgaben es erfordern.<br>• Sonntagsarbeit ist von 0 bis 24 Uhr<br>• Bei Sonntagsarbeit sollen 2 Sonntage im Monat arbeitsfrei bleiben, sofern es die dienstlichen Belange zulassen. (§ 15 Abs. 6 Unterabs. 2 BAT)<br>• Angestellte, die regelmäßig an Sonn- und Feiertagen arbeiten müssen, erhalten innerhalb von zwei Wochen zwei arbeitsfreie Tage. Hiervon soll ein freier Tag auf einen Sonntag fallen. (SR 2a Nr. 5)<br>• Für Sonntagsarbeit wird ein Zeitzuschlag von 25 % gezahlt.<br>• Der Ausgleich für Sonntagsarbeit muss ohne Antrag durch zusammenhängende Freizeit an einem Werktag oder ausnahmsweise an einem Wochenfeiertag in der laufenden oder der folgenden Woche ausgeglichen werden. | • Arbeitnehmer dürfen an Sonn- und gesetzlichen Feiertagen von 0 bis 24 Uhr nicht beschäftigt werden. (§ 9 ArbZG)<br>• Sofern die Arbeiten nicht an Werktagen vorgenommen werden können, dürfen Arbeitnehmer an Sonn- und Feiertagen abweichend von § 9 beschäftigt werden:<br>In Krankenhäusern und anderen Einrichtungen zur Behandlung, Pflege und Betreuung von Personen. (§ 10 Abs. 1 Satz 3 ArbZG)<br>• Mindestens 15 Sonntage im Jahr müssen beschäftigungsfrei bleiben.<br>• Für die Beschäftigung an Sonn- und Feiertagen gelten die §§ 3 bis 8 und § 11 Abs. 1 und 2 ArbZG. |

**Tab. 3:**
Sonntagsarbeit in BAT und Arbeitszeitgesetz

## 3.9 Vorfeiertags- und Feiertagsarbeit

Im Krankenhaus und Pflegeeinrichtungen muss auch an Vorfeiertagen und Feiertagen dienstplanmäßig gearbeitet werden; die Aufgaben erfordern eine Versorgung der Patienten und Bewohner rund um die Uhr.

### 3.9.1 Vorfeiertagsarbeit

Vorfeiertagsarbeit gilt jeweils für den Tag vor Neujahr, vor Ostersonntag, vor Pfingstsonntag und vor dem 1. Weihnachtstag.

An Vorfesttagen wird, soweit es die dienstlichen Belange es zulassen, ab 12.00 Uhr Arbeitsbefreiung unter Fortzahlung der Vergütung erteilt. Wird an einem Vorfesttag zwischen 12.00 Uhr und 24.00 Uhr gearbeitet, muss diese Arbeitszeit an einem anderen Arbeitstag mit Freizeit ausgeglichen werden. Wenn ein Ausgleich in Freizeit nicht möglich ist, muss für die Arbeit zwischen 12.00 Uhr und 24.00 Uhr an Vorfesttagen ein be-

Vergütungssätze

sonderer Zuschlag gezahlt werden. Dieser Zuschlag wird zwar im Katalog der Zeitzuschläge geführt, aber es handelt sich dabei um keinen echten Zeitzuschlag, sondern um einen Vergütungssatz. Dieser beträgt am Ostersamstag sowie Pfingstsamstag 25 % und am Heiligen Abend und Silvester 100 % der im Vergütungstarifvertrag vereinbarten Stundenvergütung (vgl. § 35 Abs. 1 Buchst. d, aa bzw. bb BAT).

**Fallbeispiel:** Krankenschwester Anne G. arbeitet am Ostersamstag von 6.00 bis 14.12 Uhr; die ab 12.00 Uhr vorgesehene Arbeitsbefreiung kann ihr aus dienstlichen Gründen nicht gegeben werden. Sie erhält also zwei Stunden und 12 Minuten Freizeitausgleich an einem anderen Arbeitstag. Wenn dies nicht möglich sein sollte, dann muss ihr diese angefallene Arbeitszeit mit einem „Zeitzuschlag" von 25 % vergütet werden.

**Fallbeispiel:** Die Nachtschicht von Krankenpfleger Jan K. beginnt am Pfingstsamstag um 21.00 Uhr: Hier liegen also bis 0.00 Uhr drei Stunden Vorfesttagsarbeit vor, für die ihm Freizeitausgleich gewährt oder ein „Zeitzuschlag" von 25 % ausbezahlt werden muss.

Seit 1996 der zweite Arbeitsverkürzungstag (§ 15a BAT) im Kalenderjahr wegfiel, wurde sozusagen als „Kompensation" dafür die Arbeitsbefreiung für Heiligabend und Silvester auf die Arbeit vor 12.00 Uhr erweitert. Kann diese Arbeitsbefreiung aus dienstlichen bzw. betrieblichen Gründe nicht ermöglicht werden und muss der Angestellte an Heiligabend und/oder Silvester vor 12.00 Uhr arbeiten, so steht ihm wiederum der entsprechende Freizeitausgleich an einem anderen Arbeitstag zu. In diesem Fall ist der Freizeitausgleich zwingend, da eine alternative finanzielle Vergütung hier nicht vorgesehen ist.

Angestellten, die regulär an allen Tagen der Woche (Montag bis Sonntag) zum Dienst eingeteilt werden oder im Wechselschicht- oder Schichtdienst arbeiten und an einem oder beiden dieser Tage nicht mit Dienst in der Zeit von 0.00 Uhr und 12.00 Uhr im Dienstplan vorgesehen sind (also einen dieser bzw. diese beiden Vorfesttage komplett frei haben oder aber für Dienst erst ab/nach 12.00 Uhr eingeteilt sind), steht eine Arbeitsbefreiung von einem Zehntel ihrer geltenden durchschnittlichen wöchentlichen Arbeitszeit zu – sofern Heiligabend und/oder Silvester nicht auf einen Samstag oder Sonntag fallen.

Einschränkungen

Nicht anwendbar ist diese Regelung auf **Angestellte**, deren Arbeitseinsatz an maximal **sechs Wochentagen** (z. B. nur von Montag bis Samstag) erfolgt und deren Arbeitszeiten (ohne Bereitschaftsdienst) zudem jeden Tag im Monat **identisch** sind (z. B. immer von 6.00 bis 14.12 Uhr).

Die nachfolgenden weiteren Fallbeispiele sollen diese recht komplizierte und in der Praxis auch umstrittene Auslegung der Protokollnotiz zu § 16 Abs. 2 BAT (vgl. MÖNNING 1997) veranschaulichen:

**Fallbeispiel:** Krankenschwester Kerstin T. (mit einer wöchentlichen Arbeitszeit von 19,25 Stunden im Schichtdienst) hat am Dienstag, den

24.12., dienstplanmäßig arbeitsfrei: Sie erhält zu diesem freien Tag zudem ein Zehntel ihrer wöchentlichen Arbeitszeit, also 1,925 Stunden Arbeitsbefreiung an einem anderen Tag. (Würde der Heiligabend auf einen Samstag oder Sonntag fallen, dann entfiele für sie diese zusätzliche Arbeitsbefreiung von 1,925 Stunden.)

**Fallbeispiel:** Krankenschwester Susanne M. arbeitet am 31.12. von 6.00 bis 14.12 Uhr: Sie erhält für die geleistete Arbeitszeit von 7,7 Std. (da 30 Minuten Pause abgezogen werden) an einem anderen Arbeitstag Freizeitausgleich. (Ein Anspruch auf die zusätzliche Arbeitsbefreiung von einem Zehntel ihrer wöchentlichen Arbeitszeit existiert nicht. Das gleiche gilt bei Teildienst, wenn der früheste Dienst des Tages vor 12 Uhr beginnt.)

**Fallbeispiel:** Krankenpfleger Dieter B. arbeitet (mit einer wöchentlichen Arbeitszeit von 38,5 Stunden im Wechselschichtdienst) am Dienstag, den 24.12., laut Dienstplan von 12.30 bis 20.42 Uhr: Für die geleistete Arbeitszeit von 7,7 Std. (30 Minuten Pause werden wiederum abgezogen) hat er Freizeitausgleich an einem anderen Arbeitstag oder einen „Zeitzuschlag" von 100 % zu bekommen. Da er an diesem Heiligabend vor 12.00 Uhr nicht im Dienstplan vorgesehen war, erhält er zusätzlich eine Arbeitsbefreiung in Höhe von 3,85 Stunden, entsprechend dem Zehntel seiner wöchentlichen Arbeitszeit. Sollte Dieter B. an Heiligabend aus Krankheitsgründen seinen Dienst nicht antreten können, so stünden ihm dennoch sowohl die 7,7 Stunden als auch die 3,85 Stunden als Freizeitausgleich zu; die Möglichkeit der Ausgleichszahlung des „Zeitzuschlags" von 100 % für die 7,7 Stunden entfiele aber in diesem Falle.

**Fallbeispiel:** Krankenpfleger Jürgen H. beginnt seinen Nachtwachenzyklus (als Dauernachtwache mit einer wöchentlichen Arbeitszeit von 38,5 Stunden) am Dienstag, den 24.12. um 21.00 Uhr: Zum einen hat er Anspruch auf drei Stunden Freizeitausgleich für die geleistete Arbeitszeit am 24.12. von 21.00 bis 0.00 Uhr. Da er regulär an allen Tagen der Woche arbeitet und an diesem Heiligabend in der Zeit von 0.00 bis 12.00 Uhr im Dienstplan nicht zur Arbeit eingeteilt war, erhält er zudem ein Zehntel seiner wöchentlichen Arbeitszeit, also 3,85 Stunden als Gutschrift in seiner „Ist-Arbeitszeit".

**Fallbeispiel:** Krankenschwester Heike P. arbeitet als Dauernachtwache mit einer wöchentlichen Arbeitszeit von 38,5 Stunden und regulär an allen Tagen der Woche: Ihr Dienst endet am Donnerstag, den 24.12. um 6.30 Uhr, anschließend hat sie frei: Sie erhält für die geleistete Arbeitszeit von 6 Stunden (die vorgeschriebene Ruhepause wird in diesem Fall auf die Zeit von 0.30 bis 1.00 Uhr veranschlagt und abgezogen) an einem anderen Arbeitstag Freizeitausgleich. (Ein Anspruch auf die zusätzliche Arbeitsbefreiung von einem Zehntel ihrer wöchentlichen Arbeitszeit existiert nicht.)

> **Fallbeispiel:** Krankenschwester Brigitte W. arbeitet mit einer wöchentlichen Arbeitszeit von 38,5 Stunden im Wechselschichtdienst. Sie hat eine Nachtwachenphase, die vor dem 22.12. beginnt und am 26.12. endet: Für ihre geleistete Arbeit am Dienstag, den 24.12., ergibt sich für sie für die Zeit von 0.00 bis 6.30 Uhr ein Anspruch von 5,75 Stunden Freizeitausgleich (die vorgeschriebene Ruhepause wird in diesem Fall auf die Zeit von 0.30 bis 1.15 Uhr veranschlagt und abgezogen) und für die Zeit von 20.30 bis 24.00 Uhr 3,5 Stunden Freizeitausgleich bzw. eine „Zuschlagszahlung" von 100 %. (Ein Anspruch auf die zusätzliche Arbeitsbefreiung von einem Zehntel ihrer wöchentlichen Arbeitszeit existiert wiederum nicht.)

### 3.9.2 Feiertagsarbeit

*Arbeitszeitgesetz*

Es ist Zweck des Arbeitszeitgesetzes, den Sonntag und die staatlich anerkannten Feiertage als Tage der Arbeitsruhe und der seelischen Erhebung der Arbeitnehmer zu schützen (§ 1 ArbZG). Gemäß § 10 Abs. 1 Nr. 3 ArbZG dürfen, sofern Arbeiten nicht an Werktagen vorgenommen werden können, Arbeitnehmer in Krankenhäusern und anderen Einrichtungen zur Behandlung, Pflege und Betreuung von Personen an Sonn- und Feiertagen beschäftigt werden.

*Bundesangestellten-tarifvertrag*

Soweit die dienstlichen oder betrieblichen Verhältnisse es zulassen, sollen bei Sonntags- und Feiertagsarbeit **monatlich zwei Sonntage frei** sein (§ 15 Abs. 6 Unterabs. 1 Satz 2 BAT). Durch die Sonderregelungen wird die allgemeine Vorschrift modifiziert. Angestellte die regelmäßig an Sonn- und Feiertagen arbeiten müssen und unter die Sonderregelungen 2a, 2b, und 2c des BAT fallen, erhalten innerhalb von zwei Wochen zwei arbeitsfreie Tage. Hiervon soll ein Tag auf einen Sonntag fallen. Da die Tarifvertragsparteien von „sollen" sprechen, sind auch Ausnahmen möglich. Hier sind aber sehr strenge Maßstäbe anzulegen, wenn es zu einer Ausnahme kommen soll.

Dies lässt maximal eine **ununterbrochene Inanspruchnahme der Angestellten** von Montag in der ersten Woche bis Freitag in der zweiten Woche zu. Bei dieser Dienstplangestaltung wäre also zwingend am Samstag und Sonntag Freizeit zu gewähren. Diese Dienstplangestaltung bedeutet eine ununterbrochene Arbeit an zehn Tagen. Es ist sehr zweifelhaft, ob dies mit der Fürsorgepflicht in Einklang zu bringen ist. Außerdem dürfte es unzulässig sein, wenn sie auch noch mit Nachtarbeit verbunden ist!

Fällt ein Wochenfeiertag auf einen Sonntag, so bleibt dies ein Sonntag (vgl. auch § 35 Abs. 1c BAT). Es wird ein höherer Zeitzuschlag bezahlt: 50% mit Freizeitausgleich und 150 % ohne Freizeitausgleich.

*Wochenfeiertag*

Tarifvertraglich geregelt ist nur die Arbeit an einem Wochenfeiertag. Diese Regelung ist im Bereich des BAT sehr undurchsichtig und führt in der Praxis immer wieder zu einigen Missverständnissen. Gesetzliche Wochenfeiertage sind die Feiertage, die auf einen Montag bis Samstag

| Vorfesttage | Dienst geleistet | für Dienst eingeteilt, aber erkrankt | dienstplanmäßig arbeitsfrei |
|---|---|---|---|
| Ostersamstag/ Pfingstsamstag 12.00 bis 24.00 Uhr | • Freizeitausgleich für die geleistete Arbeitszeit abzügl. der Pause oder • Auszahlung eines Zuschlags von 25 %. | • Freizeitausgleich für die Arbeitszeit, die geleistet worden wäre, abzüglich der Pause (aber keine Auszahlung möglich!). | • Keinerlei Anrechnung von Arbeitszeit, kein Anspruch auf zusätzlichen Freizeitausgleich oder Zuschlag. |
| Heiligabend/ Silvester 0.00 bis 12.00 Uhr | • Freizeitausgleich für die geleistete Arbeitszeit abzügl. der Pause (aber keine Auszahlung möglich!). | • Freizeitausgleich für die Arbeitszeit, die geleistet worden wäre, abzüglich der Pause (aber keine Auszahlung möglich!). | • Gutschrift von einem Zehntel der wöchentl. Arbeitszeit auf die Ist-Arbeitszeit, sofern – der Angestellte regulär an allen Tagen der Woche/ im Wechselschicht- oder Schichtdienst arbeitet – und dieser Vorfesttag nicht auf einen Samstag oder Sonntag fällt. |
| Heiligabend/ Silvester 12.00 bis 24.00 Uhr | • Freizeitausgleich für die geleistete Arbeitszeit abzügl. der Pause oder • Auszahlung eines Zuschlags von 100 % und wenn kein Dienst vor 12.00 Uhr geleistet wurde: • Gutschrift von einem Zehntel der wöchentl. Arbeitszeit auf die Ist-Arbeitszeit, sofern – der Angestellte regulär an allen Tagen der Woche/ im Wechselschicht- oder Schichtdienst arbeitet – und dieser Vorfesttag nicht auf einen Samstag oder Sonntag fällt. | • Freizeitausgleich für die Arbeitszeit, die geleistet worden wäre, abzüglich der Pause (aber keine Auszahlung möglich!) und wenn kein Dienst vor 12.00 Uhr geleistet bzw. vorgesehen wurde: • Gutschrift von einem Zehntel der wöchentl. Arbeitszeit auf die Ist-Arbeitszeit, sofern – der Angestellte regulär an allen Tagen der Woche/ im Wechselschicht- oder Schichtdienst arbeitet – und dieser Vorfesttag nicht auf einen Samstag oder Sonntag fällt. | • Keinerlei Anrechnung von Arbeitszeit, kein Anspruch auf zusätzlichen Freizeitausgleich oder Zuschlag. |

**Tab. 4:**
Gesamtübersicht: Vorfeiertage nach den Regelungen des BAT

fallen. **Wochenfeiertage** sind also die Werktage, die gesetzlich zu Feiertagen erklärt sind und für die Arbeitsruhe angeordnet ist (§ 15 Abs. 8 Unterabs. 4 BAT).

*Regelungen bei Schichtarbeit an Wochenfeiertagen*

Bei Angestellten, die verpflichtet sind, im Rahmen von Schichtarbeit auch an Wochenfeiertagen dienstplanmäßig zu arbeiten, gilt folgendes:

- Hat der Angestellte an einem Wochenfeiertag (Montag bis Samstag) dienstplanmäßig **gearbeitet**, gelangt eine der beiden folgenden Regelungen zur Anwendung:
  - Er erhält auf seinen Antrag hin an einem anderen Tag, an dem seine Vergütung weitergezahlt wird, Freizeitausgleich, zuzüglich eines Zeitzuschlags von 35 %.
  - **Oder** er erhält keinen Freizeitausgleich, weil er ihn nicht beantragt hat, dafür jedoch einen Zeitzuschlag von 135 %. Für Arbeit an Wochenfeiertagen, die auf einen Sonntag fallen, erhält der Angestellte ohne Freizeitausgleich einen Zeitzuschlag von 150 %, bei Freizeitausgleich von 50 %.
- Hat der Angestellte an einem Wochenfeiertag (Montag bis Samstag) dienstplanmäßig **frei**, so reduziert sich bei ihm die Arbeitszeit nicht. Er hat aber keinen Anspruch auf zusätzliche Vergütung, da der Feiertag nicht die Ursache des Arbeitsausfalls ist.
- Erfolgt ausnahmsweise der Ausgleich für Sonntagsarbeit an einen Wochenfeiertag, so hat der Angestellte Anspruch auf die Stundenvergütung für die ausgeglichenen Stunden.

*Sollplanung bei der Dienstplangestaltung*

Bei der **Dienstplangestaltung** sind somit für die Sollplanung die Feiertage nicht als frei zu berücksichtigen, d. h., es ist so zu planen, als ob der Feiertag ein gewöhnlicher Arbeitstag wäre. Sofern der Angestellte gearbeitet hat und Freizeitausgleich beantragt, wird ihm dieser Stundenanspruch extra „gutgeschrieben", so dass auch der anschließend frei genommene Tag die Ist-Arbeitszeit nicht wieder reduziert.

*Tab. 5: Vergleichende Übersicht: Feiertagsarbeit in BAT und Arbeitszeitgesetz*

| Tarifvertrag BAT | Arbeitszeitgesetz |
| --- | --- |
| • Auch an Feiertagen muss dienstplanmäßig gearbeitet werden, wenn dies die Aufgaben eines Betriebes erfordern.<br>• Fällt ein Feiertag auf einen Sonntag, so bleibt dies ein Sonntag. Es wird nur ein höherer Zeitzuschlag bezahlt. 50 % mit Freizeitausgleich und 150 % ohne Freizeitausgleich. (§ 35 Abs. 1c BAT)<br>• Es ist nur die Arbeit an Wochenfeiertagen tarifvertraglich geregelt. Wochenfeiertage sind gesetzliche Feiertage, die auf einen Arbeitstag fallen, also von Montag bis Samstag. | • An Sonn- und Feiertagen darf nicht gearbeitet werden, da sie zur seelischen Erhebung und als Tag der Arbeitsruhe gelten. (Vgl. §§ 1, 9 ArbZG)<br>• Sofern die Arbeiten nicht an Werktagen vorgenommen werden können, dürfen Arbeitnehmer an Sonn- und Feiertagen abweichend von § 9 beschäftigt werden, so z. B. in Krankenhäusern und anderen Einrichtungen zur Behandlung, Pflege und Betreuung von Personen. (§ 10 Abs. 1 Satz 3 ArbZG) |

| Feiertage | Dienst geleistet | für Dienst eingeteilt, aber erkrankt | dienstplanmäßig arbeitsfrei |
|---|---|---|---|
| Wochenfeiertage (Montag bis Samstag) | • Freizeitausgleich und 35 % Zuschlag auf Antrag oder<br>• 135 % Auszahlung | • Freizeitausgleich (aber keine Auszahlung möglich!) | • Keinerlei Anrechnung von Arbeitszeit, kein Anspruch auf zusätzlichen Freizeitausgleich oder Zuschlag |
| Unbewegliche Feiertage, die immer auf einen Sonntag fallen | • Freizeitausgleich und 35 % Zuschlag auf Antrag oder<br>• 135 % Auszahlung | • Freizeitausgleich (aber keine Auszahlung möglich!) | • Keinerlei Anrechnung von Arbeitszeit, kein Anspruch auf zusätzlichen Freizeitausgleich oder Zuschlag |
| Bewegliche Feiertage, die auf einen Sonntag fallen | • Freizeitausgleich und 50 % Zuschlag auf Antrag oder<br>• 150 % Auszahlung | • Freizeitausgleich (aber keine Auszahlung möglich!) | • Keinerlei Anrechnung von Arbeitszeit, kein Anspruch auf zusätzlichen Freizeitausgleich oder Zuschlag |

**Tab. 6:**
Gesamtübersicht: Feiertage nach den Regelungen des BAT

Daraus ergibt sich, dass die Wochenfeiertage nicht zu einer Verringerung der Sollarbeitszeit führen, sondern zunächst wie normale Arbeitstage angesehen werden müssen. Dieses führt in den Einrichtungen immer wieder zu Problemen bei der Berechnung der Sollarbeitszeit.

Oftmals wird diese Einbeziehung der Feiertage in die Sollarbeitszeit auf den ersten Blick auch als „ungerecht" bewertet; vielen kommt es vor, als müsse man dadurch „mehr arbeiten". Die Belastung, die durch das Arbeiten an einem Feiertag erwächst, wird ausgeglichen durch entweder die Auszahlung eines Zeitzuschlages oder durch Freizeitausgleich und einem Anteil des Zeitzuschlages. Ansonsten arbeiten alle Arbeitnehmer im Rahmen ihrer festgelegten Tage-Woche „so wie immer".

**Merke:** Wie sich aus § 15 Abs. 1 Satz 1 in Verbindung mit § 15 Abs. 6 BAT ergibt, haben die Tarifvertragsparteien Ansprüche auf Ausgleich und Vergütung nur für an Wochenfeiertagen geleistete Arbeit gewähren wollen, nicht aber für an diesen Tagen dienstplanmäßig gewährte Freizeit. Die Tarifvertragsparteien haben demnach, wie insbesondere auch die Regelung in § 15 Abs. 6 Unterabs. 1 Satz 4 zeigt, das Problem der Arbeit an Wochenfeiertagen gesehen. Sie haben dafür Regelungen über den Ausgleich für den „Verlust der Freizeit" getroffen, aber keinen zusätzlichen Ausgleich gewährt, wenn ein solcher „Freizeitverlust" mangels Arbeitsleistung an einem Wochenfeiertag nicht eingetreten ist.

Bundesarbeitsgericht vom 04. 08. 1988 6 AZR 269/86

**Tab. 7:**
Sonntagsarbeit/Feiertagsarbeit
und der Freizeitausgleich

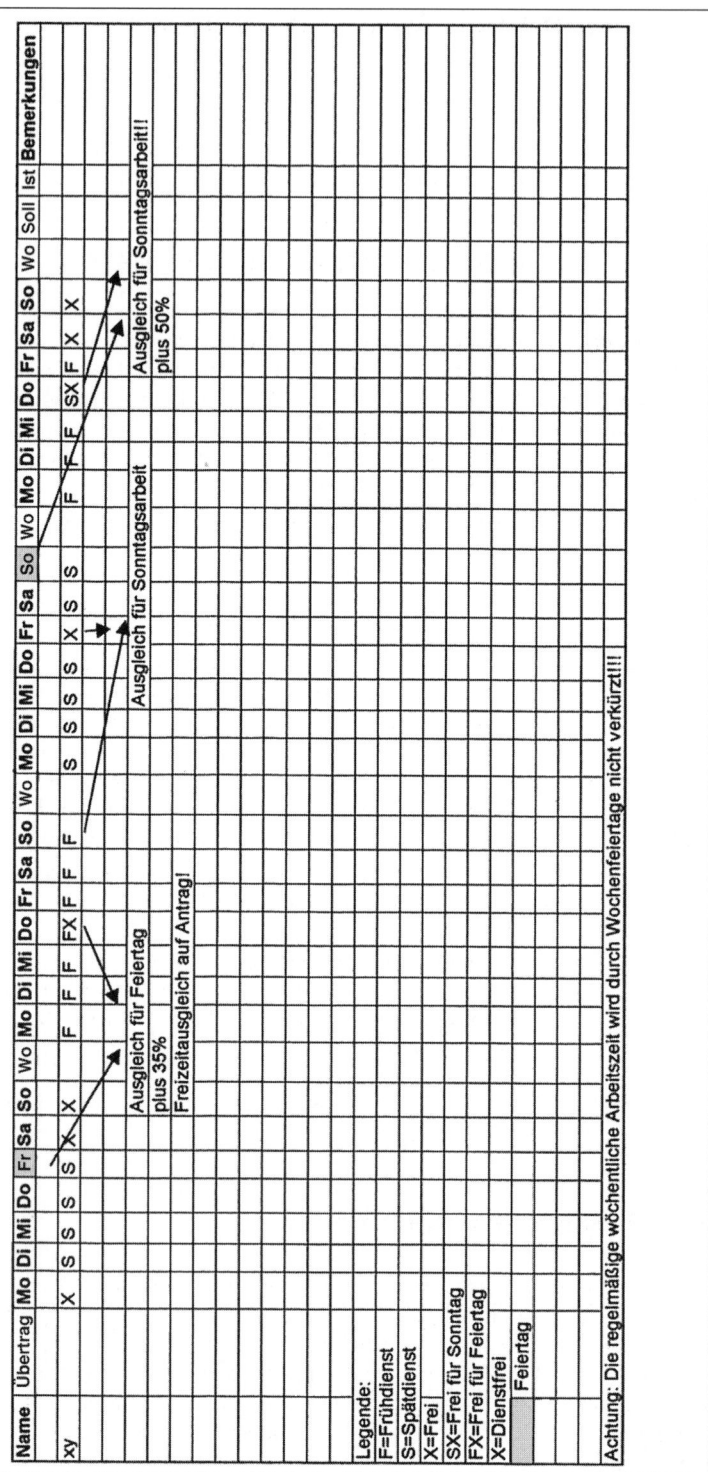

# 3.10 Nachtarbeit, Nachtzeit und Nachtarbeitnehmer

Bei der Nachtarbeit muss unterschieden werden zwischen der tariflichen Nachtarbeit und der gesetzlichen Nachtarbeit.

*Unterscheidung*

## 3.10.1 Die Nachtarbeit im Arbeitszeitgesetz

> **Definition: Nachtarbeit** im Sinne des ArbZG ist die Zeit von 23 bis 6 Uhr (§ 2 Abs. 3 ArbZG). Nachtarbeitnehmer im Sinne des Gesetzes sind Arbeitnehmer, die mindestens 48 Tage im Kalenderjahr Nachtarbeit leisten bzw. aufgrund ihrer Arbeitszeitgestaltung normalerweise Nachtarbeit in Wechselschicht verrichten, damit ist die Arbeit im sogenannten Dreischichtsystem gemeint (Früh-, Spät- und Nachtarbeit). Nachtarbeit liegt vor, wenn die Arbeitszeit mehr als zwei Stunden der Nachtarbeit umfasst (§ 2 Abs. 4 ArbZG).

Nach § 6 ArbZG hat die **Gestaltung** der Nachtarbeit nach den **gesicherten arbeitswissenschaftlichen Erkenntnissen** über die menschengerechte Gestaltung der Arbeit zu erfolgen. Die Erkenntnisse sind insbesondere in den vom Bundesministerium für Arbeits- und Sozialordnung herausgegebenen Forschungsberichten über die „Humanisierung des Arbeitslebens" veröffentlicht worden. In einer sehr bekannten Entscheidung musste sich ein Arbeitsgericht mit der Frage beschäftigten, ob eine Krankenschwester von ihrem Arbeitgeber verlangen kann, zu sieben Nachtwachen hintereinander eingeteilt zu werden. Dies wurde ausdrücklich verneint. Im Rahmen des Direktionsrechts ist der Arbeitgeber frei zu entscheiden, und es entspricht auch nicht den gesicherten arbeitswissenschaftlichen Erkenntnissen, sieben Nachtwachen hintereinander abzuleisten!

Für die **Dauer** der Nachtarbeitszeit beträgt die Arbeitszeit grundsätzlich acht Stunden werktäglich und kann auf bis zu zehn Stunden verlängert werden. Der **Ausgleichszeitraum** ist für Nachtarbeit auf einen Kalendermonat bzw. vier Wochen begrenzt (vgl. § 6 Abs. 2 ArbZG). Sofern in erheblichem Umfang Arbeitsbereitschaft anfällt, kann die Arbeitszeit auf über zehn Stunden werktäglich durch Tarifvertrag verlängert werden (§ 7 Abs. 1 Nr. 4a ArbZG).

*Dauer und Ausgleichszeitraum*

## 3.10.2 Nachtarbeitnehmer

Nachtarbeitnehmer sind berechtigt, sich vor Beginn der Beschäftigung und danach in regelmäßigen Abständen von nicht weniger als drei Jahren **arbeitsmedizinisch untersuchen zu lassen**. Der Arbeitsmediziner muss dabei die Frage klären, ob der Beschäftigte gesundheitlich geeignet ist, Nachtarbeit zu leisten. Die Kosten der Untersuchung trägt der Arbeitgeber. Nach Vollendung des 50. Lebensjahres reduziert sich der Anspruch auf ein Jahr.

**Nachtarbeit ab 50**

Daraus resultiert auch die sehr **verbreitete Regelung,** dass Pflegekräfte nach dem 50. Lebensjahr nur noch auf eigenen Wunsch zur Nachtarbeit eingeteilt werden. Dies gebietet die Fürsorgepflicht gegenüber älteren Arbeitnehmern, die einen besonderen Schutz ihrer Gesundheit erhalten.

**Anspruch auf Tagesarbeitsplatz**

Nach dem Gesetz besteht auch ein **Umsetzungsanspruch** auf einen Tagesarbeitsplatz. Nach § 6 Abs. 4 Satz 1 ArbZG hat der Arbeitnehmer einen Umsetzungsanspruch von Nacht- in Tagarbeit, wenn er durch die Nachtarbeit gesundheitlich gefährdet ist oder wenn er Kinder unter 12 Jahren bzw. pflegebedürftige Angehörige zu betreuen hat. Dieser Anspruch besteht nur, wenn dringende betriebliche Erfordernisse dem nicht entgegenstehen. Der Umsetzungsanspruch ist nur betriebsbezogen. Der Arbeitgeber ist verpflichtet, den Betriebsrat/Personalrat anzuhören, wenn nach seiner Auffassung der Umsetzung dringende betriebliche Erfordernisse entgegenstehen. Dieser kann dem Arbeitgeber Vorschläge für eine Umsetzung unterbreiten. Das Vorschlagsrecht ist kein echtes Mitbestimmungsrecht.

**Ausgleich für Nachtarbeit**

Dem Nachtarbeitnehmer ist für die geleisteten Arbeitsstunden in der Nachtzeit ein angemessener Zuschlag auf das Bruttoarbeitsentgelt zu zahlen (§ 6 Abs. 5 ArbZG). Außerdem erhält der Nachtarbeitnehmer eine angemessene Zahl freier Tage für die geleistete Nachtarbeit, dies ist auch in § 48a BAT geregelt.

Nachtarbeitnehmer erhalten den gleichen Zugang zu innerbetrieblichen Fort- und Weiterbildungsmaßnahmen sowie zu Maßnahmen der Personalentwicklung (§ 6 Abs. 6 ArbZG).

**Jugendarbeitsschutzgesetz**

Für **Jugendliche** gilt grundsätzlich ein **Nachtarbeitsverbot** von 20.00 bis 6.00 Uhr (§ 14 JArbSchG).

**Mutterschutzgesetz**

Für **werdende und stillende Mütter** gilt nach § 8 Abs. 1 MuSchG ebenfalls ein **Nachtarbeitsverbot** von 20.00 bis 6.00 Uhr.

**Bundesangestelltentarifvertrag**

> **Definition: Nachtarbeit** ist im BAT die Zeit zwischen 20.00 und 6.00 Uhr (§ 15 Abs. 8).

## 3.11 Überstunden

Das **Direktionsrecht** des Arbeitgebers berechtigt ihn im Rahmen der Billigkeit, Überstunden anzuordnen. **Vollzeitbeschäftigte Arbeitnehmer** sind zur Leistung von Überstunden grundsätzlich verpflichtet. Gemäß § 17 Abs. 1 Unterabsatz 2 sind Überstunden auf dringende Fälle zu beschränken und möglichst gleichmäßig auf alle Angestellten zu verteilen. Angestellten im Pflegedienst, die unter Abschnitt A der Anlage 1b fallen, dürfen Überstunden nur in dringenden Fällen angeordnet werden (Nr. 6 SR 2a BAT). Soweit Überstunden vorhersehbar sind, müssen sie spätestens am Vortage angesagt werden. Im Angestelltenbereich können gelegentliche Überstunden für insgesamt sechs Arbeitstage von unmittelbaren Vorgesetzten angeordnet werden. Andere Überstunden sind vorher schriftlich anzuordnen (§ 17 Abs. 4 BAT). Diese Einschränkung gilt nicht für Angestellte im Pflegedienst, die unter die Sonderregelung 2a fallen (Nr. 6 SR 2a BAT). Schließlich hat der Arbeitgeber bei der Anordnung von Überstunden die Grenzen des allgemeinen Direktionsrechts einzuhalten. Neben den bereits beschriebenen tariflichen Bestimmungen hat er auch die durch Gesetze gezogenen Grenzen einzuhalten. Dies sind vor allen die Höchstarbeitszeit und Ruhezeit nach den §§ 3, 5 und 9 ArbZG. **Einschränkungen**

Schwerbehinderte Menschen werden auf ihr Verlangen von Mehrarbeit freigestellt (SGB IX, Rehabilitation und Teilhabe behinderter Menschen vom 19. 06. 2001, BGBl. I, S. 1045, § 124 Mehrarbeit). **Schwerbehinderte**

Werdenden und stillenden Mütter ist Mehrarbeit nach § 8 Mutterschutzgesetz **verboten**. **Mutterschutzgesetz**

Jugendliche (Altersgrenze 18 Jahre) dürfen täglich höchstens 8,5 Stunden arbeiten, woraus sich auch die **Grenze** für Überstunden ergibt (§ 8 Absatz 2a Jugendarbeitsschutzgesetz). **Jugendarbeitsschutzgesetz**

## 3.11.1 Überstunden in der betrieblichen Praxis

Überstunden liegen vor, wenn sie auf Anordnung des Arbeitgebers über die im Rahmen der regelmäßigen Arbeitszeit und die entsprechenden Sonderregelungen hierzu für die Woche dienstplanmäßig bzw. betriebsüblich festgesetzten Arbeitsstunden hinausgehen (§ 17 Abs. 1 BAT).

An einem Wochentag über die betriebsübliche Arbeitszeit hinaus geleistete Arbeit lässt also keine Überstunde entstehen, wenn diese Arbeit an einem der nächsten Tage innerhalb derselben Woche ausgeglichen wird. Wenn dieser Ausgleich nicht innerhalb derselben Woche stattfindet, entstehen Überstunden, für die ein Zeitzuschlag fällig wird und die dann grundsätzlich durch Arbeitsbefreiung auszugleichen sind; für ausgeglichene Überstunden bleibt der Anspruch auf Zeitzuschlag immer bestehen. Die **Anordnung von Überstunden** unterliegt gemäß den gesetzlichen Bestimmungen des Personalvertretungsgesetzes und des Betriebsverfassungsgesetzes der **Mitbestimmung des Personalrates und des Betriebsrates**.

Für die geleisteten Überstunden ist durch den Arbeitgeber grundsätzlich bis zum Ende des nächsten Kalendermonats, spätestens bis zum Ende des dritten Kalendermonats nach der Leistung der Überstunden, **Arbeitsbefreiung** zu gewähren. Damit geht der BAT grundsätzlich davon aus, dass Überstunden durch Freizeit ausgeglichen werden und nicht zusätzlich zu vergüten sind. **Ausgleich**

Bei **Angestellten im Pflegedienst**, die unter Abschnitt A der Anlage 1b zum BAT fallen, kann bei Notfällen, z. B. Katastrophenfällen, der Ausgleichszeitraum auf 6 Monate verlängert werden (Nr. 6 SR 2a BAT). Der Arbeitgeber ist verpflichtet, innerhalb der vorgenannten zeitlichen Grenzen dem Arbeitnehmer Freizeitausgleich zu gewähren. Das heißt, dem Arbeitnehmer unter Berücksichtigung billigen Ermessens gemäß § 315 Abs. 3 BGB Freizeit zum Ausgleich von abgeleisteten Überstunden zuzu- **Verlängerung des Ausgleichszeitraums** weisen. Der Arbeitnehmer ist weder berechtigt noch verpflichtet, sich selbst um Freizeitausgleich innerhalb des Ausgleichszeitraums zu bemühen. In jedem Fall sind aber bei der Geltendmachung die tariflichen Ausschlussfristen gemäß § 70 BAT zu beachten.

**Auswirkungen auf den Dienstplan**

Bei der **Dienstplangestaltung** ist es besonders wichtig, die Überstunden in rot in den Dienstplan einzutragen und darauf zu achten, dass der Freizeitausgleich entsprechend im Dienstplan kenntlich gemacht wird. Erkrankt der Angestellte an dem Tag, an dem Freizeitausgleich für Überstunden vorgesehen ist, so gilt der Freizeitausgleich als gewährt. Dies führt in der Praxis oft zu Missverständnissen. Der Arbeitgeber ist auch nicht berechtigt, kurzfristig einseitig zu bestimmen, wann der Angestellte Freizeitausgleich zu nehmen hat. Es ist nicht zulässig, Mitarbeiter bei Schichtbeginn wieder nach Hause zu schicken. Freizeitausgleich muss im Dienstplan festgelegt oder kann kurzfristig nur mit Zustimmung des Mitarbeiters eingeräumt werden. Auch hier ist wieder der Grundsatz des billigen Ermessens zu beachten.

**Anspruch auf Überstundenvergütung**

Nach Ablauf des Ausgleichszeitraumes wandelt sich der nicht erfüllte Freizeitausgleich automatisch in einen **Geldanspruch** um, wobei für jede nicht ausgeglichene Überstunde die Überstundenvergütung fällig wird.

Zusammenfassend wird es folgendermaßen dargestellt.

> **Überstunden sind:**
> - die auf Anordnung
> - geleisteten Arbeitsstunden, die über die im Rahmen
> - der für die Woche
> - dienstplanmäßig
> - festgelegten Arbeitsstunden hinausgehen.

Daraus ergibt sich, dass eine Festsetzung der Arbeitsstunden für die Woche zwingend erforderlich ist und Überstunden nicht durch den Dienstplan angeordnet werden können. Genauso können Überstunden erst durch das Überschreiten der im Dienstplan für die Woche festgelegten Arbeitsstunden entstehen.

> **Hinweis:** Bei einer für die Woche festgesetzten Zahl von 38,5 Stunden sind die darüber hinausgehenden Arbeitsstunden Überstunden. Bei einer festgesetzten Zahl der Arbeitsstunden von 39 Stunden in einer anderen Woche sind die darüber hinausgehenden Stunden Überstunden.

## 3.11.2 Überstunden bei Teilzeitbeschäftigten

Bei der von **Teilzeitangestellten** über die arbeitsvertraglich vereinbarte Arbeitszeit hinaus geleistete Arbeit handelt es sich zunächst **nicht um Überstunden**. Überstunden sind die über die im Rahmen der regelmäßigen Arbeitszeit eines Vollbeschäftigten (d. h. 38,5-Stunden-Woche bzw. BAT-Ost 40 Stunden) hinausgehenden Arbeitsstunden. Bei Teilzeitbeschäftigten fal-

len Überstunden somit erst an, wenn diese Grenze von 38,5 Stunden überschritten wird. Teilzeitbeschäftigte sind grundsätzlich nicht verpflichtet,
Überstunden zu leisten, es sei denn, in ihrem Arbeitsvertrag ist dies ausdrücklich vereinbart worden. Hat die Angestellte dienstplanmäßig frei, so
ist sie nicht verpflichtet, außer in besonderen **Katastrophenfällen**, auf Abruf die Arbeit aufzunehmen. Was Katastrophenfälle sind, entscheidet
nicht die Pflegedienstleitung. Dafür gibt es gesetzliche Grundlagen. Die
Angestellte hat einen Anspruch auf ihre Privatsphäre. Während der Freizeit besteht keine Verpflichtung, dienstlichen Anweisungen nachzukommen oder sich zur Arbeit bereitzuhalten. Das Direktionsrecht des Arbeitgebers kann nicht in die Privatsphäre der Angestellten eingreifen.

Ein Anspruch von Teilzeitbeschäftigten auf Mehrarbeitszuschläge
(schon bei Überschreitung des individuell vereinbarten Arbeitszeitvolu-
mens) ist bereits seit der Entscheidung des Europäischen Gerichtshofs
vom 15.12.1994 (Rechtssache C-399/92) Thema im Pflegedienst. Der
Europäische Gerichtshof hatte entschieden, dass weder das Gleichbe-
handlungsgebot des § 2 Abs. 1 BeschFG noch das Willkürverbot des Artikels 3 Abs. 1 GG noch das Diskriminierungsverbot des Artikels 5
Abs. 3 GG verletzt seien, wenn ein Tarifvertrag Überstundenzuschläge
für Teilzeitbeschäftigte erst bei Überschreiten der tarifvertraglichen Voll-
Regelarbeitszeit vorsieht. Das Bundesarbeitsgericht hat sich der Rechtsprechung des Europäischen Gerichtshofs angeschlossen (BAG vom
20.06.1995 – 3 AZR 684/93).
Der Kern dieser Urteile liegt in der Bestätigung der Tarifautonomie: Ta-
rifparteien dürfen, wenn sie gute Gründe dafür haben, den Anspruch auf
Mehrarbeitszuschläge auf die Überschreitung eines von ihnen definierten Schwellenwertes begrenzen, der auch bei der Vollzeitarbeitsgrenze
liegen kann, aber nicht muss.
Das Urteil des Europäischen Gerichtshofs wird in der Literatur oft verkürzt wiedergegeben und vor allem in der betrieblichen Praxis häufig
sinnentstellend so interpretiert, als habe der Europäische Gerichtshof
einen Anspruch von Teilzeitbeschäftigten auf Mehrarbeitszuschläge definitiv zurückgewiesen. Tatsächlich aber könne es viele Gründe dafür geben, eine Definitionsgrundlage für Mehrarbeit an die Überschreitung
der individuellen vertraglichen Arbeitszeit zu binden oder einen tariflichen Anspruch auf Mehrarbeitszuschläge dort anzusetzen, wo auch bei
einer variablen Arbeitszeitverteilung die Grenzen dieses Modells überschritten werden. Das Landesarbeitsgericht Hamm hat aus der aktuellen
Rechtslage den Umkehrschluss abgeleitet, dass Teilzeitbeschäftigte in
Anwendung der Regeln des Bundesangestelltentarifvertrags (BAT) nicht
zur Leistung von Mehrarbeitsstunden über ihre individuelle Arbeitszeit
hinaus verpflichtet sind, zumal sie ja aus diesen keinen Anspruch auf
Zuschläge ableiten können (LAG Hamm vom 06.03.1995 – 17 Sa
1035/92).
Die Tarifvertragsparteien müssen den Handlungsbedarf erkennen und
dies in den Tarifverträgen regeln.
Für die Praxis folgt daraus, dass die Teilzeitbeschäftigten nur entsprechend ihrer arbeitsvertraglichen Arbeitszeit zu verplanen sind, etwa mit
19, 25 oder 28,75 Stunden.

### 3.11.3 Anordnung von Überstunden

In der betrieblichen Praxis gibt es immer wieder Konflikte über die Frage, wer Überstunden angeordnet hat, wenn die Arbeit nicht erledigt werden konnte. Die Anordnung von Überstunden braucht nicht ausdrücklich erfolgen, wohl allerdings stillschweigend. Es kann daher genügen, wenn der Arbeitgeber dem Arbeitnehmer eine Arbeit zuweist, die in der regelmäßigen Arbeitszeit nicht erledigt werden kann, oder wenn der Arbeitgeber die vom Arbeitnehmer geleisteten Überstunden kennt, einverstanden ist oder ihre Leistung duldet. Dies wird auch als **konkludentes Verhalten** bezeichnet. Danach ist jede geltend gemachte Überstunde, die ohne ausdrückliche Zustimmung des unmittelbaren Vorgesetzten erfolgte, im Einzelnen nach Tag, Uhrzeit und Dauer der Ableistung und üblicher Arbeitszeit substantiiert unter Beweis zu stellen. Mit anderen Worten, es ist zu beweisen. Damit wird auch deutlich, dass es freiwillige Überstunden nicht geben kann. Wer Stunden ansammelt, um längere Freizeit zu haben, sollte sich überlegen, ob er die Arbeitszeit reduzieren will. Eine weitere Möglichkeit wäre, arbeitsvertraglich ein Arbeitszeitkonto zu vereinbaren, um mehr Zeitsouveränität zu haben (siehe auch Tabelle 8).

## 3.12 Arbeitsbereitschaft

Die Arbeitsbereitschaft stellt der Arbeit gegenüber eine mindere Leistung dar, sie ist auf die Bereitschaft zur Verrichtung von Arbeit beschränkt.

> **Definition:** Die Rechtsprechung definiert **Arbeitsbereitschaft** als wache Achtsamkeit im Zustand der Entspannung.

*Unterscheidung Arbeitsbereitschaft – Bereitschaftsdienst*

Arbeitsbereitschaft ist Arbeitszeit im Sinne von § 2 Absatz 1 ArbZG. In der Praxis bereitet die Abgrenzung von zwischen Vollarbeit und Arbeitsbereitschaft immer wieder Schwierigkeiten. Die Arbeitsbereitschaft unterscheidet sich von dem Bereitschaftsdienst dadurch, dass sie eine **Verlängerung der regelmäßigen Arbeitszeit** darstellt, während Bereitschaftsdienst und Rufbereitschaft bisher (03. 10. 2000) **außerhalb der regelmäßigen Arbeitszeit** geleistet wurden. Zur Arbeitsbereitschaft gehört, im Vergleich zur Vollarbeit, eine geringere Inanspruchnahme, so dass eine Entspannung des Arbeitnehmers eintreten kann. Eine Entspannung ist nur möglich, wenn der Arbeitnehmer jede Entspannung als solche erkennen kann. Der Arbeitnehmer muss jede Arbeitsbereitschaft als solche erkennen und spätestens bei Beginn der Arbeitsbereitschaft wissen, dass er für eine bestimmte Zeit aus dem eigentlichen Arbeitsprozess entlassen ist und sich lediglich für eine eventuelle Tätigkeit bereitzuhalten braucht. Dies entspricht der früheren Rechtsprechung des BAG (vergleiche BAG, Urteil vom 14. 4. 1966, AP Nr. 3 zu § 13 AZO). Es wäre auch einfacher zu definieren: Auf Arbeit warten ist auch Arbeit.

> Als ein typisches **Beispiel im Pflegebereich** wäre hier die Krankenschwester zu nennen, die in der Nachtwache ihre Arbeit getan hat und

**Tab. 8:**
Überstunden

| Name | Übertrag | Mo | Di | Mi | Do | Fr | Sa | So | Wo | Mo | Di | Mi | Do | Fr | Sa | So | Wo | Mo | Di | Mi | Do | Fr | Sa | So | Wo | Mo | Di | Mi | Do | Fr | Sa | So | Wo | Soll | Ist |
|---|---|---|---|---|---|---|---|---|---|---|---|---|---|---|---|---|---|---|---|---|---|---|---|---|---|---|---|---|---|---|---|---|---|---|---|
| xy | | F | F | X | X | S | S | S | 38,5 | F | SX | X | S | S | S | 38,5 | S | S | S | S | S | SX | X | 38,5 | X | X | F | F | F | F | 38,5 | |
| | | | | +7,7 | | | | | 46,2 | | +7,7 | -7,7 | | | | 46,2 | | | | | | +7,7 | -7,7 | 46,2 | -7,7 | | | | | 30,8 | |

Überstunden,
dienstplanmäßige wöchentl.
Arbeitszeit überschritten

Keine Überstunden,
Ausgleich in der gleichen
Woche

Überstunden, Ausgleich
in der Woche nicht
mehr möglich

Legende:
F=Frühdienst
S=Spätdienst
N=Nachtdienst
X=Frei
SX=Frei für Sonntag
FX=Frei für Feiertag
X=Dienstfrei
ÜF=Überstundenfrei
U=Urlaub
Ü=Überstunden
Feiertag

nur noch auf Klingelruf der Patienten sofort tätig wird. Sie ist die ganze Zeit anwesend und jederzeit bereit, die Arbeit aufzunehmen. Arbeitsbereitschaft ist auch die Arbeit im Rettungsdienst: Die Rettungsassistenten warten auf den nächsten Einsatz durch die Rettungsleitstelle. Wenn im erheblichen Umfang Arbeitsbereitschaft anfällt, kann der Arbeitgeber aufgrund von gesetzlichen und tariflichen Voraussetzungen die Arbeitszeit verlängern.

**Merke:** Arbeitsbereitschaft ist Arbeitszeit und wird als solche vergütet, es fällt der entsprechende Zeitzuschlag nach § 35 BAT an. Während der Arbeitsbereitschaft kann keine Ruhepause gewährt werden, da der Arbeitnehmer jederzeit die Arbeit aufnehmen muss und dies mit der Definition der Ruhepause unvereinbar ist.

Dazu sind die Regelungen etwas genauer anzusehen.

Arbeitszeitgesetz

In § 7 Abs. 1 Buchstabe a ArbZG ist geregelt, dass in einem Tarifvertrag oder aufgrund eines Tarifvertrags in einer Betriebsvereinbarung zugelassen werden kann, die Arbeitszeit über zehn Stunden werktäglich auch ohne Ausgleich zu verlängern, wenn in die Arbeitszeit regelmäßig und in erheblichem Umfang Arbeitsbereitschaft fällt. Dies setzt also voraus, dass es im Tarifvertrag zugelassen ist und die Tarifvertragsparteien dazu eine Öffnung für Betriebsvereinbarungen vereinbart haben. Sonst ist kein Platz für eine Betriebsvereinbarung.

Bundesangestelltentarifvertrag

Die Tarifvertragparteien haben in § 15 Abs. 2 BAT vereinbart, dass die regelmäßige wöchentliche Arbeitszeit verlängert werden kann. Unter Buchstabe a bis zu zehn Stunden täglich (durchschnittlich 49 Stunden wöchentlich), wenn in sie regelmäßig eine Arbeitsbereitschaft von durchschnittlich mindestens zwei Stunden fällt, unter Buchstabe b bis zu 11 Stunden täglich (durchschnittlich 54 Stunden wöchentlich), wenn in sie regelmäßig eine Arbeitsbereitschaft von mindestens drei Stunden fällt. Unter Buchstabe c war geregelt, dass die Arbeitszeit auf bis zu 12 Stunden täglich (durchschnittlich 60 Stunden wöchentlich) verlängert werden kann, wenn der Angestellte lediglich an der Arbeitsstelle anwesend sein muss, um im Bedarfsfall vorkommende Arbeiten zu verrichten. Es gab den Arbeitgebern die Möglichkeit, im Rahmen des Direktionsrechts die Arbeitszeit zu verlängern. Diese unterliegt jedoch billigem Ermessen im Sinne von § 315 Abs. 1 BGB, d. h., die angeordnete Maßnahme muss unter Berücksichtigung aller Umstände des Einzelfalles billigen Ermessens entsprechen, was in jedem Fall gerichtlich überprüfbar ist. Diese Regelung darf nicht mehr angewendet werden. Sie ist europarechtswidrig und damit unwirksam. Die Verlängerung der regelmäßigen Arbeitszeit ist nur bei Vollzeitbeschäftigten möglich, nicht bei Teilzeitbeschäftigten, denn § 15 Abs. 2 gilt nur für Vollzeitbeschäftigte. Teilzeitbeschäftigte haben eine andere arbeitsvertraglich vereinbarte regelmäßige Arbeitszeit!

Da während der Arbeitsbereitschaft die Pflicht besteht, jederzeit sofort die Arbeit aufzunehmen, kann sie kein Ersatz sein, um eine Ruhepause zu gewähren.

Auch diese Modelle sind in der Praxis gescheitert, weil sie mit dem Wesen einer Ruhepause nicht vereinbar sind. Vergleiche auch Kapitel 3.5 zur
Ruhepause.

## 3.13  Bereitschaftsdienst

> **Definition: Bereitschaftsdienst** ist gegeben, wenn der Arbeitnehmer
> sich auf Anordnung des Arbeitgebers außerhalb der regelmäßi-
> gen Arbeitszeit an einer vom Arbeitgeber bestimmten Stelle aufhalten
> muss, um im Bedarfsfall die Arbeit aufzunehmen (§ 15 Abs. 6a BAT).

Die Zeit kann sich der Arbeitnehmer frei einteilen und darüber verfügen, was er macht, er muss aber jederzeit bereit sein, die Arbeit aufzunehmen. Der Arbeitgeber darf Bereitschaftsdienst aber nur anordnen,
wenn **zu erwarten ist, dass Arbeit anfällt**, erfahrungsgemäß **die Zeit
ohne Arbeitsleistung aber überwiegt** (§ 15 Abs. 6a BAT). Überwiegt die
Zeit der Arbeitsleistung, ist Vollarbeit anzuordnen oder Schichtarbeit
einzuführen. Der Arbeitnehmer kann dies individualarbeitsrechtlich im
Arbeitsgerichtsprozess durchsetzen. Es handelt sich hier um einen Anspruch des einzelnen Arbeitnehmers.

Es besteht eine **Verpflichtung** zur Ableistung von Bereitschaftsdienst, da
dies tarifvertraglich geregelt ist. Bei der Anordnung von Bereitschaftsdienst sind die allgemeinen Grundsätze des Direktionsrechts zu beachten; eine Vereinbarung mit dem Betriebs- oder Personalrat trägt die Ver-
mutung in sich, dass die allgemeinen Grundsätze der Billigkeit beachtet
wurden. Bereitschaftsdienst stellt keine volle Arbeitsleistung dar. Der Bereitschaftsdienst ist seinem Wesen nach eine **Aufenthaltsbeschränkung,**
verbunden mit der Verpflichtung, bei Bedarf sofort die Arbeit aufzunehmen. Dem Bereitschaftsdienst ist kein bestimmter Höchstanteil an Arbeitsleistung immanent. Die Tarifbestimmungen **kennen** keine Höchstgrenze unterhalb von 100 %. Aber auch die in den Sonderregelungen SR
2a und 2c genannte Grenze von 49 % stellt keinen Wert dar, bei dessen
Überschreitung Vollarbeit vorliegt. Aus dem Urteil des Europäischen Gerichtshofs vom 3. Oktober 2000 ergibt sich, dass Überstunden unter den
Begriff der Arbeitszeit im Sinne der Richtlinie fallen. Diese unterscheide
nicht danach, ob diese Zeit in der normalen Arbeitszeit liege oder nicht.
Dementsprechend sei die Zeit des Bereitschaftsdienstes als Arbeitszeit
und gegebenenfalls als Überstunden im Sinne der Richtlinie 93/104 anzusehen. Aufgrund dieser Feststellung des EuGH ist es denkbar, dass die
Zeit des Bereitschaftsdienstes zukünftig wie „normale" Überstunden mit
der Überstundenvergütung zu vergüten ist.

Anstelle der Bezahlung mit der Überstundenentlohnung kann **Freizeitausgleich** bis zum Ende des dritten Kalendermonats gewährt werden.
Der Arbeitgeber hat nach pflichtgemäßem Ermessen zwischen Freizeitausgleich und Bezahlung zu entscheiden. Zeitzuschläge für Überstunden
werden aber auch bei Freizeitausgleich nicht gezahlt. Es wird die „normale" Vergütung gezahlt.

Voraussetzung für
Bereitschaftsdienst

Der BAT lässt als besondere Form der Arbeitsleistung zu, dass anstelle von Vollarbeit ausschließlich Bereitschaftsdienst geleistet wird, wenn der Angestellte lediglich an der Arbeitsstelle anwesend sein muss, um im Bedarfsfall vorkommende Arbeiten zu verrichten. In diesem Fall darf die **tägliche Arbeitszeit 12 Stunden** und die **wöchentliche Arbeitszeit 60 Stunden** betragen (15 Abs. 2 Buchstabe c BAT).

Diese Regelung ist, da Bereitschaftsdienst als Arbeitszeit zu bewerten ist und nach dem Arbeitszeitgesetz die tägliche Arbeitszeit 10 Stunden nicht überschreiten darf, wohl **europarechtswidrig und damit unwirksam**.

### Berechnung des Bereitschaftsdienstes

Das Bundesarbeitsgericht sieht hier eine von den Tarifvertragsparteien bewusst gewollte Tariflücke, die nicht von den Gerichten ausgefüllt werden kann (BAG vom 27. 02. 1985, AP Nr. 12 zu § 17 BAT).

*Stufen*  Die Festlegung der **Bereitschaftsdienststufen** erfolgt durch einen bezirklichen Tarifvertrag. Es ist von Zeit zu Zeit erforderlich, die Bereitschaftsdienststufen zu überprüfen. Die Festlegung der Stufen hat nur den Sinn, die Arbeitsleistung innerhalb des Bereitschaftsdienstes als Arbeitszeit im Sinne der Vergütung zu bewerten.

**Tab. 9:**
Bereitschaftsdienst-
stufen

| Stufe | Arbeitsleistung innerhalb des Bereitschaftsdienstes | Bewertung als Arbeitszeit |
|-------|------------------------------------------------------|---------------------------|
| A | 0 bis 10 v. H. | 15 v. H. |
| B | mehr als 10 bis 25 v. H. | 25 v. H. |
| C | mehr als 25 bis 40 v. H. | 40 v. H. |
| D | mehr als 40 bis 49 v. H. | 55 v. H. |

Bereitschaftsdienst ist Arbeitszeit im Sinne des Arbeitsschutzes (Urteile AG Kiel und LAG Hamburg). Bereitschaftsdienst kann aber nicht für nur einige Stunden angeordnet werden, damit die Ruhepause gewährt werden kann. Dies ist rechtswidrig und mit den gesetzlichen und tariflichen Bestimmungen nicht vereinbar!

Der Zeitraum des Bereitschaftsdienstes wird vom Arbeitgeber bestimmt. In der betrieblichen Praxis war es üblich – ähnlich wie bei Rufbereitschaftsdienst –, den Bereitschaftsdienst vom Ende der Tagesschicht bis zum Beginn der nächsten Tagesarbeitszeit am darauf folgenden Arbeitstag festzulegen. Dies ist nun nicht mehr möglich.

Für die Berechnung ist auch die Zahl der im Monat zu leistenden Bereitschaftsdienste zu bewerten. Sie wird zu der Stufe dazu gerechnet.

**Tab. 10:**
Berechnung der Zahl
der Bereitschaftsdienste

| Zahl der Bereitschaftsdienste im Kalendermonat | Bewertung als Arbeitszeit |
|------------------------------------------------|---------------------------|
| 1. bis 8. Bereitschaftsdienst | 25 v. H. |
| 9. bis 12. Bereitschaftsdienst | 35 v. H. |
| 13. und folgende Bereitschaftsdienste | 45 v. H. |

> **Fallbeispiel:** Im OP wird bis 16.00 Uhr dienstplanmäßig bzw. betriebsüblich gearbeitet. Der Bereitschaftsdienst beginnt auf Anordnung des Arbeitgebers um 16.00 Uhr. Aufgrund von überdurchschnittlichem Arbeitsanfall können die Mitarbeiter, die Bereitschaftsdienst haben, den OP nicht um 16.00 Uhr verlassen, sondern arbeiten bis 21.00 Uhr.
> Hier liegt für die Zeit bis 21.00 Uhr kein Bereitschaftsdienst vor, sondern die Zeit von 16.00 Uhr bis 21.00 Uhr ist als Überstunde zu berechnen und zu vergüten. Die Arbeit wurde nicht unterbrochen oder beendet!

Bereitschaftsdienst war eine im Pflegebereich weit verbreitete Arbeitsform, die im gesamten Tarifbereich vorzufinden war. Im Wesentlichen war sie in den Krankenhäusern und Jugendhilfeeinrichtungen anzutreffen.

## 3.14 Rufbereitschaft

Rufbereitschaft unterscheidet sich vom Bereitschaftsdienst im Wesentlichen dadurch, dass nicht der Arbeitgeber den Aufenthaltsort bestimmt, sondern dass der **Arbeitnehmer** seinen **Aufenthaltsort frei wählen kann**. Der Angestellte muss dem Arbeitgeber seinen Aufenthaltsort anzeigen und auch jederzeit erreichbar sein. Es besteht keine Verpflichtung, in einer bestimmten Zeit sofort die Arbeit aufzunehmen. Die Wegezeit zählt zur Arbeitszeit. Die anfallenden Fahrkosten hat der Arbeitgeber zu erstatten. Die Rufbereitschaft ist außerdem dadurch gekennzeichnet, dass die körperliche, geistige und psychische Leistungsfähigkeit nicht durch die Einnahme von Alkohol oder anderen Rauschmitteln beeinträchtigt sein darf.

Sind die Angestellten mit einen Personensuchgerät ausgerüstet, sind sie beweglicher. Der Arbeitgeber kann ein Mobiltelefon zur Verfügung stellen.

Die Rufbereitschaft wird außerhalb der regelmäßigen Arbeitszeit geleistet. Sie wird nur zum Zwecke der Vergütung mit einen **Pauschalsatz** von 12,5 % als Arbeitszeit bewertet. Es wird die Überstundenvergütung gezahlt, Zeitzuschläge für Sonn- oder Feiertage werden hierfür nicht gezahlt.
Rufbereitschaft liegt nicht vor, wenn der Angestellte unmittelbar im Anschluss an die dienstplanmäßige Arbeit zur Arbeit herangezogen wird, weil für diese Zeit Rufbereitschaft vorgesehen war. Diese Zeiten sind eindeutig Überstunden.
Der Angestellte, der in der Regel nur Rufbereitschaft und nicht auch Bereitschaftsdienst leistet, darf im Kalendermonat nicht mehr als zwölf Rufbereitschaften leisten. Diese Zahl kann ausnahmsweise überschritten werden, wenn ansonsten die Versorgung der Patienten nicht sichergestellt wäre. Da es sich um eine Ausnahme handelt, ist ausgeschlossen,

Merkmale

Vergütung

dass der Arbeitgeber schon planmäßig mehr als zwölf Rufbereitschaften anordnet. Leistet der Angestellte auch Bereitschaftsdienst, zählen für die Ermittlung der zulässigen Zahl der Bereitschaftsdienste zwei Rufbereitschaften als ein Bereitschaftsdienst.

> **Hinweis:** Teilzeitbeschäftigte Angestellte sind nicht zur Teilnahme am Rufbereitschaftsdienst verpflichtet. Etwas anderes gilt nur, wenn im Arbeitsvertrag ausdrücklich die Teilnahme am Rufbereitschaftsdienst vereinbart wurde.

*Mindestens 3 Stunden*

Die tariflichen Bestimmungen im BAT und in den Sonderregelungen sehen eine **Mindestgarantie** vor, wenn der Angestellte während der Rufbereitschaft zur Arbeit herangezogen wird. Diese Mindestgarantie beträgt drei Stunden, d. h. es sind auch drei Überstundenvergütungen zu bezahlen, auch wenn die Inanspruchnahme einschließlich Wege- und Rüstzeit nur 50 Minuten beträgt.

Diese Mindestgarantie wird nur einmal und zwar für die kürzeste Zeit bezahlt, auch wenn der Angestellte mehrfach zur Arbeit herangezogen wird. In der Praxis wird der Begriff „Drei-Stunden-Garantie" verwendet.

## Mobiltelefon und Rufbereitschaft

In einem vor dem Bundesarbeitsgericht verhandelten Fall ging es darum, dass ein Arbeitnehmer statt des bisher üblichen „Euro-Piepers" während der Rufbereitschaft ein Handy benutzen konnte und sollte. Der Arbeitgeber strich daraufhin die Rufbereitschaftsvergütung, weil es bei der neuen Technik keine Ortsbeschränkung mehr gebe und weil die anfallende Arbeit in der Regel sogar durch ein paar Telefonate zu erledigen sei, während früher regelmäßig die Fahrt zum Arbeitsplatz notwendig wurde. Das BAG hat sich auf diese Argumentation nicht eingelassen, sondern stattdessen darauf abgestellt, dass es sich in jedem Fall um eine Beschränkung der Freizeitgestaltung handele. Sinn und Zweck der BAT-Regelung sei es, für diese Beschränkung einen finanziellen Ausgleich zu gewähren. Mithilfe welcher Technik die Rufbereitschaft gesichert werde, sei demgegenüber nebensächlich. Wenn die neue Technik – so das Gericht weiter – zu Erleichterungen führe, müssten die Tarifvertragsparteien eben neu über die angemessene Höhe der Vergütung verhandeln; für die Frage, ob Rufbereitschaft vorliege oder nicht, spiele dies aber keine Rolle (Bundesarbeitsgericht, Urteil vom 29. 6. 2000, Aktenzeichen: 6 AZR 900/98).

## Arbeitsaufnahme bei Rufbereitschaft

In einem vor dem Bundesarbeitsgericht verhandelten Fall ordnete das Krankenhaus der Beklagten an, dass der Arbeitnehmer (Kläger) bei Rufbereitschaft die Arbeit innerhalb von 20 Minuten nach Abruf aufnehmen müsse.

Das Gericht stellte fest, dass der Kläger nicht verpflichtet sei, bei Rufbereitschaft die Arbeit innerhalb der von der Beklagten festgesetzten Zeitspanne nach Abruf aufzunehmen. §7 AVR regelt die Voraussetzungen zur Anordnung von Rufbereitschaft abschließend. Diese Bestimmung räumt dem Arbeitgeber nicht das Recht ein, die Zeit zwischen dem Abruf und der Arbeitsaufnahme im Voraus und für alle Fälle auf eine bestimmte Höchstdauer zu beschränken. Dem Begriff „kurzfristig" in § 7 Abs. 3 der Anlage 5 zu den AVR ist dies nicht zu entnehmen. Eine solche zeitliche Beschränkung liefe dem Wesen der nur bei erfahrungsgemäß geringem Arbeitsanfall zulässigen Rufbereitschaft zuwider. Je nach Sachlage können zwischen Abruf nicht im Betrieb anwesender Arbeitnehmer und Arbeitsaufnahme unterschiedlich lange Zeiten liegen, die alle als „kurzfristig" anzusehen sind. Ist der Arbeitgeber aus betrieblichen Gründen darauf angewiesen, dass der Arbeitnehmer – z. B. in Notfällen – spätestens innerhalb von 20 Minuten die Arbeit aufnimmt, muss er sich der geeigneten, nach den AVR zulässigen Arbeitszeitregelung bedienen. Neben der Rufbereitschaft kommt insbesondere der Schichtdienst in Betracht oder der Bereitschaftsdienst nach § 7 Abs. 2 der Anlage 5 zu den AVR, der sich von der Rufbereitschaft dadurch unterscheidet, dass der Arbeitnehmer sich auf Anordnung des Arbeitgebers außerhalb der regelmäßigen Arbeitszeit in der Einrichtung aufhalten muss, um im Bedarfsfall die Arbeit aufzunehmen (Bundesarbeitsgericht, Urteil vom 31. Januar 2002 – 6 AZR 214/00 –).

## 3.15 Arbeitszeitverkürzung durch freie Tage

Aufgrund der Forderung der Gewerkschaft ÖTV wurde am 1. 1. 1985 erstmals eine Arbeitszeitverkürzung durch **zusätzliche arbeitsfreie Tage** eingeführt. Dies geschah zunächst durch einen altersabhängigen Stufenplan je Kalenderhalbjahr. Dies war seinerzeit sehr umstritten, weil viele Mitarbeiter nicht glaubten, dass dadurch neue Arbeitsplätze geschaffen werden konnten.

Mit Wirkung vom 1. 7. 1996 wurde der Anspruch auf einen Tag im Kalenderjahr reduziert. Ein Ausgleich für den Wegfall eines freien Tages im Kalenderjahr wurde dadurch vereinbart, dass an Heiligabend und an Sylvester ganztägig Arbeitsbefreiung zu erteilen ist bzw. bei Arbeitsleistung an diesen Tagen ein Ausgleich erfolgen muss.

Mit der Formulierung im Tariftext ist eindeutig klargestellt, dass es sich bei dem freien Tag im Kalenderjahr um eine Verkürzung der Arbeitszeit und nicht um Urlaub handelt.

Der neu eingestellte Angestellte erwirbt den Anspruch auf Freistellung erstmals, wenn das Arbeitsverhältnis fünf Monate ununterbrochen fortbesteht. Dies bedeutet (§ 15a BAT):

Wartezeit

1. Angestellte, deren Arbeitsverhältnis am 1. 1. bereits besteht, haben im fortbestehenden Arbeitsverhältnis einen Anspruch auf Arbeitszeitverkürzung durch einen freien Tag im laufenden Kalenderjahr (1. 1. bis 31. 12.).
2. Angestellte, deren Arbeitsverhältnis am 1. 1. und spätestens am 31. 7. beginnt, haben ebenfalls einen Anspruch auf Freistellung im laufenden Kalenderjahr.

3. Angestellte, deren Arbeitsverhältnis am 1. 8. und später beginnt, haben einen entsprechenden Anspruch erstmals für das darauf folgende Kalenderjahr.

Die Wartezeit von fünf Monaten für den erstmaligen Erwerb eines Freistellungsanspruchs durch den neu eingestellten Angestellten ist auch dann erfüllt, wenn er zum Beispiel wegen Arbeitsunfähigkeit nicht arbeiten konnte, das Arbeitsverhältnis aber bestand.

Das Arbeitsverhältnis muss nicht das ganze Kalenderjahr bestanden haben, damit ein Freistellungsanspruch entsteht. Der Freistellungsanspruch steht vom ersten Tage eines Jahres zu. Endet das Arbeitsverhältnis im Laufe des Kalenderjahres, so besteht bei erfüllter Wartezeit auch für das laufende Kalenderjahr ein Anspruch auf Freistellung von der Arbeit.

**Verfall bzw. Verschiebung des freien Tages**

Kann der freie Tag wegen **Arbeitsunfähigkeit** oder anderer in der **Privatsphäre** der Angestellten liegender Gründe **nicht genommen** werden, so verfällt dieser mit Ablauf des Kalenderjahres.
Ist im laufenden Dienstplan ein freier Tag festgelegt, und wird der Angestellte an diesem Tag arbeitsunfähig, so kann der Tag nicht nachgeholt werden, auch wenn das Kalenderjahr noch nicht abgelaufen ist.
Ein einmal im Dienstplan festgelegter freier Tag kann nur nachgeholt werden, wenn der Angestellte an diesem Tag aus dienstlichen oder betrieblichen Gründen zur Arbeit herangezogen wird. Ist die Freistellung nicht innerhalb des laufenden Kalenderhalbjahres möglich, so ist sie innerhalb der ersten zwei Monate des folgenden Kalenderhalbjahres nachzuholen.
Die Stationsleitung muss dies bei der Dienstplangestaltung berücksichtigen.

Eine **finanzielle Abgeltung** des freien Tages oder die Umwandlung in Überstunden ist verboten. Die Dauer der Freistellung beträgt höchstens ein Fünftel der für den Angestellten geltenden durchschnittlichen wöchentlichen Arbeitszeit. Damit wurde der Höchstrahmen für die Dauer der arbeitsvertraglichen Freistellung festgelegt.
Für Teilzeitangestellte bedeutet dies eine Kürzung, auch wenn sie 7,7 Stunden pro Schicht arbeiten.

**Beispiele:**
- Arbeitsvertragliche Arbeitszeit von 50 % (19,25 Std. pro Woche) → 3,85 Stunden Freistellung
- Arbeitsvertragliche Arbeitszeit von 20 Stunden pro Woche → 4,00 Stunden Freistellung

Dies kann in der Praxis zu Schwierigkeiten führen. Eine Dauernachtwache mit einer arbeitsvertraglichen Arbeitszeit von 19,25 Stunden, die zweimal neun Stunden die Woche arbeitet, hat nur einen Anspruch von 3,85 Stunden Freistellung im Kalenderjahr. Für die Dauernachtwache eine unbefriedigende Lösung; dieser sollte entgegengewirkt werden durch eine **arbeitnehmerfreundliche Dienstplangestaltung**. Die Arbeitszeit kann sinnvollerweise vor- oder nachgearbeitet werden. Die durch den freien Tag ausgefallene Arbeitszeit rechnet bei der Berechnung der Überstunden voll mit. Dies bedeutet in der Praxis, dass der Angestellte am Tag der Freistellung „fiktiv" im Dienstplan eingeplant sein muss. Der Zeitpunkt der Freistellung wird durch die Stationsleitung festgelegt. Das Direktionsrecht darf jedoch nicht willkürlich ausgeübt werden, sondern muss wie immer unter Berücksichtigung billigen Ermessens erfolgen. Es erfolgt immer eine **Interessenabwägung** zwischen den Interessen des Betriebes und denen der Angestellten. Das Interesse nach selbstbestimmter Freizeitgestaltung der Arbeitnehmer ist immer zu berück- sichtigen. Deshalb muss die Stationsleitung den freien Tag rechtzeitig festlegen und auf die Wünsche Rücksicht nehmen. In einen unmittelbar zeitlichen Zusammenhang mit dem Erholungsurlaub soll die Freistellung grundsätzlich nicht erfolgen. Es kann aber aus betrieblichen oder persönlichen Gründen von der Sollvorschrift abgewichen werden. Dabei sind strenge Maßstäbe anzulegen. Es bedarf einer Begründung für diese Maßnahme.

*Interessenabwägung Angestellter – Betrieb*

## 3.16 Arbeitszeitversäumnis

Die Arbeitszeitversäumnisse sind für den Geltungsbereich des BAT im § 52 geregelt. In der betrieblichen Praxis ist der Begriff „**Dienstbefreiung**" weit verbreitet. Dieser ist aber nicht korrekt, da es sich um einen Begriff aus dem Beamtenrecht handelt. Es geht hier um die Arbeitsleistung und die Arbeitszeit. Es gibt aber auch noch eine Reihe von gesetzlichen Freistellungsansprüchen, die in den einzelnen Bundesländern sehr unterschiedlich sind. Am deutlichsten wird dies am Beispiel Bildungsurlaub: Es gibt immer noch Bundesländer, die keinen Bildungsurlaub kennen.

Wir unterscheiden auch bei dem Thema Arbeitszeitversäumnis zwischen **gesetzlichen** und **tariflichen** Ansprüchen. Im Gesetz ist die Fortzahlung der Vergütung bei persönlicher Arbeitsverhinderung geregelt (s. § 616 BGB). Im BAT ist die Regelung günstiger, alle Fälle sind im § 52 aufgeführt. Die kirchlichen Arbeitsvertragsrichtlinien orientieren sich weitgehend an den Bestimmungen im BAT.

*Unterscheidung*

Der Arbeitnehmer ist zur Arbeitsleistung verpflichtet und der Arbeitgeber zu Entgeldzahlung. Daraus ergibt sich regelmäßig, dass bei einer Nichtleistung des Arbeitnehmers der Arbeitgeber nicht zur Lohnzahlung verpflichtet ist. Im Arbeitsrecht gibt es aber eine Ausnahme, die in § 616 BGB geregelt ist. Danach behält der Arbeitnehmer seinen Anspruch auf **Entgeltfortzahlung** auch in Fällen, in denen er an der Dienstleistung gehindert ist, wenn

1. die Verhinderung durch einen in seiner Person liegenden Grund eintritt,
2. ihn selbst kein Verschulden trifft,
3. die Verhinderung eine verhältnismäßig nicht erhebliche Zeit andauert.

*Anspruch auf Entgelt*

**Tab. 11:**
Alte und neue Regelung
zum Arbeitszeitversäumnis
des § 52 BAT

| Alt | Neu |
|---|---|
| 2 Tage bezahlte Freistellung an Arbeitstagen bei Umzug | Gestrichen |
| 3 Tage bezahlte Freistellung bei Umzug anlässlich Versetzung oder Abordnung | 1 Tag bezahlte Freistellung an einem Arbeitstag bei Umzug aus betrieblichem oder dienstlichem Grund |
| 1 Tag bezahlte Freistellung an Arbeitstagen für das 25-, 40-, oder 50-jährige Jubiläum eines Angestellten | Unverändert |
| 2 Tage bezahlte Freistellung an Arbeitstagen bei der Eheschließung des/der Angestellten | Gestrichen |
| 2 Tage bezahlte Freistellung an Arbeitstagen bei Niederkunft der Ehefrau | 1 Tag bezahlte Freistellung an Arbeitstagen bei Niederkunft der Ehefrau |
| 4 Tage bezahlte Freistellung an Arbeitstagen bei Tod des Ehegatten | 2 Tage bezahlte Freistellung an Arbeitstagen bei Tod des Ehegatten |
| 2 Tage bezahlte Freistellung an Arbeitstagen beim Tode von Eltern, Großeltern, Schwiegereltern, Kindern oder Geschwister soweit diese in demselben Haushalt leben | 2 Tage bezahlte Freistellung an Arbeitstagen beim Tod eines Kindes oder Elternteils |
| 1 Tag bezahlte Freistellung an Arbeitstagen bei der Beisetzung einer in der vorherigen Zeile genannten Personen, die nicht mit dem Angestellten in demselben Haushalt gelebt haben | 2 Tage bezahlte Freistellung an Arbeitstagen beim Tod des Ehegatten, eines Kindes oder Elternteils |
| 1 Tag bezahlte Freistellung an Arbeitstagen bei der Einsegnung, bei einer religiösen oder weltanschaulichen Feier und bei der Eheschließung eines Kindes des Angestellten | Gestrichen |
| 1 Tag bezahlte Freistellung an Arbeitstagen bei der Silbernen Hochzeit des Angestellten | Gestrichen |

Fernbleiben nur
nach Zustimmung
des Arbeitgebers

Grundsätzlich hat der Arbeitnehmer vor dem Fernbleiben der Arbeit die **Zustimmung** des Arbeitgebers einzuholen (Ausnahme: Arbeitsunfähigkeit). Dies gilt insbesondere für

1. die Arbeitszeitverkürzung durch freie Tage,
2. den Erholungsurlaub,

3. die Arbeitsbefreiung durch § 52 BAT und
4. sonstige Fälle der Freistellung zu Erledigung persönlicher Angelegenheiten.

Ist es im Ausnahmefall dem Angestellten nicht möglich, die vorherige Zustimmung des Arbeitgebers einzuholen, so ist sie unverzüglich nachtäglich einzuholen. Ein Anspruch besteht aber bei nachträglicher Beantragung nicht. Die Entscheidung hat wieder nach billigem Ermessen zu erfolgen.

> **Merke:** Der Anspruch auf Fortzahlung der Vergütung entfällt bei nicht genehmigtem Fernbleiben von der Arbeit. Es können auch weitere **arbeitsrechtliche Konsequenzen** wie Abmahnung oder Kündigung gezogen werden. Bei wiederholtem unentschuldigten Fernbleiben muss der Angestellte mit einer fristlosen Kündigung rechnen!

Über die tariflichen Vorschriften hinaus wird in Anwendung beamtenrechtlicher Bestimmungen aus Gründen der Gleichbehandlung mit Beamten den Angestellten Arbeitsbefreiung gewährt, soweit die Bestimmungen günstiger sind.

> **Merke:** Persönliche Angelegenheiten hat der Arbeitnehmer außerhalb der Arbeitszeit zu erledigen. Arztbesuche sind aber immer auch während der Arbeitszeit möglich, soweit sie vom Arzt festgelegt werden oder es um eine akute Erkrankung geht.

# 3.17 Arbeitsunfähigkeit

**Arbeitsunfähigkeit infolge Krankheit** liegt vor, wenn der Arbeitnehmer die nach seinem Arbeitsvertrag geschuldete Arbeitsleistung nicht erbringen kann. Der Begriff der Arbeitsunfähigkeit infolge Krankheit geht davon aus, dass Krankheit im medizinischen Sinne jeder regelwidrige körperliche oder geistige Zustand ist (BAG vom 29. 2. 1984 – 5 AZR 455/81).

Schwangerschaft ist keine Krankheit. Eine mit außergewöhnlichen Beschwerden und Störungen verbundene Schwangerschaft ist jedoch als Krankheit im Rechtssinne anzusehen (BAG, Urteil vom 14. 11. 1984 – 5 AZR 394/82).

Schwangerschaft

> **Definition:** Der Angestellte ist **arbeitsunfähig** infolge Krankheit, wenn ein Krankheitsgeschehen ihn außerstande setzt, die ihm obliegende Arbeit zu verrichten, oder wenn er die Arbeit nur unter der Gefahr fortsetzen könnte, in absehbarer Zeit seinen Zustand zu verschlimmern. Maßgebend ist die vom Arzt nach objektiven Kriterien vorzunehmende Bewertung (BAG, Urteil vom 26. 07. 1989 – 5 AZR 301/88).

Im Falle der Arbeitsunfähigkeit treffen den Angestellten **Mitteilungs- und Nachweispflichten**. Der Angestellte ist verpflichtet, dem Arbeitgeber die Arbeitsunfähigkeit und die voraussichtliche Dauer unverzüglich mitzuteilen und anzuzeigen. Unverzüglich bedeutet im rechtlichen Sinne „ohne schuldhaftes Verzögern" (§ 121 BGB); damit wird zum Ausdruck gebracht, dass der Angestellte seine Arbeitsunfähigkeit so rechtzeitig mitzuteilen hat, dass noch zeitnah für Ersatz gesorgt werden kann. Es ist nicht ausreichend, den Pförtner anzurufen oder die Stationssekretärin, es muss der unmittelbare Vorgesetzte angerufen werden. Denn nur der Vorgesetzte ist rein rechtlich in der Lage, Überstunden anzuordnen oder den laufenden Dienstplan zu ändern.

*Der unmittelbare Vorgesetzte muss informiert werden*

Die Anzeige ist an keine besondere **Form** gebunden, sie kann schriftlich oder mündlich erfolgen. Wer seine Arbeitsunfähigkeit nicht rechtzeitig und unverzüglich mitteilt, muss mit einer Abmahnung und im Wiederholungsfalle mit einer Kündigung rechnen!

*Zeitpunkt der Krankmeldung*

In der betrieblichen Praxis ist immer wieder eine Frage von besonderer Bedeutung: Bis wann muss ich mich krankgemeldet haben? Dafür gibt es eine klare Antwort: **Spätestens zu Beginn der Arbeitszeit.** Ist die Erkrankung bereits vorher bekannt oder vorhersehbar, z. B. bei einem geplanten Krankenhaus- oder Kuraufenthalt, so hat der Angestellte dieses dem Arbeitgeber vorher mitzuteilen, damit er sich auf die Abwesenheit einstellen kann. Es ist aber ausgesprochen unkollegial, einige Minuten vor Arbeitsbeginn anzurufen. Die Kollegen sind dann häufig nicht mehr in der Lage, die neue Situation adäquat zu organisieren. Der Arbeitnehmer ist nicht verpflichtet, Angaben über die Art der Erkrankung zu machen, wohl aber über die voraussichtliche Dauer.

*Bescheinigung spätestens am 4. Tag*

Für die ersten drei Kalendertage der Arbeitsunfähigkeit ist eine ärztliche Bescheinigung darüber nicht erforderlich. Der Arbeitgeber kann aber in bestimmten Einzelfällen die Vorlage einer **Arbeitsunfähigkeitsbescheinigung** schon am ersten Tag der Arbeitsunfähigkeit verlangen; diese Forderung darf aber nicht willkürlich erfolgen. Im Falle der Erkrankung von länger als drei Kalendertagen muss am vierten Kalendertag eine Arbeitsunfähigkeitsbescheinigung vorgelegt werden. Die Frist ist nach Kalendertagen bemessen, daher sind auch dienstplanmäßig freie Tage einzurechnen.

> **Fallbeispiel zur Einhaltung dieser Frist:** Krankenpfleger Henning W. erkrankt am Sonntag. Er hätte Nachtdienst und meldet sich vormittags telefonisch bei der Schichtleitung seiner Station krank, zunächst nur für diese eine Nacht.
> Am Montagmorgen begibt er sich zum Hausarzt und wird von einschließlich Sonntag bis Dienstag krankgeschrieben. Darüber informiert er wiederum direkt nach dem Arztbesuch telefonisch die Pflegedienstleitung.
> Spätestens am Mittwoch hat die Arbeitsunfähigkeitsbescheinigung bei der Pflegedienstleitung auf dem Schreibtisch zu liegen.

Legt der Arbeitnehmer keine Bescheinigung vor, so ist der Arbeitgeber berechtigt, die Gehaltszahlung einzustellen.

Die Kosten für die Bescheinigung trägt die Krankenkasse, für die Übermittlung der Bescheinigung trägt der Arbeitnehmer die Gebühren.

Dauert die Arbeitsunfähigkeit länger, als in der ersten Bescheinigung festgestellt, so ist der Arbeitnehmer verpflichtet, nach ihrem Ablauf eine **verlängernde Bescheinigung** vorzulegen, die lückenlos fortlaufend die weitere Arbeitsunfähigkeit attestiert.

Auch **nach Ablauf der Lohnfortzahlung** hat der Arbeitnehmer eine Arbeitsunfähigkeitsbescheinigung vorzulegen, damit sich der Arbeitgeber auf die krankheitsbedingten Abwesenheitszeiten einstellen kann. Er muss disponieren können, um unter Umständen den Arbeitsplatz befristet besetzen zu können.

Die ärztliche Bescheinigung ist der gesetzlich vorgesehene und wichtigste Beweis für die krankheitsbedingte Tatsache der Arbeitsunfähigkeit.

Der Angestellte ist auch verpflichtet, seine Arbeitsfähigkeit sofort nach Ablauf der Arbeitsunfähigkeit wieder anzuzeigen.

## 3.18 Schicht- und Wechselschichtarbeit

Um die Schicht- und Wechselschichtzulage gibt es häufig Streit. Vielen Pflegekräften wird heute noch die volle Wechselschichtzulage unrechtmäßig vorenthalten. Es gab sehr viele Arbeitsgerichtsprozesse zu diesem Thema, im Folgenden kann die richtige Auslegung der tariflichen Regelung nachgelesen werden.
Wechsel- und Schichtarbeit ist **Vollarbeit.** Zu ihrer Leistung ist der Arbeitnehmer nach § 15 Abs. 6 BAT bei Bedarf verpflichtet. Im Tarifvertrag sind beide Begriffe definiert in § 15 Abs. 8. Nach § 48a BAT erhalten Arbeitnehmer für Arbeit in Wechselschicht, Schichtarbeit und Nachtarbeit Zusatzurlaub bis zu 4 Tagen pro Jahr und gemäß § 33a Zulagen. Schicht- und Wechselschichtarbeit wird in der Praxis nach starren oder aber flexiblen Dienstplänen, die in jedem Zeitabschnitt wieder neu aufgestellt werden, geleistet. Tarifvertraglich sind beide Formen zulässig. Dienstpläne sind in allen Krankenhäusern und Pflegeeinrichtungen notwendig und zwingend vorgeschrieben.

| Zulagen nach Titelbuchstaben | BAT-West | BAT-Ost ab 01.09.97 |
|---|---|---|
| Wechselschichtzulage A | € 102,26 | € 86,92 |
| Wechselschichtzulage B | € 61,36 | € 52,15 |
| Schichtzulage C | € 46,02 | € 39,11 |
| Schichtzulage D | € 35,79 | € 30,42 |

**Tab. 12:**
Übersicht über die Zulagen

### 3.18.1 Wechselschichtzulage A von 102,26 €

> **Definition: Wechselschichten** sind wechselnde Arbeitsschichten, in denen ununterbrochen bei Tag und Nacht, werktags, sonntags und feiertags gearbeitet wird (§ 15 Abs. 8 Unterabs. 6 S. 2 BAT).

Strittig ist, ob die verlangte ununterbrochene Arbeit rund um die Uhr auch gegeben ist, wenn zu bestimmten Zeiten nur Arbeitsbereitschaft, Bereitschaftsdienst oder Rufbereitschaft angeordnet ist.

Wechselschicht setzt einen Dienstplan voraus, der einen regelmäßigen Wechsel der täglichen Arbeitszeit in Wechselschichten (Früh-, Spät- und Nachtdienst) vorsieht. Zu beachten ist, dass der Arbeitnehmer nach geleistetem Nachtdienst durchschnittlich spätestens nach Ablauf eines Monats erneut zur Nachtschicht herangezogen werden muß.

Dies ist auch der Fall, wenn der Arbeitnehmer einen Monat nach dem letzten Tag der vorhergehenden Nachtschichtfolge erneut zur Nachtschichtfolge eingeteilt wird (z. B. letzter Tag der Nachtschichtfolge am 5. Juni, erster Tag der neuen Nachtschichtfolge spätestens am 15. Juli).

Es muss aber beachtet werden, dass zur Berechnung der Wechselschichtzulage ein durchschnittlicher Zeitraum zugrunde gelegt werden muss. Dies ergibt sich aus der Rechtsprechung des BAG. In den untenstehenden Tabellen kann nachgelesen werden, wie zu rechnen ist. Der Arbeitnehmer muss aber regelmäßig am Schichtwechsel teilnehmen, das heißt, er muss grundsätzlich in allen Schichtarten eingesetzt werden.

Wechselschichtzulage
§ 33a BAT

> **Definition:** „Der Angestellte, der ständig nach einem Schichtplan (Dienstplan) eingesetzt wird, der einen regelmäßigen Wechsel der täglichen Arbeitszeit in Wechselschichten (§ 15 Abs. 8 Unterabs. 6 Satz 2) vorsieht und der dabei in je fünf Wochen durchschnittlich mindestens 40 Arbeitsstunden in der dienstplanmäßigen oder betriebsüblichen Nachtschicht leistet, erhält eine Wechselschichtzulage von 102,26 € monatlich."

Ein gleichwertiger (gleichmäßiger) Einsatz in allen Schichten (Früh-, Spät- und Nachtschicht) ist entgegen der Auffassung der Arbeitgeber nicht erforderlich (BAG, Urteil vom 13. 10. 1993, 10 AZR 294/92).

Nachtschichtstunden

Erforderlich sind Arbeitsstunden in der dienstplanmäßigen oder betriebsüblichen Nachtschicht. Bei einer **Nachtschicht von 21.00 Uhr bis 6.30 Uhr** zählen nur 9 Arbeitsstunden dieser Nachtschicht, da 30 Minuten Pause abgezogen werden.
Bei einer Arbeitszeit von **21.00 Uhr bis 7.00 Uhr** zählen 9,25 Nachtschichtstunden. Hier werden 45 Minuten Pause abgezogen, da die Arbeitszeit über 9 Stunden hinausgeht.

Die gemäß § 15 Abs. 8 BAT definierten Nachtarbeitsstunden von 20.00 Uhr bis 6.00 Uhr, für die der Nachtzuschlag von 1,28 € pro Stunde (vgl. § 35 Abs. 1e BAT) gezahlt wird, spielen bei der Berechnung der Wechselschichtzulage keine Rolle.

> **Hinweis:** Es sind nur die Arbeitsstunden zu rechnen, die in der Nacht-
> schicht geleistet worden sind!

In je fünf Wochen müssen mindestens 40 Arbeitsstunden in den Nachtschichten erreicht werden. Ist der Schichtplan für fünf oder mehr Wochen
festgelegt, lässt sich im Voraus ermitteln, ob durchschnittlich **40 Nachtschichtstunden** anfallen oder nicht.

40 Stunden in 5 Wochen

Ist der Dienstplan kürzer, wird er also nur einen Monat im Voraus geschrieben, dann lässt sich erst nach Ablauf eines bestimmten Zeitraumes
feststellen, ob die 40 Nachtschichtstunden erreicht worden sind.

Das Bundesarbeitsgericht hat hierzu festgestellt, dass für alle Fälle
nach Ablauf jeden Monats die zurückliegenden 10 Wochen zur Grundlage der Durchschnittsberechnung genommen werden (BAG, Urteil
vom 13. 10. 1993, 10 AZR 294/92 und vom 18. 05. 1994 10 AZR 391/
93).

Berechnung

So besteht der Anspruch auf 102,26 € für August, wenn innerhalb von
10 Wochen vor dem 31. 08. mindestens 80 Nachtstunden geleistet wurden. An jedem Monatsende muss erneut 10 Wochen zurückgerechnet
werden.

Während eines Erholungsurlaubs oder einer Arbeitsunfähigkeit wird der
Beschäftigte so gestellt, als wenn er dienstplanmäßig gearbeitet hätte.
Die Wechselschichtzulage wird aber nur für die tatsächlich geleisteten
Nachtarbeitsstunden gezahlt. Die Voraussetzungen für die Wechsel-
schichtzulage müssen erfüllt sein.

## 3.18.2 Wechselschichtzulage B von 61,36 €

Eine Schichtzulage von 61,36 € erhält, wer die durchschnittlich 40 Arbeitsstunden in der Nachtschicht erst in **sieben** Wochen erreicht. Ansonsten gilt alles Vorhergehende. Bei dem **Berechnungszeitraum** werden
allerdings **14 Wochen** zu Grunde gelegt und nicht 10 Wochen.

Voraussetzungen

Der Beschäftigte erhält die Schichtzulage von 61,36 €, wenn der Schicht-
plan eine Unterbrechung der Arbeit an Wochenenden von höchstens 48
Stunden vorsieht. Im Übrigen müssen alle anderen Bedingungen für die
Wechselschichtzulage erfüllt werden.

Es gibt noch weitere Schichtzulagen, die aber mit den Nachtschichten
nichts zu tun haben. In der betrieblichen Praxis werden sie auch einfach
**Schichtzulage** genannt. Sie müssen dargestellt werden, um die Unterschiede deutlich zu machen.

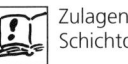

Zulagen bei weiteren
Schichtdiensten

> **Definition:** Es sind zwei Fälle zu unterscheiden:
> –  bei Schichtdienst in einer Zeitspanne von mindestens 18 Stunden
>    beträgt die Schichtzulage 46,02 €,
> –  bei Schichtdienst in einer Zeitspanne von mindestens 13 Stunden
>    beträgt die Schichtzulage 35,79 €.

Von § 33a Abs. 3 Buchstabe b BAT sind die Fälle erfasst, in denen Schichtarbeit in einer bestimmten Zeitspanne geleistet wird. Es wird unterschieden zwischen Schichtarbeit innerhalb einer **Zeitspanne** von mindestens 18 Stunden und 13 Stunden. Der Begriff Zeitspanne ist in einer Protokollnotiz zu § 33a Abs. 3 Buchst. b BAT erläutert.

**Übersicht 3:**
Geltendmachung
von Ansprüchen

**Definition:** Ein **Anspruch** ist das Recht, von einem anderen ein Tun oder Unterlassen verlangen zu können (§ 194 BGB)

| WER will | • der oder die Betroffene |
| | • fordert den Arbeitgeber auf |
| WAS | • Freizeit oder |
| | • tarifgerechte Bezahlung |
| | • für einen bestimmten Zeitraum |
| | • ungefähre Höhe beziffern |
| | • so konkret wie möglich – bei Zeitdruck die weitestgehende Forderung stellen |
| | • Wahrung der Ausschlussfrist ggf. vom Arbeitgeber bestätigen lassen |
| von WEM | • an den Arbeitgeber |
| WORAUS | • i. d. R. Tarifvertrag |
| | • Gesetz |

immer schriftlich!

**Definition:** Zeitspanne im Sinne der Vorschrift ist demnach die Zeit zwischen dem Beginn der frühesten und dem Ende der spätesten Schicht innerhalb von 24 Stunden.

**Beispiel:** Beginnt die früheste Schicht um 6.00 Uhr, und endet die späteste Schicht um 23.00 Uhr, beträgt die Zeitspanne 17 Stunden. Die geforderten 18 Stunden sind nicht erreicht, wohl aber mindestens 13 Stunden.

Für die Ermittlung der Zeitspanne ist die dienstplanmäßig abzudeckende Arbeitszeit des Angestellten auf der Station heranzuziehen, auf der er beschäftigt ist. Der Angestellte muss in die Schichtarbeit zur Abdeckung der Arbeitszeit einbezogen sein. Auch der Einsatz in der Kernarbeitszeit gehört zur Schichtarbeit. Die Schichtzulage ist als eine **Erschwerniszulage** zu betrachten, um einen Ausgleich zu bezahlen für die besonderen Belastungen im Schichtdienst. Damit haben die Tarifvertragsparteien anerkannt, dass der Schichtdienst für die Beschäftigten eine besondere Belastung darstellt. Hiermit wird eindeutig zum Ausdruck gebracht, dass der Arbeitgeber für den im Schichtdienst arbeitenden Arbeitnehmer eine besondere Verantwortung hat.

Für Teilzeitbeschäftigte, die einen Anspruch auf eine Wechsel- oder Schichtzulage haben, darf hinsichtlich dieser Zulage keine Kürzung vor-

**Übersicht 4:**
Muster zur
Geltendmachung
eines Anspruchs

Elfie Weckbach
Asternweg 11A
51515 Blumenhausen


An die Personalabteilung
des Kreiskrankenhaus Blumenhausen
Postfach
51515 Blumenhausen

                                   Blumenhausen, 31. 12. 02


**Schicht- und Wechselschichtzulage**

Sehr geehrte Damen und Herren,

die Überprüfung meiner Schicht-/Wechselschichtzulage hat ergeben,
dass sie nicht tarifgemäß gezahlt wird.

Mir steht eine Schicht/Wechselschichtzulage von € … monatlich zu.

Diese Zulage mache ich hiermit rückwirkend für … Monate geltend.
Die Berechnung der Nachtschichtstunden entnehmen Sie der Anlage.
Bitte beachten Sie die Ausschlussfrist nach § 70 BAT.


Mit freundlichen Grüßen

Teilzeitbeschäftigte

genommen werden. Die Zulage ist in **voller Höhe** zu zahlen (BAG vom
23. 6. 1993 – 10 AZR 127/92). (Siehe auch die Formulare auf S. 113/
114.)

**Tab. 13:**
Berechnung der durchschnittlichen Nachtschichtstunden

## 5-Wochen-Zeiträume

| | Je 10 Wochen ab Monatsende | Frühschichten | Spätschichten | Nachtarbeits-stunden |
|---|---|---|---|---|
| Januar 2000 | 22. 11. 1999 bis 31. 01. 2000 | 15 | 25 | 85 |
| Februar 2000 | 20. 12. 1999 bis 29. 02. 2000 | 12 | 20 | 80 |
| März 2000 | | | | |
| April 2000 | | | | |

## 7-Wochen-Zeiträume

| | Je 14 Wochen ab Monatsende | Frühschichten | Spätschichten | Nachtarbeits-stunden |
|---|---|---|---|---|
| Januar 2000 | 25. 10. 1999 bis 31. 01. 2000 | 35 | 20 | 90 |
| Februar 2000 | 22. 11. 1999 bis 29. 02. 2000 | 31 | 22 | 80 |
| März 2000 | | | | |
| April 2000 | | | | |

Abteilung:

Kiel, 3. Mai 2002

**Allgemeine Chirurgie (31)**
**Intensivstation B1**

# Veränderung von Zulagen

An den
Verwaltungsdirektor
-Dezernat 200-
Brunswiker Straße 10, 24105 Kiel

| Name, Vorname | Personalnummer |
|---|---|
| **Mustermann, Hans** | **3430** |

| Art der Zulage, lfd. Nummer | Wirksamkeitsdatum |
|---|---|
| **1; 8 + 12 bleibt** | **1. April 2002** |

| | befristet bis |
|---|---|
| **X** Gewährung | **unbefristet** |
| Wegfall | A **X** Kr. Pflegepersonal |
| | B Schüler |

| Nichtvollbeschäftigte erhalten den Teil, der dem Maße der mit ihnen vereinbarten Arbeitszeit entspricht (lfd. Nr. 5 bis 12) | A | B | **Legende** |
|---|---|---|---|
| lfd. Nr 1 Wechselschichtzulage | 102,26 | 76,69 | Ein F **und** ein S im lfd. Monat **plus** 80 ND-Stunden in 10 Wochen (70 Tage zurück gezählt ab Monatsende) |
| lfd. Nr 2 Schichtzulage | 61,36 | 46,02 | Ein F **und** ein S im lfd. Monat **plus** 80 ND-Stunden in 14 Wochen (98 Tage zurück gezählt ab Monatsende) |
| lfd. Nr 3 Schichtzulage - Zeitspanne 18 Std. | 46,02 | 34,51 | Ein F **und** ein S im lfd. Monat **plus** 10 Nachtdienststunden i. lfd. Monat |
| lfd. Nr 4 Schichtzulage - Zeitspanne 13 Std. | 35,79 | 26,84 | Ein F **und** ein S im lfd. Monat |
| **Protokollerklärung Nr. 1 Buchstabe** lfd. Nr 5 -a- Infektionsabteilungen | 46,02 | 23,01 | |
| lfd. Nr 6 -b- psychatr. Abteilungen | 46,02 | 23,01 | |
| lfd. Nr 7 -c- geriatr. Abteilungen | 46,02 | 23,01 | |
| lfd. Nr 8 -d- gelähmte/multipler Sklerose | 46,02 | 23,01 | |
| lfd. Nr 9 -e- Transplantationen | 46,02 | 23,01 | |
| lfd. Nr 10 -f- AIDS (Vollbild) | 46,02 | 23,01 | |
| lfd. Nr 11 -g- Chemoth./radioaktive Stoffe | 46,02 | 23,01 | |
| lfd. Nr 12 - Intensiveinheiten | 46,02 | 23,01 | In Intensiveinheiten |

Ausfertigung für den **Mitarbeiter**

| 4 /02 | X U U U U S F F S F F F x x F S F rd rd x S x x S rd rd x x x x | F im lfd. Monat: 7 |
|---|---|---|
| 3 /02 | x x rd rd x F S F F F F F F x x x rd rd x S F S F F F F x x x | S im lfd. Monat: 5 N im lfd. Monat: 4 |
| 2 /02 | F x x rd rd x S S F F F S F F x x x x x F rd rd x S F S F F X x x | N in zehn Wochen: 10 |
| 1 /02 | rd x x x x x x x F S F F S F S F F x x rd N N x x S F S F F F | N in vierzehn Wochen: 13 |

Abteilung:

Kiel, 3. Mai 2002

**Allgemeine Chirurgie (31)**
**Intensivstation B1**

**Veränderung von Zulagen**

An den
Verwaltungsdirektor
-Dezernat 200-
Brunswiker Straße 10, 24105 Kiel

| Name, Vorname | Personalnummer | Verwaltungsintern - Derzernat 200- |
|---|---|---|
| **Mustermann, Hans** | **3430** | |
| **Art der Zulage, lfd. Nummer** | Wirksamkeitsdatum | Schlüssel lt. Verzeichnis |
| **1; 8 + 12 bleibt** | **1. April 2002** | |

| | befristet bis **unbefristet** | | |
|---|---|---|---|
| **X** Gewährung | | | |
| Wegfall | A **X** Kr. Pflegepersonal | | |
| | B Schüler | | |

| Nichtvollbeschäftigte erhalten den Teil, der dem Maße der mit ihnen vereinbarten Arbeitszeit entspricht (lfd. Nr. 5 bis 12) | A | B | Kr. Pfl. | Schüler | Namens zeichen |
|---|---|---|---|---|---|
| lfd. Nr 1 Wechselschichtzulage | 102,26 | 76,69 | 2901 | 304 | |
| lfd. Nr 2 Schichtzulage | 61,36 | 46,02 | 2902 | 305 | |
| lfd. Nr 3 Schichtzulage - Zeitspanne 18 Std. | 46,02 | 34,51 | 2903 | 306 | |
| lfd. Nr 4 Schichtzulage - Zeitspanne 13 Std. | 35,79 | 26,84 | 2904 | 307 | |
| **Protokollerklärung Nr. 1 Buchstabe** | | | | | |
| lfd. Nr 5 -a- Infektionsabteilungen | 46,02 | 23,01 | 2202 | 317 | |
| lfd. Nr 6 -b- psychatr. Abteilungen | 46,02 | 23,01 | 2202 | 317 | |
| lfd. Nr 7 -c- geriatr. Abteilungen | 46,02 | 23,01 | 2202 | 317 | |
| lfd. Nr 8 -d- gelähmte/multipler Sklerose | 46,02 | 23,01 | 2202 | 317 | |
| lfd. Nr 9 -e- Transplantationen | 46,02 | 23,01 | 2202 | 317 | |
| lfd. Nr 10 -f- AIDS (Vollbild) | 46,02 | 23,01 | 2202 | 317 | |
| lfd. Nr 11 -g- Chemoth./radioaktive Stoffe | 46,02 | 23,01 | 2202 | 317 | |
| lfd. Nr 12 - Intensiveinheiten | 46,02 | 23,01 | 2201 | 317 | |

Ausfertigung für die **Pflegedienstleitung**

| 4 /02 | x U U U U S F F S F F F x x x F S F rd rd x S x x S rd rd x x x x | F im lfd. Monat: 7 |
|---|---|---|
| 3 /02 | x x rd rd x F S F F F F F F x x x x x rd rd x S F S F F F F F x x x | S im lfd. Monat: 5 |
| 2 /02 | F x x rd rd x S S F F F S F F x x x x x x F rd rd x S F S F F x x x | N im lfd. Monat: 4 / N in zehn Wochen: 10 |
| 1 /02 | rd x x x x x x x F S F F S F S F F F x x rd N N x x S F S F F F | N in vierzehn Wochen: 13 |

# 3.19 Wechselschichtzulage – So urteilt das Bundesarbeitsgericht

Das BAG (Bundesarbeitsgericht) hat mit Urteil vom 9. 12. 1998 (10 AZR 207/98) eine Entscheidung gefällt, die auch für den Pflegedienst in Wechselschichtarbeit bedeutsam ist.

Danach hat ein Angestellter auch dann Anspruch auf die Wechselschichtzulage im Sinne von § 33a Abs. 1 BAT, wenn er in Früh- oder Spätschicht wegen **Urlaub** oder **Krankheit** keine Arbeitsleistung erbringt.

## Informationen zum Urteil

Der Kläger ist in einem Bereich beschäftigt, in dem in wechselnden Arbeitsschichten bei Tag und Nacht sowie an Sonn- und Feiertagen gearbeitet wird.

Er wurde nach einem Dienstplan eingesetzt, der einen regelmäßigen Wechsel der Schichten vorsah, wobei die Schichten ungleich verteilt waren, also nicht jede Schicht in der Planung gleichwertig zu einem Drittel vertreten war. An mehreren Tagen, an denen er zum Früh- oder Spätdienst eingeteilt war, wurde er krank oder hatte Urlaub. Er wurde jeweils längstens nach Ablauf eines Monats erneut zum Nachtdienst herangezogen, den er auch leistete, und erfüllte damit das Kriterium der Wechselschichtarbeit.

Sein Arbeitgeber war der Auffassung, dass die Wechselschichtzulage einerseits von der gleichmäßigen Verteilung der Anzahl der verschiedenen Schichten abhängig sei und andererseits der Anspruch auch dann entfällt, wenn der Spät-/Frühdienst nicht tatsächlich geleistet wird.

**Definition:** Das BAG führte (wie auch schon in anderen Entscheidungen) aus, dass gemäß BAT **Wechselschichten als wechselnde Arbeitsschichten** definiert werden, in denen ununterbrochen bei Tag und Nacht, werktags, sonntags und feiertags gearbeitet wird. Dies bedeutet Arbeit nach einem Dienstplan, der einen regelmäßigen Wechsel der täglichen Arbeitszeit in Wechselschicht vorsieht und bei dem in je fünf Wochen durchschnittlich mindestens 40 Arbeitsstunden in der dienstplanmäßigen Nachtschicht geleistet werden. Es wird auch nur bestimmt, dass „ununterbrochen" in Wechselschichten gearbeitet wird, nicht jedoch, dass der einzelne Arbeitnehmer „ununterbrochen" arbeitet.

Der Anspruch auf eine Wechselschichtzulage erfordert nicht, dass der Anteil der wechselnden Arbeitsschichten im zeitlichen Umfang in etwa gleich sein muss. Die Zulage ist nur vom schichtplanmäßigen Wechsel der täglichen Arbeitszeit und dem tariflichen erforderlichem Umfang der Nachtarbeit abhängig.

Nachtschicht muss nach dem Wortlaut der Tarifnorm **„geleistet"** werden. Hinsichtlich der übrigen Schichten wird lediglich vorausgesetzt, dass der Angestellte nach einem Schichtplan **„eingesetzt"** ist, der **Wechselschicht „vorsieht"**. Die Bedingung im letzten Satz kann als erfüllt betrachtet werden, wenn der Angestellte im Dienstplan mit Wechselschichten geplant wurde.

Daraus ist zu folgern, dass nur bei Nachtschicht, jedoch nicht bei Früh- und Spätschicht eine tatsächliche Arbeitsleistung gefordert wird. Arbeitet also der Angestellte wegen Krankheit oder Urlaub nicht in der geplanten Früh- und Spätschicht, wohl aber die mindestens erforderlichen Nachtschichten, muss diese Belastung honoriert werden. Dies bedeutet bei dem zu Grunde liegenden Tarifvertrag die Zahlung der Wechselschichtzulage in Höhe von € 102,26 für die in diesem Prozess umstrittenen Zeiträume.

### Hinweis

Klargestellt wird mit diesem Urteil gleichzeitig, dass der **Ausfall von Früh-, Spät- und/oder Nachtdiensten** durch Krankheit und/oder Urlaub sich **nicht auf die Schichtzulagen** in Höhe von 35,79 € bzw. 46,02 € auswirkt, da es bei diesen Schichtzulagen nur darauf ankommt, in welchen Schichten der Arbeitnehmer dienstplanmäßig üblicherweise eingesetzt wird.

Nur bei der Schichtzulage in Höhe von 61,36 € und bei der Wechselschichtzulage in Höhe von 102,26 € kann sich der Ausfall von Nachtdiensten auf die Höhe der Zulage auswirken, da diese an tatsächlich vom Angestellten geleistete Nachtdienststunden gebunden sind.

### BAG-Urteil konkretisiert Vorgehensweise

> **Merke:** Wechselschicht- und Schichtarbeit bedeutet eine Belastung für die Angestellten. Diese Belastung wird finanziell vergütet; bis zum Jahr 1989 nur für die Angestellten im Pflegedienst, die unter die Sonderregelung 2a BAT fielen, seit 1989 für alle Angestellten im öffentlichen Dienst, indem die Regelung in den allgemeinen Manteltarif übernommen wurde.

Der BAT unterscheidet in § 33a zwei Wechselschicht- und zwei Schichtzulagen, die eine nach Belastung gestaffelte Zulagenregelung ergeben.

Diese Zulagen sind gleichzeitig die einzigen in Monatsbeträgen festgelegten Zulagen des BAT, die bei einer Teilzeitkraft nicht anteilig dem Beschäftigungsverhältnis gekürzt werden können. Allerdings müssen Teilzeitbeschäftigte die jeweiligen Anforderungen im vollem Umfang erfüllen, um anspruchsberechtigt zu sein (Urteil des BAG vom 23. 6. 1993).

Die nachfolgenden Ausführungen der derzeitigen rechtlichen Situation gliedern sich in folgende Bereiche:
- Wechselschichtzulage in Höhe von 102,26 €
- Wechselschichtzulage in Höhe von 61,36 €
- Schichtzulage in Höhe von 46,02 €
- Schichtzulage in Höhe von 35,79 €
- Auswirkungen von Urlaub und Krankheit auf den Zulagenanspruch
- Gültigkeit im Bereich der Arbeitsvertragsrichtlinien (AVR) von Caritas und Diakonie
- Worauf sollte ich achten?

## 3.19.1 Wechselschichtzulage in Höhe von 102,26 €

„Der Angestellte, der ständig nach einem Schichtplan (Dienstplan) eingesetzt ist, der einen regelmäßigen Wechsel der täglichen Arbeitszeit in Wechselschichten (§ 15 Abs. 8 Unterabs. 6 Satz 2) vorsieht, und der dabei in je fünf Wochen durchschnittlich mindestens 40 Arbeitsstunden in der dienstplanmäßigen oder betriebsüblichen Nachtschicht leistet, erhält eine Wechselschichtzulage von 102,26 € monatlich" (§ 33a Abs. 1 BAT).

Dieser Absatz enthält gleich mehrere Bedingungen, die von dem Angestellten erfüllt werden müssen, um einen Anspruch auf eine Wechselschichtzulage in der genannten Höhe zu erwirken.

**Bedingungen**

**Ständiger Einsatz** nach einem Schicht- oder Dienstplan heißt, dass es sich um im Voraus geplante Dienste handeln muss, die schriftlich fixiert sind. Ob dieser Dienstplan einen Zeitraum von zwei, vier oder zwölf Wochen umfasst, spielt dabei keine Rolle. Das BAG hat in seinem Urteil vom Februar 1996 weiter festgestellt, dass es sich auch bei den in der Pflege oft üblichen individuellen Einsatzplänen um Dienst- bzw. Schichtpläne handelt. Vereinzelte Dienste in anderen Schichten bedingen jedoch noch keinen ständigen Einsatz in Wechselschichten oder auch im Schichtdienst. Der Angestellte, der normalerweise nur im Früh- und Spätdienst arbeitet und nur selten im Nachtdienst eingesetzt wird, leistet demnach keine Wechselschicht und hat daher auch keinen Anspruch auf diese Zulage.

Die Anforderung „**regelmäßiger Wechsel der täglichen Arbeitszeit**" stellt in der Pflege mit ihren oft individuell monatlich erstellten Dienstplänen ohne fest definierte Rhythmen ein Problem dar. Hier müssen meines Erachtens die Kolleginnen zukünftig wesentlich häufiger mit einer Verweigerung der Zulage durch den Arbeitgeber rechnen, wenn nicht darauf geachtet wird, zumindest einen erkennbaren Rhythmus einzuhalten. Die oben genannte Anforderung bedeutet jedoch nicht, wie auch bereits in anderen Urteilen festgestellt, dass die Schichten gleichmäßig verteilt sein müssen.

---

**Definition:** Der BAT definiert **Wechselschichten** im aufgeführten Paragraphen als „**wechselnde Arbeitsschichten, in denen ununterbrochen bei Tag und Nacht, werktags, sonntags und feiertags gearbeitet wird**".

---

Dies ist im Pflegebereich praktisch überall dort erfüllt, wo Angestellte in Schichten eingesetzt werden, die 24 Stunden des Tages abdecken (also nicht unbedingt in jeder vorhandenen Schichtform wie z. B. Zwischenschichten) und der Bereich nie geschlossen wird, so wie dies beispielsweise im OP-Bereich, in der Endoskopie oder in der Dialyse der Fall ist. Auch wenn in den zuletzt genannten Bereichen Bereitschaftsdienste eingerichtet sind, heißt dies, dass an den fraglichen Tagen (sonn- und feiertags, evtl. auch nachts) nicht gearbeitet wird, dort also keine Wechselschichten im Sinne des § 33a Absatz 1 vorliegen.

Die letzte Anforderung, die erfüllt sein muss, lautet „in je **fünf Wochen** durchschnittlich **mindestens 40 Arbeitsstunden** in der dienstplanmäßigen oder betriebsüblichen Nachtschicht" leisten. Hier hat das BAG eine für die Arbeitgeber praktikable Form der Berechnung definiert, die unter Umständen für einzelne Angestellte eine niedrigere Wechselschichtzulage für einzelne Monate des Jahres bedeutet.

Gemäß der Entscheidung des BAG muss sich der Arbeitgeber zukünftig zwischen zwei Vorgehensweisen entscheiden. Die Anspruchsvoraussetzung wird dabei jeweils am Monatsende rückwirkend überprüft. Entweder berechnet der Arbeitgeber am Monatsende den Durchschnitt der in der Nachtschicht geleisteten Arbeitsstunden für die letzten zehn vollen Kalenderwochen (Montag bis Sonntag), oder er nimmt den Durchschnitt der letzten 70 Kalendertage, weil das Monatsende nicht immer auf das Wochenende fällt.

Das Bundesarbeitsgericht geht hierbei davon aus, dass ein Durchschnitt sich nur errechnen lässt, wenn der fragliche Zeitraum mindestens zweimal zur Berechnung herangezogen wird, hier also zweimal fünf Wochen. Gleichzeitig hält das BAG es für sinnvoll, die Berechnungsgrundlage möglichst zeitnah zu gestalten, da ein zu langer Berechnungszeit- raum zu Ungerechtigkeiten führen könnte.

> **Beispiel:** Wird als Berechnungszeitraum ein Kalenderhalbjahr genommen, würde eine Angestellte, die zwar regelmäßig im Nachtdienst eingesetzt wird, aber nur in zwei Monaten sehr viele Nachtschichten absolviert hat, die volle Wechselschichtzulage erhalten, obwohl die Belastung in den nachfolgenden vier Monaten deutlich zurückgegangen ist und in den vier Monaten davor ebenfalls nicht in dem Maße vorhanden war. Das Stundenplus aus den beiden Monaten mit hoher Belastung hielte den Fünfwochendurchschnitt über längere Zeit künstlich hoch.
>
> Andererseits würde eine Angestellte, die in drei Monaten in je fünf Wochen 40 Nachtdienststunden erreicht hat, in den drei Monaten davor und in den drei Monaten danach jedoch weniger Nachtschichten absolviert, keine Wechselschichtzulage in der genannten Höhe erhalten, weil die Bedingung im Sechs-Monats-Durchschnitt nicht erfüllt wäre.

Der Regensburger Arbeitsrichter Ernst Burger hält es rechtlich für möglich und auch praxisnah, wenn Arbeitnehmer und Arbeitgeber eine einvernehmliche Einzelabsprache treffen, die einen längeren Berechnungszeitraum zugrunde legt. Ebenso hält er entsprechende Dienst- bzw. Betriebsvereinbarungen zwischen Personalrat/MAV/Betriebsrat und Arbeitgeber für eine sinnvolle Alternative, um den z. T. starken Schwankungen der erforderlichen Nachtdienste in Häusern mit wenig Personal, Dauernachtwachen etc. gerecht zu werden.

Der BAT definiert den **Nachtarbeitszeitraum** auf die Zeit von **20.00 bis 06.00 Uhr**. Hier ist wichtig, zu wissen, dass jede dienstplanmäßige oder betriebsübliche Schicht, die zu einem überwiegenden Anteil in diesen Zeitraum hinein fällt, als Nachtschicht zu werten ist. Da sich die Zulagenregelung allein auf die in diesen Nachtschichten geleisteten Arbeitsstunden bezieht, werden die zuschlagsberechtigten Nachtarbeitsstunden des Spätdienstes nicht in die Berechnung des Stundendurchschnitts einbezogen. Andererseits werden alle in einer Nachtschicht geleisteten Stunden für die Berechnung des Stundendurchschnitts herangezogen, auch wenn die Nachtschicht Stunden außerhalb des Nachtarbeitszeitraums umfasst.

---

**Beispiel:** Die Nachtschicht beginnt um 22.00 Uhr und endet um 08.45 Uhr. Diese Nachtschicht umfasst abzüglich der Pause zehn Arbeitsstunden und wird in vollem Umfang gewertet, obwohl 2 Std. 45 Min. (06.00–08.45 Uhr) außerhalb des im BAT definierten Nachtarbeitszeitraums platziert sind.

---

## 3.19.2  Wechselschichtzulage in Höhe von 61,36 €

Zur Erlangung dieser Zulage werden zwei voneinander unabhängige Anspruchsvoraussetzungen, bei denen jeweils die Erfüllung einer Voraussetzung ausreicht, um Anspruch auf diesen Betrag zu haben.

Für beide Voraussetzungen gilt jedoch, dass die Angestellte in Schichten eingesetzt werden muss, die 24 Stunden des Tages abdecken, somit also im Prinzip Wechselschichten sind.

*Bedingungen*

Wird die Definition der Wechselschicht – und damit die Anspruchsvoraussetzung – nur deshalb nicht erfüllt, weil der Schichtplan für den Arbeitsbereich (nicht der einzelne Angestellte) in jeder Woche eine Unterbrechung der Arbeit für einen Zeitraum von maximal 48 Stunden vorsieht, reduziert sich die Wechselschichtzulage von 102,26 € auf 61,36 €. Allerdings müssen in diesem Fall alle weiteren Kriterien (außer Sonntagsarbeit) erfüllt werden, das heisst, auch hier müssen durchschnittlich in je fünf Wochen 40 Nachtdienststunden erreicht werden.

Wird die Anspruchsvoraussetzung für eine Zulage in Höhe von 102,26 € nur deshalb nicht erfüllt, weil der Stundendurchschnitt von 40 Arbeitsstunden in der Nachtschicht statt in je fünf Wochen nur in je sieben Wochen erreicht wird, reduziert sich die Zulage ebenfalls auf 61,36 €.

Für die letzte Bedingung, durchschnittlich 40 Arbeitsstunden in der Nachtschicht in je sieben Wochen, gelten ansonsten die unter dem ersten Punkt gemachten Ausführungen. Der einzige Unterschied besteht in dem rückwirkenden Berechnungszeitraum am Monatsende, der hierbei 14 Kalenderwochen oder 98 Kalendertage beträgt.

## 3.19.3  Schichtzulage in Höhe von 46,02 €

„Der Angestellte, der ständig Schichtarbeit (§ 15 Abs. 8 Unterabs. 7) zu leisten hat, erhält eine Schichtzulage, wenn die Schichtarbeit innerhalb einer Zeitspanne von mindestens 18 Stunden geleistet wird" (§ 33a Abs. 2 BAT). Die Höhe der Schichtzulage ist bei Erfüllung der Voraussetzungen mit 46,02 € angesetzt.

---

**Definition: Schichtarbeit** wird gemäß dem genannten Paragraphen im BAT definiert als „die Arbeit nach einem Schichtplan (Dienstplan), der einen regelmäßigen Wechsel der täglichen Arbeitszeit in Zeitabschnitten von längstens einem Monat vorsieht".

Der Angestellte muss also in mindestens **zwei Schichten** eingesetzt sein, wenn die Bedingung der Schichtarbeit erfüllt sein soll und er muss gleichzeitig **innerhalb eines Monats einen Schichtwechsel** absolvieren.
Nun reichen zwei Schichten in der Pflege in der Regel nicht aus, um die geforderte Mindestzeitspanne von 18 Stunden zu erreichen. Der Begriff der Zeitspanne ist im BAT in einer Protokollnotiz folgendermaßen definiert:

> **Definition:** „**Zeitspanne** ist die Zeit zwischen Beginn der frühesten und dem Ende der spätesten Schicht innerhalb von 24 Stunden. Die geforderte Stundenzahl muss im Durchschnitt an den im Schichtplan vorgesehenen Arbeitstagen erreicht werden. Sieht der Schichtplan mehr als fünf Arbeitstage wöchentlich vor, können, falls dies günstiger ist, der Berechnung des Durchschnitts fünf Arbeitstage wöchentlich zugrunde gelegt werden."

In der Praxis bedeutet dies, dass Pflegepersonal, das in Wechselschichten eingesetzt wird, aber die durchschnittliche Anzahl von 40 Arbeitsstunden in der Nachtschicht in je sieben Wochen nicht erreicht, nur einen Anspruch auf eine Zulage in Höhe von 46,02 € hat. Eine weitere Möglichkeit wären Bereiche, in denen nur an fünf Tagen in der Woche in drei Schichten gearbeitet wird und Wechselschichten nur deshalb nicht vorliegen, weil z. B. die letzte Wochenschicht am Freitag Abend vor 24.00 Uhr endet und die erste Wochenschicht am Montag erst nach 00.00 Uhr beginnt. In diesem Fall beträgt die Unterbrechung der Arbeit durch den Schicht-/Dienstplan mehr als 48 Stunden, was zur Folge hat, dass unabhängig von der Anzahl der durch den Einzelnen geleisteten Nachtdienste kein Anspruch auf eine Zulage in Höhe von 102,26 € oder 61,36 € entstehen kann.

### 3.19.4 Schichtzulage in Höhe von 35,79 €

Der einzige **Unterschied** gegenüber der Schichtzulage von 46,02 € besteht in der **geforderten Zeitspanne**, die hier statt 18 nur mindestens 13 Stunden umfasst. Dieses Kriterium ist bei zwei Schichten in der Regel erfüllt.
Dennoch erscheint es notwendig, an dieser Stelle noch einmal auf den Begriff der Schichtarbeit einzugehen. Schichtarbeit leistet jeder Angestellte, der in mindestens zwei unterschiedlichen Schichten arbeitet, unabhängig davon, ob sich diese Schichten stark überlappen und auch unabhängig davon, wie viel Stunden der jeweilige Beginn dieser Schichten auseinander liegt.
Also auch eine Angestellte, deren Frühdienst um 06.00 Uhr beginnt und deren zweite Schicht ein Zwischendienst ist, der um 07.00 Uhr beginnt, leistet Schichtarbeit. Allerdings wird sie bei einer Arbeitszeit auf der Basis einer Fünf- oder Sechstagewoche das Kriterium der Zeitspanne von mindestens 13 Stunden kaum erfüllen und somit keine Schichtzulage erhalten. Wichtig ist also die Zeitspanne zwischen dem Beginn der frühesten Schicht, die eine Angestellte absolviert und dem Ende der letzten Schicht. Dies hat vor allem im Bereich der Teilzeitkräfte Auswirkungen, wie an einem Beispiel verdeutlicht werden soll.

Arbeitet eine Teilzeitkraft mit einem Vertrag über 20 Stunden pro Woche vier Stunden täglich, kommt es auf die Lage ihrer Arbeitszeit an, ob sie Anspruch auf die Schichtzulage hat. Nehmen wir einmal an, der Frühdienst beginnt um 06.00 Uhr und endet um 13.30 Uhr, während der Spätdienst um 13.15 Uhr beginnt und um 20.45 Uhr endet.

Arbeitet die Teilzeitkraft ihre vier Stunden nun jeweils zu Beginn der Schichten, reicht die Zeitspanne, die zugrunde gelegt wird, von 06.00 Uhr (Beginn der frühesten Schicht) bis 17.30 Uhr (Ende der letzten Schicht) und beträgt somit 11 Stunden und 30 Minuten. Diese Teilzeitkraft erhält keine Schichtzulage!
Beginnt die Teilzeitkraft jedoch in der Frühschicht um 06.00 Uhr und in der Spätschicht frühestens um 15.00 Uhr, reicht die Spanne von 06.00 Uhr bis mindestens 19.00 Uhr, so dass die Kriterien erfüllt sind und sie die Schichtzulage in Höhe von 35,79 € erhält.

## 3.19.5 Auswirkungen von Urlaub und Krankheit auf den Zulagenanspruch

Aufgrund der Entscheidung des BAG steht nunmehr fest, dass sich sowohl Krankheit als auch Urlaub negativ auf die Höhe der Schichtzulage auswirken können.
Hintergrund hierzu ist, dass sich die Formulierungen des BAT bezüglich der Zulagen in Höhe von 102,26 € bzw. 61,36 € auf geleistete Stunden beziehen. Geplante, aber nicht definitiv geleistete Stunden werden daher zukünftig keine Rolle spielen. Andererseits werden auch ungeplant – z. B. aufgrund von Tausch untereinander – absolvierte Nachtdienste in die Berechnung mit einbezogen. Eine durchschnittliche Anrechnung für Krankheits- oder Urlaubszeiten (oder für aus anderen Gründen ausgefallene Nachtdienste) wird vom BAG abgelehnt. Bei längeren Krankheits- oder Urlaubszeiten kann es demnach passieren, dass durch die in dieser Zeit ausgefallenen Stunden die durchschnittliche Anzahl der erbrachten Nachtdienststunden in je fünf oder sieben Wochen soweit abfällt, dass die anspruchsberechtigte Schichtzulage auf 46,02 € oder gar 35,79 € reduziert wird. Es ist zu erwarten, dass einige Arbeitgeber sogar versuchen werden, auch diese Zulage zu verweigern, doch ist der Verfasser überzeugt, dass dies rechtlich nicht durchsetzbar ist.

Da sich in den Arbeitsvertragsrichtlinien der Caritas (Anlage 1 Abschn. VII) und der Diakonie (§ 20) sinngemäß gleiche Regelungen finden, haben die getätigten Ausführungen auch hierfür volle Geltung.

Gültigkeit im Bereich der Arbeitsvertragsrichtlinien (AVR) von Caritas und Dakonie

Der Dienstplan sollte so gestaltet werden, dass er einen **erkennbaren Rhythmus** beinhaltet.
Fallen Nachtdienste aufgrund von Krankheit aus, versuchen Sie, möglichst bald soviel **Nachtdienste zu übernehmen**, dass Ihre Zulage in der Rückrechnung erhalten bleibt. Zum Tausch bieten sich die Kolleginnen an, die für Sie eingesprungen sind.

Worauf sollte ich achten?

Gehen Sie längere Zeit in Urlaub, sprechen Sie mit Ihrer Stationsleitung, damit Sie zu einer **Nachtdienstphase kurz vor dem Urlaub** und einer **Nachtdienstphase kurz nach dem Urlaub** eingeteilt werden. Für die Länge der notwendigen Phasen sollten Sie die Rückberechnung selbst im Voraus vornehmen. Achten Sie dabei darauf, welcher **Berechnungsmodus bei Ihrem Arbeitgeber** gilt (die letzten zehn vollen Kalenderwochen vor dem Monatsende oder die letzten 70 Kalendertage ab Monatsende).

Sprechen Sie mit Ihrer Stations-, Abteilungs- oder Pflegedienstleitung (je nachdem, wer die Nachtwachenplanung durchführt) und Ihren Kolleginnen, um zu erreichen, dass die Verteilung der Nachtwachen in der Form erfolgt, dass möglichst alle in den Genuss der höchsten Zulage kommen. Ein Stundenüberschuss (z. B. durchschnittlich 50 Arbeitsstunden im Nachtdienst in je fünf Wochen) hat für die Einzelne keine positiven Auswirkungen. Die Belastung ist höher, die Zulage jedoch nicht.

Sollte eine gleichmäßige Verteilung nicht möglich sein, überlegen Sie gemeinsam mit Ihren Kolleginnen und Vorgesetzten, ob man nicht ein **rollierendes System** schaffen kann, das einerseits die Belastung auf mehr Schultern verteilt und andererseits jeder Angestellten zeitweise den Anspruch auf die höhere Zulage hat.

Fallen Nachtdienste sehr unregelmäßig an, versuchen Sie mit Ihrem Arbeitgeber eine einzelvertragliche Vereinbarung (**Nebenabrede**) zu treffen, die einen längeren Berechnungszeitraum zugrunde legt. Alternativ sollten Sie sich an Ihren Personalrat, die MAV oder den Betriebsrat wenden zwecks Abschluss einer Dienst- bzw. Betriebsvereinbarung, die **einen längeren Berechnungszeitraum zu Grunde legt**.

### 3.19.6 Fazit

Insgesamt gesehen hat auch das Urteil des BAG mehrere Seiten. Die Grundlage für die Berechnung des Anspruchs auf Wechselschicht- und Schichtzulagen wurde auf eine konkrete, einfach, um nicht zu sagen bürokratisch, zu handhabende Basis gestellt. Der in vielen Einrichtungen des Gesundheitswesens aufgrund der Kreativität der Arbeitgeber entbrannte Streit darüber dürfte damit zunächst einmal beendet sein.

Andererseits wird diese Form der Berechnung neue Ungerechtigkeiten schaffen. Es ist damit zu rechnen, dass viele Arbeitgeber die Vorgaben für die Nachtdienstplanung so gestalten, dass sie möglichst niedrige Zulagen zahlen müssen. Die Nichtanrechnung von Durchschnittsstunden für Krankheits- oder Urlaubszeiten stellt nach Ansicht des Verfassers eine weitere Benachteiligung der Angestellten dar. Während Urlaubszeiten aber noch planbar sind, werden die Angestellten für unverschuldete Erkrankungen bestraft. Das Bundesarbeitsgericht hat bei seiner Entscheidung in keiner Form die Tatsache berücksichtigt, dass viele Angestellte alle Bestandteile ihres Gehaltes zur Grundlage ihrer Lebensgestaltung und ihres Eingehens von finanziellen Verpflichtungen machen. Gerade die Angestellten, die bis an ihre Belastungsgrenzen gegangen sind oder aufgrund der im Vergleich zu den Lebenshaltungskosten zu geringen Gehaltssteigerungen dort angelangt sind, werden die Auswirkungen des Urteils schmerzlich zu spüren bekommen.

## 3.20 Literatur

CONRAD, G.: Gesunde Arbeitszeiten für Pflegemitarbeiterinnen im Krankenhaus, Gamberg 1999
KUTSCHER, Jan: Mit Flexibilität zum Erfolg, Sonderheft, DKG 1996
MÖNNING, Winfried: Gewerkschaft Pflege, 1997

# 4  Anforderungen an den Dienstplan

Bei der Planung des Dienstplanes muss die **Qualifikation** der Mitarbeiter berücksichtigt werden. Jede Schicht sollte eine Schichtleitung haben, damit die Verantwortung und die Ausübung des Weisungsrechts sichergestellt sind. Die **Schichtleitung** muss mit einem roten Punkt im Dienstplan gekennzeichnet werden.

Die Mitarbeiter sind unter Berücksichtigung des Arbeitsanfalls **gleichmäßig auf alle Schichten** zu verteilen. In der Regel sind im Frühdienst mehr Mitarbeiter einzuplanen. Es sollte keine festen „Schichten" mehr geben, das fördert die Teamarbeit und erhöht die Pflegequalität sowie die Arbeitsleistung der Teams.

Die Stellung der **Stationsleitung** ist eindeutig, sie ist verantwortlich für die Personaleinsatzplanung und die Arbeitsablauforganisation. Die Arbeitszeiten der Stationsleitung orientieren sich an den betrieblichen Notwendigkeiten. Eine kompetente Stationsleitung arbeitet selbstverständlich in allen Schichten, um die Arbeitsabläufe und Arbeitsbelastungen zu kennen. Sie ist flexibel in ihrer Arbeitszeitgestaltung. Um Dienste zu planen, ist es empfehlenswert, die Wünsche der Mitarbeiter vorher zu erfragen. Dies geschieht häufig mit einem so genannten „Wunschplan", der Monate vorher ausgehängt wird, damit die Mitarbeiter ihre Wünsche eintragen können. Es sollten nur die wirklich notwendigen Termine eingetragen werden. Es kann nicht sein, dass die Mitarbeiter bei 21 Arbeitstagen auch 21 Wünsche eintragen. Damit wird eine Dienstplangestaltung, die Mitarbeiterwünsche berücksichtigt, ad absurdum geführt.

*Der Mitarbeiterwunsch sollte berücksichtigt werden*

**Abb. 7:**
Rechtsnormen, die auf die Dienstplangestaltung einwirken

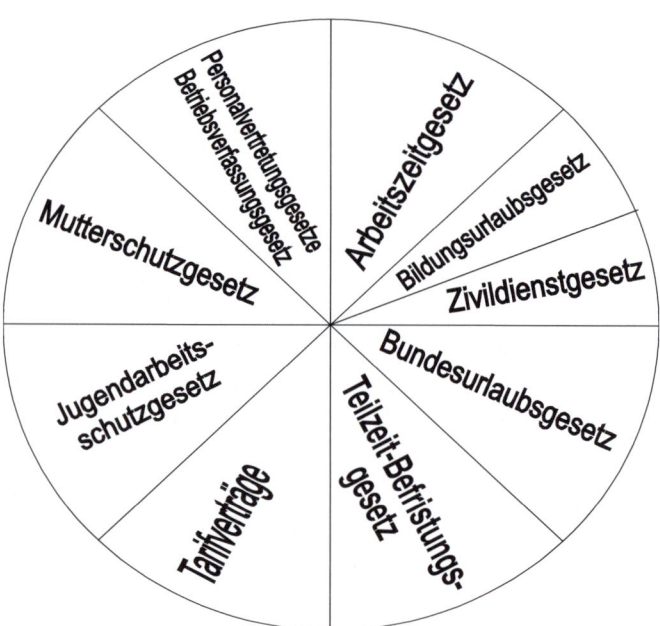

Personalvertretungsgesetz
Betriebsverfassungsgesetz
Arbeitszeitgesetz
Bildungsurlaubsgesetz
Zivildienstgesetz
Mutterschutzgesetz
Bundesurlaubsgesetz
Jugendarbeitsschutzgesetz
Teilzeit-Befristungsgesetz
Tarifverträge

> **Definition:** Der Begriff „**Team**" wird von Dave FRANCIS und Don YOUNG definiert als „eine aktive Gruppe von Menschen, die
> - sich auf gemeinsame Ziele verpflichtet haben,
> - harmonisch zusammenarbeiten,
> - Freude an der Arbeit haben und
> - hervorragende Leistungen bringen."

Diese Formulierung kann eine gut Hilfe sein, um zu überprüfen, ob auch wir ein Team sind und welche Ziele wir gemeinsam haben. Der Dienstplan spiegelt in gewisser Weise wieder, ob alle Interessen berücksichtigt werden. Setzen sich immer die gleichen Mitarbeiter durch und mit welchen Mitteln?

Die Soll-Planung ist verbindlich und **Grundlage für die Abrechnung** am Ende des Monats.
Sie ist notwendig, um Überstunden zu berechnen. Der BAT stellt durch die Anrechnung der fiktiven dienstplanmäßigen Arbeitsstunden des Angestellten an Urlaubs-, Krankheits- und sonstigen Wochenfeiertagen sicher, dass die Arbeitsausfälle der Angestellten nicht zu einer Verminderung seiner dienstplanmäßig festgesetzten Arbeitsstunden führen.

*Soll-Planung*

Die Ist-Besetzung wird auf dem Dienstplan dokumentiert. Nach Ablauf des Monats erhält die **Personalstelle** das Original zur Abrechnung. Folgende Farben könnten dabei zur Anwendung kommen: Rot für Überstunden, Grün für Tausch der Dienste. Der Dienstplan darf nur aus betrieblichen oder dringenden sachlichen Gründen geändert werden. Die Mitarbeiter müssen sich auf die Vorplanung verlassen können.

*Ist-Besetzung*

## 4.1 Dienstplanformular

Ein Dienstplan ist gesetzlich und tarifvertraglich zwingend vorgeschrieben, er ist ein Dokument und wichtiges Führungsinstrument. Er gibt **Information** darüber, wer wann Dienst hatte und unter welchen personellen Bedingungen gearbeitet wurde, wie neue Mitarbeiter eingearbeitet und Krankenpflegeschüler ausgebildet wurden.
Der Dienstplan dient in Schadenersatzfällen der **Beweisführung**, deshalb darf nichts ausgestrichen, überklebt, radiert oder übermalt werden. Mangelhaft geführte Dienstpläne sind in Gerichtsprozessen nicht mehr als Beweismittel zugelassen. Eintragungen werden nur von der Stationsleitung oder von einer von ihr beauftragten Person vorgenommen.

*Dienstpläne sind gesetzlich vorgeschrieben*

Der Arbeitgeber ist verpflichtet, die über die werktägliche Arbeitszeit des §3 Satz 1 hinausgehende Arbeitszeit der Arbeitnehmer aufzuzeichnen. Die **Aufzeichnungen** sind mindestens zwei Jahre aufzubewahren.

*§ 16 Abs. 2 Arbeitszeitgesetz*

In Verwaltungen bzw. Betrieben, deren Aufgaben Sonntags-, Feiertags-, Wechselschicht-, Schicht- oder Nachtarbeit erfordern, muss dienstplanmäßig bzw. betriebsüblich entsprechend gearbeitet werden.

*§ 15 Abs. 6 Satz 1 BAT*

Der Angestellte, der ständig nach einem Schichtplan (Dienstplan) eingesetzt ist, der einen regelmäßigen Wechsel der täglichen Arbeitszeit in

*§ 33a Abs. 1 BAT*

Wechselschichten (§ 15 Abs. 8 Unterabs. 6) vorsieht und der dabei in je fünf Wochen durchschnittlich mindestens 40 Arbeitsstunden in der dienstplanmäßigen oder betriebsüblichen Nachtschicht leistet, erhält eine **Wechselzulage** von 102,26 € monatlich.

### Form des Dienstplans

Das Formblatt muss übersichtlich sein, die Größe etwa DIN A3. Das Blatt umfasst den Planungszeitraum von mindestens einem Kalendermonat. Für jeden Mitarbeiter sind drei Spalten einzurichten, kombiniert mit einem Durchschreibeverfahren.
Wichtige Informationen wie

Informationen über den Mitarbeiter

- Vor- und Nachname jedes Mitarbeiters
- Qualifikation der Mitarbeiter
- Arbeitszeiten
- Abwesenheiten
- Sollarbeitszeit
- Ist-Arbeitszeit
- Zeitguthaben
- Überstunden
- Legende der Abkürzungen und Symbole
- Jahr, Monat und Abteilung

müssen enthalten sein.

**Achtung:** Damit ist der Dienstplan für alle Mitarbeiter verbindlich und darf nur unter bestimmten Voraussetzungen und mit der Zustimmung der Stationsleitung geändert werden!

## 4.2 Berechnung der Sollarbeitszeiten

**Übersicht 5:**
Berechnung der Sollarbeitszeit

$$\frac{\text{Arbeitsvertraglich vereinbarte Arbeitszeit}}{4,348} = \text{Wöchentliche Arbeitszeit}$$

$$\frac{\text{Wöchentliche Arbeitszeit}}{5 \text{ Tage}} = \text{Tägliche Arbeitszeit}$$

$$\text{Tägliche Arbeitszeit x Anzahl der Arbeitstage} = \text{Sollarbeitszeit}$$

**Beispiel:** $\dfrac{120 \text{ Stunden}}{4,348} = \text{WAZ}$

**Hinweis:** Die Sollarbeitszeit wird immer auf Grundlage der 5-Tage-Woche errechnet. Die errechneten Arbeitsstunden sind Arbeitszeit ausschließlich der Ruhepausen. Arbeitsvertragliche Vereinbarungen von Teilzeitbeschäftigten sind zu berücksichtigen. Bei der Berechnung der Sollarbeitszeit ist die Abrechnung der Wochenfeiertage ebenso zu beachten.

# Dienstplan

Seite: _____  Monat: _____  Jahr: _____  Arbeitstage: _____

Station: _____

**Berechnung Sollarbeitszeit**

| Arbeitszeit in Stunden | Mo | Di | Mi | Do | Fr | Sa | So | Wochen-arbeitszeit |
|---|---|---|---|---|---|---|---|---|
| täglich | | | | | | 1\1 | 3\4 | 1\2 | 1\4 |
| wöchentlich | | | | | | | | |

**Zeitraum für Ruhepausen**

Frühdienst
:Kernarbeitszeit
:Spätdienst
:Nachtdienst

**Beginn und Ende der Arbeitszeit**

F1 = Frühdienst
:F2 =Frühdienst
:KA =Kernarbeitszeit
S1 =Spätdienst
:S2 =Spätdienst
N =Nachtdienst
.. =

| X | = Freier Tag | FW | = Frei für Wochenfeiertag |
|---|---|---|---|
| K | = Krank | FÜ | = Frei für Überstunden |
| U | = Urlaub | ZU | = § 48a BAT Zusatzurlaub |
| BU | = Bildungsurlaub | AB | = Arbeitsbefreiung (§ 52 BAT) |
| SU | = Sonderurlaub | MS | = Mutterschutz |
| St | = Studientag | FB | = Fortbildung |

Überstunden in roter Schrift eintragen

| Name: Vorname: Qualifikation: | Übertr. Vor-monat | Mo | Di | Mi | Do | Fr | Sa | So | Wochen-arbeits-zeit | Mo | Di | Mi | Do | Fr | Sa | So | Wochen-arbeits-zeit | Mo | Di | Mi | Do | Fr | Sa | So | Wochen-arbeits-zeit | Mo | Di | Mi | Do | Fr | Sa | So | Wochen-arbeits-zeit | Mo | Di | Soll Std. | Ist Std. | Gut-haben | Über-stunden |
|---|---|---|---|---|---|---|---|---|---|---|---|---|---|---|---|---|---|---|---|---|---|---|---|---|---|---|---|---|---|---|---|---|---|---|---|---|---|---|---|---|

Hinweis: Tausch oder Änderungen nur mit Zustimmung der Stationsleitung

Abgerechnet am: _____

Unterschrift: _____

© Kehn/Nink

**Abb. 8:**
Der Dienstplan

**5-Tage-Woche**

Bei der 5-Tage-Woche sind
38,5 (tarifl. Wochenarbeitszeit)/5 (Tage je Woche, die gearbeitet werden müssen) = 7 Std. und 42 Minuten tägliche Arbeitszeit zu erbringen.

**5,5-Tage-Woche**

Bei der 5,5 Tage-Woche sind
38,5/5,5 = 7 Std. tägliche Arbeitszeit zu erbringen.

**6-Tage-Woche**

Bei der 6-Tage-Woche sind
38,5/6 = 6 Stunden und 24 Minuten tägliche Arbeitszeit zu erbringen.

## 4.3 Arbeitsschritte zum Dienstplan

- **Abwesenheiten eintragen**
  - Urlaubstage,
  - Fort- und Weiterbildung,
  - Kur,
  - Mutterschutz,
  - Arbeitsbefreiung,
  - Mitarbeiterwünsche.

**Abb. 9:**
Der Dienstplan
ist kein Freizeitplan

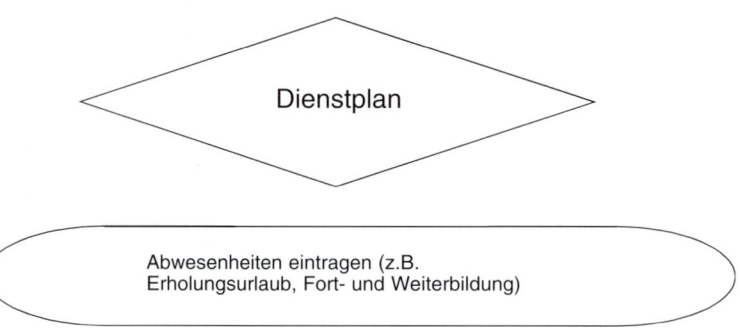
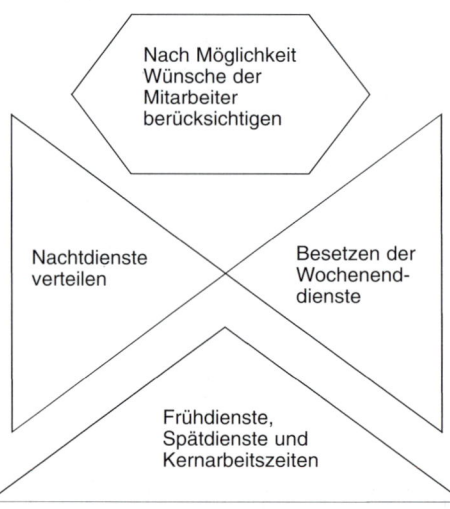

- **Nachtdienste besetzen:**
  - 4 Nächte hintereinander maximal.

- **Wochenenden und Wochenfeiertage besetzen**

- **Früh- und Spätdienste besetzen:**
  - Mindestbesetzung festlegen.

- **Überprüfung und Auszählung und eventuelle Korrektur:**
  - Anzahl der Mitarbeiter im Früh- und Spätdienst,
  - Alle Nachtdienste besetzt,
  - Alle Wochenenddienste besetzt,
  - Mindestbesetzung gewährleistet,
  - Arbeitsstunden für jeden Mitarbeiter auszählen,
  - Freizeitausgleich für Überstunden gewähren,
  - Dienstplan mit Datum, Dienstplan aushängen, er ist dann verbindlich.

Dies ist nur ein Beispiel dafür, wie es sinnvoll gemacht werden kann. Jede Stationsleitung hat jedoch ihren persönlichen Stil, den Dienstplan zu schreiben, wobei es allerdings einiger Erfahrung bedarf, um schnell zu einem Dienstplan zu kommen. Empfehlenswert ist ein so genannter **Bürotag**, denn die Stationsleitung kann nicht voll mitarbeiten und den Dienstplan nebenbei schreiben.

Das Gleiche gilt auch für die Abrechnung der Dienstpläne, dies muss stets sorgfältig gemacht werden, damit die Mitarbeiter auch ihre Zeitzuschläge und Zulagen korrekt bezahlt bekommen. Jede Reklamation erfordert wieder wertvolle Zeit, um zu recherchieren und zu kontrollieren. Es kann auch zu Unmut bei den Mitarbeitern führen.

**Praktische Übung:** Erstellen Sie einen Dienstplan und beachten Sie die einzelnen Arbeitsschritte.

Eine Station der Abteilung für Unfall- und Wiederherstellungschirurgie führt 35 Planbetten. Es wird in der 5-Tage-Woche mit 13,5 Planstellen gearbeitet.

Folgende Mitarbeiter stehen Ihnen zur Verfügung:

Angela mit 19,25 Stunden in der Woche,

Sabine mit 19,25 Stunden nur im Nachtdienst,

Erika mit 38,5 Stunden in Wechselschicht,

Doris mit 38,5 Stunden in Wechseldienst,

Gerd mit 38,5 Stunden in Wechseldienst,

Ruth mit 38,5 Stunden nur im Frühdienst,

Helmut mit 38,5 Stunden überwiegend im Spätdienst,

Erna mit 38,5 Stunden im Wechselschichtdienst,

Holger mit 38,5 Stunden im Nachtdienst,

Matthias mit 38,5 Stunden in Wechselschicht,

Susanne mit 38,5 Stunden im Schichtdienst (Früh- und Spätdienst),

Marlis mit 38,5 Stunden im Spätdienst,

Anneliese mit 38,5 Stunden im Schichtdienst (Schwerbehinderung von 60 %),

Rosi mit 38,5 Stunden (im sechsten Monat schwanger),

Luise mit 19,25 Stunden (seit Monaten dauerkrank).

## 4.4 Längerfristige Planungen

8 Wochen sind
empfehlenswert

Langfristige Planungen von mehr als einen Monat sind im Pflegedienst üblich. Empfehlenswert ist ein Zeitraum von acht Wochen, es erleichtert die Berechnung der Arbeitszeit.

Plötzlich eintretende Ereignisse, wie z. B. Erkrankung von Mitarbeitern, sind immer ein sachlicher Grund, den Dienstplan zu ändern. Einwände gegen langfristige Vorausplanung sind unbegründet, da Mitarbeiterwünsche auf lange Sicht berücksichtigt werden können. Planen Mitarbeiter ihre Freizeit, wird im Allgemeinen weniger getauscht. Darüber hinaus ist bei langfristigen Planungen der Abbau von Überstunden transparenter.

## 4.5 Verantwortung für den Dienstplan

In den meisten Stellenbeschreibungen für **Stationsleitungen** ist die Verantwortung für den Dienstplan festgeschrieben. Die Stationsleitung trägt für das, was sie plant, die Verantwortung, auch wenn in vielen Einrichtungen noch auf den Dienstplanformularen eine Unterschrift zur Genehmigung von der Pflegedienstleitung notwendig ist. Die Erfahrung zeigt, dass diese Unterschrift nur deklaratorischen Charakter hat, weil eben nicht genau die Besetzung geprüft wird und die Pflegedienstleitung nicht die Leistungsfähigkeit jedes Mitarbeiters kennt. Eine Stationsleitung muss gegenüber Mitarbeitern „Nein" sagen können. Da dies oft zu Konflikten im Team führt, ist es erforderlich, von Zeit zu Zeit in Mitarbeiterbesprechungen darauf hinzuweisen. Es muss verdeutlicht werden, warum nicht alle Wünsche erfüllt werden können. Transparente Regeln bei der Dienstplangestaltung, die auch gemeinsam im Team erarbeitet werden können, minimieren die Konflikte im Team. Dies bietet sich geradezu an, um die Arbeitsleistung und Motivation zu fördern.

**Verantwortung** heißt in diesem Fall, dass die Stationsleitung für die Folgen nach den einschlägigen gesetzlichen Bestimmungen haftet. Damit kommt eindeutig zum Ausdruck, dass die Dienstplangestaltung nicht an die Mitarbeiter übertragen werden kann. Dies schließt aber nicht aus, dass Mitarbeiter lernen können, wie die Dienstpläne geschrieben werden.

Auch wenn Mitarbeiter untereinander die Dienste tauschen, spielen haftungsrechtliche Aspekte eine Rolle. Daraus ergibt sich zwangsläufig die Regel, dass kein Tausch ohne Zustimmung der Stationsleitung möglich ist. Es hat in der Vergangenheit immer Situationen gegeben, in denen die Frage nach der Verantwortung für die Schichtbesetzung von Bedeutung war.

## 4.6 Verfahren bei Personalausfall

- Zunächst wird geprüft, ob eine **kurzfristige Dienstplanänderung** erforderlich ist. Wenn die **Mindestbesetzung** nicht unterschritten wird, ist dies nicht notwendig.

- Mitarbeiter, die länger frei hatten, machen **Überstunden/Mehrarbeit**. Die Stationsleitung kann das anordnen, sollte jedoch 24 Stunden im voraus geschehen.
- **Mitarbeiter von anderen Stationen** können kurzfristig aushelfen, dabei ist das Direktionsrecht zu beachten. Dies darf nur die zuständige Pflegedienstleitung anordnen.
- Kann der Personalausfall mit **Aushilfen** überbrückt werden? Darüber entscheidet die Stationsleitung im Einvernehmen mit der Pflegedienstleitung, falls sie schon über ein entsprechendes Budget verfügt.
- Gibt es eine **Rufbereitschaft** oder einen „**Stand-by**"-**Dienst**? Darüber sollte sich die Pflegedienstleitung mit dem Personalrat/Betriebsrat verständigen. Dies könnte ein Modell für die Zukunft, insbesondere in Verbindung mit Arbeitszeitflexibilisierung, sein.

**Merke:** Personaleinsatzplanung ist eine nicht delegierbare Führungsaufgabe.

# 4.7 Änderung des laufenden Dienstplans

1. Personalausfall.
2. Gesetzliche und tarifliche Ansprüche der Mitarbeiter (z. B. Nachtarbeitsverbot für werdende Mütter oder plötzlicher Tod eines Familienmitglieds).
3. Störungen des Betriebsablaufes durch übermäßigen Arbeitsanfall (z. B. Unfälle mit zahlreichen Verletzten und Grippewellen).

Unter anderem sind folgende Anweisungen rechtswidrig:

1. Mitarbeiter aus dem **Erholungsurlaub** zu holen.
2. Mitarbeiter aus dem „**Frei**" zu holen.
3. Mitarbeiter die **Höchstarbeitszeit** von 10 Stunden überschreiten zu lassen.
4. Mitarbeiter anzurufen und zum Dienst zu verpflichten.

Rechtswidrige Anweisungen

Auch wenn in der Praxis solche rechtswidrigen Praktiken immer wieder zu beobachten sind, muss diesen entschieden begegnet werden. Arbeitnehmern kann arbeitsrechtlich nicht gedroht werden, wenn sie sich weigern, eine rechtswidrige Anweisung zu befolgen!

**Merke:** Anweisungen des Arbeitgebers sowie Vereinbarungen der Arbeitsvertragsparteien, etwa überlange Arbeitszeiten, unzulässige Nacht- und Wochenarbeit oder unzureichende Ruhepausen, verstoßen gegen ein im Arbeitszeitgesetz enthaltenes gesetzliches Verbot und sind nach § 134 BGB nichtig (BAG vom 28.1.71, DB 72,489, ZMARLIK/ANZINGER, Rn. 22).

## 4.8 Dienstplananalyse

Die Dienstplananalyse ist ein wichtiges und effektives Instrument, um Schwachstellen aufzuspüren. Außerdem können daraus bestimmte Schlussfolgerungen gezogen werden, um die Qualität der Dienstpläne zu verbessern. Auch die Frage der Arbeitsablauforganisation spielt dabei eine wesentliche Rolle. Es gibt immer noch Stationen, bei denen die Arbeitszeiten und die Arbeitsorganisation nicht übereinstimmen. Aus der Dienstplananalyse können auch Erkenntnisse über die Gründe von Überstunden einzelner Mitarbeiter und deren unregelmäßige Verteilung gewonnen werden. Daneben bietet die Analyse wichtige Punkte, um Quellen der Mitarbeiterunzufriedenheit aufzuspüren. Im Folgenden werden einige Anhaltspunkte dargestellt, um eine Dienstplananalyse durchzuführen.

### Rechtliche Aspekte

- Werden gesetzliche Bestimmungen eingehalten oder gibt es Verstöße?
- Wird der geltende Tarifvertrag umgesetzt?
- Werden Dienst- und Betriebsvereinbarungen bei der Dienstplangestaltung umgesetzt?
- Sind die Arbeitszeiten, Ruhezeiten und Ruhepausen eingehalten?
- Werden die arbeitsvertraglichen Vereinbarungen einzelner Mitarbeiter eingehalten?
- Passen die Mitarbeitervereinbarungen nicht in die Ablauforganisation?

### Formale Aspekte

- Ist das Dienstplanformular übersichtlich?
- Wie ist der Planungszeitraum? Wird er eingehalten?
- Entspricht die Wocheneinteilung der Tarifwoche?
- Gibt es drei Spalten pro Mitarbeiter?
- Ist eine Legende vorhanden und für alle nachvollziehbar?
- Wird der Dienstplan im Durchschreibeverfahren erstellt?
- Ist der Dienstplan mit Name und Datum unterschrieben?
- Wird der Dienstplan wie ein Dokument geführt?

### Informationsgehalt über die Personaleinsatzplanung

- Lassen sich aus dem Dienstplan Rückschlüsse über eine sinnvolle Personaleinsatzplanung ziehen?
- Ist mithilfe des Dienstplanes eine aussagefähige Ausfallstatistik zu ermitteln?
- Wie sind die mitarbeiterbezogenen Angaben aufgeführt?
- Wie viele Überstunden sind angefallen?
- Wie oft musste der Dienstplan geändert werden?
- Welche behebbaren Defizite sind erkennbar?
- Sind die Arbeitszeiten und die Arbeitsablauforganisation aufeinander abgestimmt?
- Werden personelle Ressourcen verschwendet?

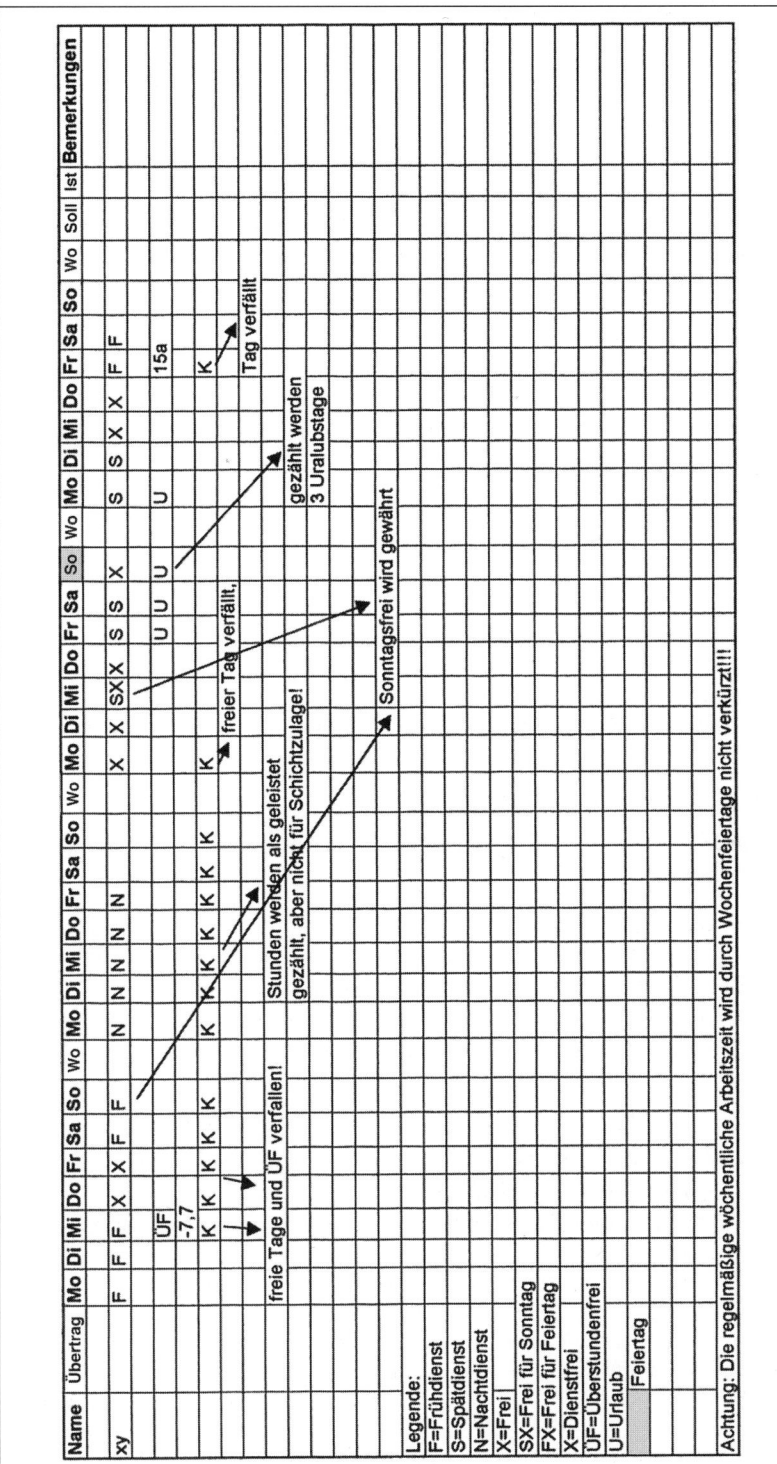

**Tab. 14:**
Fiktive Fortschreibung des Dienstplanes bei Krankheit und Urlaub

### Arbeitsmedizinische Aspekte

- Wie werden arbeitsmedizinische Gesichtspunkte bei der Dienstplangestaltung berücksichtigt?
- Anzahl der Nachtwachen hintereinander?
- Anzahl der Arbeitstage pro Woche?

> **Hinweis:** Die Fürsorgepflicht des Arbeitgebers wird durch die Stationsleitung wahrgenommen!

## 4.9 Ausfallstatistik

Darin sollen alle **Fehlzeiten** enthalten sein, bei denen eine **Lohnfortzahlung** besteht.

- Arbeitsunfähigkeit,
- Kuren,
- Mutterschutzfristen,
- Arbeitsbefreiung aus besonderen Gründen (§ 52 BAT),
- Bildungsurlaub,
- Fort- und Weiterbildung,
- Freistellung für den Betriebsrat,
- Freizeitausgleich für die Arbeit an gesetzlichen Feiertagen,
- Erholungsurlaub, Zusatzurlaub und Sonderurlaub,
- Betriebsausflug,
- Freistellung zur Wehrdienstübung,
- Freistellung zu öffentlichen und ehrenamtlichen Aufgaben (z.B. Schöffe).

Dazu werden die Summen aller Jahresarbeitszeiten benötigt. Es werden alle Vollarbeitszeiten und Teilarbeitszeiten addiert, anschließend müssen alle Ausfallzeiten erfasst und zusammengezählt werden.

Den Ausfall in Prozent erhält man, indem die Arbeitszeiten und Ausfallzeiten in Stunden erfasst werden, die Ausfallzeiten mit 100 multipliziert und dann mit der Gesamtarbeitszeit dividiert werden.

> **Beispiel:**
> Gesamtjahresarbeitszeit aller Mitarbeiter: 480250 Stunden
> Gesamtausfall: 84043,7 Stunden
>
> $$\frac{84043,7 \text{ Stunden} \times 100}{480250 \text{ Stunden}} = 17,5 \text{ \% Ausfall}$$

## 4.10 Ausfall

Durch den Ausfall von Mitarbeitern, die sich in Mutterschutz oder Bildungsurlaub befinden, oder durch andere Fehlzeiten kann es zu einer Erhöhung des Personalbedarfs kommen. In den Vorgaben von Anhaltszahlen und in den Werten von Fallpauschalen und Sonderentgelten ist meist schon ein Personalausfall von 15 % berücksichtigt. Liegt der tatsächliche Personalausfall bei mehr als 15 %, muss die Differenz errechnet werden.

Für den Ausfall sind vier Begriffe von Bedeutung:
- Ausfallquote,
- Ausfallfaktor,
- korrigierte Ausfallquote,
- Nettoarbeitszeit.

## 4.10.1 Ausfallquote

Wie viel Prozent des ermittelten Ausfalls stehen in Bezug zur Bruttoarbeitszeit? Hierfür wird der Ausfall in Stunden ermittelt. Dann kann die Ausfallquote für eine Pflegekraft, eine Station oder Abteilung folgendermaßen berechnet werden:

$$\frac{\text{Ausfall (Stunden) x 100}}{\text{Bruttoarbeitszeit (Stunden)}} = \text{Ausfallquote in Prozent}$$

**Beispiel:** Eine Pflegekraft hat einen Ausfall von 45 Tagen (Urlaub, Sonderurlaub und Krankheit) im Jahr. In der Einrichtung werden 5,5 Tage pro Woche mit je sieben Stunden pro Tag gearbeitet. Die Bruttoarbeitszeit beträgt im Jahr 1925 Stunden.
45 Tage x 7 Stunden = 315 Stunden
$$\frac{\text{315 Stunden x 100}}{\text{1925 Stunden}} = 16{,}36 \text{ \% Ausfallquote}$$

## 4.10.2 Ausfallfaktor

Der Ausfallfaktor wird nach folgender Formel aus der Ausfallquote berechnet:
100 geteilt durch (100 minus Ausfallquote in Prozent) = Ausfallfaktor

**Beispiel:**
Ausfallquote beträgt 20 %
$$\frac{100}{100-20} = 1{,}25 \text{ (Ausfallfaktor)}$$

Das Ergebnis der Personalbedarfsrechnung wird mit dem Ausfallfaktor multipliziert, um den Personalbedarf zu ermitteln.

## 4.10.3 Korrigierter Ausfallfaktor

Der korrigierte Ausfallfaktor beinhaltet die Differenz zwischen dem eingerechneten und dem tatsächlichen Ausfall. Das Ergebnis aus der Personalbedarfsrechnung wird mit dem korrigierten Ausfallfaktor multipliziert.

> **Beispiel:** Bei einem tatsächlichen Ausfall von 27 % beträgt der Ausfallfaktor 1,36, bei schon eingerechnetem Ausfall von 15 % beträgt der Ausfallfaktor 1,17. Nun wird der tatsächliche Ausfallfaktor 1,36 durch den bereits angenommenen Ausfallfaktor von 1,17 dividiert.
>
> $$\frac{1,36 \text{ Ausfallfaktor}}{1,17 \text{ Ausfallfaktor}} = 1,16 \text{ korrigierter Ausfallfaktor}$$

### 4.10.4 Nettoarbeitszeit

Eine weitere Möglichkeit, den Ausfall zu ermitteln, besteht in der Berechnung der Nettoarbeitszeit.
Dabei wird der Ausfall in Stunden oder Prozent von der Bruttoarbeitszeit abgezogen. So lässt sich auch die Nettoarbeitszeit für einen Monat oder das ganze Jahr errechnen, um damit Überstunden in Personalstellen umzurechnen.

> **Beispiel:**
> 20 % Ausfall bei 38,5 Stunden = 7,7 Stunden
> 38,5 Stunden – 7,7 Stunden = 30,8 Nettoarbeitszeit
>
> Station mit 10 Planstellen hat einen Ausfall von 18 % in einem Jahr. Die Bruttoarbeitszeit beträgt 1925 Stunden. Insgesamt sind 4250 Überstunden angefallen.
>
> Ermitteln Sie zuerst die Nettoarbeitszeit, dann teilen Sie die Überstunden durch die Nettoarbeitszeit:
>
> $$\frac{1925 \text{ Stunden x 18 \%}}{100} = 346,5 \text{ Stunden}$$
>
> 1925 Stunden – 346,5 Stunden = 1578,5 Stunden Nettoarbeitszeit
>
> $$\frac{4250 \text{ Überstunden}}{1578,5 \text{ Stunden Nettoarbeitszeit}} = 2,69 \text{ Stellen für Überstunden}$$

## 4.11 Arbeitsplatzmethode

Diese Berechnung ist Grundlage zur Ermittlung der Mindestbesetzung eines Arbeitsplatzes. Diese Methode wird dann eingesetzt, wenn keine andere Berechnung die Versorgung der Patienten oder die Besetzung des Arbeitsplatzes gewährleisten kann. Das wären z. B. kleine Pflegeeinheiten (Infektionsstationen), Nachtarbeitsplätze oder eine zentrale Schwesternrufanlage.
Für die Berechnung der Mindestbesetzung eines Arbeitsplatzes sind folgende Faktoren einzubeziehen:

- Zahl der Arbeitsplätze,
- Anzahl der zu besetzenden Tage in der Woche,

- Anzahl der zu besetzenden Stunden am Tag,
- Höhe des Ausfalls (oder die Nettoarbeitszeit),
- 38,5-Stunden-Woche.

$$\frac{\text{Arbeitsplätze x Stunden/Tag x Wochentage x Ausfallfaktor}}{38,5 \text{ Stunden Wochenarbeitszeit}} = \text{Stellen}$$

Wird der Ausfallfaktor weggelassen, steht im Nenner die Nettoarbeitszeit.

---

**Beispiel:**
12 Nachtarbeitsplätze sind für 10 Stunden/Tag an sieben Tagen in der Woche zu besetzen. Der Ausfallfaktor beträgt 20 %.

Ohne Nettoarbeitszeit:

$$\frac{12 \text{ Nachtarbeitsplätze x 10 Std. x 7 T. x 1,25 Ausf.}}{38,5 \text{ Stunden wöchentliche Arbeitszeit (brutto)}} = 27,27 \text{ Stellen}$$

Mit Nettoarbeitszeit:

$$\frac{12 \text{ Nachtarbeitsplätze x 10 Stunden x 7 Tage}}{30,8 \text{ Stunden wöchentliche Arbeitszeit (netto)}} = 27,27 \text{ Stellen}$$

# 4.12 Arbeitsaufgaben

### Fragen

1. Die Ausfallquote beträgt 16,36 %, wie hoch ist der Ausfallfaktor?
2. Errechnen Sie den korrigierten Ausfallfaktor bei einer tatsächlich errechneten Ausfallquote von 16,36 und einem im Stellenplan berücksichtigten Ausfallfaktor von 15 %.
3. Eine zentrale Schwesternrufanlage soll rund um die Uhr besetzt werden, Übergabezeiten fallen nicht an. Die Ausfallquote wird vorerst mit 15 % festgelegt. Errechnen Sie den Ausfallfaktor und wie viele Stellen für diesen Arbeitsplatz nötig sind.
4. Eine kleine Intensiveinheit mit sechs Betten kommt mit 9,5 Stellen nicht mehr aus. Wie könnten Sie den erforderlichen Pflegepersonalbedarf nach der Arbeitsplatzmethode berechnen? Es gilt die 38,5-Stunden-Woche.

Dazu müssen folgende Dinge geklärt sein:
- Wie viel Mitarbeiter braucht die Intensiveinheit pro Schicht? (2 Mitarbeiter pro Schicht)
- Wie lange sind die Übergabezeiten? (20 Minuten Übergabe)
- Wie hoch ist die derzeitige Ausfallquote? (20 % Ausfallquote)
Rechnen Sie bitte mit der Netto- und Bruttoarbeitszeit.
25 Stunden (24 Stunden plus 3 x 20 Minuten Übergabe) mit 2 Mitarbeitern pro Tag sieben mal in der Woche.

**Lösungen**

1. $\dfrac{100 - 16,36}{100} = \dfrac{83,64}{100} = 1,19$ Ausfallfaktor

2. $\dfrac{1,19}{1,17} = 1,01$ korrigierter Ausfallfaktor

3. $\dfrac{1 \times 24 \times 7 \times 1,7}{38,5} = 5,13$ Stellen

   $\dfrac{1 \times 24 \times 7}{32,72} = 5,10$ Stellen

4. Ausfallfaktor: 1,25

   Nettoarbeitszeit: $\dfrac{2 \times 25 \times 7}{30,8} = 11,36$ Stellen

   Bruttoarbeitszeit: $\dfrac{2 \times 25 \times 7 \times 1,25}{38,5} = 11,36$ Stellen

# 4.13 Zusammenfassende Informationen

## Der Dienstplan dient als ...

1. **Juristisches Dokument**
   - Bei Haftungsprozessen
   - Bei Arbeitsgerichtsprozessen
2. **Führungs- und Organisationsinstrument**
   - Anwesenheitskontrolle
   - Ausfallzeiten
   - Pflegequalitätssicherung
   - Abrechnungsgrundlage
     - Soll-/Ist-Stunden
     - Überstunden
     - Nachtarbeitsstunden
     - Erholungsurlaub
     - Zeitzuschläge
   - Personaleinsatzplanung
     - Qualitativ (Qualifikation)
     - Quantitativ (Anzahl/Schicht)

## Dienstpläne sind Dokumente

- Sie besitzen eine einheitliche und vollständige Legende.
- Sie sind für Dritte verständlich und nachvollziehbar geschrieben.
- Dienstpläne werden so geführt, dass weder überschrieben, radiert, übermalt oder überklebt wird.
- Eintragungen werden nur von dazu berechtigten Personen vorgenommen!

Klinik für Chirurgie                    Am Wasserturm 1
Pflegedienstleitung                     22523 Hamburg

<u>Betr.:</u> Dienstanweisung zur Dienstplangestaltung

**Sehr geehrte Damen und Herren,**
mit heutigen Datum möchte ich Sie bitten, bei der Dienstplangestaltung zukünftig die nachfolgenden Bestimmungen zu beachten und in die Praxis umzusetzen.
Bei Fragen oder einzelnen schwierigen Situationen wenden Sie sich bitte an die Pflegedienstleitung.

**Grundsätze der Dienstplangestaltung:**
1. Die Anzahl der aufeinanderfolgenden Nachtdienst sollte möglichst gering gehalten werden, in der Regel sind nicht mehr als vier Nachtdienste hintereinander einzuplanen. Bei Personalausfällen kann davon nur in Ausnahmefällen abgewichen werden.
2. Nach einer Nachschichtfolge ist eine Ruhezeit von mindestens 24 Stunden einzuplanen.
3. Ungünstige Schichtfolgen sind zu vermeiden, es ist immer eine Vorwärtsrotation ( Früh-, Spät- und Nachtdienst ) zu planen.
4. Es sind nicht mehr als 7 Dienste hintereinander zu verplanen. Dann muss ein freier Tag folgen.
5. Der Dienstplan ist von der verantwortlichen Stationsleitung oder Vertretung zu unterschreiben. Damit wird er für alle Mitarbeiter verbindlich, es gilt die eingetragene Schichtform. Tausch oder Änderung sind nur mit Zustimmung der Stationsleitung gebilligt.
6. Die Stationsleitung ist verpflichtet einen gleichmäßigen quantitativen Personaleinsatz sicherzustellen.
7. Für jeden Arbeitsbereich sind durch die Stationsleitung realistische Minimalbesetzungen zu definieren und mit der Pflegedienstleitung abzustimmen. Den Mitarbeiterinnen und Mitarbeitern ist dies bekannt zu geben.
8. Überstunden sind zu vermeiden, sie dürfen nur in dringenden Fällen von der leitenden Pflegekraft angeordnet werden. Die Stationsleitung sollte dies so früh wie möglich den betroffenen Mitarbeiterinnen und Mitarbeitern bekannt geben. Die Pflegedienstleitung ist darüber unverzüglich zu informieren.

**Bei Personalausfällen hat die Stationsleitung nach folgender Prioritätenliste vorzugehen:**
1. Es erfolgt kein Ersatz, wenn die Minimalbesetzung nicht unterschritten wird und kein dringender Bedarf vorhanden ist.
2. Es sind arbeitszeitneutrale Schichtwechsel für die betroffenen Mitarbeiterinnen und Mitarbeiter vorzunehmen. Sie bekommen an einen in der Zukunft liegenden Tag frei, an dem die Minimalbesetzung nicht unterschritten wird. Dies sollte möglichst zeitnah geschehen, soweit es die betrieblichen Belange zulassen.
3. Mitarbeiterinnen und Mitarbeiter werden zusätzlich eingesetzt und erhalten einen zeitnah gelegenen freien Arbeitstag.

4. Die Arbeitszeit der anwesenden Mitarbeiter ist auf die maximal zulässige Arbeitszeit von 10 Stunden täglich zu verlängern.
5. Bei Teilzeitbeschäftigten können nur Mehrarbeitsstunden angeordnet werden, soweit die arbeitsvertraglich zulässig ist.
6. Wenn der Personalausfall mit den o.g. Maßnahmen nicht zu beheben ist, muss sofort die Pflegedienstleitung informiert werden.
7. Allein die Pflegedienstleitung ist im Rahmen des Direktionsrechtes berechtigt Mitarbeiter kurzfristig aus anderen Arbeitsbereichen abzuziehen.
8. Der Einsatz von Aushilfen oder Zeitarbeitsfirmen erfolgt nur durch die Pflegedienstleitung.

**Diese Dienstanweisung ist von allen Stationsleitungen zu unterschreiben. Eine Kopie erhält die Pflegedienstleitung.**
**Bei Verstößen gegen diese Bestimmungen muss mit arbeitsrechtlichen Konsequenzen gerechnet werden.**

Hamburg, den 1.10.2000                                Pflegedienstleiter

## Fälle

**Fallbeispiel A:**
Krankenschwester Helga Klever kommt zum Frühdienst. Oberschwester Hildegard Stramm meint, heute seien genug Kolleginnen da und schickt Helga nach Hause, damit sie Überstunden abbummelt.
1. Darf sie das?
2. Was macht Helga?

**Fallbeispiel B:**
Krankenschwester Frieda Fleißig kommt zum Frühdienst. Die Stationsleitung Petra Planlos empfängt sie mit den Worten:
„Geh' schnell nach Hause und schlaf' – Du musst heute zum Nachtdienst wiederkommen!"
Frieda will aber ausgerechnet heute ins Kino ...
Was kann sie tun?

**Fallbeispiel C:**
Wie der Krankenpfleger Dieter Durchblick dem Dienstplan entnehmen kann, ist für ihn am 4.6. und 5.6.1995 (Pfingstsonntag und Pfingstmontag) Freizeitausgleich für geleistete Überstunden angeordnet. Auf Nachfrage wird ihm in der Personalverwaltung erklärt, eigentlich sei beabsichtigt gewesen, ihn an den Pfingsttagen zur Arbeitsleistung heranzuziehen. Mithin sei sehr wohl ein Freizeitausgleich an einem Sonntag und einem Wochenfeiertag möglich.
Der Angestellte trägt die Angelegenheit der Personalratsvorsitzenden vor. Diese fragt sich, ob die Rechtsauffassung der Dienststelle im Einklang mit den tariflichen Vorschriften steht.

## Stichwort Zeitbedürfnisse

Bitte denken Sie einmal an Ihren Tagesablauf und kennzeichnen Sie die Zeitanteile für
- Arbeitszeit,
- Wegezeit,
- Freizeit, in der Sie Pflichten erledigen,
- Freizeit,
- Schlafen,

in einem Tortendiagramm.

Denken Sie jetzt einmal darüber nach, wie Ihr idealer Tagesablauf aussehen würde und zeichnen Sie diesen wieder in Form eines Tortendiagramms.

# 4.14 Arbeitswissenschaftliche Empfehlungen zur Gestaltung von Schichtarbeit

Mit dem Arbeitszeitgesetz ist auch die Berücksichtigung arbeitswissenschaftlicher Empfehlungen bei der Schichtplangestaltung verbindlich geworden.

Problematisch ist hier nach wie vor die zum großen Teil noch fehlende Erforschung vieler Schichtmodelle (z. B. Dauernachtarbeit, Dauerwochenendschichten).

So ist es heut noch nicht möglich, endgültige Bewertungen für das Bevorzugen oder das Vernachlässigen bestimmter Schichtmodelle zu geben. Hier sollten in der Einrichtung auch unbedingt die Erfahrungen betroffener Mitarbeiter zum Tragen kommen.

Einige Empfehlungen sind aber heute durchaus anerkannt und sollten richtungweisend behandelt werden:
- Die Frühschicht sollte möglichst spät beginnen.
- Lange Schichtblöcke sollten vermieden werden.
- Der Wechsel der Schichten sollte im „Vorwärtsrhythmus" erfolgen.
- Möglichst wenige Nachtarbeitsschichten am Stück, danach sollte Freizeit folgen.
- Arbeits- und Freizeitphasen sollten durchmischt werden.
- Möglichkeiten zum Übergang in Teilzeitarbeit und auf „Nichtschichtarbeit".
- Bevorzugung der Kurzrotation.

# 4.15 Literatur

FRANCIS, Dave/YOUNG, Don: Mehr Erfolg im Team, 1996

# 5 Erholungsurlaub

Funktion

Der Erholungsurlaub dient der **Erholung** und im weiteren arbeitsrechtlichen Sinne der **Erhaltung der Arbeitskraft**. Er soll die selbstbestimmte Freizeitgestaltung der Mitarbeiter fördern. Während des Erholungsurlaubs ist der Angestellte von der Arbeitsleistung suspendiert, er braucht sich auch nicht bereithalten und seine Anschrift dem Arbeitgeber mitteilen, um im Bedarfsfall die Arbeit wieder aufzunehmen. Hat der Angestellte Urlaub, so darf er nicht am Rufbereitschafts- oder Bereitschaftsdienst teilnehmen.

> **Hinweis:** Der Urlaubsanspruch ist ein Anspruch des Arbeitnehmers auf Freistellung von der Arbeit.

Vergütung

Jeder Angestellte hat Anspruch auf Erholungsurlaub unter Zahlung der **Urlaubsvergütung**. Die Urlaubsvergütung besteht aus der Grundvergütung, dem Ortszuschlag sowie Funktionszulagen. Die unständigen Bezügebestandteile wie Zeitzuschläge, Überstundenvergütung, Vergütung für Rufbereitschaft- und Bereitschaftsdienst sowie die Schicht- und Wechselschichtzulage werden als Aufschlag gezahlt. Der Aufschlag errechnet sich aus dem Durchschnitt der Bezügebestandteile des vergangenen Kalenderjahres. Dafür müssen erst die letzten 12 Monate alle unständigen Bezügebestandteile zusammen gerechnet werden. In der Praxis sieht dies folgendermaßen aus:

$$\frac{\Sigma \text{ der unständigen Bezügebestandteile (aller 12 Monate)}}{12} = \text{Durchschnitt}$$

## 5.1 Urlaubsanspruch

Wann besteht Anspruch?

Der Urlaubsanspruch kann erst nach Ablauf von **sechs Monaten nach der Einstellung** geltend gemacht werden, es sei denn, der Mitarbeiter scheidet vorher aus. **Jugendliche** können ihren Anspruch schon nach **drei Monaten** geltend machen. Während der Probezeit kann Urlaub nur in Ausnahmefällen genommen werden, und nur der Anspruch, der schon entstanden ist. Endet die Wartezeit erst im Laufe des folgenden Kalenderjahres, so ist der Urlaub bis zum Ende des laufenden Kalenderjahres anzutreten. Das Urlaubsjahr ist immer das Kalenderjahr. Der Urlaub soll grundsätzlich zusammenhängend gewährt werden, auf Wunsch der Angestellten kann er auch in zwei Teilen genommen werden. Diese Vorschrift wird heute allerdings von den meisten Mitarbeitern als überholt angesehen. Ein Urlaubsteil muss mindestens zwei zusammenhängende Wochen betragen. Dies soll die Zerstückelung des Urlaubs verhindern, damit die Angestellten einmal einen Anspruch haben, sich über einen längeren Zeitraum zu erholen.

**Schwerbehinderte Menschen** haben Anspruch auf einen bezahlten zusätzlichen Urlaub von fünf Arbeitstagen im Urlaubsjahr; verteilt sich die regelmäßige Arbeitszeit des schwerbehinderten Menschen auf mehr oder weniger als fünf Arbeitstage in der Kalenderwoche, erhöht oder vermindert sich der Zusatzurlaub entsprechend. Soweit tarifliche, betriebliche oder sonstige Urlaubsregelungen für schwerbehinderte Menschen einen längeren Zusatzurlaub vorsehen, bleiben sie unberührt (SGB IX, Rehabilitation und Teilhabe behinderter Menschen vom 19. 6. 2001, BGBl. I, S. 1045, § 125 Zusatzurlaub).

*Schwerbehinderung*

## 5.1.1 Berechnung des Urlaubsanspruchs

Seit dem 1. 1. 1995 gilt in ganz Deutschland § 3 Abs. 1 BUrlG. Danach beträgt der jährliche **gesetzliche** Mindesturlaub 24 Werktage (inkl. Samstag). Für den Bereich des Öffentlichen Dienstes gilt der BAT, der günstigere Regelungen enthält.

*Mindesturlaub*

Der Erholungsurlaub des Angestellten, dessen durchschnittliche regelmäßige Arbeitszeit auf fünf Arbeitstage in der Kalenderwoche verteilt ist (5-Tage-Woche), beträgt gemäß § 48 Abs. 1 BAT:

Wie wird die Tagewoche berechnet?

$$\frac{26 \times \text{Anzahl der Arbeitstage}}{26} = \text{Tagewoche}$$

| in der Vergütungsgruppe | bis zum vollendeten 30. Lebensjahr | bis zum vollendeten 40. Lebensjahr | nach vollendetem 40. Lebensjahr |
|---|---|---|---|
| Kr. XIII bis Kr. I | 26 Arbeitstage | 29 Arbeitstage | 30 Arbeitstage |
| Vergütungsgruppe Kr. XIII bis Kr. I bei TAGEWOCHE: | Anzahl der Urlaubstage bis zum vollendeten 30. Lebensjahr | Anzahl der Urlaubstage bis zum vollendeten 40. Lebensjahr | Anzahl der Urlaubstage nach vollendetem 40. Lebensjahr |
| 6,0 | 31 | 35 | 36 |
| 5,75 | 30 | 33 | 35 |
| 5,5 | 29 | 32 | 33 |
| 5,25 | 27 | 30 | 32 |
| 5,0 | 26 | 29 | 30 |
| 4,75 | 25 | 28 | 29 |
| 4,5 | 23 | 26 | 27 |
| 4,25 | 22 | 25 | 26 |
| 4,0 | 21 | 23 | 24 |
| 3,75 | 20 | 22 | 23 |
| 3,5 | 18 | 20 | 21 |
| 3,25 | 17 | 19 | 20 |

**Tab. 15:**
Anzahl der Urlaubstage bei Angestellten
(Forts. auf S. 144)

**Tab. 15 (Forts.):**
Anzahl der Urlaubstage
bei Angestellten

| Vergütungs- gruppe Kr. XIII bis Kr. I bei TAGEWOCHE: | Anzahl der Urlaubstage bis zum vollendeten 30. Lebensjahr | Anzahl der Urlaubstage bis zum vollendeten 40. Lebensjahr | Anzahl der Urlaubstage nach vollendetem 40. Lebensjahr |
|:---:|:---:|:---:|:---:|
| 3,0 | 16 | 17 | 18 |
| 2,75 | 14 | 16 | 17 |
| 2,5 | 13 | 15 | 15 |
| 2,25 | 12 | 13 | 14 |
| 2,0 | 10 | 12 | 12 |
| 1,75 | 9 | 10 | 11 |
| 1,5 | 8 | 9 | 9 |
| 1,25 | 7 | 7 | 8 |
| 1,0 | 5 | 6 | 6 |

Der Anspruch richtet sich nach den gesetzlichen oder tariflichen Bestimmungen. Es muss im Einzelfall dort genau nachgelesen werden. Arbeitsvertraglich kann auch eine günstigere Vereinbarung getroffen werden. Dies ist nach dem **Günstigkeitsprinzip** zulässig.

Sonderurlaub

Der Urlaub vermindert sich um 1/12 für jeden vollen Kalendermonat eines Sonderurlaubs. Es gibt eine Ausnahme: Die Verminderung tritt nicht bei einer **beruflichen Fort- oder Weiterbildung** ein, wenn der Arbeitgeber ein betriebliches Interesse an der Fort- und Weiterbildung anerkannt hat. Dies muss er schriftlich dem Angestellten mitteilen. Anderer Sonderurlaub über diesen Zeitpunkt hinaus mindert den Urlaubsanspruch entsprechend der 1/12-Regelung.

Ruhendes Arbeitsverhältnis

Ruht das Arbeitsverhältnis wegen Gewährung von Rente oder der Ableistung von Grundwehrdienst, Zivildienst oder Erziehungsurlaub wird ebenfalls um 1/12 für jeden vollen Kalendermonat gekürzt.

**Beispiel: Verminderung des Urlaubsanspruchs bei Einstellung mitten im laufenden Urlaubsjahr:**
Beginn des Arbeitsverhältnisses:  01. 06. 2000
Urlaubsanspruch (Gesamtjahr):  30 Arbeitstage
Zusatzurlaub:  4 Arbeitstage
Gesamturlaubsanspruch:  34 Arbeitstage

**Kürzung:**
$$\frac{34 \text{ Urlaubstage}}{12 \text{ Monate}} \times 5 \text{ Monate} = 14,16 \text{ Urlaubstage weniger}$$

Urlaubsanspruch = 34 UT–14,16 UT (5 Monate) = 19,84 Urlaubstage
entspricht                                        = 20    Urlaubstagen

**Übungsaufgabe:**
Andrea Kaiser, 26 Jahre alt, beginnt am 1. Mai 2000 als Kranken-schwester auf einer Operativen Intensivbehandlungsstation im Allge-meinen Krankenhaus Hamburg. Während der Probezeit erhält sie die Kündigung. Zum 30. September scheidet sie aus dem Arbeitsverhält-nis aus.
Welchen Urlaubsanspruch hat sie?

Beginn des Arbeitsverhältnisses:  01. 05. 2000
Ende des Arbeitsverhältnisses:   30. 09. 2000
Urlaubsanspruch (Gesamtjahr):   26 Arbeitstage

**Kürzung:**
$$\frac{26 \text{ Urlaubstage}}{12 \text{ Monate}} \times 7 \text{ Monate} = 15{,}16 \text{ Urlaubstage weniger}$$

Urlaubsanspruch = 26 UT–15,16 UT (5 Monate)  = 10,84 Urlaubstage
entspricht                          = 11    Urlaubstagen

## 5.1.2 Urlaubsliste

Die Bedeutung der Urlaubsliste ist in vielen Bereichen im Pflegedienst **völ-lig unklar**. Die Urlaubsliste unterscheidet sich im Wesentlichen vom Ur-laubsplan dadurch, dass sie keine Richtlinien enthält, nach denen der Ur-laub während des Urlaubsjahres gewährt werden soll. Die Urlaubsliste dient nur dem Zweck, die **Urlaubswünsche** der Arbeitnehmer für den Ur-laub **festzustellen**. Sie wird ausgegeben oder im Umlauf herumgegeben. Je-der Mitarbeiter trägt seine Wünsche ein, ohne dass damit nun schon sofort die Urlaubszeit festliegt. Der Eintrag in die Urlaubsliste muss als Antrag des Arbeitnehmers gewertet werden, den Urlaub zu diesem eingetragenen Zeitpunkt zu erhalten. Es ist rechtlich von Bedeutung, dass die Arbeitneh-mer eine Antwort auf ihre Eintragung erhalten. Die Liste muss von der Stationsleitung in einem bestimmten Zeitrahmen bearbeitet werden. Der Urlaubsplan muss bis zum 31. Dezember fertig sein. Daraus ergibt sich die Notwendigkeit, die Urlaubsliste bis spätestens zum 1. Dezember zu bear-beiten.

Bedeutung

**Hinweis:** Eine nicht bearbeitete Urlaubsliste ist kein Urlaubsplan!

## 5.1.3 Urlaubsplan

Im November des Vorjahres wird für jede Station ein Urlaubsplan aufgestellt. Es sollte sehr frühzeitig eine **Urlaubsbesprechung** stattfinden, damit noch Zeit bleibt, um Konflikte zu klären. Bei Problemen, die nicht innerhalb der Station oder Abteilung zu klären sind, ist der Betriebsrat und Personalrat und die verantwortliche Pflegedienstleitung zu beteiligen. Letztere muss beson-ders darauf achten, dass die betrieblichen Belange berücksichtigt werden.

Trifft die Pflegedienstleitung keine Entscheidung, muss sie mit einer Abmahnung rechnen.

Um den geregelten Arbeitsablauf zu gewährleisten und die Bedürfnisse der Mitarbeiter zu berücksichtigen, ist ein Urlaubsplan aufzustellen. Die Mitarbeiter müssen sich auf die Urlaubsplanung verlassen können. Der Urlaubsplan muss bis zum 31. Dezember genehmigt sein, da das Urlaubsjahr das Kalenderjahr ist. Jeder Arbeitsbereich sollte eine Urlaubsbesprechung durchführen und die Termine aller Mitarbeiter aufeinander abstimmen.

Es muss festgelegt werden, wie viele Mitarbeiter zur gleichen Zeit in den Urlaub gehen. Bei der Anzahl wird nicht zwischen Vollzeit- und Teilzeitangestellten unterschieden, es zählen nur Personen.

> **Merke:** Dabei darf die Anzahl 1/5 aller Mitarbeiter nicht überschritten werden, sonst kann ein Personalausfall nicht mehr kompensiert werden!

Wie viele Mitarbeiter müssen in Urlaub gehen?

$$\frac{\text{Anzahl der Mitarbeiter x 6}}{52}$$

Zu beachten ist auch die Ausfallzeit im jeweiligen Arbeitsbereich. Die **Zahl von 1/5** ist besonders streng auszulegen! Denn der Betriebsablauf muss auch bei Krankheitsausfällen noch gewährleistet werden. Es kommt in der betrieblichen Praxis immer wieder vor, dass zu viele Mitarbeiter auf einmal in den Urlaub gehen. Ist das der Fall, so muss von mangelnder Führungskompetenz ausgegangen werden.

Genehmigung

Im Urlaubsplan sind alle Mitarbeiter einzutragen, der gesamte Urlaubsanspruch ist zu verplanen. Der Urlaubsplan wird der Pflegedienstleitung zur Genehmigung und dem Personalrat/Betriebsrat zur Mitbestimmung vorgelegt, erst dann gilt er als genehmigt.

Bei der Festlegung der zeitlichen Lage des Erholungsurlaubes sind die Wünsche der Mitarbeiter zu berücksichtigen. Alle Mitarbeiter müssen ihren gesamten Urlaub in den Urlaubsplan eintragen lassen. Hier sind die sozialen Gesichtspunkte zu berücksichtigen (vgl. auch §7 Bundesurlaubsgesetz).

> **Soziale Gesichtspunkte sind:** Lebensalter, Dauer der Betriebszugehörigkeit, Alter und Anzahl der schulpflichtigen Kinder sowie der sonstigen Familienangehörigen, Berufstätigkeit des Ehegatten oder Lebenspartners mit der Notwendigkeit der Abstimmung des Urlaubes, Gesundheit der Mitarbeiter.

Festlegung der zeitlichen Lage

Die sozialen Gesichtspunkte werden nebeneinander gestellt und zusammengezählt. Wer die meisten Punkte bekommt, hat den Vorrang. Der Begriff „soziale Gesichtspunkte" ist dabei weit zu fassen und umfasst auch sonstige Fragen, die den Erholungszweck im Einzelfall besonders fördern können. Zu beachten ist schließlich auch die Verteilung des Erholungsurlaubes in den Vorjahren, da es nicht zumutbar ist, bestimmte

Mitarbeiter stets auf die schlechtere Urlaubszeit zu verweisen. Niemand hat Anspruch, immer im gleichen Zeitraum seinen Erholungsurlaub zu nehmen, auch wenn er schulpflichtige Kinder hat.

**Die Festlegung erfolgt grundsätzlich durch Erklärung des Arbeitgebers.** Die Urlaubswünsche der Mitarbeiter müssen insoweit zurücktreten, als **dringende betriebliche Belange** entgegenstehen. Dringende betriebliche Belange sind nicht nur zwingende Betriebserfordernisse, die eine Ablehnung der Urlaubswünsche der Mitarbeiter geradezu notwendig machen. Maßgeblich ist eine Abwägung der beiderseitigen Interessen.

*Betriebliche Gründe*

Wird der Antrag auf Gewährung von Erholungsurlaub abgelehnt, so hat der Arbeitnehmer die Möglichkeit, das zuständige **Arbeitsgericht** anzurufen. In eiligen Fällen kann der Arbeitnehmer auch einen Antrag beim Arbeitsgericht auf Erlass einer einstweiligen Verfügung stellen. Die einstweilige Verfügung ist zu erlassen, wenn anders eine rechtzeitige Durchsetzung des Urlaubsanspruchs unter Berücksichtigung der Urlaubswünsche des Arbeitnehmers nicht gewährleistet ist, auch wenn dadurch der Urlaubswunsch des Arbeitnehmers nicht nur gesichert, sondern befriedigt wird. Das Arbeitsgericht entscheidet dann im so genannten Eilverfahren. Der Antrag muss nicht durch einen Rechtsanwalt gestellt werden. Es gibt in jedem Arbeitsgericht eine Antragsannahmestelle; dort sitzen Rechtspfleger, die den Antrag aufnehmen und beraten. Vorzulegen sind der Arbeitsvertrag, der Personalausweis und der Nachweis, dass der Antrag auf Erholungsurlaub abgelehnt wurde. Der Antrag auf Erlass einer einstweiligen Verfügung wird vom Rechtspfleger formuliert, es ist in jedem Fall eine eidesstattliche Versicherung abzugeben.

*Ablehnung von Urlaub*

## Anwendungsfälle

1. Der Arbeitgeber widerruft den Urlaub, den er bereits genehmigt hatte und über den der Arbeitnehmer bereits disponiert hat (z. B. Buchung einer Urlaubsreise).
2. Bei unmittelbar bevorstehendem Ende des Arbeitsverhältnisses verweigert der Arbeitgeber dem Arbeitnehmer den noch bestehenden Urlaub.

*Gründe für Einschaltung von Arbeitsgerichten*

> **Hinweis:** Ein einmal genehmigter Urlaub ist einseitig nicht widerrufbar. Eine Rückberufung aus dem Erholungsurlaub ist rechtlich nicht zulässig.

Eine **Änderung** des Urlaubs auf **Wunsch des Mitarbeiters** ist möglich, soweit die betrieblichen Belange es zulassen und andere Mitarbeiter dadurch keine Nachteile in Kauf nehmen müssen. Die Stationsleitung kann nur in Abstimmung mit der Pflegedienstleitung über eine solche Änderung entscheiden. Die Änderung muss im Einzelfall wieder dem Betriebsrat oder Personalrat zur Mitbestimmung vorgelegt werden. insbesondere dann, wenn es sich um eine strittige Angelegenheit handelt, weil die Zustimmung des Betriebs- oder Personalrats Wirksamkeitsvoraussetzung ist.

### 5.1.4 Verbot der Erwerbstätigkeit im Urlaub

Verboten ist jede Erwerbstätigkeit, die dem Urlaubszweck zuwiderläuft. Damit ist festgelegt, dass nicht nur eine Tätigkeit in einem Arbeitsverhältnis oder Dienstverhältnis verboten ist, sondern auch jede Tätigkeit, die als selbständige Tätigkeit in einem freien Beruf oder als Gewerbetätigkeit oder in einem Werkvertrag dem Urlaubszweck zuwiderläuft. Die Erwerbstätigkeit ist jede Arbeit, die auf einen Erwerb abzielt, wobei die Vergütung keineswegs in Geld oder geldwerten Dingen zu liegen braucht, sondern auch in anderen Gegenleistungen bestehen kann.

Nicht jede Arbeit, die danach als Erwerbstätigkeit anzusprechen ist, wird aber von dem Verbot betroffen sein, sondern nur solche, die dem Urlaubszweck der Erholung zuwiderläuft.

Leistet ein Arbeitnehmer dem Verbot der Erwerbstätigkeit während des Urlaubs zuwider, so verstößt diese Tätigkeit gegen ein gesetzliches Verbot im Sinne von § 134 BGB. Ein über die Urlaubstätigkeit abgeschlossener Vertrag muss damit als nichtig angesehen werden.

> **Hinweis:** Die verbotwidrige Tätigkeit ist ein Verstoß gegen die allgemeinen arbeitsvertraglichen Nebenpflichten und ist ein Grund zur Kündigung. Bei einer Tätigkeit im Konkurrenzunternehmen sogar ein Grund zur fristlosen Kündigung.

### 5.1.5 Mitteilung der Urlaubsanschrift

Im Pflegedienst ist es allgemein verbreitet, den Arbeitgeber die Urlaubsanschrift mitzuteilen. In der Praxis ist die Frage immer wieder relevant, inwieweit der Arbeitnehmer verpflichtet ist, seine Urlaubsanschrift mitzuteilen. Dies kann nur nach Lage des Einzelfalles beurteilt werden. Da nach den allgemeinen Grundsätzen des Urlaubsrechts ein Rückruf aus dem Urlaub unzulässig ist, muss die Urlaubsanschrift dem Arbeitgeber nicht mitgeteilt werden. Schon gar nicht, wenn der Arbeitgeber kein berechtigtes Interesse daran hat. Während der Urlaubszeit muss der Arbeitgeber immer mit Betriebsablaufstörungen rechnen, wie sie durch Krankheit verursacht werden. Dies ist ein Grund für eine sorgfältige Urlaubsplanung, rechtfertigt aber in keinem Fall den Rückruf aus dem Urlaub. Der Arbeitgeber hat sich auf Personalausfall einzustellen, er trägt das wirtschaftliche Risiko des Unternehmens.

### 5.1.6 Krankheit im Urlaub

Der Arbeitnehmer ist verpflichtet, auch im Urlaub seine Erkrankung unverzüglich anzuzeigen und den Nachweis der Erkrankung durch ein **ärztliches Attest** zu belegen. Auf Verlangen des Arbeitgebers kann vom ersten Tag der Arbeitsunfähigkeit an auch ein amtsärztliches Zeugnis verlangt werden. Dies kam in den letzten Jahren häufiger vor als die meisten Mitarbeiter vermuten, um den Missbrauch zu verhindern.

Nach der Erkrankung muss der Erholungsurlaub neu festgesetzt werden, soweit die **betrieblichen Belange** es zulassen und andere Mitarbeiter nicht im Urlaubsplan stehen und den Vorrang haben. Wird der Angestellte vor Antritt des Urlaubs arbeitsunfähig, so braucht er den Urlaub nicht anzutreten. Er muss aber anschließend seine **Arbeitsfähigkeit** anzeigen und zunächst seine Arbeitskraft wieder zur Verfügung stellen.
Der Urlaub ist dann erneut festzulegen, der Angestellte ist nicht berechtigt, einseitig den Urlaub zu ändern oder erneut festzulegen. Sein Erholungsurlaub verlängert sich nicht automatisch um die Tage der Arbeitsunfähigkeit, so dass der Arbeitnehmer insgesamt länger abwesend sein kann. Das einseitige und eigenmächtige „**Anschließen**" des Resturlaubs durch den Arbeitnehmer stellt in der Regel eine Arbeitsvertragsverletzung dar und kann ein Grund zur außerordentlichen Kündigung durch den Arbeitgeber sein.

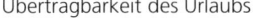

Der Urlaub ist bis spätestens zum Ende des Kalenderjahres zu nehmen (Urlaubsjahr). Der Urlaub ist nur in Ausnahmefällen übertragbar in das nächste Kalenderjahr. Bis zum 30. 04. des folgenden Kalenderjahres kann der Urlaub unter Angabe von Gründen übertragen werden. Bis zum 30. 06. des folgenden Kalenderjahres kann der Urlaub nur aus betrieblichen oder persönlichen Gründen (Arbeitsunfähigkeit oder Schutzfristen nach den Mutterschutzgesetz) übertragen werden. In ganz besonders schwierigen Fällen kann der Urlaub auch noch bis zum 30. 09. des folgenden Kalenderjahres genommen werden, wenn der Arbeitgeber es veranlasst hat oder der Urlaub wegen Krankheit nicht bis zum 30. 04. oder 30. 06. genommen werden konnte.

Übertragbarkeit des Urlaubs

> **Hinweis:** Der Erholungsurlaub, der nicht innerhalb der gesetzlichen und tariflichen Fristen genommen wurde, verfällt.
> Teilzeitbeschäftigte erhalten anteilig den gleichen Urlaub wie vollbeschäftigte Angestellte.

## 5.1.7 Urlaubsanspruch bei Maßnahmen der medizinischen Vorsorge oder Rehabilitation

In § 7 BUrlG ist bestimmt, dass der Urlaub zu gewähren ist, wenn der Arbeitnehmer dies im Anschluss an eine Maßnahme der medizinischen Vorsorge oder Rehabilitation vom Arbeitgeber verlangt. Damit geht in diesem Fall der Wunsch des Arbeitnehmers vor und diesem können weder betriebliche Gründe noch die Wünsche anderer Arbeitnehmer entgegenstehen. Das gilt auch bei Betriebsferien.
Der Arbeitnehmer muss den Wunsch eindeutig äußern. Die Schriftform ist nicht erforderlich, es genügt, dass der Arbeitnehmer sich dem Arbeitgeber oder dessen Vertreter (z. B. die Stationsleitung) gegenüber eindeutig äußert. Die Äußerung kann vor oder auch unmittelbar nach der medizinischen Vorsorge oder Rehabilitation geschehen.

> **Hinweis:** Die Formulierung, dass der Urlaub im Anschluss an die Kur oder medizinischen Vorsorgemaßnahme verlangt werden muss, bedeutet keinen unmittelbaren, nahtlosen Anschluss an das Ende der Vorsorge- oder Rehabilitationsmaßnahme.

Richtig ist insoweit die Formulierung in § 10 Abs. 1 Nr. 2 BUrlG, dass ein Anschluss auch noch vorliegt, wenn dies binnen 14 Tagen erfolgt.
Was für die Anschlussmaßnahme festliegt, gilt auch für den anschließenden Urlaub.

## 5.1.8 Übertragung des Erholungsurlaubs

Das Urlaubsjahr ist gemäß § 1 BUrlG und § 47 Abs. 1 BAT das Kalenderjahr.
Der Erholungsurlaub ist grundsätzlich im Urlaubsjahr zu gewähren bzw. zu nehmen. Er ist an das Urlaubsjahr gebunden, muss auf bestimmte Tage des Urlaubsjahres festgelegt sein und innerhalb des Urlaubsjahres auch genommen werden. Es gilt allgemein der Rechtssatz des Urlaubsrechts, dass in Ausnahmefällen der Urlaub auf das nächste Urlaubsjahr übertragen wird.
Das BAG steht seit 1982 in ständiger Rechtsprechung auf dem Standpunkt, dass der Urlaubsanspruch befristet erwächst und mit Ablauf des Urlaubsjahres grundsätzlich erlischt. Eine Übertragung des Urlaubs ist nach § 7 Abs. 3 Satz 2 BUrlG ausnahmsweise möglich, wenn dringende betriebliche oder in der Person liegende Gründe vorliegen. Die in der Person liegenden Gründe müssen weder dringend noch zwingend sein. Schon sachliche Gründe sollen ausreichen (z. B. Arbeitsunfähigkeit des Arbeitnehmers) oder die Durchführung eines Familienurlaubes.
Verhindert der Arbeitgeber den Urlaubsanspruch des Arbeitnehmers trotz dessen rechtzeitiger Geltendmachung auch im Übertragungszeitraum, so erlischt der Urlaubsanspruch mit Ablauf des Übertragungszeitraumes. An die Stelle des ursprünglichen Urlaubs tritt dann ein Schadensersatzanspruch auf Gewährung von Urlaub in entsprechender Höhe.

> **Es gilt dann der Grundsatz:** Alter Erholungsurlaub geht vor, damit er nicht verfällt.

### Urlaubsrecht

Mit Urteil vom 20. Juni 2000 (9 AZR 405/99) hat das Bundesarbeitsgericht (BAG) folgenden Leitsatz aufgestellt:

Hat der Arbeitgeber den Arbeitnehmer zur Erfüllung des Anspruchs auf Erholungsurlaub (§ 1 BUrlG) freigestellt, kann er den Arbeitnehmer nicht aufgrund einer Vereinbarung aus dem Urlaub zurückrufen. Eine solche Abrede verstößt gegen zwingendes Urlaubsrecht und ist rechtsunwirksam (§ 13 BUrlG).

Bei diesem Urteil ging es einerseits um Schadensersatzforderungen des Arbeitgebers und die Frage, welcher Teil des Arbeitsentgeltes, das als Urlaubsgeld gezahlt wird, pfändbar ist und um die Frage, ob ein Arbeitnehmer, der sich freiwillig verpflichtet hat, bei Bedarf den Urlaub abzubrechen und die Arbeit wieder aufzunehmen, seine arbeitsvertraglichen Pflichten verletzt, wenn er den Urlaub dann doch nicht abbricht.

Diese Ausführungen beschränken sich allein auf die letzte Frage, da wir sie für unsere Mitglieder als wichtiger erachten. Ein Fazit erübrigt sich angesichts der eindeutigen Urteilsbegründung.

Der klagende Arbeitnehmer arbeitete seit Oktober 1996 in der Firma als Software-Entwickler. Ende 1997 verhängte sein Arbeitgeber Urlaubssperre; ein Resturlaub von 15 Tagen aus 1997 wurde auf 1998 übertragen. Im 1. Quartal 1998 vereinbarten Arbeitgeber und Arbeitnehmer, dass dieser Resturlaub im ganzen Jahr 1998 in Anspruch genommen werden kann. Im April 1998 kündigte der Arbeitnehmer seinen Vertrag zum Ende Juni 1998 und beantragte Urlaub für Mai und Juni 1998, der vom Arbeitgeber bewilligt wurde. Der Arbeitnehmer hatte zu der Zeit einen Anspruch auf 15 Tage Resturlaub aus 1997 gemäß Vereinbarung, 15 Tage Urlaub aus 1998 und Freistellung für ca. 100 geleistete Überstunden. Außerdem wurde festgelegt, welche Arbeiten der Arbeitnehmer bis dahin noch erledigen sollte. Im Urteil wird eine Dokumentation benannt, welche der Arbeitnehmer erstellte und abgab. Eine Woche später wurde er schriftlich aufgefordert, an einem bestimmten Termin, der wohl in der zugesagten Urlaubszeit lag, zur Erledigung weiterer zugesagter Arbeiten im Büro zu erscheinen. Dieser Aufforderung folgte der Arbeitnehmer nicht. In der weiteren Folge des Geschehens kam es dann zur fristlosen Kündigung durch den Arbeitgeber und Geltendmachung eines Schadenersatzanspruches, den der Arbeitgeber durch Einbehaltung des Gehaltes bis zur Höhe des Pfändungsfreibetrags schon einmal teilweise mit dem Gehalt aufrechnete.

Der Arbeitnehmer klagte sowohl gegen die Kündigung als auch gegen die Einbehaltung des Gehaltes. Er gewann in beiden Fragen, wobei nachfolgend, wie bereits erwähnt, nur auf die Frage des Rückrufes aus dem Urlaub eingegangen wird.

„Einen Anspruch des Arbeitgebers gegen den Arbeitnehmer, seinen Urlaub abzubrechen oder zu unterbrechen, gibt es nach dem BUrlG (Bundesurlaubsgesetz – Anm. d. Verf.) nicht (…). Ob dennoch bei unvorhersehbaren und ‚zwingenden Notwendigkeiten, welche einen anderen Ausweg nicht zulassen' (…) ein solcher Anspruch bestehen könnte, bedarf keiner Erörterung des Senats. Die Beklagte (der Arbeitgeber – Anm. d. Verfassers) hat hierfür keine Tatsachen vorgetragen."

„Nach § 1 BUrlG schuldet der Arbeitgeber dem Arbeitnehmer Erholungsurlaub. Zur Erfüllung dieses gesetzlichen Anspruchs hat er den Arbeitnehmer von der Arbeit freizustellen. Dem Arbeitnehmer ist uneingeschränkt zu ermöglichen, anstelle der geschuldeten Arbeitsleistung die ihm aufgrund des Urlaubsanspruchs zustehende Freizeit selbstbestimmt zu nutzen. Das ist dann nicht gewährleistet, wenn der Arbeitnehmer trotz Freistellung ständig damit rechnen muss, zur Arbeit abgerufen zu werden. Eine derartige Arbeitsbereitschaft lässt sich mit der Gewährung des gesetzlichen Erholungsurlaubs nicht vereinbaren. Der Anspruch des Arbeitnehmers wird in diesem Fall nicht erfüllt (…)."

„Ein Arbeitgeber muss sich daher vor der Urlaubserteilung entscheiden, ob er dem Arbeitnehmer den beantragten Urlaub gewährt oder den Urlaubswunsch des Arbeitnehmers etwa wegen dringender betrieblicher Belange iSv. (im Sinne von – Anm. des Verf.) § 7 Abs. 1 BUrlG ablehnt. Hat der Arbeitgeber den Arbeitnehmer freigestellt, also die Leistungszeit bestimmt, in der der Urlaubsanspruch des Arbeitnehmers iSv. § 362 Abs. 1 BGB erfüllt werden soll, und das dem Arbeitnehmer mitgeteilt, hat der Arbeitgeber als Schuldner des Urlaubs die für die Erfüllung dieses Anspruchs erforderliche Leistungs-/Erfüllungshandlung iSv. § 7 Abs. 1 BUrlG vorgenommen (…). An diese Erklärung ist der Arbeitgeber gebunden und kann den Arbeitnehmer nicht aus dem Urlaub zurückrufen."

„Eine Vereinbarung, in der sich der Arbeitnehmer gleichwohl verpflichtet, den Urlaub abzubrechen und die Arbeit wieder aufzunehmen, verstößt gegen § 13 Abs. 1 BUrlG; sie ist rechtsunwirksam. Danach kann von § 1 BUrlG weder durch die Tarifvertragsparteien noch durch eine einzelvertragliche Abrede abgewichen werden. Hierfür ist es unerheblich, ob der Urlaub von vornherein im Einvernehmen mit dem Arbeitnehmer unter Vorbehalt gewährt wird oder ob er zunächst vorbehaltlos bewilligt wird und sich der Arbeitnehmer erst zeitlich später – vor Urlaubsantritt – verpflichtet, dem Arbeitgeber auf dessen Verlangen zur Verfügung zu stehen. In beiden Fällen bewirkt das vereinbarte Recht des Arbeitgebers zum Rückruf des Arbeitnehmers aus dem Urlaub, dass der Arbeitnehmer für die Dauer der Freistellung entgegen § 1 BUrlG nicht uneingeschränkt von seiner Arbeitspflicht befreit wird. Das kann rechtswirksam nicht vereinbart werden."

„Zu Recht hat das Landesarbeitsgericht die Unwirksamkeit der Abrede für die gesamte Zeit der Freistellung angenommen und nicht zwischen der Freistellung zur Erfüllung des gesetzlichen Urlaubsanspruchs des Klägers (der Arbeitnehmer – Anm. des Verf.) und der weiteren Freistellung zur Erfüllung des vertraglichen Urlaubsanspruchs und des Überstundenausgleichs unterschieden."

„Der gesetzliche Resturlaub des Klägers für 1997 von fünf Urlaubstagen (gesetzlicher Jahresurlaub = 20 Tage in der Fünftagewoche, von denen der Kläger 1997 bereits 15 Tage erhalten hatte. Der arbeitsvertragliche Urlaub betrug jedoch 30 Tage. – Anm. d. Verf.) war aufgrund der gesetzlichen Befristung mit dem 31. März 1998 nach § 7 Abs. 3 Satz 2 BUrlG erloschen (…). Der nach Maßgabe von § 13 Abs. 1 BUrlG geschützte Urlaubsanspruch beschränkte sich damit auf zehn Arbeitstage für 1998 (…). Für die über diese Zeitspanne hinausgehende Freistellung hätten die Parteien daher an sich nach dem Grundsatz der Vertragsfreiheit (§§ 241, 305 BGB) vereinbaren können, daß die Beklagte den Kläger aus dem Urlaub abrufen kann. Da die Erfüllung des Anspruchs auf den gesetzlichen Mindesturlaub nicht von dem Zufall abhängen darf, oder Arbeitgeber von einem ihm eingeräumten Rückrufrecht Gebrauch macht, hätte die Beklagte hierfür vorab festlegen müssen, in welchem Zeitabschnitt innerhalb der Monate Mai und Juni 1998 der gesetzliche Urlaubsanspruch des Klägers erfüllt werden sollte. Das hat sie indessen unterlassen und statt dessen dem Kläger insgesamt ‚Urlaub' erteilt."

### 5.1.9 Urlaubsanspruch und Kündigung

Besonders praxisrelevant ist die Frage, welchen Einfluss der Kündigungsschutzprozess auf den Urlaubsanspruch des Arbeitnehmers hat.

Grundsätzlich bleibt es dabei, dass der Urlaubsanspruch an das Urlaubsjahr gebunden ist. Der Arbeitnehmer muss den Urlaub verlangen, erst danach ist der Arbeitgeber zur Gewährung des Urlaubs verpflichtet. Hat der Arbeitnehmer rechtzeitig vor Ablauf des Urlaubsjahres bzw. vor Ablauf des Übertragungszeitraumes die Gewährung von Urlaub beim Arbeitgeber verlangt, ist der Arbeitgeber diesem Verlangen aber nicht nachgekommen, so befindet er sich in Verzug. Der Arbeitgeber muss dann Schadensersatz leisten. Der Schadensersatz richtet sich je nach Einzelfall auf Urlaubsgewährung oder Urlaubsabgeltung.

> **Merke:** Nach ständiger Rechtsprechung des BAG ist der Urlaubsanspruch nach § 7 BUrlG Abs. 4 ein Ersatz für wegen Beendigung des Arbeitsverhältnisses nicht mehr erfüllbaren Urlaubsanspruch. Er entsteht, ohne dass es dafür weitere Handlungen des Arbeitgebers oder Arbeitnehmers bedarf, mit der Beendigung des Arbeitsverhältnisses. Zu diesem Zeitpunkt wandelt sich der noch nicht erfüllte Urlaubsanspruch des Arbeitnehmers um.

## 5.2 Zusatzurlaub für Wechselschichtarbeit, Schichtarbeit und Nachtarbeit

Der Zusatzurlaub wird als **Ausgleich** für die gesundheitlichen Belastungen der Wechselschicht, Schichtarbeit und Nachtarbeit gewährt. Damit haben die Tarifvertragsparteien im öffentlichen Dienst anerkannt, dass diese Arbeitsbedingungen eine besondere Belastung für die Beschäftigten im Pflegedienst und anderen Bereichen sind.
Es werden drei Fallgruppen für den Urlaubsanspruch unterschieden:

1. Wechselschichtarbeit und gleichgestellte Schichtarbeit,
2. Nachtarbeit im Rahmen von Schichtarbeit und gleichgestellte Arbeit zu unregelmäßigen Zeiten,
3. sonstige Nachtarbeit.

*Fallgruppen*

Der Anspruch auf Zusatzurlaub richtet sich nach der Anzahl der Tage, an denen der Angestellte tatsächlich in dieser Schichtform gearbeitet hat. **Berechnungsgrundlage** ist das vergangene Urlaubsjahr, nicht das laufende Urlaubsjahr!
Für die übrigen Fälle werden nur die tatsächlich geleisteten Nachtarbeitsstunden als Grundlage der Berechnung herangezogen. Bei der Berechnung wird nur die erbrachte Arbeitsleistung des vergangenen Kalenderjahres bei demselben Arbeitgeber zu Grunde gelegt.

*Berechnung*

Klinik für Chirurgie
Pflegedienstleitung
47111 Musterstadt


### Dienstanweisung

Um den geregelten Arbeitsablauf im Pflegedienst der Klinik für Chirurgie zu gewährleisten und die Bedürfnisse der Mitarbeiter zu berücksichtigen, ist ein Urlaubsplan aufzustellen. Die Verantwortung für den Urlaubsplan liegt bei der Stationsleitung. Die Stationsleitung hat im Rahmen ihrer Stellenbeschreibung die Aufgabe, in Absprache mit der Pflegedienstleitung einen Urlaubsplan zu erstellen.

Der Erholungsurlaub dient der Erholung und im weiteren Sinne der Erhaltung der Arbeitskraft der Mitarbeiter im Pflegedienst sowie der selbstbestimmten Freizeitgestaltung der Mitarbeiter.

1. Das Urlaubsjahr ist das Kalenderjahr.
2. Der Urlaubsplan ist bis zum 01. 12. 2000 der Pflegedienstleitung zur Genehmigung vorzulegen.
3. Jede Station oder Funktionsabteilung führt unter Leitung der Stationsleitung eine Urlaubsbesprechung durch. Zum Zeitpunkt der Besprechung muss die Urlaubsliste erstellt sein.
4. Im Urlaubsplan sind alle Mitarbeiter einzutragen, insbesondere der gesamte Urlaubsanspruch ist zu verplanen.
5. Bei der Festlegung der zeitlichen Lage des Erholungsurlaubes sind die Wünsche der Mitarbeiter zu berücksichtigen.
6. Im Urlaubsplan sind die sozialen Gesichtspunkte zu berücksichtigen (vergleiche bitte § 7 Bundesurlaubsgesetz). Soziale Gesichtspunkte sind vor allem: Lebensalter, Dauer der Betriebszugehörigkeit, Alter und Zahl der schulpflichtigen Kinder sowie der sonstigen Familienangehörigen, Berufstätigkeit des Ehegatten oder Lebenspartners mit der Notwendigkeit der Abstimmung des Urlaubes und die Gesundheit der Mitarbeiter.
7. Die Festlegung des Erholungsurlaubs erfolgt grundsätzlich durch Erklärung und Genehmigung der Pflegedienstleitung.
8. Ein einmal genehmigter Erholungsurlaub ist einseitig nicht widerrufbar.
9. Eine Änderung des Urlaubs auf Wunsch des Mitarbeiters ist grundsätzlich möglich, soweit die betrieblichen Belange dies zulassen. Bis zu einer Dauer von fünf Werktagen kann die Stationsleitung über eine solche Änderung alleine entscheiden.
10. Der Urlaubsplan muss dem Personalrat zur Mitbestimmung vorgelegt werden.

Musterstadt, Datum                                    Unterschrift Pflegedienstleitung

Endet das Arbeitsverhältnis während des Bemessungszeitraumes, so besteht kein Anspruch auf Zusatzurlaub. Löst ein Beschäftigter sein Arbeitsverhältnis im folgenden Jahr, so hat er Anspruch nach der 1/12-Regelung für jeden vollen Beschäftigungsmonat. Es ist völlig unabhängig von den Anspruchsvoraussetzungen des § 48a BAT; der Zusatzurlaub muss gewährt werden, wenn im vergangenen Kalenderjahr die notwendige Arbeitsleistung erbracht wurde. Die Arbeitsleistung kann nur anhand des Dienstplanes festgestellt werden. Dabei ist zu prüfen, welche der Absätze des § 48a Anwendung finden. Zu beachten ist, dass im gleichen Zeitraum die aufgeführten Absätze nur alternativ Anwendung finden können.

Beschäftigungsende

> **Hinweis:** Angestellte, die das 50. Lebensjahr im Urlaubsjahr vollendet haben, erhalten einen Arbeitstag mehr Zusatzurlaub. Das 50. Lebensjahr muss im Jahr erreicht werden, in dem der Zusatzurlaub zu gewähren ist.

Der BAT begrenzt die Anzahl der Zusatzurlaubstage auf maximal fünf Arbeitstage.

## 5.2.1 Wechselschicht und gleichgestellte Schichtarbeit im Bereich des Bundes und der Länder

**Anspruchsvoraussetzungen:**
1. **Arbeit in Wechselschichten**, also in wechselnden Arbeitsschichten, in denen ununterbrochen bei Tag und Nacht, werktags, sonn- und feiertags rund um die Uhr gearbeitet wird. Gleichgestellt ist die **Schichtarbeit**, die deswegen keine Wechselschicht ist, weil der Dienstplan eine Unterbrechung der Arbeit am Wochenende von höchstens 48 Stunden vorsieht (Wochenende = Samstag bis Sonntag oder von Freitagnachmittag bis Samstagnachmittag bzw. Sonntag- bis Montagnachmittag).
2. **Ständiger Einsatz** in Wechselschicht- bzw. gleichgestellter Schichtarbeit, d. h. ohne Unterbrechung mindestens fünf Wochen.
3. Der Angestellte muss im Urlaubsjahr in **je fünf Wochen** durchschnittlich mindestens **40 Arbeitsstunden** in der dienstplanmäßigen bzw. betriebsüblichen Nachtschicht geleistet haben.

**Der Anspruch auf Zusatzurlaub wird folgendermaßen ermittelt:**
- Zunächst werden die Arbeitstage und Nachtschichtstunden aus dem Vorjahr ermittelt. Der Bemessungszeitraum kann von fünf Wochen bis zum vollen Kalenderjahr dauern. Der Angestellte muss ständig Wechselschichtarbeit oder gleichgestellte Schichtarbeit geleistet haben.
- Die sich ergebene Summe wird dann durch 35 geteilt (7 Kalendertage x 5 Wochen = 35).
- Schließlich wird dieses Ergebnis durch die ermittelten Nachtschichtstunden geteilt.

> **Hinweis:** Nicht berücksichtigt werden dabei der Urlaub, die Krankheitstage, die Überstunden, die Ruf- und Bereitschaftsdienste und die freien Tage durch Arbeitszeitverkürzung.

> Bei den letzten Rechenschritten ist jeweils auf zwei Stellen nach den Komma zu runden. Ergeben sich aus der Berechnung im Durchschnitt 40 oder mehr Nachtarbeitsstunden, so ist die Tarifnorm für den Zusatzurlaub erfüllt.
>
> **Beispiel:** Eine Angestellte arbeitet im Kalenderjahr in der Wechselschicht, dabei fallen an: 20 Krankheitstage, 30 Urlaubstage und 1 Tag Arbeitsbefreiung.
> Die insgesamt 51 Tage werden nicht berücksichtigt, es verbleiben also $365 - 51 = 314$ Kalendertage.
> Die 314 Kalendertage werden dann durch 35 geteilt: Das ergibt 9-Wochen-Zeiträume. Die dienstplanmäßig geleisteten Nachtarbeitsstunden betragen 460 Stunden.
> $460 : 9 = 51{,}11$ durchschnittlich geleistete Nachtarbeitsstunden pro 5-Wochen-Zeitraum.
> Die tariflichen Voraussetzungen sind erfüllt.

**Umfang des Zusatzurlaubs:**
Der Zusatzurlaub beträgt bei entsprechender Arbeitsleistung im Kalenderjahr:

**Tab. 16:**
Zusatzurlaub im Bereich
Bund/Länder

| Bei der 5-Tage-Woche an mindestens | Bei der 6-Tage-Woche an mindestens | Im Urlaubsjahr |
|---|---|---|
| 87 Arbeitstage | 104 Arbeitstage | 1 Arbeitstag |
| 130 Arbeitstage | 156 Arbeitstage | 2 Arbeitstage |
| 173 Arbeitstage | 208 Arbeitstage | 3 Arbeitstage |
| 195 Arbeitstage | 234 Arbeitstage | 4 Arbeitstage |

## 5.2.2 Wechselschicht und gleichgestellte Schichtarbeit im Bereich der kommunalen Arbeitgeber

**Anspruchsvoraussetzungen:**
1. **Wechselschichtarbeit**, d. h. Arbeit nach einem Schicht-/Dienstplan, der einen regelmäßigen Wechsel der täglichen Arbeitszeit in Wechselschichten vorsieht, bei denen der Angestellte durchschnittliche längstens nach Ablauf eines Monats erneut zur Nachtschicht (Nachtschichtfolge) herangezogen wird.
2. **Wechselschicht-** oder **gleichgestellte Schichtarbeit** (wie im Bereich Bund/Länder).
3. **Ständiger Einsatz**, d. h. Einsatz ohne Unterbrechung von mindestens fünf Wochen in Wechselschicht- oder gleichgestellter Schichtarbeit.

**Ermittlung des Anspruchs auf Zusatzurlaub:**
- Bestimmung der Arbeitstage aus dem Bemessungszeitraum, an denen innerhalb von mindestens fünf Wochen Wechselschichtarbeit oder gleichgestellte Schichtarbeit geleistet wurde.
- Im Bereich der kommunalen Arbeitgeber werden dabei auch Schichttage berücksichtigt, an denen ausschließlich Überstunden geleistet wurden. Im Übrigen gilt die gleiche Regelung wie für den Bereich Bund/Länder.

| Bei der 5-Tage-Woche an mindestens | Bei der 6-Tage-Woche an mindestens | Im Urlaubsjahr |
|---|---|---|
| 87 Arbeitstage | 104 Arbeitstage | 1 Arbeitstag |
| 130 Arbeitstage | 156 Arbeitstage | 2 Arbeitstage |
| 173 Arbeitstage | 208 Arbeitstage | 3 Arbeitstage |
| 195 Arbeitstage | 234 Arbeitstage | 4 Arbeitstage |

**Tab. 17:**
Zusatzurlaub im Bereich der kommunalen Arbeitgeber

**Umfang des Zusatzurlaubs:**
Der Zusatzurlaub entspricht bei entsprechender Arbeitsleistung im Kalenderjahr dem Bereich Bund/Länder.

## 5.2.3 Nachtarbeit im Rahmen von Schichtarbeit und gleichgestellter Arbeit zu unregelmäßigen Zeiten

**Anspruchsvoraussetzungen:**
1. **Schichtarbeit**, d. h. Arbeit nach einem Schicht-/Dienstplan, der einen regelmäßigen Wechsel der täglichen Arbeitszeit in Zeitabschnitten von längstens einem Monat vorsieht oder gleichgestellte Schichtarbeit zu unregelmäßigen Zeiten. Erfasst werden hiervon Beschäftigte, deren Arbeitszeit häufig einen unregelmäßigen Wechsel von mindestens drei Stunden beinhaltet (z. B. Arbeitsbeginn zwischen 5.00 und 8.00 Uhr).
2. Dienstplanmäßig bzw. betriebsüblich geleistete **Nachtarbeitsstunden** im Rahmen der regelmäßigen Arbeitszeit.

**Ermittlung des Anspruchs auf Zusatzurlaub:**
Bestimmung der Nachtarbeitsstunden im Vorjahr, die in Schichtarbeit oder gleichgestellter Arbeit zu unregelmäßigen Zeiten dienstplanmäßig geleistet wurden. **Nachtarbeitsstunden** sind die Stunden, die im Rahmen der regelmäßigen Arbeitszeit in der Zeit zwischen 20.00 und 6.00 Uhr geleistet werden.

> **Hinweis:** Nicht berücksichtigt werden der Urlaub, die Krankheitstage, die Überstunden, die Ruf- und Bereitschaftsdienste und die Zeiten der Verlängerung der täglichen Arbeitszeit auf bis zu zwölf Stunden.

**Umfang des Zusatzurlaubs:**
Der Zusatzurlaub für Nachtarbeit im Rahmen von Schichtarbeit und gleichgestellter Arbeit zu unregelmäßigen Zeiten beträgt:

| Arbeitsleistung im Kalenderjahr | Zusatzurlaub im Urlaubsjahr |
|---|---|
| 110 Nachtarbeitsstunden | 1 Arbeitstag |
| 220 Nachtarbeitsstunden | 2 Arbeitstage |
| 330 Nachtarbeitsstunden | 3 Arbeitstage |
| 450 Nachtarbeitsstunden | 4 Arbeitstage |

**Tab. 18:**
Zusatzurlaub bei Arbeit zu unregelmäßigen Zeiten

### 5.2.4 Sonstige Nachtarbeit

Sind die bisherigen Anspruchsvoraussetzungen nicht erfüllt, so hat der Angestellte gleichwohl Anspruch auf Zusatzurlaub nach § 48a Abs. 4 BAT.

**Anspruchsvoraussetzungen:**
Dienstplanmäßig geleistete Nachtarbeitsstunden im Rahmen der regelmäßigen Arbeitszeit.

**Umfang des Zusatzurlaubs:**
Der Anspruch auf Zusatzurlaub erhöht sich mit der Anzahl der geleisteten Nachtarbeitsstunden.

**Tab. 19:**
Zusatzurlaub bei sonstiger
Nachtarbeit

| Arbeitsleistung im Kalenderjahr | Zusatzurlaub im Urlaubsjahr |
| --- | --- |
| 150 Nachtarbeitsstunden | 1 Arbeitstag |
| 300 Nachtarbeitsstunden | 2 Arbeitstage |
| 450 Nachtarbeitsstunden | 3 Arbeitstage |
| 600 Nachtarbeitsstunden | 4 Arbeitstage |

### 5.2.5 Zusatzurlaub für Teilzeitbeschäftigte

Für nicht-vollbeschäftigte Angestellte, die Nachtarbeit im Rahmen von Schichtarbeit und gleichgestellte Arbeit zu unregelmäßigen Zeiten oder sonstige Nachtarbeit leisten, sind die geforderten Nachtarbeitsstunden entsprechend ihrer arbeitsvertraglich vereinbarten Wochenarbeitszeit zu kürzen. Dabei werden tariflich **zwei Fälle** hinsichtlich der Verteilung der wöchentlichen Arbeitszeit geregelt: Verteilung der wöchentlichen Arbeitszeit auf **fünf** oder **mehr** Tage.

**Umrechnungsformel:**
Mindeststundenzahl für Vollbeschäftigte multipliziert mit der arbeitsvertraglich vereinbarten Wochenarbeitszeit für Teilzeitbeschäftigte, dividiert durch 38,5 bzw. 40 (ist die durchschnittliche wöchentliche Arbeitszeit im Westen bzw. Osten).

**Beispiel:**
Für Nachtarbeit im Rahmen von Schichtarbeit und gleichgestellter Arbeit zu unregelmäßigen Zeiten bei einer Arbeitszeit von 19,25 Stunden wöchentlich ergibt sich nach § 48a Abs. 3 folgender Anspruch an Zusatzurlaub:

| BAT | BAT-O |
| --- | --- |
| 110 x 19,25 : 38,5 =  55 Arbeitsstunden | 110 x 20 : 40 =  55 Arbeitsstunden |
| 220 x 19,25 : 38,5 = 110 Arbeitsstunden | 220 x 20 : 40 = 110 Arbeitsstunden |
| 330 x 19,25 : 38,5 = 165 Arbeitsstunden | 330 x 20 : 40 = 165 Arbeitsstunden |
| 450 x 19,25 : 38,5 = 225 Arbeitsstunden | 450 x 20 : 40 = 225 Arbeitsstunden |

Die errechneten Arbeitsstunden treten an die Stelle der Mindeststundenzahl für Vollbeschäftigte; der Umfang des Zusatzurlaubs gilt entsprechend. Kommt es zu einer Änderung der Wochenarbeitszeit innerhalb
des Urlaubsjahres, so ist eine durchschnittliche Wochenarbeitszeit für
das Urlaubsjahr zu berechnen.

> **Fallbeispiel:** Eine Angestellte arbeitet fünf Monate 32 Stunden und
> sieben Monate 28 Stunden wöchentlich. Im Jahresdurchschnitt ergibt
> sich folgende wöchentliche Arbeitszeit:
> (5 x 32 + 7 x 28) : 12 = 29,66.

## 5.2.6 Verteilung der wöchentlichen Arbeitszeit auf weniger als fünf Tage

Erbringt ein Angestellter seine Arbeitsleistung an weniger Tagen als in
der 5-Tage-Woche, so vermindert sich der Zusatzurlaub für jeden zusätzlichen arbeitsfreien Tag um 1/260 gegenüber der 5-Tage-Woche. Die
Verminderung des Zusatzurlaubs erfolgt in gleicher Weise wie beim Erholungsurlaub.

**Umrechnungsformel:**
Mindeststundenzahl für Vollbeschäftigte multipliziert mit der arbeitsvertraglich vereinbarten Wochenarbeitszeit, dividiert durch 38,5 bzw.
40.
Errechnete Nachtarbeitsstundenzahl multipliziert mit dem Minderungs-
faktor ergibt den Umfang der Kürzung.

> **Beispiel:**
> Ein Teilzeitbeschäftigter mit 19,25 Stunden wöchentlicher Arbeitszeit
> hat 351 Nachtarbeitsstunden in Schichtarbeit oder gleichgestellter Ar-
> beit zu unregelmäßigen Zeiten in der 4-Tage-Woche geleistet.
> Dies bedeutet gegenüber der 5-Tage-Woche, dass pro Woche ein zu-
> sätzlicher freier Tag anfällt; bezogen auf das Jahr ergibt dies 52 Tage
> (1 Tag x 52 Wochen= 52 Tage). Der Zusatzurlaubsanspruch vermin-
> dert sich für diese freien Tage um 1/260 : 4 x 52/260 = 0,8.
> Der eigentliche Anspruch von 4 Tagen vermindert sich also um 0,8
> Tage:
> 4 − 0,8 = 3,2 Tage.
> Durch die Rundungsvorschrift erhält die Teilzeitbeschäftigte somit
> 3 Tage Zusatzurlaub.

## 5.2.7 Weitere Ansprüche auf Zusatzurlaub

Neben dem Anspruch auf Zusatzurlaub wegen Wechselschicht-, Schicht-
und Nachtarbeit gelten für Angestellte bei der Gewährung eines Zusatzurlaubs hinsichtlich des Grundes und des Umfangs sinngemäß die für
**Beamte** des Arbeitgebers jeweils maßgebenden Bestimmungen.

Diese Bestimmungen sind im öffentlichen Dienst:

1. Im Bereich des **Bundes**: Verordnung über den Erholungsurlaub von Bundesbeamten und Richtern;
2. Im Bereich der **Länder**: Urlaubsverordnungen für Beamte;
3. Im Bereich der **Gemeinden**: Bestimmungen des Landesbeamtenrechts, auch dann, wenn der Arbeitgeber keine Beamten beschäftigt.

Die beamtenrechtlichen Bestimmungen sehen im Wesentlichen in folgenden Fällen einen Zusatzurlaub vor:

**Hinweis:** Bitte die jeweils geltenden Bestimmungen lesen!

- Tätigkeiten mit **infektiösem** Material,
- Pflegerische Betreuung **ansteckend** Kranker,
- Tätigkeiten in der **Tuberkulosefürsorge**,
- Tätigkeiten, die dem Einfluss **ionisierender Strahlen** oder Neutronen ausgesetzt sind,
- Sonstige Tätigkeiten, die in ihrer Art als **gesundheitsschädlich** oder -gefährdend anerkannt sind.

Dieser Zusatzurlaub ist in erster Linie für gesundheitsgefährdende Arbeiten als Ausgleich für die anerkannten Belastungen zu verstehen.

**Hinweis:** Weiter gibt es Zusatzurlaub für Schwerbehinderte, die mindestens 50 % MdE erhalten haben, und für politisch Verfolgte; dies sind in der Regel die Opfer des Nationalsozialismus.

## 5.2.8 Höchstgrenzen für den Zusatzurlaub

Nach den Vorschriften des Tarifvertrags gelten folgende Höchstgrenzen für den Zusatzurlaub (vergleiche auch § 49 BAT):

1. Zusatzurlaub bis zu insgesamt **fünf Arbeitstagen** im Urlaubsjahr;
2. Gesamturlaub (= Erholungsurlaub + Zusatzurlaub) **maximal 34** Arbeitstage im Urlaubsjahr.

**Hinweis:** Ausgenommen von dieser Höchstgrenze sind nur Zusatzurlaubsansprüche nach dem Schwerbehindertengesetz sowie Vorschriften über Zusatzurlaub für politisch Verfolgte.

Hinsichtlich des **Zusatzurlaubes** für **Wechselschicht-, Schicht- und Nachtarbeit** gilt:

- Der Gesamturlaub von 34 Arbeitstagen darf nicht überschritten werden.
- Die Begrenzung des Zusatzurlaubes auf maximal fünf Arbeitstage darf nicht überschritten werden.
- Die genannten Höchstgrenzen gelten für eine Arbeitszeitverteilung in der 5-Tage-Woche.

- Sie verändern sich bei einer anderweitigen Verteilung der wöchentlichen Arbeitszeit:
  - Bei mehr als fünf Tagen ergibt sich eine Erhöhung, bei weniger als fünf Tagen eine Verminderung der Höchstgrenzen.
  - Die Berechnung erfolgt gleich der Berechnung des Erholungsurlaubsanspruchs (siehe auch Kapitel 5.1.1 ab Seite 143).

# 5.3 Sonderurlaub

Die meisten Tarifverträge sehen in irgendeiner Form Sonderurlaub vor. Im BAT ist der Sonderurlaub in § 50 geregelt. Während eines Sonderurlaubs nach § 50 besteht das Arbeitsverhältnis fort. Es ruht allerdings die Pflicht des Angestellten zur Leistung der Arbeit und andererseits die Pflicht des Arbeitgebers zur Zahlung der Vergütung.

Der Erholungsurlaub und unter Umständen auch der Zusatzurlaub vermindern sich um 1/12 für jeden vollen Kalendermonat eines Sonderurlaubs.

Ein Sonderurlaub hat die Nichtberücksichtigung der Zeit des Sonderurlaubs als Beschäftigungszeit zur Folge (siehe auch § 19 BAT). Es sei dann, der Arbeitgeber hat ausdrücklich vor Antritt ein betriebliches Interesse an der Beurlaubung schriftlich anerkannt.

Der Anspruch auf Sonderurlaub setzt die tatsächliche **Betreuung** und/ oder **Pflege** | Anspruch
- mindestens eines Kindes unter 18 Jahren oder
- eines nach ärztlichem Gutachten pflegebedürftigen sonstigen Angehörigen voraus und
- dass dringende betriebliche Belange der Gewährung nicht entgegenstehen.

Der Begriff der **Pflegebedürftigkeit** in § 50 knüpft nicht an die Begriffsdefinition der Pflegeversicherung an. Pflegebedürftigkeit liegt auch vor, wenn keine Leistungen der Pflegeversicherung beansprucht werden können.

Der erstmalige Sonderurlaub ist auf bis zu fünf Jahre zu befristen. Er | Dauer
kann verlängert werden. Der Antrag muss sechs Monate vor Ablauf des Sonderurlaubs gestellt werden.

Sonderurlaub ohne Fortzahlung der Vergütung kann bei Vorliegen eines wichtigen Grundes gewährt werden, wenn die **betrieblichen Verhältnisse** es zulassen. Die Entscheidung ist nach billigem Ermessen zu treffen (§ 315 BGB).

Die betrieblichen Verhältnisse müssen das Fernbleiben der Angestellten von der Arbeit gestatten. Eine **Interessenabwägung** des Arbeitgebers, ob und wie lange der Sonderurlaub gewährt werden kann, hat zu erfolgen. Im Zweifel muss er dies sachlich begründen.

Der Arbeitgeber ist nicht verpflichtet, einer vorzeitigen Beendigung des Sonderurlaubs zuzustimmen. Dies kann er frei entscheiden; es hängt auch davon ab, ob ein Arbeitsplatz frei ist. Wenn er befristet jemanden für den Sonderurlaub eingestellt hat, ist es in der Regel unmöglich.

> **Hinweis:** Hinsichtlich der Zahlung der Krankenbezüge empfiehlt sich eine ausdrückliche Vereinbarung, wonach der Sonderurlaub durch eine Arbeitsunfähigkeit unterbrochen wird.

Keine Versicherungs- und Beitragspflicht

In der **Sozialversicherung** endet mit Beginn des Sonderurlaubs die Versicherungs- und Beitragspflicht. Der Angestellte kann sich für die Zeit des Sonderurlaubs freiwillig in der gesetzlichen Krankenversicherung und in der Rentenversicherung versichern.

Bei der **Fort- und Weiterbildung** im Sinne von Nr. 7 der Sonderregelung 2a BAT handelt es sich nicht um Sonderurlaub. Sie ist eine tarifvertraglich vereinbarte Freistellung von der Arbeitsleistung zur Teilnahme an der Fort- oder Weiterbildung.
Dem Angestellten, soweit er freigestellt werden muss, ist für die notwendige Fort- oder Weiterbildung die bisherige Vergütung fortzuzahlen und die Kosten der Fort- oder Weiterbildung sind vom Arbeitgeber zu tragen. Die Maßnahme der Fort- oder Weiterbildung muss vom Arbeitgeber im Rahmen der Personalentwicklung und der Qualitätssicherung veranlasst sein. Sie führt dann zu einer Bindung an den Betrieb, ist bei vorzeitiger Beendigung des Arbeitsverhältnis mit einer Rückforderung der Kosten für die Maßnahme verbunden.
Allerdings ist die Teilnahme des Angestellten an einer Fortbildungs- oder Weiterbildungsmaßnahme auf eigenen Wunsch ein wichtiger Grund, einen Sonderurlaub zu beantragen und zu gewähren. Dies kann nur aus dringenden betrieblichen Gründen abgelehnt werden.

# 6 Der Dienstplan und die Arbeitsorganisation

## 6.1 Einführung eines patientenorientierten Pflegesystems

Die Arbeitsorganisation in der Krankenpflege ist in der Bundesrepublik Deutschland nach wie vor häufig nach dem Prinzip der **Funktionspflege** organisiert. Die „zaghaft verstreuten" Änderungsversuche hin zur Gruppenpflege, patientenorientierteren Arbeitsabläufen und mehr Partizipation der Beschäftigten entsprechen bei weitem nicht dem gesellschaftlichen Standard, wo neue Formen der Arbeitsorganisation anerkannt sind und es in der Arbeitswelt bereits um weitergehende Konzepte wie Humankapital, Corporate identity oder Unternehmensleitbilder geht. Die Arbeitsbedingungen im Krankenhaus sind erstaunlich zeitstabil. Die Funktionspflege schränkt den Entscheidungsspielraum für die Mehrzahl der Beschäftigten ein und überlastet gleichzeitig die Stationsleitung mit Koordinierungsaufgaben.

1. Die Funktionspflege ist als **dysfunktional für die Arbeitsmotivation** zu bewerten. Pflegekräfte lehnen sie ab, da ihr Gestaltungsinteresse unberücksichtigt bleibt und Normen der Berufsausübung ungenügend umgesetzt werden können.
2. Die Funktionspflege ist hinsichtlich der **Effektivität als dysfunktional** zu bewerten, wie der Indikator „Pflegefehler" zeigt. Zeitökonomische Vorteile der Funktionspflege sind als zumindest zweifelhaft anzusehen (ELKELES 1994).

Probleme der Funktionspflege

Die **Ablauforganisation** auf den Stationen muss überprüft werden, weil in der Pflege-Personal-Regelung (PPR) klare Vorgaben bezüglich der Arbeitsabläufe definiert werden, d. h., eine an einem ganzheitlichen Pflegekonzept orientierte Pflege muss realisiert werden. Auch sind die Krankenhäuser verpflichtet, das Krankenpflegegesetz umzusetzen und mit der Pflegeplanung zu arbeiten.

Bei der **Arbeitsplatzanalyse** sollen Einzelaktivitäten daraufhin überprüft werden, ob sie den Tätigkeitsprofilen zuzuordnen sind, und ggf. muss überlegt werden, ob einzelne Tätigkeiten von anderen Berufsgruppen wahrgenommen werden können. Hier ist der Einsatz von **Pflegesekretärinnen** ernsthaft zu prüfen. In den letzten Jahren hat der administrative Aufwand in der Pflege erheblich zugenommen. Zahlreiche gesetzliche Vorgaben sind zu beachten und Mitarbeiter des ärztlichen Dienstes bemühen sich, Ihre Aufgaben an die Pflegenden zu delegieren.

Da eine an einem ganzheitlichen Pflegekonzept orientierte Pflege nicht in der Funktionspflege geleistet werden kann, muss ein patientenorientiertes Pflegesystem eingeführt werden. Diese Entscheidung muss von der Pflegedienstleitung getragen werden. Empfehlenswert ist ein Beschluss der Krankenhausleitung herbeizuführen, damit für alle Berufsgruppen das Ziel klar ist.

## 6.2 Maßnahmen zur Veränderung der Pflegeorganisation

Es muss Klarheit darüber geschaffen werden, nach welcher Pflegeorganisation zukünftig gearbeitet werden soll. Es wäre notwendig, sich an einem **Pflegemodell** zu orientieren und ein **Pflegeleitbild** zu erarbeiten. Ferner ist die Erstellung einer schriftlichen Organisationsanalyse und eines Soll-Ablaufplanes erforderlich. Der tägliche Arbeitsablauf der Station wird durch die nachfolgenden Kriterien erfasst:

*Zeitgebundene Tätigkeiten*

- Tätigkeiten müssen sofort oder zu einem bestimmten Zeitpunkt durchgeführt werden bzw. können hinsichtlich ihres zeitlichen Auftretens nicht beeinflusst werden.

*Zeitlich ungebundene Tätigkeiten*

- Die Aufgabenerfüllung ist nicht zeitgebunden, sondern kann dem Arbeitsanfall auf der Station angepasst werden. Hier stellt sich die Frage, wann Patienten gewaschen werden müssen und zu welchem Zeitpunkt die tägliche Visite zu erfolgen hat.

*Analyse*

Diese Analyseschritte zur Bestimmung des Soll-Arbeitsablaufs müssen sorgfältig erfolgen, es sind mehrere Tage einzuplanen, damit ein vernünftiger Durchschnitt ermittelt werden kann. In der Krankenpflege ist die Arbeitsbelastung sehr unterschiedlich und nicht zeitgebunden.

- Festlegung der **Mindestbesetzung** nach Qualifikation und Anzahl.
- Einführung eines **veränderten Pflegeorganisationsmodells**, wie Gruppenpflege, Zimmer- oder Bereichspflege, je nach baulichen und personellen Bedingungen. Damit verbunden sollte auch der Wechsel von der funktionellen zur patientenorientierten Pflege sein.
- Veränderung der **Kooperation** mit anderen Leistungsbereichen: So können z. B. die Essenszeiten mit der Küche neu festgelegt werden, Visitenzeiten verändert und Zeiten für ärztliche Anordnungen festgelegt werden.
- **Einführung zentraler Dienste** zur Arbeitsentlastung des Pflegepersonals.

Die Ausgestaltung dieses Prozesses hängt im Wesentlichen von den personellen und strukturellen Bedingungen der Stationen ab. Dort, wo diese Veränderungen bereits durchgeführt wurden, hat sich gezeigt, dass die Pflegequalität und die Arbeitszufriedenheit der Beschäftigten gestiegen ist.

Vor dem Hintergrund der anhaltenden gesundheitspolitischen Veränderung ist es auf jeden Fall notwendig, die pflegerischen Leistungen transparent zu machen und alle personellen Ressourcen effizient und effektiv einzusetzen.

## 6.3 Inhaltliche Dimension der Arbeitstätigkeit

Üblicherweise wird zur Klassifizierung des Arbeitsinhalts in der Pflegetätigkeit eine Aufgabengliederung benutzt, die vier Funktionen unterscheidet (nach EICHHORN):

1. Die **Grundpflege** schließt alle diejenigen Tätigkeiten des Pflegepersonals ein, die der Befriedigung der Grundbedürfnisse und der Bedürfnisse der psychischen und sozialen Betreuung der Patienten dienen. Beispiele: Betten, Lagern, Hilfeleisten, Körperpflege, Gespräche. Die Grundpflege entspricht der Klassifizierung „A" für „Allgemeine Pflege in der Pflege-Personal-Regelung (PPR)".

2. Die **Behandlungspflege** betrifft die Bedürfnisse der Patienten nach Krankenhausbehandlung (Diagnostik und Therapie). Beispiele: Blasenspülungen, Versorgen von Wunden, Ausführen von Infusionen. Die Behandlungspflege ist in der PPR unter der Rubrik „S" klassifiziert.

3. Die **Verwaltung** und **Versorgung** beinhaltet alle Tätigkeiten, die notwendig sind, um die allgemeine Versorgung der Pflegeeinheiten sicherzustellen und um einen geregelten Ablauf der pflegerischen Arbeit zu gewährleisten. Das Führen der Pflegedokumentation kann nicht als Verwaltungstätigkeit bezeichnet werden, da diese die unmittelbaren Pflegemaßnahmen und deren Wirkung dokumentiert.

4. Die **Hausarbeit** umfasst alle mit der Pflege arbeitsorganisatorisch untrennbar verbundenen hauswirtschaftlichen Tätigkeiten, die zur Erhaltung der Sauberkeit und zur Sicherung der allgemeinen Hygiene im unmittelbaren Patientenbereich und zur persönlichen Versorgung der Patienten notwendig sind. Das Anreichen von Getränken und die Hilfe bei der Nahrungsaufnahme sind keine hauswirtschaftlichen Tätigkeiten; sie gehören zur pflegerischen Versorgung der Patienten.

Diese vier Kategorien eignen sich für eine Arbeitsablaufanalyse, wenn auch die Trennung der Tätigkeiten in einzelnen Situationen Schwierigkeiten bereiten kann. Als wichtiges Instrument zur Separation der Tätigkeiten bietet sich die PPR an. Sie ist ein **Instrument zur Leistungserfassung** und macht damit die Pflegetätigkeit transparenter. In der Zukunft wird die PPR nur noch zur internen Leistungserfassung Anwendung finden, da sie rechtlich nicht mehr relevant ist. Die Krankenpflege verfügt bis dato leider über kein anderes anerkanntes Messinstrument zur Leistungserfassung, was sich hoffentlich in der Zukunft ändern wird.

Gliederung der
Aufgaben

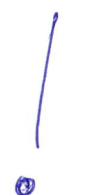

PPR

## 6.4 Leitfragen zur Arbeitsablaufanalyse

**Personalausstattung:**
- Wie ist die aktuelle Personalausstattung?
- Welche Qualifikationen haben die Mitarbeiter?
- Entspricht sie dem anfallenden Arbeitsanfall?

**Einarbeitung neuer Mitarbeiter:**
- Werden neue Mitarbeiter nach einen Konzept eingearbeitet?
- Wird die Einarbeitung überwacht?
- Werden Mitarbeitergespräche geführt und Feedback gegeben?

**Leistungsfähigkeit der Mitarbeiter:**
- Erhalten die Mitarbeiter regelmäßig eine Beurteilung?
- Gibt es Feedbackgespräche?

**Personalführung und Arbeiten im Team:**
- Wie ist der Führungsstil der Stationsleitung?
- Werden neue Ideen der Mitarbeiter aufgenommen und umgesetzt?
- Gibt es regelmäßige Teambesprechungen?

**Anleitung von Schülern:**
- Werden die Schüler überwacht?
- Gibt es Mentoren auf der Station?

**Ausstattung mit Arbeitsmitteln:**
- Wie ist die Ausstattung mit Pflegehilfsmitteln?
- Welche Anschaffungen sind notwendig, um die Arbeitsorganisation zu verbessern?

**Arbeitszeiten und Dienstplangestaltung:**
- Ist eine Dienstplananalyse notwendig?
- Stimmen die Arbeitszeiten mit der Ablauforganisation überein?

**Pflegedokumentation:**
- Wie wird die Pflegedokumentation geführt?
- Sind alle Mitarbeiter gründlich eingewiesen worden?
- Sind allen Mitarbeitern die rechtlichen Konsequenzen bekannt?
- Wo kann die Dokumentation verbessert werden?
- Kann anhand der Pflegedokumentation eine sinnvolle und zügige Übergabe erfolgen?
- Werden regelmäßige Pflegeberichte geschrieben?
- Wird mit der Pflegeplanung gearbeitet?
- Sind alle Stammblätter der Patienten ausgefüllt?
- Gibt es für jeden Patienten ein Aufnahmegespräch?
- Wer führt es durch?
- Welche Konsequenzen werden daraus gezogen?
- Sind alle Pflegemaßnahmen dokumentiert?
- Erfolgt täglich eine Einstufung nach der PPR?

**Dienstübergaben:**
- Wie ist die Qualität der Übergaben?
- Welche Zeit wird pro Patient benötigt?
- Wird die Pflegedokumentation benutzt?
- Reicht die Zeit für die Übergabe aus?

**Pflegequalität:**
- Welche Maßnahmen der Qualitätssicherung werden stationsgebunden durchgeführt?
- Ist ein Verständnis im Team für dieses Thema vorhanden?
- Gibt es Qualitätskontrollen?

**Kooperation mit anderen Berufsgruppen:**
- Wie sind die Visitenzeiten auf der Station?
- Sind sie regelmäßig zur gleichen Zeit?
- Wer nimmt an der Visite teil?
- Sind auch andere Berufgruppen beteiligt?

- Wer arbeitet die Visite aus?
- Wie viel Zeit wird dafür benötigt?
- Nehmen auch Schüler daran teil?
- Wie ist der Informationsfluss zwischen Ärzten und Pflegepersonal in der Visite?

> **Arbeitsaufgabe:** Führen Sie bitte auf Ihrer Station eine Arbeitsablauf-analyse durch und orientieren Sie sich an den Leitfragen. Das Ergebnis stellen Sie auf einer Mitarbeiterbesprechung dem Team vor und diskutieren Sie es.

# 6.5 Begriffsdefinition „Bereichspflege"

### Zimmerpflege

> **Definition: Zimmerpflegesystem** bedeutet, dass einzelne Zimmer der/dem jeweiligen Pflegenden zu Dienstbeginn zugeordnet bzw. untereinander verteilt werden.

Die Zahl der Zimmer richtet sich nach ihrer Größe bezüglich der darin befindlichen Anzahl der Patienten. Weiterhin wird die Zahl der zu betreuenden Patienten von deren Pflegeintensität bestimmt. Das kann zur Folge haben, dass die Zimmer nicht aneinander grenzen und über die Station verteilt sind. In der Praxis wird angestrebt, die Zimmer aus organisatorischen Gründen en bloc zu halten, um lange Wege zu vermeiden.

### Bereichspflege

> **Definition:** Bei der **Bereichspflege** wird eine große Station (30–40 Patienten) in verschiedene, zusammenhängende Bereiche unterteilt.

Die Größe richtet sich ebenfalls nach der Anzahl der Patienten und ihrer Pflegebedürftigkeit. Da die Zimmer immer nebeneinander liegen, erweist sich dieses System arbeitsorganisatorisch als günstig, da auch hier lange Wege vermieden werden. Sollte sich ein Ungleichgewicht in zwei benachbarten Bereichen ergeben, so wird üblicherweise ein angrenzendes Zimmer an den weniger belasteten Bereich abgegeben. Wer von den sich im Dienst befindlichen Pflegenden in welchem Bereich arbeitet, wird zu Schichtbeginn festgelegt.

### Gruppenpflege

Gruppenpflege war ursprünglich abhängig von baulichen Gegebenheiten. Inzwischen wird sie aber auch in Krankenhäusern, die nicht speziell für die Gruppenpflege gebaut worden sind, praktiziert.

> **Definition:** Fälschlicherweise wird von **Gruppenpflege** gesprochen, wenn eine große Station in zwei Hälften geteilt wird, um gezieltere

Zuständigkeit zu erreichen und die Zahl der Patienten, die ein Pflegender bzw. eine Pflegende zu betreuen hat, zu reduzieren. Ändert sich die Arbeitsorganisation nicht, spricht man richtigerweise von einer **Kleinstation**; besonders dann, wenn die Stationsleitung ihren Aufgabenbereich für beide Gruppen beibehält, aber auch, wenn nunmehr für beide Gruppen je eine Gruppenleitung eingesetzt wird, die aber im Sinne der Stationsleitung agiert. Mehrere Gruppen mit jeweils 16 bis 18 Patienten bilden eine Abteilung.

Die Pflegegruppe gilt dem ursprünglichen Konzept nach als selbständige und Verantwortung tragende Einheit. Die Gruppenleitungen sind einer Abteilungsleitung unterstellt. Idealerweise am Vortag, sonst zu Arbeitsbeginn, verteilt der Gruppenpfleger bzw. die Gruppenschwester in Absprache mit den anderen Teammitgliedern entweder Zimmer oder Aufgaben – wobei wiederum die Anzahl der Patienten/-innen und deren Pflegebedürftigkeit maßgeblich sind (vgl. SCHLETTIG/VON DER HEIDE 1995). In dieser Arbeitsweise lassen sich deutliche Gemeinsamkeiten beobachten. Es wird klar, dass erhebliche Auswirkungen auf die Arbeitsorganisation zu erwarten sind und die patientenorientierte Arbeitsorganisation in besserer Koordination der Pflegemaßnahmen sinnvoll an die Bedürfnisse der Patienten anknüpfen kann. Es besteht jedoch das Risiko, dass gerade in der Anfangsphase die Arbeitsabläufe wieder funktional organisiert werden, d. h. kombinierbare Tätigkeiten in einzelne Schritte zerlegt werden, wie z. B. den Blutdruck und den Puls zu messen. **Notwendige Pflegemaßnahmen** sollen **zusammenhängend** durchgeführt werden. Die Verteilung der anfallenden Arbeit auf einer Pflegestation gehört zu den originären Aufgaben der Stationsleitung, was auch entsprechend im Dienstplan zu berücksichtigen ist. Die Einführung einer neuen Pflegeorganisation bedarf einer gründlichen Vorbereitung unter Einbeziehung und Beteiligung der Mitarbeiter. Es sind einzelne Arbeitsschritte erforderlich.

Bevor eines der o. g. Pflegesysteme eingeführt wird, ist es notwendig, eine sorgfältige Analyse zu erheben.

## 6.6 Arbeitsschritte zur Einführung der Bereichspflege

Die Umsetzung einer neuen Pflegeorganisation ist weder eine bequeme noch leichte Angelegenheit. Wie jede Maßnahme einer Organisationsentwicklung rüttelt sie an liebgewonnenen Gewohnheiten und festgefahrenen Verhaltensmustern. Aber nur Organisationen, die „in Bewegung bleiben", können den sich ständig ändernden Anforderungen ihrer Umgebung anpassen. Auch und besonders die Krankenhäuser und andere Einrichtungen im Gesundheitswesen müssen sich der Frage der Wettbewerbsfähigkeit und damit auch der Erhaltung der Arbeitsplätze stellen.

Jede derart gravierende Änderung wie bei der Umsetzung völlig neuer Arbeitsorganisationen schafft bei den Betroffenen Unsicherheiten und Ängste. So muss ein notwendiger Strategiewechsel allen Betroffenen auch in seinen Zusammenhängen erkennbar sein.

Im Folgenden sollen mögliche **Arbeitsschritte zur Einführung der Bereichspflege** aufgezeigt werden.

Die Einführung muss als Prozess betrachtet werden, ist fortlaufend zu begleiten und mit den Mitarbeitern in Teambesprechungen zu reflektieren. Hierbei bieten sich die Regeln des „Feedbacks" an:

- **Problemerkennung** und **Ist-Analyse**,
- **Zielfindung** mit den Mitarbeitern,
- **Orientierung** in der Klinik,
- **Verhandlung** mit der Leitung,
- **Entscheidung** mit den anderen Beteiligten wie z. B. den Ärzten,
- **Umsetzung** in die Praxis unter Anleitung der Stationsleitung,
- Fortlaufende **Beurteilung** und **Optimierung**.

*Schritte zur Eingliederung der Bereichspflege*

## Die Einbeziehung der Mitarbeiter in den Prozess

Mitarbeiter lassen sich erfahrungsgemäß unter anderem durch folgende Maßnahmen für eine Einführung der Bereichspflege motivieren:

- **Erweiterung** ihrer Handlungsspielräume und Förderung ihrer eigenen Verantwortung,
- **Transparenz** der Entscheidungen der Pflegedienstleitung und der Führungskräfte,
- **Abbau** von Hierarchien,
- **Gespräche** mit den Mitarbeitern über die eigentlichen Arbeitsinhalte und auch über etwaige Unzufriedenheiten,
- Rasche und konsequente **Umsetzung** angekündigter Maßnahmen.

*Maßnahmen für die Mitarbeiter*

Weitere mögliche Instrumente der Einbeziehung von Mitarbeitern sind:

- Mitwirkung bereits bei der Ist-Analyse,
- Mitarbeiterbefragungen mithilfe von Fragebögen,
- Teilnahme an den Projektteamsitzungen ab einem bestimmten Zeitpunkt,
- Teilnahme der Mitarbeiter an der Bewertung der gemachten Erfahrungen mit einem neuen Pflegeorganisationsmodell.

*Einbeziehung der Mitarbeiter*

Es muss deutlich werden, warum die Änderung der Arbeitsorganisation erforderlich ist.

Ich empfehle aus eigener Erfahrung, zunächst mit einen **Probelauf** zu beginnen. Jede Dienstübergabe sollte genutzt werden, um Störungen zu besprechen. Wichtig ist aus meiner Sicht, dass die Stationsleitung hinter der Entscheidung steht und auch selbst motiviert ist, diese in die Praxis umzusetzen.

*Probelauf*

Ein Königsweg bei der Einführung der Bereichspflege gibt es leider nicht. Um überhaupt eine neue Pflegeorganisation einzuführen, müssen bestimmte Aspekte in der Pflegeorganisation überprüft werden, beispielhaft soll dies an den folgenden Themen dargestellt werden. Aus Platzgründen konzentriere ich mich auf die Pflegedokumentation, die

Dienstübergabe und die Pflegequalität. Sie sollen Anhaltspunkte geben, um eine sinnvolle Diskussion in Gang zu bringen.

## 6.7 Pflegedokumentationssystem

Das Pflegedokumentationssystem ist ein **Hilfsmittel zur schriftlichen Fixierung** von zu leistenden bzw. bereits geleisteten Arbeitsaufgaben. Es erhöht die Transparenz der Informationen für alle Pflegekräfte, behebt systematische Informationsstaus bei der Stationsleitung, und jede Pflegefachkraft kann über die frei ausliegenden Planetten alle für die Pflegearbeit notwendigen Informationen und ärztlichen Anordnungen erhalten. Ziel der Pflegedokumentation ist es, klare Arbeitsabläufe zu schaf- fen und ein Arbeitsmittel mit Rationalisierungseffekt zur Verfügung zu stellen. Die Kontrolle der ordnungsgemäßen Ausführung obliegt den Stationsleitungen und der Pflegedienstleitung im Rahmen ihrer Organisations- und Führungsaufgaben.

*Ziel* (Randspalte)

### Inhalt der Pflegedokumentation

In der Pflegedokumentation sind folgende Formblätter enthalten:

*Formblätter* (Randspalte)

- Stammblatt,
- Pflegeanamnese mit Informationssammlung,
- Pflegeplanung,
- Pflegebericht,
- Ärztliches Verordnungsblatt (Visite),
- Leistungserfassung/Nachweis der Pflegemaßnahmen,
- Pflegeüberleitungsbogen.

### Eintragungen in die Pflegedokumentation

- Alle Formulare sind **fortlaufend** zu nummerieren.
- Eintragungen sind mit **Kugelschreiber** vorzunehmen (dokumentengerecht).
- **Korrekturen** sind sauber durchzustreichen, so dass die vorherige Eintragung noch lesbar ist.
- **Korrekturflüssigkeit** darf nicht verwendet werden.
- **Eintragungen**, auch Änderungen, sind mit Datum und Handzeichen zu versehen. **Namensliste** mit Handzeichen liegt vor.
- Informationen und Beobachtungen sollen **objektiv**, genau und von den Bedürfnissen der Patienten ausgehend formuliert werden.
- Eintragungen erfolgen **zeitnah** nach jedem Einsatz.
- **Kooperation** (mit Patienten, Angehörigen, Ärzten u. a.) muss erkennbar sein.
- Ärztliche **Diagnosen** und **Verordnungen** müssen ärztlicherseits eingetragen oder zumindest gegengezeichnet werden (KELM 1993).

### Aufbewahrung der Dokumentation (Datenschutz)

Es muss gewährleistet sein, dass alle an der Pflege Beteiligten die Dokumentation einsehen können. Gleichzeitig müssen die Daten vor dem Zugriff Unbefugter geschützt sein.

### Archivierung

Alte Formulare und das Dokumentationssystem werden mindestens 10 Jahre archiviert.

### Verpflichtung der Mitarbeiter zur Dokumentation

Alle Mitarbeiter sind zur Dokumentation verpflichtet. Sie werden in das Pflegedokumentationssystem eingeführt und im Umgang geschult.

### Informationen und Einbeziehen von Patienten und Bezugspersonen

Patienten und deren Bezugspersonen werden über den Sinn und Zweck der Dokumentation informiert und wenn möglich einbezogen.

### Kontrolle

Regelmäßige Kontrollen der Dokumentationsmappen erfolgen in einrichtungsintern festgelegten Abständen durch die Stations- oder Pflegedienstleitung.


## 6.8  Dienstübergabe

### Definition und Ziele

> **Definition:** Die **Dienstübergabe** ist ein Instrument für die Arbeitsschichten mit dem Zweck, den kontinuierlichen Arbeitsablauf zu gewährleisten.

Für die Dienstübergabe in Krankenhäusern und Pflegeeinrichtungen gilt, dass über jeden Patienten bzw. jede Patientin pflegerelevante Informationen so umfassend gegeben werden, dass die Kontinuität der Pflege und die Sicherheit des Patienten gewährleistet ist.

### Störfaktoren

- Telefongespräche
- Transport von Patienten zu und von den verschiedenen Funktionsabteilungen
- Klingeln der Patienten

Äußere Störungen

- Kommen und Gehen von Personen
- Zwischenzeitliche ärztliche Anordnungen
- Räumliche Situation (kleiner Raum, keine Sitzgelegenheiten)
- Visiten

*Innere Störungen*

- Unpünktlichkeit der Mitarbeiter
- Unbeteiligtsein der Mitarbeiter
- Privatgespräche
- Kaffee- und Kneipenstimmung
- Unkonzentrierte und unstrukturierte Berichterstattung

**Welche Bedeutung hat die Dienstübergabe für die Pflegenden, die Qualität der Pflege und die Arbeitsablauforganisation?**

*Bedeutung*

Die Qualität der Dienstübergabe gibt Auskunft über den Stellenwert der Pflege innerhalb der systematischen Beziehungen eines Stationsteams im Krankenhaus und innerhalb einer Abteilung sowie über die Qualität der Organisation des Pflegedienstes:

- Die Wertschätzung der Pflege im System Krankenhaus zeigt sich unter anderem darin, ob die Mitarbeiter anderer Bereiche der Pflege **störungsfreie Zeiten** für die Dienstübergabe zugestehen.
- Die Organisation und die Art der Dienstübergabe lassen Rückschlüsse auf den **Stil der Mitarbeiterführung** und die **Einstellung zu beruflichen Aufgaben** zu. (Wird die Dienstübergabe im Monolog, Dialog oder in einem gemeinsamen Gruppengespräch geführt?).
- Die Dienstübergabe gibt Auskunft darüber, was für eine **Auffassung das Pflegepersonal von Pflege** hat, über das, was bei der Übergabe für berichtenswert erachtet wird: Beinhaltet sie nur die Weitergabe ärztlicher Anordnungen, werden pflegerische Fragen gestellt oder Pflegeprobleme und Maßnahmen in der Gruppe besprochen?

## 6.9 Maßnahmen zur Sicherung der Pflegequalität

> **Definition:** Nach Prof. DONABEDIAN ist **Pflegequalität** der Grad das erreichten Erfolgs der Pflege, der mit verantwortlichem Gebrauch von Mitteln und Leistungen erreicht wird.
> HARRINGTON und KANIECKI (vgl. KELM 1993) definieren Pflegequalität als das Maß an Übereinstimmung zwischen erbrachter Pflege und den bestehenden Kriterien für diese Pflege.

Pflegequalität setzt Engagement, Begeisterung und fachliche Kompetenz voraus. Für Pflegequalität gibt es keine Rezepte, schon deshalb nicht, weil Wissen und Phantasie sich nicht festschreiben lassen. Qualität bedeutet auch, den Pflegeprozess im Fluss zu halten, ihn nie formelhaft erstarren zu lassen. (SCHÖNIGER, Ute, in: K 3/91)

Pflegequalität ist das Ergebnis der notwendigen pflegerischen Intervention, bezogen auf die pflegerischen Ziele, unter Berücksichtigung der vorhandenen Rahmenbedingungen. (THIEL, Berhard, in: K 9/90)

## Pflegedokumentation

Die schriftliche Dokumentation der Pflege hat den Zweck, **alle Informationen**, die zur Pflege und Behandlung der Patienten notwendig sind, **übersichtlich, vollständig** und **rational darzustellen.** Alle Pflegehandlungen und ärztlichen Diagnostik- und Behandlungsschritte müssen in der Dokumentation schriftlich fixiert werden. Dadurch wird es möglich, schnell und vollständig alle notwendigen Informationen über den Pflegebedarf, die Pflegeziele, die Pflegemaßnahmen und die diagnostischen und therapeutischen Maßnahmen zu erhalten. Eine gut geführte Dokumentation sichert somit die Kontinuität der Pflege in einem Schichtbetrieb über 24 Stunden.
Eine exakte Dokumentation dient auch der **rechtlichen Absicherung**.

## Die Einführung des Pflegeprozesses

Die Verwirklichung des ganzheitlichen Pflegekonzepts, das emotionale, soziale, physische und wirtschaftliche Bedürfnisse der Patienten berücksichtigt und dabei das Maß des Notwendigen nicht überschreiten soll, erfordert die Einführung des Pflegeprozesses.
Nur mit diesem Instrument wird es möglich, Ressourcen der Patienten zu ermitteln, Pflegeprobleme zu definieren, Pflegeziele zu formulieren, Maßnahmen zu planen und den Erfolg der Maßnahmen im Sinne der Qualitätssicherung zu bewerten.

## Der Erhalt und die Entwicklung der beruflichen Qualifikation

Um in die Standardentwicklung und die Qualitätssicherung einsteigen zu können, bedarf es einer ausreichenden fachlichen Qualifikation der Pflegenden.
In der PPR werden für die innerbetriebliche Fortbildung (IBF) pro - Patient drei Minuten täglich angerechnet. Die Pflegenden müssen über die Grundausbildung hinaus kontinuierlich eine berufsfachliche und persönlichkeitsbildende Qualifikation erwerben, um fachlich kompetent, engagiert und zuverlässig pflegen zu können. Die IBF soll so gestaltet sein, „dass eine stationäre Selbstprüfung der Pflegequalität möglich ist" (§ 13 GSG; Besonderer Teil S. 202, Fassung vom 26. 10. 1992).

Um eine an einem ganzheitlichen Pflegekonzept orientierte Pflege realisieren zu können, müssen folgende Kriterien erfüllt werden:
- Berücksichtigung der Bedürfnisse der Patienten,
- Einbeziehung der Familie und des sozialen Umfeldes,
- Entwicklung von Beziehungen zwischen Patienten und Pflegenden,
- Förderung der Selbstständigkeit.

In der berufspädagogischen Diskussion werden folgende Kompetenzfelder unterschieden, über die Pflegende verfügen müssen:

Kompetenzfelder
der Pflegenden

- **Selbstkompetenz** (Autonomie im Hinblick auf die Reflexionsfähigkeit),
- **Sachkompetenz** (fachliche Kenntnisse),
- **Sozialkompetenz** (Kooperations- und Kommunikationsfähigkeit).

Die IBF soll sich an den konkreten Zielen orientieren. Bei der Auswahl von Mitarbeitern zur Teilnahme an Fortbildungen der IBF soll der Bedarf der Stationen ermittelt werden, der der IBF bzw. der Pflegedienstleitung mitgeteilt werden muss. Nicht alle Wünsche der Mitarbeiter können dabei berücksichtigt werden.

## Pflegestandards

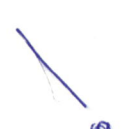

> **Definition: Pflegestandards** sind allgemeingültige und akzeptierte Normen, die den Aufgabenbereich und die Qualität der Pflege definieren.
> Pflegestandards legen themen- oder tätigkeitsbezogen fest, was die Pflegeperson in einer konkreten Situation leisten soll und wie diese Leistung auszusehen hat (vgl. STOESSER 1996).

Aus dieser Definition ergibt sich eine Vielzahl von Ansprüchen und Anforderungen an die Leistungsfähigkeit von Pflegestandards.

In der Pflegepraxis ist zu beobachten, dass mit den vorhandenen Pflegestandards nicht adäquat umgegangen wird und den Mitarbeitern oft der Sinn nicht klar genug ist. Es gehört zu den Führungsaufgaben der Stationsleitung, zu überprüfen, ob mit den vorhandenen Pflegestandards auch korrekt gearbeitet wird. Wenn es dort Defizite gibt, müssen die Mitarbeiter nachgeschult werden.

# 6.10 Einarbeitung

Andreas Nink

Bedeutung Eine gute Einarbeitung ist sehr wichtig, denn, wenn in der Anfangsphase die Fluktuation von neuen Mitarbeitern sehr hoch ist, wird es sich auf qualitative und quantitative Arbeitsergebnisse der Gruppe auswirken. Durch den häufigen Wechsel von neuen Mitarbeitern wird das Gruppenklima oft sehr stark belastet. Auch das Image der Station oder Abteilung wird dadurch schlechter. Wer geht schon gerne in ein Team, in dem man nicht gut eingearbeitet wird? Eine gute Einarbeitung wirkt sich in der Wirtschaftlichkeit aus, so z. B. Verringerung der Reparaturkosten von Geräten, die Kosten für Material bleiben stabil, und es gibt keine Zeitverluste durch Unsicherheit. Aber auch zur Verbesserung der Pflegequalität wird durch eine gute Einarbeitung beigetragen.

## Woran kann eine gute Einarbeitung beurteilt werden?

Diese Frage lässt sich ganz einfach beantworten. Die Einarbeitung ist dann gut, wenn der Einzuarbeitende am Ende weiß, **was** er zu tun hat und damit seine Aufgaben erfüllt. Wenn er dann auch noch weiß, **wie** er

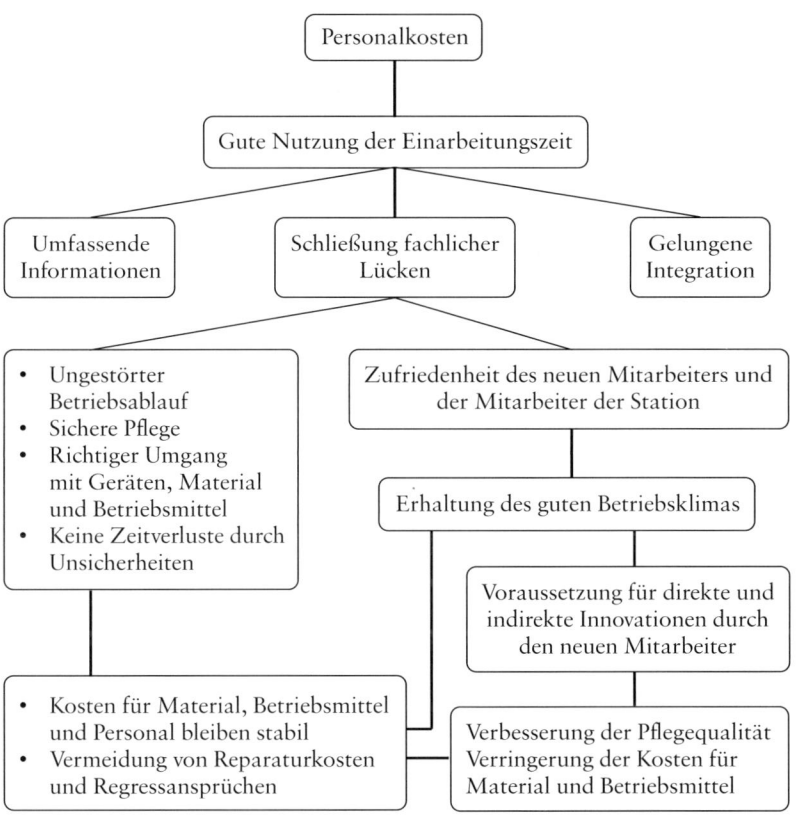

es zu tun hat, ist auch die entsprechende Qualifikation erreicht. Hat man den Einzuarbeitenden in das Team aufgenommen, ist er auch somit in sein Team integriert worden. Aufgrund dessen wird er auch eine Bindung an das Unternehmen entwickelt haben und wird diesem loyal gegenüber stehen.

Ebenso kann eine gute Einarbeitung an einer **Lernzielkontrolle** überprüft werden.

## Zielsetzung beim Einarbeitungskonzept

Das Ziel der Einarbeitung soll eine maximale Arbeitszufriedenheit aller beteiligten Personen erreichen und eine optimale Lösung der gestellten Aufgaben. Das heißt wiederum, dass bei einem Einarbeitungskonzept für den Pflegebereich eine **Spezialisierung** anzustreben ist. Weiterhin soll durch eine gute Einarbeitung ein Abgang neuer Mitarbeiter vermieden, andererseits aber auch eine frühzeitige personelle Fehlinvestition erkannt werden. Bei personellen Fehlinvestitionen muss dann aber auch reagiert werden. Deshalb sollte es während der Einarbeitungszeit am besten zu einer Zielvereinbarung kommen. Jedoch müssen die Ziele erreichbar und überprüfbar sein. Auch muss

Maximale Arbeitszufriedenheit

am Anfang einmal in der Woche ein Reflektionsgespräch stattfinden, um die eigene Wahrnehmung zu stärken. Dieses Gespräch müssen der Mentor und der neue Mitarbeiter alleine führen und auch vertraulich behandeln, da positive und negative Eindrücke reflektiert werden sollen.

Es kann sich durch eine gezielte Einarbeitung das Leistungspotential des Einzuarbeitenden schneller entfalten, und damit trägt er zur Entlastung des ganzen Teams bei.

### Einarbeitungszeitraum

Der Zeitraum muss je nach Bereich flexibel gehandhabt werden. So kann ein Einarbeitungszeitraum für einen Funktionsbereich nicht mit dem einer allgemeinen Pflegestation verglichen werden. Es gilt auch die Berufserfahrung des Einzuarbeitenden im jeweiligen Bereich zu berücksichtigen. Die Zeiträume können deshalb sehr unterschiedlich sein.

### Mentoren

*Mentor sollte Kollege sein*

Der direkt zugewiesene Mentor ist für die praktische und theoretische Ausbildung während der Einarbeitung zuständig. Auch ist der Mentor für den Einzuarbeitenden ein ständiger Ansprechpartner in allen betriebsbedingten Belangen. Die Mentoren sollten Kollegen und keine Vorgesetzten sein, um ein gutes Vertrauensverhältnis zwischen neuen Kollegen und Mentor zu sichern.

Da die Mentorentätigkeit eine zusätzliche Belastung und Verantwortung darstellt, sollte diese Tätigkeit auch honoriert werden.

*Eigenschaften*

Ein Mentor sollte folgende Eigenschaften haben:
- Berufs- und Betriebserfahrung,
- Motivationsfähigkeit,
- Fachkompetenz,
- Verantwortungsbewusstsein,
- Kritikfähigkeit,
- Konfliktfähigkeit.

### Stationsleitung

*Aufgaben bei der Einarbeitung*

Die Stationsleitung ist für die umfassende **Planung** der Einarbeitung zuständig. Das heißt, sie muss im Dienstplan darauf achten, dass der Mentor und der einzuarbeitende Mitarbeiter möglichst viele Dienste gemeinsam machen. Am Anfang sollten auch der Mentor und der Einzuarbeitende nicht mit in die Schichtbesetzung aufgenommen werden. Eine hohe qualitative Besetzung der Schicht sowie die zusätzlichen Aufgaben des Mentors müssen bei der Dienstplangestaltung für die ersten vier Wochen berücksichtigt werden.

Die Stationsleitung hat auch die Aufgabe, das Team auf den neuen Kollegen **vorzubereiten**. Das sollte in einer Art Kurzinformation über den neuen Mitarbeiter geschehen, z. B. wer ist er, welche Qualifikationen hat er und wer ist sein Mentor. Auch sollte noch einmal darauf hingewiesen werden, dass zum Gelingen der Einarbeitung nicht einer verantwortlich ist, sondern das ganze Team.

Aber auch der neue Mitarbeiter sollte schon vor seinem ersten Arbeitstag ein Informationsgespräch erhalten; es könnte aber auch eine Hospitation angeboten werden, um sein neues Arbeitsumfeld schon vorher kennenzulernen.

## Ablauf einer Einarbeitung

So könnten die ersten sieben Tage einer Einarbeitung für einen neuen Mitarbeiter aussehen.

**1. Tag:** Am Anfang des ersten Tages kommt die Vorstellung der Station und der dort anwesenden Mitarbeiter. Dann sollte auf Stationsgegebenheiten hingewiesen werden. Damit sind z. B. die Dienstzeiten und Pausenregelung gemeint. Die Arbeitsablauforganisation sollte dem neuen Mitarbeiter erklärt und auch schriftlich ausgehändigt werden. Als Abschluss des ersten Arbeitstages sollte der Mentor mit dem neuen Mitarbeiter noch eine „kleine Führung" durch das Krankenhaus machen. Dort können dann z. B. noch andere Ausgänge gezeigt werden oder wo der Postkasten der Station ist.

*Vorstellung und Organisatorisches*

**2. Tag:** Am zweiten Tag sollte dem neuen Mitarbeiter erklärt werden, welche Krankheitsbilder sich im Allgemeinen auf der Station befinden. Die stationsüblichen Standards zur Grundpflege sollten besprochen und erklärt werden, der Standort des Pflegestandardordners wird gezeigt. Dann sollte es zu Zielvereinbarungen kommen. Auch sollte schon der erste Termin für ein Reflektionsgespräch und Zwischengespräch vereinbart werden. Nun muss man sich der Dokumentation widmen. Es muss darauf hingewiesen werden, wie die Dokumentation auf der Station zu erfolgen hat und auf welche Besonderheiten geachtet werden muss. Auch kann man dem neuen Mitarbeiter erklären, wie die Laborzettel auszufüllen sind und ihm den Weg zum Labor zeigen.

*Stationsspezifisches und Zielvereinbarungen*

**3. Tag:** Nun sollte mit dem neuen Mitarbeiter an der Grund- und Behandlungspflege teilgenommen werden. Dabei muss schon das erste Krankheitsbild ausführlich besprochen werden. Dann muss auch die spezielle Pflege für das besprochene Krankheitsbild erläutert und möglichst auch gleich durchgeführt werden. Im Anschluss soll der neue Mitarbeiter seine Tätigkeiten dokumentieren. Auch heute sollte wieder etwas von den administrativen Aufgaben besprochen werden, z. B. Röntgendiagnostik, wie werden die Röntgenscheine ausgefüllt, und wo werden diese dann abgelegt. Im Anschluss an das Ausfüllen der Röntgenscheine solle man dem neuen Mitarbeiter den Weg zur Röntgenabtei- lung zeigen und erklären, wo die Röntgenfächer der Station sind.

*Erste Pflege, Dokumentation und Administratives*

**4. Tag:** Auch heute soll wieder die Grund- und Behandlungspflege durchgeführt werden. Wenn möglich an dem gleichen Krankheitsbild wie am Vortag, um den neuen Mitarbeiter Sicherheit in seiner Arbeit zu geben. Nach erfolgter Dokumentation, sollte wie am Vortag wieder eine administrative und deren weiteren Ablauf gezeigt werden. Der

*Pflege am selben Kranheitsbild*

Mentor soll sich für den Folgetag ein neues Krankheitsbild auf der Station aussuchen und dieses auch schon mit dem neuen Mitarbeiter besprechen und ihm die dazu gehörige Behandlungspflege sowie die entsprechenden Standards erklären.

**Pflege an neuem Krankheitsbild**

**5. Tag:** Die Grund- und Behandlungspflege des am Vortag besprochenen Krankheitsbild soll heute durchgeführt werden. Die weiteren Tätigkeiten sind vom Vortag zu wiederholen. Nur eine andere administrative Tätigkeit wird erläutert.

**Pflege an selbem Krankheitsbild und Geräteeinweisung**

**6. Tag:** Wenn möglich sollte das gleiche Krankheitsbild wie am 5. Tag betreut werden, und den dazugehörigen Dokumentationspflichten nachgegangen werden. Nun sollte es zu einer Einweisung von einem medizinisch-technischen Gerät wie z. B. einem Perfusor kommen. Dazu erhält der neue Mitarbeiter von dem Medizingerätebeauftragten einen Gerätepass, in dem die Einweisung in das vorgestellte Gerät durch den neuen Mitarbeiter quittiert wird.

**„Normaler" Tagesablauf und Reflexionsgespräch**

**7. Tag:** Teilnahme am allgemeinen Stationsablauf mit der Grund- und Behandlungspflege, die dem neuen Mitarbeiter schon bekannt sind. Es sollte auch das erste Reflexionsgespräch stattfinden.

Die restliche Zeit bis zur Beendigung der Einarbeitung sollte ähnlich wie oben aufgezeigt gestaltet werden, damit der neue Mitarbeiter eine gleichwertige Qualifikation wie die anderen Mitarbeiter erwerben kann.

## 6.11 Einsatz von Stationssekretärinnen im täglichen Stationsablauf

**Mögliche Aufgaben**

Durch den immer größeren administrativen Aufgabenbereich der Pflegekräfte ist es sinnvoll, über eine Entlastung in diesem Bereich nachzudenken. Diese Aufgaben könnten mit der Einführung einer Stationssekretärin auf diese übertragen werden. Es können dieser Stationssekretärin zahlreiche Aufgaben zugewiesen werden, so z. B. die Annahme und Weitergabe von Informationen jeglicher Art, die Verantwortung für das Telefon. Auch sollte Sie (so genannte) Laufwege erledigen, wie z. B. das Besorgen von Röntgenbildern, Wegbringen von Untersuchungsmaterialien in die dafür vorgesehenen Laboratorien und vieles mehr. Die Stationssekretärin muss eine gute Kommunikations- und Organisationsfähigkeit besitzen, da sie mit ihrem Verhalten zu einer guten Zusammenarbeit mit anderen Berufsgruppen beiträgt. Um die Ablauforganisation zu fördern, ist die Stationssekretärin für das Absprechen von Terminen, Einhaltung von Terminen, Vorbereiten von Dokumentationssystemen für Neuaufnahmen und Entlassungen verantwortlich. Durch einen reibungslosen Ablauf wird außer der Patientenzufriedenheit und der Qualitätssicherung ein wirtschaftlicheres Arbeiten ermöglicht. Deshalb

muss die Arbeitszeit der Stationssekretärin der Arbeitsablauforganisation angepasst sein. Dadurch wird in den meisten Fällen die Dienstzeit der Stationssekretärin von 7.30 bis 16.00 Uhr sein. Die Stationssekretärin ist verpflichtet, alle wichtigen Vorkommnisse hinsichtlich der übertragenen Aufgaben und des Verantwortungsbereiches an das Pflegepersonal weiterzugeben und hat den Anweisungen des Pflegepersonals korrekt nachzukommen. Eine Stationssekretärin sollte als Mindestvoraussetzung für diese Tätigkeit eine Arzthelferin sein. Die Stelle der Stationssekretärin ist auch eine Chance für erkrankte Mitarbeiter (z. B. mit Schwerbehinderung), weiter im Pflegedienst zu arbeiten. Die Besetzung einer solchen Stelle mit einer erkrankten Mitarbeiterin aus der eigenen Einrichtung hat auch einen betriebswirtschaftlichen Vorteil: Es ist keine Einarbeitung nötig, Sie kennt die Einrichtung und deren Personen, Sie weiß, wie das Dokumentationssystem zu führen ist, etc. Auch muss Sie neu eingeführten Arbeitsmitteln offen und lernwillig gegenüberstehen, so zum Beispiel Einführung von EDV mit einem Krankenhausinformationssystem.

**Auszüge aus einer Stellenbeschreibung für eine Stationssekretärin:**
- Kurven und Formulare für die Patientenaufnahme anlegen.
- Kurven und Formulare für die Patientenentlassung aussortieren.
- Bei Patientenentlassungen Kurven und Befundmappen ordnen und dem ärztlichem Dienst zum Diktieren hinlegen.
- Besorgung von alten Krankenakten.
- Telefondienst.
- Innerbetriebliche Terminbestellung.
- Formulare für Untersuchungen vorbereiten.
- Konsile vorbereiten.
- Post.
- Befunde abfragen.
- Befunde einsortieren.

**Die Aufgaben der Stationsleitung bei der Arbeitsorganisation und Dienstplangestaltung:**
- Die Planung des **Personaleinsatzes** auf der Station.
- Die Planung und Überwachung der **Arbeitszeiten** im Rahmen der betriebsinternen Vorgaben und der gesetzlich vorgeschriebenen Arbeitszeit nach den Bedürfnissen der Station. Es darf nur soviel Arbeitszeit verplant werden, wie die einzelnen Mitarbeiter der Station oder Abteilung pro Monat tatsächlich zur Verfügung stehen. Die Sollarbeitszeit ist einzuhalten.
- Kann **Überstunden** anordnen, wenn es aus dringenden betrieblichen Gründen erforderlich ist und informiert sofort die Pflegedienstleitung darüber.
- Die Stationsleitung kann den bereits erstellten Dienstplan nur unter bestimmten Voraussetzungen ändern.
- Die Aufstellung des **Urlaubsplans** unter Beachtung der Dienstanweisung oder Betriebsvereinbarung.
- **Überwachung** der **Einarbeitung** neuer Mitarbeiter.
- Durchführung der regelmäßigen **Mitarbeiterbeurteilungen** nach Vorgaben der Pflegedienstleitung.

- Die Durchführung der regelmäßigen monatlichen **Mitarbeiterbesprechungen**, dabei werden Informationen bezüglich der Pflege und der Arbeitsorganisation weitergegeben. Ein Protokoll wird angefertigt, um alle nicht-anwesenden Mitarbeiter zu informieren. Diese müssen das Protokoll gegenzeichnen, damit sichergestellt ist, dass sie die Informationen erhalten haben.
- Die inhaltliche und formelle **Leitung der Dienstübergaben** ist Aufgabe der Stationsleitung.
- Die Einführung neuer **Pflegemethoden** vorantreiben und die Mitarbeiter anleiten.
- Die **Teilnahme** der Stationsleitung an **Projektgruppen**, und wenn notwendig die Leitung der Projektgruppen übernehmen.
- Die Führung von **Statistiken** zur Pflegeintensität der Patienten.
- Die **Koordination der Arbeitsabläufe** auf der Station darf mit denen der anderen Arbeitsbereichen nicht kollidieren, z. B. Reinigungsdienst, Physiotherapie oder auch Funktionsbereiche wie Labor und Röntgen.
- **Termine** mit dem Bereich Diagnostik und Therapie müssen nach Absprache erfolgen.

> **Die Teamarbeit ist mit einfachen Maßnahmen der Teamentwicklung zu fördern.**
> - Atmosphäre der Offenheit und des Vertrauens schaffen.
> - Konstruktiver Umgang mit Konflikten im Team ist zu schaffen.
> - Der kreative Umgang mit Problemen ist zu üben.
> - Eine aktive Gestaltung des Problemlösungsprozesses ist anzustreben.
> - Die Konfliktbereitschaft und Konfliktlösefähigkeit der Teammitglieder ist zu fördern.
> - Die Gruppenmitglieder sollten für gruppendynamische Prozesse sensibilisiert werden.

## 6.12 Changemanagement

Die Pflege befindet sich aufgrund der Veränderungen in der Gesellschaft und im Gesundheitswesen in einem tiefgreifenden Wandel. Diese Veränderungen in der Gesellschaft bewirken, dass in der Zukunft andere und weiterreichende Anforderungen an Pflege gestellt werden als in der Vergangenheit.

Entwicklung im Krankenhaus heißt, bestimmte Strukturen oder Prozesse zu analysieren, um ihre Richtigkeit und Effizienz zu überprüfen und gegebenenfalls Veränderungen herbeizuführen.

Nicht selten brauchen diese Veränderungen frischen Wind, um die erforderlichen Anpassungen und Veränderungen anzupacken und durchzusetzen.

Dies bedeutet für die Führungskraft ein hohes Maß an Fort- und Weiterbildung. Flexibilität ist Grundvoraussetzung, um selbstständig neue Herausforderungen zu suchen und anzunehmen. Es gehen von der Führungskraft die entscheidenden Impulse zur Erneuerung aus, wobei nicht

Lippenbekenntnisse alleine, sondern die tatsächlich gelebte Führungsarbeit massgeblich ist. Bedingung ist natürlich, dass das Ziel klar, nachvollziehbar und verbindlich durch die gesamte verantwortliche Spitze vorgegeben wird.

Es ist die Aufgabe der Führungskraft, die Balance in diesem dynamischen Erneuerungsprozess zu erhalten.

> **Definition: Changemanagement** bedeutet die permanente Veränderung.

Was ist Changemanagement?

Changemanagement stellt sowohl für die Organisation wie für die Mitarbeiter einen langfristig angelegten Entwicklungs- und Veränderungsprozess dar. Alle am Prozess Beteiligten tragen durch ihr Mitwirken und Einbringen ihrer praktischen Erfahrung dazu bei, Veränderungen herbeizuführen und den eigenen Lernprozess zu fördern.

## Möglichkeiten von Veränderungsprozessen im Gesundheitswesen

- Organisationsentwicklung
- Pflegeprozess
- Qualitätszirkel
- Projektmanagement
- Pflegeplanung
- Pflegeleitbild
- Neue Pflegeorganisationsformen (Funktions-, Bereichs-, Bezugspflege)
- MbO
- Fortbildung und Weiterbildung
- Unternehmensanalyse (z. B. Riskmanagement)
- Pflegevisite
- Personalentwicklung.

## Umgang mit Widerständen

In jedem Veränderungsprozess gilt Widerstand als natürliche Reaktion. Als **negativen Widerstand** bezeichnet man jegliche Kraft, die den Prozess beeinflusst.

Meistens beziehen sich Widerstände nicht auf die Veränderung an sich, sondern an den Wunsch, bestehende Verhältnisse zu sichern.

Hierbei wird oft Veränderung damit in Zusammenhang gebracht, dass die bisherigen Leistungen und Strukturen unberechtigt kritisiert werden. Die Betroffenen befürchten einen Machtverlust oder Einschränkungen ihrer persönlichen Freiheit.

Es werden Ängste vor dem Unbekannten freigesetzt. Die Umgestaltung bzw. die Verbesserung des Bestehenden fordert Flexibilität und Persönlichkeitsveränderung. Wenn diese Veränderung gegenüber den Betroffenen nicht transparent gemacht werden, entstehen Zweifel und Ängste, die Widerstände gegen Veränderungen hervorrufen und verstärken. **Oberste Priorität** muss daher sein, Widerstände ernst zu nehmen und Ziele transparent zu machen.

Hilfreich hierbei kann sein, eine Gruppe von **Vertrauenspersonen** zu bilden. Diese Gruppe setzt sich aus gewählten Mitarbeitern der einzelnen Stationen zusammen. Deren Aufgabe ist es, zwischen Führungskräften und Mitarbeitern zu vermitteln, indem sie Widerstände oder bestehende Ängste der Mitarbeiter und Schwachstellen der Führungsebene darstellen. Eine allgemeine Maßnahme ist es, Informationsdefizite zwischen Mitarbeitern und Organisationsentwicklung durch frühstmögliche Partizipation entgegenzuwirken.

Dadurch können schwerwiegende Fehler der geplanten Veränderung vermieden und der Widerstand kontrollierbarer gelenkt werden.

**Partizipation** bedeutet Einbezug aller Betroffenen schon bei der Diagnose und bei der Entwicklung von Lösungen. Kreative Partizipation muss die Identifizierung, das Verständnis und die Neuformulierung von Problemen in den Vordergrund stellen.

### Verschiedene Arten der Abwehrreaktion

**Kampf:** Es wird der Versuch unternommen, den „Gegner" physisch oder psychisch zu „zerstören". Dies ist möglich durch **direkte** Angriffe, beispielsweise in einem Wortgefecht, oder durch indirekte Attacken wie Verleumdung, Sabotage, Erpressung, Falschinformationen usw.

**Flucht:** Hier gilt als Grundprinzip der scheinbaren Konfliktlösung das Ausweichen.

Dieses Abwehrverhalten reicht von einfachem Vermeiden eines persönlichen Kontaktes über Gesuche um interne Stellenwechsel bis hin zur Kündigung.

**Sich abfinden:** Konflikte werden nicht verarbeitet. Es zeigen sich bei den betroffenen Mitarbeitern Reaktionen wie
- Verdrängen, Überspielen („Das ist alles nicht so schlimm"),
- Kompensieren („Dann konzentriere ich mich halt auf was anderes") bis hin zur
- Resignation („Es dauert ja nur noch einige Jahre, bis er pensioniert wird").

Solche Abwehrreaktionen können nur kurzfristig Hilfe bieten. Der Betroffene erhält Zeit, seine durch den Konflikt hervorgerufenen negativen Gefühle zu verarbeiten. Doch dies ist nur eine Scheinlösung.

Das eigentliche Problem bleibt bestehen und wird nicht gelöst, was zur Folge hat, dass die produktive Zusammenarbeit zwischen den einzelnen Parteien weiterhin gestört bleibt.

### Konsequenzen des Wandels

Alle Ebenen des Managements müssen sich darüber im Klaren sein, dass nicht nur Lenkung und Steuerung eines Systems erforderlich sind, sondern auch immer mit Konsequenzen verbunden sind. Diese Konsequenzen reichen von der Veränderung des menschlichen Denkens, Tuns und Handelns bis zur Anpassung und Veränderung von Strukturen (personell, räumlich, technisch).

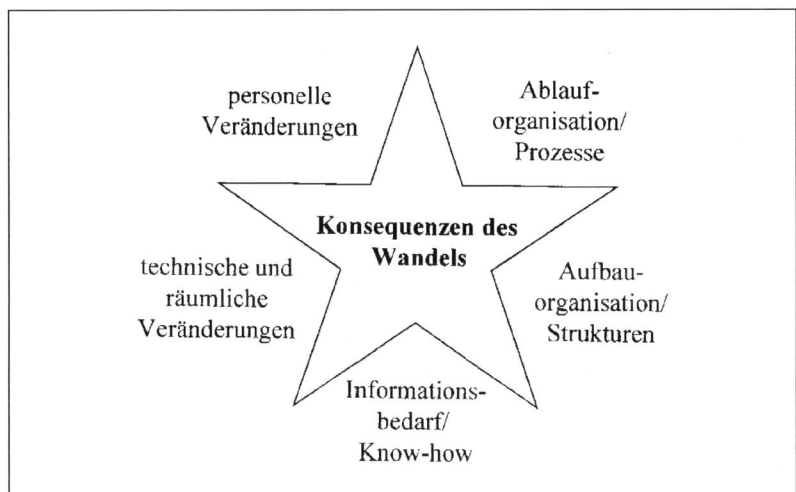

Dabei bleiben Einschnitte im personellen Sektor meist nicht aus. Die personellen Konsequenzen, die den Erfolg der Zielvorstellung eines Unternehmens sichern, bringen ein hohes Maß an sozialer Verantwortung mit sich. Hierbei treffen die persönlichen Interessen der Mitarbeiter hart aufeinander. Es muss von den Berufsgruppen in den Krankenhäusern realisiert werden, dass sich die Arbeit am Patienten und am Sterbenden nicht völlig der finanz- und dienstleistungsorientierten Betrachtungsweise des unternehmerischen Denkens und Handelns entziehen kann.

Es kann festgehalten werden, dass die Konsequenz von Veränderungsprozessen im Krankenhaus zu einem großen Teil personell-struktureller oder personell-prozessualer Natur sind. Das letzte Mittel des Managements sollte immer sein, personelle Freisetzung oder Entlassung weitestgehend zu vermeiden. Dies demonstriert auch die seit Ende der 90er Jahre steigende Arbeitslosenrate in den Berufen des Gesundheitswesens.

## Konflikte und Widerstand im Changemanagement

Da der Wandel in irgendeiner Form immer Konsequenzen mit sich bringt, ist es verständlich, dass Veränderungen auch immer potentielle Konfliktphasen sind.

Da jahrelange Strukturen in Frage gestellt werden, eingespielte Arbeitsabläufe verändert, Arbeitsgruppen neu gebildet, räumliche Veränderungen vorgenommen werden, ruft dieses bei den betroffenen Mitarbeiter häufig das Gefühl der Unsicherheit und der Angst aus. Diese Ängste müssen von den Führungskräften unbedingt ernst genommen, aufgefangen und bearbeitet werden.

Klar muss bei diesem Aspekt auch sein, dass die Widerstandsentwicklung nie ganz verhindert werden kann.

Es ist immer wieder erstaunlich, wie Mitarbeiter ein Gespür dafür entwickeln, welche Veränderungen vonnöten sind und welche Konsequenz die Verwirklichung der Maßnahme haben kann.

Es ist das direkte an der Front beteiligte Personal, das in der Regel über die strukturellen oder prozessualen Probleme eines Betriebes sehr genau Bescheid weiß.

Die sich daraus ergebenden Veränderungen scheitern jedoch meist an dem Interesse und am Widerstand oder an den negativen Befürchtungen im Hinblick auf die Konsequenzen.

> **Hinweis:** An den Grenzen der Identität, am einzigen Ort, wo Veränderung stattfinden kann, tauchen die Dämonen der Angst auf!

### Ursachen für die Enstehung von sozio-emotionalen Problemen

- Strukturveränderungen werden als Kritik an der bisherigen Leistung wahrgenommen.
- Ein höheres Anforderungsprofil, dem Mitarbeiter unter Umständen nicht gewachsen sind, stellt bisherige Gewohnheiten in Frage.
- Veränderungen der Entscheidungsfreiräume und Nutzung von betrieblichen Ressourcen (Räume/Geräte) werden als Abwertung, Statusverschlechterung und Degradierung empfunden.
- Aufhebung von Arbeitsplätzen setzt Existenzängste frei (Arbeitsplatzverlust).
- Organisatorische Veränderungen stellen bisherige Rangordnungen in Frage; das kann Status- und Machtverlust bedeuten.
- Geplante Versetzung und Umgruppierungen bedeutet Verlust an sozialer Integration und Veränderung der Beziehungsstrukturen.
- Bereits getroffene Maßnahmen werden als Befehl empfunden, es findet keine Identifizierung mit der geplanten Veränderung statt.
- Die durch Gerüchte bekannt gewordenen anstehenden Massnahmen lösen Bedenken und Zweifel aus und führen zu einer brodelnden Gerüchteküche.
- Veränderungen lassen unterdrückte Konflikte eskalieren.

Personenbezogene oder im sozio-emotionalen Feld zu suchende Konflikte können durchaus sinnvolle und wichtige Veränderungsprozesse beeinträchtigen oder sogar lähmen. Es werden Argumente gegen den Wandel aus Patientensicht angebracht. („Das tut dem Patienten nicht gut!"). Hier ist Kompetenz und Sachverstand gefragt, um sachlich objektiv zu prüfen, ob solche Argumente gerechtfertigt sind.

Es ist also der Faktor Mensch, der einen wesentlichen Anteil an der Entstehung von Konflikten im Prozess des Wandels hat. Dabei gehören Konflikte ebenso zum Zusammenleben in Krankenhausorganisationen wie auch zum Veränderungsprozess.

Die positiven Seiten von Konflikten

Konflikte bergen in sich eine schöpferische und integrative Kraft, die durchaus positive Funktionen haben können:

- Konflikte helfen, die komplexen und widerspruchsvollen Umweltaspekte zu verarbeiten.

| STRATEGIE 1 Konfliktunterdrückung | STRATEGIE 2 Konfliktlösung | STRATEGIE 3 Konfliktregelung |
|---|---|---|
| Konfliktleugnung | Anerkennung des Konflikts | Anerkennung des Konflikts |
| Behauptung der Harmonie | Harmonie als Ziel | Legitimation des Konflikts als Bestandteil der Unternehmensentwicklung |
| Konflikt als Störfaktor | Einteilung in Gut und Schlecht, Wahr und Falsch, Sieg des Guten und Richtigen | Gleichberechtigung der Konfliktparteien Konflikt als Dauererscheinung anerkannt Spielregeln im Vordergrund |
| Konsequenz: Gefahr der revolutionären Entladung unterdrückter Konflikte | Konsequenz: Diktatur des Guten und Richtigen | Konsequenz: Kompromiss im Vordergrund Veränderung in kleinen Schritten |
| Konflikte können durch verschiedene Maßnahmen auch zu verhindern versucht werden. Deshalb ist im Changemanagement die Strategie der Konfliktvermeidung und somit die Umgehung oder mögliche Abschwächung von Widerstandspotentialen gegen die Maßnahmen des geplanten Wandels ebenfalls von großer Bedeutung. | | |

**Tab. 20:**
Konfliktstrategien

- Durch Konflikte werden Aggressionen sinnvoll abgeleitet und abgebaut.
- Konflikte sichern der Organisation die notwendige Flexibilität und Wandlungsfähigkeit.
- Konflikte sichern den betrieblichen Subsystemen die funktionsnotwendige Autonomie.

Die mit der Führung betrauten Personen stellen, in allen Belangen des Managements, eine Vorbildfunktion dar. Dieses prägt die Kultur des Konfliktverhaltens innerhalb eines Krankenhausunternehmens. Grundsätzlich können drei verschiedene Konfliktstrategien unterschieden werden (siehe Tabelle 20).

- Versuchen Sie, den Veränderungsprozess bei **denjenigen** einzupflanzen, bei denen Sie den **größten Widerstand** erwarten.
- Der Widerstand wird geringer, wenn die Betroffenen den Eindruck haben, dass ihre gegenwärtigen **Belastungen reduziert** werden.
- **Verbinden** Sie das Ziel der Veränderung mit den Ideen, Vorstellungen und Idealen derjeniger, die den größten Widerstand leisten könnten.
- Gestalten Sie ihr **Entwicklungsprojekt interessant**, vermitteln Sie dabei Neues, was den Widerstandleistenden Stärkung verleiht.
- Versuchen Sie die widerstandsleistende Gruppe **nicht zu beeinträchtigen**, sondern diese zu stärken.

- Der Widerstand wird um so geringer, je mehr es gelingt, **Betroffene in die Diskussion** und Vorbereitung einzubeziehen und damit ein Potenzial zur Problembearbeitung zu bilden.
- Die Problemlösung wird um so glaubhafter, je mehr es gelingt, die Lösung als **Produkt der Gruppe** vorzustellen.
- Überlegen Sie sich vorher stichhaltige **Einwände**, um Ängste und Fragen abbauen zu können.
- Nehmen Sie Probleme, die der Veränderungsprozess mit sich bringt, **ernst**.
- Versuchen Sie, Akzeptanz, Unterstützung und Vertrauen und vor allem Zuversicht auf der Basis des Veränderungsprojektes zu vermitteln.
- Mit Einführung der Maßnahme sollte der Prozess nicht abgeschlossen sein, sondern für eventuelle Anpassungsschwierigkeiten immer eine Tür offen stehen.

Der **partizipative Führungsstil** hilft, eine positive, sachlich objektive Information über den Veränderungsprozess **transparent** zu machen. Dadurch sind die Mitarbeiter in den verschiedenen Stufen des Prozesswandels Träger der Veränderung und diesem Wandel nicht hilflos ausgeliefert. Trotz möglicher negativer Auswirkungen für den Einzelnen müssen die positiven Aspekte deutlich gemacht werden (Arbeitserleichterung, neue interessante Arbeitsfelder und Sicherung des Arbeitsplatzes). Es sollten keine unrealistischen Erwartungshaltungen aufgebaut werden, da diese bei Nichteintreten nur Enttäuschung und Widerstand auslösen.

Zwei Aspekte müssen dem Changemanagement bewusst sein:
- Veränderungsprozesse brauchen Zeit,
- Strukturen lassen sich schnell ändern, Menschen jedoch nur langsam.

### Phänomene des Wandels in der Pflege

Rahmenbedingungen
- In allen Bereichen (Krankenhäuser, Altenheime, ambulanter Dienst) haben sich die Rahmenbedingungen geändert: Das **Durchschnittsalter** der Patienten/Bewohner ist gestiegen und damit meist auch der Grad der Pflegebedürftigkeit. Pflegestationen im Altenheim ähneln bezüglich den zu Betreuenden sehr den internen Stationen in Krankenhäusern. Derzeit sind jedoch weder Pflegende aus Krankenhäusern noch solche aus der Altenpflege darauf ausreichend auf diese Bedingungen vorbereitet. Den Krankenhäusern fehlt das Wissen über alte Menschen, und der Altenpflege fehlt Wissen über kranke Menschen. In der häuslichen Pflege werden beide Berufsgruppen unabhängig vom Alter der Patienten/Bewohner eingesetzt.

Pflegeinhalte
- **Theoretische Inhalte** und **Aufgaben** von Pflege haben sich verändert, z. B. ist Gesundheitsförderung und die Einbeziehung von Angehörigen Inhalt und Aufgabe jeder professionellen Pflege.

(Kinder-)Krankenschwestern
- Die Allgemeinen Krankenhäuser gehen dazu über, Kinderkrankenschwestern und Krankenschwestern **auswechselbar** einzusetzen. Auch in Altenheimen und in der Erwachsenenpflege werden Kinderkran-

kenschwestern eingesetzt. Eine scharfe Trennung zwischen den beiden Berufsgruppen ist oft nicht mehr möglich.

Zurzeit läuft in Deutschland auch eine Diskussion über eine generalistische Pflegausbildung. Das bedeutet, alle Ausbildungen (Krankenschwester, Altenpfleger und Kinderkrankenschwestern) sollen zusammengeführt werden.

- Die handlungsgeleitete und defizitorientierte Pflege wandelt sich zur theoriegeleiteten und ressourcenorientierten Pflege. Die Folge ist, dass nicht nur der Bewohner als zu pflegendes Individuum gesehen wird, sondern die Pflege erweitert sich auf das Umfeld des Bewohners mit seinen Bezugspersonen.

  *Theorie- und ressourcengeleitete Pflege*

- Es findet ein **struktureller Wandel** statt von überwiegend stationärer Pflege hin zur **häuslichen Pflege**. Dies wirkt auf das Pflegeverständnis verändernd ein.

  *Struktur*

- Es gibt Veränderungen des Arbeitsmarktes: Durch Schließung von Krankenhäusern, Altenheimen und Sozialstationen sind Pflegende aufgerufen, sich neue Tätigkeitsfelder zu suchen, d. h. vom Krankenhaus zum Altenheim, vom Altenheim zur Sozialstation. Flexibilität und eine breite Berufsausbildung stehen ganz weit oben.

  *Neue Tätigkeitsfelder*

- Es gibt verminderte Berufschancen auf dem offenen Arbeitsmarkt innerhalb der EU. Dort werden Altenpflege- und Kinderkrankenpflegeausbildung nicht als Pflegeausbildung anerkannt. Altenpfleger und Kinderkrankenschwestern können deshalb im Ausland nur als Pflegehilfskräfte arbeiten.

  *Sonstiger Arbeitsmarkt*

- Alle professionell Pflegenden müssen ihr Wissen fortlaufend aktualisieren oder es sich neu aneignen (ca. alle drei Jahre). Daraus ergibt sich eine neue Schlüsselqualifikation: **lebenslanges Lernen!**

  *Lernen*

- Fachwissen hat nicht mehr so einen hohen Stellenwert wie früher.

- Es geht eher darum, Schlüsselqualifikationen zu vermitteln, wie zum Beispiel Sozialkompetenz (Kontaktbereitschaft, Geduld, Fähigkeit zur Zusammenarbeit, Zuverlässigkeit), Kreativität, Problemlösungsfähigkeit, Konfliktfähigkeit und Methodenkompetenz. Alle diese Qualifikationen sind Voraussetzungen für professionelle Pflege.

  *Schlüsselqualifikationen*

- Für professionell Pflegende ergeben sich neue Aufgabenbereiche oder andere Schwerpunkte:

  *Neue Aufgabenbereiche*

  - **Steuerung des Pflegeprozesses**, d. h. Anleiten, Beraten und Begleiten von Klienten und ihren Angehörigen in der Selbstpflege und der Laienpflege. Z. B. Beraten von Söhnen und Töchtern bei der Pflege ihren pflegebedürftigen Eltern (Sozialkompetenz der professionell Pflegenden).

  - Die Klienten weisen einen immer **höheren Pflegebedarf** und erhebliche Einschränkungen in der Alltagsbewältigung auf. Sehr häufig kommen dazu noch psychische Störungen (Demenz, Depressionen).

  - Es ist ein Anstieg von **psychischen Auffälligkeiten** zu bemerken. Die Folge ist ein wachsender Bedarf an gerontopsychiatrischer und psychosozialer Betreuung.

- Wachsende Anforderungen stehen knapperen finanziellen Ressourcen gegenüber, was sich ungünstig auf das Personal niederschlägt:

  *Finanzielle Ressourcen*

   – Höherer Krankenstand,
   – Negative Arbeitsmotivation,
   – Negative Bleibemotivation der Pflegenden,
   – Burnout-Syndrom.

## 6.13 Literatur

SCHLETTIG, Hans-Joachim / VON DER HEIDE, Ursula 1995: Bezugspflege
ELKELES, Thomas 1994: Arbeitsorganisation in der Krankenpflege
KELM, Ronald 1993: Qualitätssicherung (Projektarbeit)
MÖLLER, Kerstin 1999: bfw Hamburg, unveröffentlichtes Skript
STOESSER, Adelheid von 1994: Pflegestandards

# 7 Arbeitszeitflexibilisierung und Arbeitszeitmodelle

> „Wer nicht mit der Zeit geht, geht mit der Zeit."
> Michael GORBATSCHOW

Die Arbeit von Menschen ist ein kostbares Gut. Dies gilt besonders für Krankenhäuser und andere Einrichtungen im Gesundheitswesen, in denen die Personalkosten bis zu 60 % der festen Kosten darstellen und in den letzten Jahren die zur Verfügung stehenden Mittel durch zahlreiche Gesetze und Verordnungen zur Kostendämpfung im Gesundheitswesen eingeschränkt werden. Dies umso mehr, als die Krankenhäuser in einem Konkurrenzkampf geraten sind und zum Teil auch in ihrer Existenz bedroht sind.

Die Arbeitszeiten in Einrichtungen des Gesundheitswesens orientierten sich bisher nicht konsequent genug an den Bedürfnissen der Patienten und Bewohnern. „Die Arbeitszeitorganisation und Personaleinsatzplanung erfolgen in den Krankenhäusern nach tradierten Mustern, die in anderen Unternehmen kaum mehr zu finden sind. Man kann sagen, dass, sich die Krankenhäuser von modernen Methoden der betrieblichen Arbeitszeitgestaltung weitgehend ferngehalten haben" (KUTSCHER 1996).

Ausgehend von diesen Tatsachen müssen im Personalbereich dringend neue Strategien der **Arbeitszeitgestaltung** entwickelt und umgesetzt werden. Die Erwartungen an solche Neugestaltungen sind sehr hoch, aber auch sehr verschiedenartig: **Aufgaben-** und **kundenorientierte Arbeitszeiten** sollen die betrieblichen Abläufe effizienter machen und die Produktivität der Arbeit erhöhen, **flexible Arbeitszeiten** sollen es den Arbeitnehmern ermöglichen, sich „zeitsouverän" zu verhalten, Belastungen der Mitarbeiter, z.B. durch Wechselschichten, so gering wie möglich zu halten, Patienten rund um die Uhr in stets gleichbleibender hoher Qualität zu versorgen, durch individuell oder kollektiv **verkürzte Arbeitszeiten** wird eine Verringerung der Arbeitslosigkeit erhofft, und nicht zuletzt sollen qualifizierte Mitarbeiter durch **familienfreundliche Arbeitszeiten** der Einrichtung erhalten bleiben.

In der Arbeitszeitpolitik der vergangenen Jahre stand die Verkürzung der Arbeitszeit nicht zuletzt mit beschäftigungspolitischen Argumenten im Vordergrund. Mit der Verkürzung der Arbeitszeit verfolgten insbesondere die Gewerkschaften das Ziel, vorhandene Arbeitsplätze zu sichern und neue Arbeitsplätze zu schaffen. Während in dieser Hinsicht die reine Arbeitszeitverkürzung eine wesentliche Funktion einnahm und einnimmt, kam ihr bezüglich der Humanisierung des Arbeitslebens und der allgemeinen Verbesserung der Lebensqualität eine vergleichsweise geringe Bedeutung zu.

Hier entfalten die beiden anderen grundlegenden Dimensionen von Arbeitszeitstrukturen ihre wesentliche Funktion. Neben der **Dauer** fanden

Neue Strategien

Drei Dimensionen

allerdings die **Lage** und die **Verteilung** der Arbeitszeit bislang weniger Aufmerksamkeit. In der Diskussion um veränderte Arbeitszeitstrukturen wird jedoch nachdrücklich darauf verwiesen, dass eine Verbesserung der Arbeitsbedingungen und eine „Mehrung des zeitlichen Wohlstands" um so günstiger ausfällt, je besser es gelingt, die drei verschiedenen Dimensionen der Arbeitszeit in koordinierter Form zu verändern.

Dies muss auch der Ansatz in der betrieblichen Arbeitszeitgestaltung sein um die personellen Ressourcen effektiv zu nutzen.

## 7.1 Dauer der Arbeitszeit

Nominale Verkürzung ↔ Intensivierung der Arbeit

In den vergangenen Jahren ging mit der schrittweisen Verkürzung der Arbeitszeit, der stufenweisen Verlängerung des Jahresurlaubs sowie der Herabsetzung der Altersruhestandsgrenze und dem damit einhergehenden nominalen Zuwachs an frei verfügbarer Zeit eine beachtliche Verdichtung der Arbeitstätigkeit in der Krankenpflege einher. Dieses Zusammenspiel von nominaler Verkürzung der Gesamtarbeitszeit auf der einen Seite und der Intensivierung der Arbeit auf der anderen Seite ist für den Gewinn an effektiv verfügbarer freier Zeit verantwortlich; dieser erklärt sich nicht zuletzt aus dem erhöhten Regenerationsbedarfs, z. B. verlängerte Wegezeiten, erhöhte Arbeitsintensität.

Dieses Zusammenspiel von nominaler Verkürzung der Arbeitszeit und erhöhter Arbeitsintensität ist allgemein gültig und in der Krankenpflege lediglich durch besondere Eigenarten gekennzeichnet. So müssen wir für den Bereich Krankenpflege von fünf markanten Problemstellungen ausgehen:

Probleme in der Krankenpflege

1. Die **Verweildauer** in den Krankenhäusern hat erheblich abgenommen, so dass bei hoher Auslastung in kürzerer Zeit immer mehr Patienten versorgt werden müssen. Der Pflegeaufwand pro Bett ist demnach deutlich gewachsen.
2. Der Anteil der **Schwerst-** und **chronisch Kranken** hat sich zuletzt aufgrund des zunehmenden Alters der Patienten vergrößert. Ein erhöhter Anteil an multimorbiden Patienten ist zu verzeichnen.
3. Der Einsatz neuer, zum Teil **hochkomplizierter Techniken** in der Pflege schreitet voran, und es steigt darüber hinaus der **Verwaltungsaufwand** im Pflegebereich. Dem damit notwendig werdenden Einsatz zusätzlicher Qualifikationen auf Seiten der Pflegekräfte stehen aber häufig keine geeignete Qualifizierung und keine veränderte Ablauforganisation im Pflegevollzug gegenüber, so dass den Pflegenden Möglichkeiten fehlen, der erhöhten Arbeitsintensität geeignet zu begegnen.
4. Das **Verständnis von Pflege** von einer überwiegend medizinischen Pflege hin zu einer umfassenden Pflege hat sich verändert; dies ist vor allem durch einen vermehrten Anteil an so genannter sozialer Pflege geprägt. Den mit diesem veränderten Verständnis von Pflege einhergehenden erhöhten Anforderungen an die Pflegekräfte stehen jedoch regelmäßig weder die bereits zuvor erwähnten notwendigen zusätz-

lichen Qualifikationen noch eine veränderte Ablauforganisation im Pflegevollzug gegenüber, mit der Folge, dass die veränderten Pflege-inhalte zu vermehrten Arbeitsbelastung beitragen.

5. Und auch die verbesserten **sozialpolitischen Rahmenbedingungen** haben die Arbeitssituation in der Pflege weiter belastet. Hier sind vor allem die erweiterten Schutzregelungen für Schwangere und für er-ziehende Frauen und Männer sowie die gesetzliche Verbesserung zur Freistellung von der Arbeit bei Krankheit von Kindern zu nennen, die bei dem hohen Anteil an weiblichen Pflegekräften (in der Regel weit über 80 %) beträchtliche Auswirkungen im Bereich des Personal-einsatzes nach sich ziehen.

Es sind keine Berechnungen über den Wirkungszusammenhang von ver-ringerter Arbeitszeit und erhöhter Arbeitsintensität für den Pflegesektor bekannt, doch ist davon auszugehen, dass dem Zuwachs an Arbeits-intensität kein entsprechender Rückgang der Arbeitszeit gegenübersteht; vielmehr ist zu erwarten, dass mit zunehmendem Defizit im Personalbe-stand die Arbeitsintensität bei konstanter oder nur geringfügig verrin-gerter Arbeitszeit auch in Zukunft weiter zunehmen wird.

## 7.2 Lage der Arbeitszeit

Die Lage der Arbeitszeit gewinnt neben ihrer Dauer an Bedeutung, denn mit der Ausweitung von **Schicht-, Nacht- und Wochenendarbeit** vor allem im Dienstleistungsbereich wachsen insgesamt die negativen Konse-quenzen dieser Arbeitszeiten unter anderem in gesundheitlicher Hinsicht an. Schicht-, Nacht- und Wochenendarbeit sind im Bereich der Pflege fester Bestandteil von Arbeitszeitstrukturen. Es ist offensichtlich, dass es sich bei der Pflege von kranken Menschen nahezu ausnahmslos um un-verzichtbare Arbeitszeiten handelt und dass in der Krankenpflege im Grundsatz akzeptierte Schicht-, Nacht- und Wochenendarbeit nach be-sten Möglichkeiten sozialverträglich zu gestalten sind.

*Schicht-, Nacht-
und Wochenendarbeit
sind unverzichtbar*

## 7.3 Verteilung der Arbeitszeit

Als dritte Dimension für die Bewertung von Arbeitszeiten kommt deren Verteilung ins Spiel. Man unterscheidet hier die **gleichförmige** oder **starre Arbeitszeitverteilung**, wie sie vor allem in Gestalt der Normalar-beitszeit auftritt, von der **flexiblen Arbeitszeit**, die als Oberbegriff für spezifische Formen der Arbeitszeit fungiert, von denen die variable Form (z. B. Gleitzeit) die bekannteste darstellt. Damit wird deutlich, das fle-xible Arbeitszeiten nicht auch notwendigerweise vom Arbeitnehmer frei einteilbare, autonom bestimmte Arbeitszeiten darstellen. Flexibilität ist vielmehr ein Merkmal von Arbeitszeitstrukturen.

*Flexibilität*

## 7.4 Arbeitszeitforderungen der ver.di

Für die Arbeit im Betrieb ist es notwendig, die Forderungen zur Arbeitszeit der Gewerkschaft zu kennen.

1. Die **regelmäßige wöchentliche Arbeitszeit** beträgt 38,5 Stunden (40 Stunden) und höchstens 45 Stunden. In die Höchstarbeitszeit sind Überstunden und tatsächliche Arbeitsleistung im Bereitschaftsdienst und in der Rufbereitschaft einzubeziehen.

2. Die **tägliche Arbeitszeit** muss im Durchschnitt 7,7 Stunden (7 Stunden, 42 Minuten) bzw. 8 Stunden betragen.

3. Arbeitnehmerinnen und Arbeitnehmer haben nach Beendigung der täglichen Arbeitszeit eine **ununterbrochene Ruhezeit** von mindestens 11 Stunden.

4. Für die Berechnung des Durchschnitts der regelmäßigen wöchentlichen Arbeitszeit ist ein **Zeitraum** festzulegen. Dieser Zeitraum kann bis zu 52 Wochen betragen. Wird ein Zeitraum von 52 Wochen festgelegt, ist grundsätzlich das Kalenderjahr für die Berechnung der durchschnittlichen wöchentlichen Arbeitszeit zu Grunde zu legen. Aus betrieblichen Gründen kann ein vom 1. Januar abweichender Beginn festgelegt werden.

5. In jeder Woche sind **zwei zusammenhängende arbeitsfreie Tage** zu gewähren.

6. Die **Verlängerung** der regelmäßigen wöchentlichen Arbeitszeit (Arbeitsbereitschaft) ist nicht mehr zu vereinbaren.

7. **Bereitschaftsdienst** darf nur angeordnet werden, wenn zu erwarten ist, dass die Zeit der Arbeitsleistung höchstens 25 v. H. des Bereitschaftsdienstes beträgt. **Rufbereitschaft** darf nur angeordnet werden, wenn erfahrungsgemäß nur in Ausnahmefällen Arbeit anfällt. Rufbereitschaft und Bereitschaftsdienst dürfen nur jeweils **einmal wöchentlich geleistet werden**. Zum Zwecke der Vergütungsberechnung wird die Zeit des Bereitschaftsdienstes mit 50 v. H. und die Zeit der Rufbereitschaft mit 25 v. H. als Arbeitszeit gewertet. Bei Arbeitseinsätzen in der Rufbereitschaft hat der Arbeitgeber die Fahrtkosten des zumutbaren Verkehrsmittels zu übernehmen.

8. In Verwaltungen bzw. Betrieben, deren Aufgaben **Sonntags-, Feiertags-, Wechselschicht-, Schicht- oder Nachtarbeit** erfordern, kann dienstplanmäßig und betriebsüblich gearbeitet werden. Bei Sonntags- und Feiertagsarbeit müssen jedoch im Monat zwei Sonntage arbeitsfrei sein. Die dienstplanmäßige bzw. betriebsübliche Arbeitszeit an einem Sonntag ist durch eine entsprechende zusammenhängende Freizeit an einem anderen Werktag auszugleichen.

9. Die **wöchentliche Arbeitszeit** ist um die dienstplanmäßige bzw. betriebsübliche **Arbeit an Wochenfeiertagen**, auch wenn sie auf einen Sonntag fallen, zu reduzieren.

10. Die **Arbeitszeit beginnt und endet an der Arbeitsstelle**, bei wechselnden Arbeitsstellen an der jeweils vorgeschriebenen Arbeitsstelle oder am Sammelplatz.

11. **Nachtarbeit** ist die Arbeit zwischen 20 und 6 Uhr.

12. **Wechselschichtarbeit** ist die Arbeit nach einem Schichtplan, der einen regelmäßigen Wechsel der täglichen Arbeitszeit in Wechselschichten vorsieht, bei dem die Arbeitnehmerin bzw. der Arbeitnehmer durchschnittlich längstens nach Ablauf eines Monats neu zur Nachtschicht (Nachtschichtfolge) herangezogen wird. Wechselschichten sind wechselnde Arbeitsschichten, in denen ununterbrochen bei Tag und Nacht, werktags, sonn- und feiertags gearbeitet wird.

13. **Schichtarbeit** ist die Arbeit nach einem Schichtplan, der einen regelmäßigen Wechsel der täglichen Arbeitszeit in Zeitabschnitten von längstens einem Monat vorsieht.

## 7.5 Rechtliche Grundlagen flexibler Arbeitszeitgestaltung

Grundsätzlich hat es die **betriebliche Arbeitszeitgestaltung** mit vier Regelungsebenen zu tun:

Regelungsebenen

- **Arbeitsschutzvorschriften** (Arbeitszeitgesetz, Mutterschutzgesetz, Bundesurlaubsgesetz …),
- **Individualarbeitsrecht** (Arbeitsvertrag, Bürgerliches Gesetzbuch …),
- **Mitbestimmungsrecht** (Betriebsverfassungsgesetz, Bundespersonalvertretungsgesetz …),
- **Kollektives Arbeitsrecht** (Tarifvertragsgesetz, Tarifvertrag …).

Interessant zu beobachten ist hier, dass trotz der beschriebenen hohen und unterschiedlichen Erwartungen und der zum Teil recht gegensätzlichen Auffassungen der an der Arbeitszeitgestaltung beteiligten Akteure – Management, Betriebs- bzw. Personalräte, Mitarbeiter, Arbeitgeberverbände und Gewerkschaften sowie Politiker – eine breite Übereinstimmung darüber herrscht, dass die Arbeitszeiten insgesamt flexibler, individueller und betriebsbezogener gestaltet werden müssen.
Für **tarifgebundene Betriebe** ist in jedem Falle die Vereinbarkeit der Neugestaltung der betrieblichen Arbeitszeitregelungen mit den geltenden Tarifverträgen zu prüfen, bei **nicht-tarifgebundenen Betrieben** müssen insbesondere die bestehenden Arbeitsverträge untersucht werden.

## 7.6 Zeitorientierung und Ergebnisorientierung

Bislang wird Arbeitszeit nur für sich betrachtet und zu wenig in Verbindung mit ihrem eigentlichen Zweck analysiert und gestaltet. Dieses führt zu einer lediglich zeitorientierten Umgangsweise und Vernachlässigung der gewünschten Ergebnisse. Als Auswirkung ist eine Zeitverbrauchsmentalität zu sehen, d. h., Arbeitszeitverbrauch wird gleichgesetzt mit qualitativer Arbeit.
Gegen eine reine Zeitorientierung spricht auch die angebliche Unfähigkeit, dann nicht arbeiten zu können, wenn keine Arbeit da ist. Ferner

wird als Leistungsmaßstab lediglich der Ressourcenverbrauch angewendet. Zeitorientierung lenkt ab vom Wesentlichen: der Arbeitsaufgabe und den Zielen.

> **Kennzeichen zeitorientierter Arbeitszeitgestaltung:**
> - mangelnde Patienten- und Arbeitsauftragsorientierung,
> - Belohnung von Arbeitszeitverbrauch,
> - Arbeitszeitplanung ist häufig zu starr,
> - Steuerung der Arbeitszeiten ausschließlich durch Führungskräfte,
> - Gegenseitiges Arbeitszeitmisstrauen.

Der eigentliche Zweck betrieblicher Arbeitszeitgestaltung besteht darin, einen Rahmen für die Erledigung bestimmter Arbeitsaufgaben in einer für alle Beteiligten akzeptablen Form bereitzustellen. Dauer und Verteilung der Arbeitszeit müssen sich nach den Erfordernissen der jeweiligen Arbeitsaufgabe richten und nicht umgekehrt.

Um von einer Zeit- zur Ergebnisorientierung zu kommen, sind neue flexible Arbeitszeitregelungen unerlässlich.

## 7.7 Arbeitszeitflexibilisierung

Über das Thema Arbeitszeitflexibilisierung wird in der Pflege noch zu wenig diskutiert und nach Lösungen gesucht. In der Regel sind die Mitarbeiter in den Pflegeeinrichtungen der Meinung, dass sie einen Dienstplan haben und mehr Flexibilität nicht möglich ist. Es ist auch weit verbreitete Ansicht, dass die personelle Mindestbesetzung schon erreicht ist. Dies ist aber nicht überall der Fall. Zunächst ist zu klären, was eigentlich unter Arbeitszeitflexibilisierung zu verstehen ist.

> **Definition:** Ist entweder die zeitliche Lage oder die Zeitdauer oder beides permanent veränderbar, so ist eine **flexible Arbeitszeit** möglich.

*Offene und halboffene Systeme*

Diese Definition signalisiert schon, dass auch die Mitarbeiter über die Lage und die Zeitdauer mitbestimmen können. Die Veränderung der Arbeitszeit erfolgt einseitig durch den Arbeitgeber oder Arbeitnehmer oder durch beide Seiten. Bei der Arbeitszeitflexibilisierung handelt es sich um **offene** Systeme, die andauernde Gestaltungsmöglichkeiten beinhalten. Man kann auch **beschränkt flexible Arbeitszeitmodelle** unterscheiden, die zwar Flexibilisierungsoptionen enthalten, aber nicht permanent veränderbar sind. Das bedeutet in der Praxis, dass weitere Flexibilisierungsmöglichkeiten entfallen und das System wieder erstarrt, wenn von der Optionen zur Abänderung Gebrauch gemacht worden ist. Diese Art der Systeme werden als **halboffen** bezeichnet z. B. Mehr- oder Überstunden sowie Schichtarbeit. Es lässt sich in quantitativer Hinsicht feststellen,

*Quantitatives Flexibilisierungspotenzial*

dass das Flexibilisierungspotenzial mit zunehmender Arbeitszeitverkürzung wächst. Um das quantitative Flexibilisierungspotenzial festzustellen, ist von dem jeweiligen Bemessungszeitraum, der Tages- oder Wochen- oder Jahresarbeitszeit, auszugehen und hiervon die verkürzte Arbeitszeit abzuziehen, um das quantitative Flexibilisierungspotenzial zu ermitteln.

**Die Formel lautet:**

> Bemessungszeitraum – Arbeitszeit = Flexibilisierungspotenzial

Teilzeitbeschäftigte

Es ist im Krankenhaus und anderen Pflegeeinrichtungen auch schon Praxis, die Arbeitszeit zu flexibilisieren. Allerdings ist es in erster Linie den Teilzeitbeschäftigten vorbehalten. Teilzeitbeschäftigte werden meistens mit sehr unterschiedlichen Arbeitszeiten beschäftigt, arbeiten auch zu oft noch in einer täglichen Arbeitszeit von 7,7 Stunden, die Arbeitszeit könnte auch in Stunden verbraucht werden, zum Beispiel der Einsatz von Teilzeitbeschäftigten in der Hauptarbeitszeit. Dieser Einsatz wäre aber aus betriebswirtschaftlichen Gründen wünschenswert. Der Einsatz der Teilzeitbeschäftigten sollte sich an den betrieblichen Notwendigkeiten – insbesondere am Arbeitsanfall – orientieren. Teilzeitbeschäftigung ist aber per se noch kein flexibles Arbeitszeitmodell, jedenfalls nicht so, wie es in der Praxis vorkommt. Es ist auch festzustellen, dass gerade die Teilzeitbeschäftigten im Gesundheitswesen überdurchschnittlich oft zu außerplanmäßiger Arbeitsleistung herangezogen werden, wenn es zum unvorhersehbaren Personalausfall kommt. Dies ist auch ein massiver Eingriff in die selbstbestimmte Freizeitgestaltung der Beschäftigten.

Es muss einmal klar gestellt werden, dass es keine sozialverträglichen Arbeitszeiten in einem Contibetrieb geben kann. Eine Pflegeeinrichtung muss 24 Stunden Dienstleistungen anbieten. Die Beschäftigten sollten dies bei der Berufswahl bereits bedacht haben. Bei der sich verändernden Freizeitkultur ist überhaupt nicht mehr genau festzulegen, was familienfreundliche Arbeitszeiten sind. Es zeichnet sich gerade auch in Einrichtungen des Gesundheitswesens ab, dass es immer mehr Singlehaushalte gibt und vermutlich in Zukunft noch mehr geben wird. Die Interessen der Beschäftigten sind sehr differenziert und kontrovers, dies zeigen die Erfahrungen mit der Einführung neuer Arbeitszeitmodelle.

Es gibt keine sozialverträglichen Arbeitszeiten

Die Einführung der **Kernarbeitszeit** ist bis heute nicht überall akzeptiert worden, was die Untersuchungen der Hans-Böckler-Stiftung an der Uni-Klinik in Freiburg gezeigt haben.

## Mögliche Vorteile flexibler Arbeitszeit für die Beschäftigten

- Anpassung der Lage der Arbeitszeit an individuelle Bedürfnisse,
- Erweiterung der Verfügungsmöglichkeiten über die eigene Arbeitszeit,
- Anpassung der Arbeitszeit an den individuellen Lebensrhythmus,
- Verringerung von Verkehrsproblemen durch Anpassung der Arbeitszeit an die Verkehrslage,
- Anpassung der Arbeitszeit an unterschiedliche Lebensphasen (Kindererziehung),

- Vereinbarkeit von Familie und Beruf,
- verstetigtes Einkommen,
- Integration von Randbelegschaften,
- Freiraum für Fort- und Weiterbildung,
- mehr Möglichkeiten ehrenamtlicher Tätigkeiten,
- Steigerung der Arbeitszufriedenheit.

### Mögliche Vorteile flexibler Arbeitszeit für den Arbeitgeber

- Bessere Ausnutzung der Betriebsanlagen,
- Abbau von Überstundenzuschlägen,
- Erhöhung der Arbeitsmotivation,
- höhere Bindung der Beschäftigten an das Unternehmen,
- besseres Betriebsklima,
- bessere Position auf dem Arbeitsmarkt,
- Anpassung des Personalstandes an die Auslastung,
- längere Bindung von Erfahrung und Wissen und besserer Austausch zwischen den Generationen (Altersteilzeit),
- Erhöhung der Qualifikation,
- Steigerung der Produktivität,
- Steigerung der Qualität.

Um überhaupt eine Arbeitszeitflexibilisierung umzusetzen, ist zunächst zu prüfen, wie viele Mitarbeiter mit welcher Qualifikation zu welchem Zeitpunkt des Tages an welchem Arbeitsplatz benötigt werden.

Es gibt gewisse **Spielregeln bei der Arbeitszeitflexibilisierung**:
- Abweichungen vom Grundmodell,
- Arbeitszeitkonten,
- reguläre Arbeitszeit-Überstunden-Mehrarbeit,
- Gleitzeit und Kernarbeitszeiten,
- usw.

Bei allen Arbeitszeitveränderungen ist zunächst mit Widerstand der Beschäftigten zu rechnen, es gibt aber auch sehr viele Beispiele dafür, dass gerade die Mitarbeiter Motoren der Arbeitszeitveränderung waren.

Zunächst muss aber geprüft werden, welche Anforderungen an die vorgegebenen Arbeitszeiten zu stellen sind und ob sie überhaupt noch zur betrieblichen Praxis passen. Vielerorts wird immer wieder deutlich, dass die Arbeitsablauforganisation nicht mit den vorgegebenen Arbeitszeiten übereinstimmt, was viel Frustrationen bei den Mitarbeitern und Patienten bedeutet und auch eine häufige Ursache für geleistete Überstunden oder Mehrarbeit darstellt. Überstunden sind teuer und greifen in die selbstbestimmte Freizeitgestaltung der Beschäftigten ein. Die ist aus wirtschaftspolitischer Sicht nicht hinzunehmen. Auch werden Überstunden von den Gewerkschaften zu Recht bekämpft, um neue Arbeitsplätze zu schaffen.

# 7.8 Abgrenzung von Überstunden bzw. Mehrarbeit bei flexibler Arbeitszeit

Grundsätzlich ist zu sagen, dass sich flexible Arbeitszeiten und Überstunden bzw. Mehrarbeitsstunden gegenseitig im Wege stehen. „Flexibilität" durch Überstunden erhöht das Gefühl der „Zumutung" bei Mitarbeitern, erhöht die Kosten durch entsprechende Zuschläge und führt durch die finanzielle „Belohnung" der Mitarbeiter wieder zu einen stark zeitorientierten Verhalten.

*Flexible Arbeitszeiten und Überstunden sind nicht miteinander vereinbar*

Bei der Gestaltung einer flexiblen Arbeitszeit sollten die **Regelungen für Überstunden** klar definiert werden:

1. Überstunden kommen nur in Frage, wenn der Arbeitsanfall nicht mehr im Rahmen der flexiblen Arbeitszeit (hier z. B. vereinbarte Rahmenbedingungen eines Zeitkontos) bewältigt werden kann oder wenn es zu personellen Engpässen kommt.
2. Überstunden sind genehmigungspflichtig durch die Führungskräfte.
3. Geleistete Überstunden sind finanziell abzugelten.

*Regeln für Überstunden*

# 7.9 Schicht- und Dienstplangestaltung im Krankenhaus

Der Weg zum „passenden" Schicht- bzw. Dienstplan führt über mehrere Schritte:

*Erstellung eines Dienstplans*

1. Der jeweilige **Besetzungsbedarf** muss erhoben werden.
2. Die Entscheidung über die **Arbeitszeitgrundmuster** und der ergänzenden **Flexibilitätsregeln** hinsichtlich Besetzungszeit, Besetzungsstärke und Arbeitszeit muss getroffen werden.
3. Für jedes Arbeitszeitmuster ist die **Brutto-** und **Nettobesetzungszahl** zu errechnen. Hier ist auch die Frage zu beantworten, wie die Abwesenheitszeiten bei der Konstruktion des Arbeitszeitsystems berücksichtigt werden sollen.
4. Das geeignete **Besetzungsverhältnis** muss ermittelt werden.
5. Abschließend erfolgt die eigentliche **Konstruktion des Schichtplanes/Dienstplanes** für einen vorgegebenen Zeitraum.

# 7.10 Arbeitszeitmodelle

Zunächst müssen wir unterscheiden zwischen individuellen und kollektiven Arbeitszeitmodellen. Kollektive Arbeitszeitmodelle beziehen sich auf Gruppen und Betriebe.

### 7.10.1 Individuelle Arbeitszeitmodelle

Die individuellen Arbeitszeitmodelle verpflichten den Arbeitnehmer arbeitvertraglich, nur einen Teil der tariflichen Arbeitszeit zu leisten. Eine Sonderform sind Altersteilzeit und das Job-Sharing.

#### Job-Sharing

> **Definition:** Beim **Job-Sharing** wird eine von bisher einer Person eingenommene Stelle auf zwei oder mehr Personen übertragen, die im Außenverhältnis dem Arbeitgeber gemeinsam für die Aufgabenerfüllung verantwortlich sind.

Aus betrieblicher Sicht soll eine Steigerung der Arbeitsleistung erzielt werden.

#### Altersteilzeit

> **Definition:** Die **Altersteilzeit** ist eine neue gesetzliche und tarifliche Regelung, bei der unter bestimmten Bedingungen Arbeitnehmer ab 55 Jahre in ein Teilzeitarbeitsverhältnis wechseln.

Die Verminderung des Einkommen und der Rentenansprüche wird durch Zuschüsse der Bundesanstalt für Arbeit erheblich verringert. Außerdem tragen die Arbeitgeber nach dem Tarifvertrag über Altersteilzeit einen Teil des Einkommensverlustes. Bedingung bei der Altersteilzeit ist, das für je zwei Arbeitnehmer, die diese Regelung in Anspruch nehmen, ein neuer Mitarbeiter eingestellt wird.

#### Teilzeitarbeit

Teilzeitarbeit wird oft als flexible Form der Arbeitszeitgestaltung bezeichnet. Dies ist jedoch nicht zutreffend. Bei der Teilzeitarbeit handelt es sich vielmehr um eine Arbeitszeitverkürzung ohne Lohnausgleich. Allein aus der Tatsache, dass ein Arbeitnehmer teilzeitbeschäftigt ist, folgt weder, dass die **Lage** der Arbeitszeit noch die **Dauer** einseitig veränderbar ist. Die Teilzeit ist daher grundsätzlich keine Form flexibler Arbeitszeitgestaltung.

> **Definition:** Gemäß § 2 Abs. 2 Satz 1 Gesetz über Teilzeit und befristete Arbeitsverträge (Teilzeit- und Beschäftigungsgesetz – TzBG) sind Arbeitnehmer **teilzeitbeschäftigt**, wenn deren regelmäßige wöchentliche Arbeitszeit kürzer ist als die regelmäßige wöchentliche Arbeitszeit vergleichbarer vollzeitbeschäftigter Arbeitnehmer.

Spezifische Arbeitsschutzgesetze sind nicht zu beachten, allerdings ist nach dem BeschFG die unterschiedliche Behandlung gegenüber vollzeitbeschäftigten Arbeitnehmern untersagt.

Entscheidend für die Einführung der Teilzeitarbeit ist die **einzelvertragliche Vereinbarung** zwischen Arbeitnehmer und Arbeitgeber.

Ein besonderes Flexibilisierungspotenzial ist mit der Teilzeitarbeit nur verbunden, wenn sie mit anderen Arbeitszeitformen, wie zum Beispiel der Gleitzeit oder Arbeitszeitkonto, kombiniert wird. In den Pflegeberufen ist die Teilzeitarbeit sehr verbreitet, da dort gerade über 80 % Frauen beschäftigt werden.

## Job-Enlargement

> **Definition: Job-Enlargement** bedeutet Aufgabenvergrößerung bzw. Aufgabenerweiterung.

Es liegt dann vor, wenn gleichartige, miteinander in Beziehung stehende Arbeitsaufgaben zu einer größeren Gesamtaufgabe zusammengefasst werden. Im Gesundheitswesen ist Job-Enlargement noch nicht sehr verbreitet, sollte aber gerade in den Funktionsabteilungen praktiziert werden.

## Job-Enrichment

> **Definition: Job-Enrichment** bedeutet Organisierung der Arbeit in dem Sinne, dass Erfolgserlebnisse für das Ergebnis der eigenen Tätigkeit des Arbeitnehmers zustandekommen, und auf diese Art und Weise eine höhere Identifikation mit der Tätigkeit erreicht wird.

Job-Enrichment wird vor allem im Wege der Gruppenarbeit organisiert. Die Arbeitsgruppe arbeitet in einer Abfolge von wechselnden Tätigkeiten über einen längeren Zeitraum selbstständig und selbstverantwortlich. Die Gruppe ist, außer für die Herstellung, auch für die einwandfreie Funktion des hergestellten Produktes verantwortlich, was auch eine souveräne Arbeitszeitgestaltung beinhalten kann.

## Job-Rotation

> **Definition:** Unter **Job-Rotation** versteht man den geplanten Arbeitsplatzwechsel von Mitarbeitern innerhalb eines Betriebes.

Der systematische Arbeitsplatzwechsel soll eine höhere Qualifizierung der Mitarbeiter bewirken, eine qualitative Personalreserve bilden und flexiblere Personaleinsatzplanungen ermöglichen. Es ist aber kein Modell zur Flexibilisierung der Arbeitszeit, auch wenn es leider oft als solches in der Praxis verkauft wird.

In den großen Krankenhäusern ein durchaus übliches Modell dar, um Mitarbeiter zu qualifizieren und neue Innovationen in die Abteilungen zu bringen.

## 7.10.2 Kollektive Arbeitszeitmodelle

### Schichtmodelle

> **Definition:** Unter **Schichtarbeit** wird die Aufteilung der betrieblichen Arbeitszeit in mehrere Zeitabschnitte mit versetzten Anfangszeiten bzw. unterschiedlicher Lage sowie unterschiedlicher Dauer verstanden.

Die Schichtarbeit beinhaltet also die Möglichkeit, die Lage der Arbeitszeit – meist nur einmalig – zu verändern, so dass insoweit eine Option zur Abwandlung der hiernach wieder entgültig fixieren Arbeitszeit besteht.

Schichtmodelle sind im Bereich des Krankenhauses durch die Notwendigkeit der 24-Stunden-Versorgung der Patienten für einige der Berufsgruppen das vorherrschende Arbeitszeit-Grundmodell. Üblich sind 2-, 3- und 4-Schichtmodelle. Ergänzt werden sie durch Dauernachtschichtmodelle, Wochenendschichtmodelle und Vertretungsschichtmodelle.

Die Schichtmodelle in der betrieblichen Praxis sind so verschiedenartig wie die Betriebe selbst.

Die Kreativität und Innovation an Schichtmodellen ist fast grenzenlos, und das ist für die Pflege auch sehr wünschenswert.

### Mehrarbeit und Überstunden

> **Definition: Mehrarbeit** ist die über die arbeitsvertraglich vereinbarte Arbeitszeit (Teilzeit) geleistete Arbeit.

> **Definition: Überarbeit** ist die über die regelmäßige betriebliche Arbeitszeit hinaus geleistete Arbeit.

In den Arbeitsschutzgesetzen ist geregelt, in welchem Umfang Mehrarbeit überhaupt zulässig ist. Die wichtigsten Bestimmungen zum Arbeitsschutz sind im ArbZG und im JArbSchG enthalten.

Aus dem Arbeitsvertrag oder den Tarifverträgen ergibt sich, in welchem Umfang die Arbeitnehmer verpflichtet sind, Mehrarbeit oder Überstunden zu leisten.

Die Frage der Überstundenvergütung von Teilzeitbeschäftigten wurde mehrfach von BAG und dem Europäischen Gerichtshof entschieden.

**Überstundenvergütung** fällt im Bereich des BAT erst an, wenn die Teilzeitbeschäftigten die über die regelmäßige durchschnittliche wöchentliche Arbeitszeit eines vollzeitbeschäftigten Arbeitnehmers hinausgehenden Arbeitsstunden erreichen und dies dienstplanmäßig nicht vorgesehen war.

### Flexible Standard-Arbeitszeit

Als Alternative zur klassischen Gleitzeit wurde die flexible Standard-Arbeitszeit entwickelt.

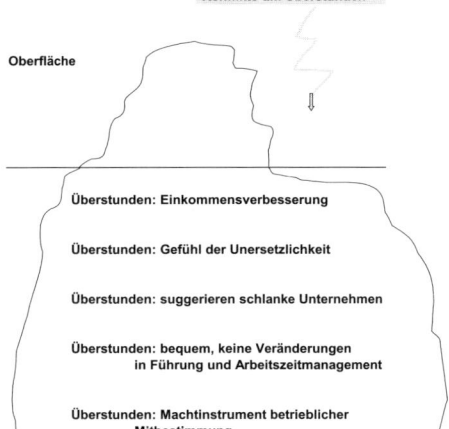

**Abb. 12:**
Überstundeneisberg

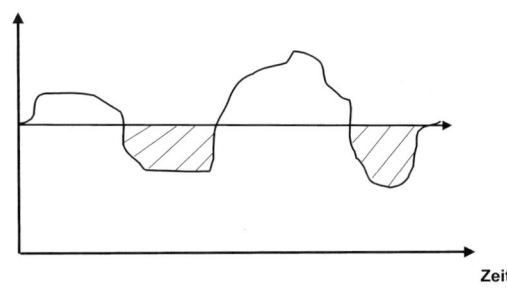

**Abb. 13:**
Höhen und Täler
(Quelle: KUTSCHER, Flexible
Arbeitszeitgestaltung)

> **Definition:** Hier werden grundsätzlich einzuhaltende tagesbezogene Standard-Arbeitszeiten vorgegeben.

Diese Soll-Arbeitszeit stellt nun nicht die tatsächliche Anwesenheit dar, sondern die Verrechnungsgrundlage. Erfasst werden lediglich die täglichen zeitlichen Abweichungen von der Soll-Arbeitszeit. Über der Kombination mit einem Zeitkonto werden die zulässigen Bereiche der Abweichung festgelegt.

## Arbeitszeitkonto

> **Definition:** Auf dem **Zeitkonto** werden die Abweichungen der tatsächlich geleisteten Arbeitszeit von der vertraglichen Arbeitszeit verbucht. Der Umfang dieser Plus- und Minusstunden sowie der Ausgleichszeitraum sind festgelegt. Es erfolgt kein Minder- oder Mehrentgelt.

Ursprünglich sind Zeitkonten erstmals im Rahmen der Gleitzeitarbeit eingeführt worden. Hier wurden die Zeitkonten meist zum Monatsende abgeschlossen und der Übertrag auf den Folgemonat eng begrenzt.

In flexiblen Arbeitszeitmodellen ist die Einführung von Zeitarbeitskonten ein unerlässliches Instrument. Am Beginn der Einrichtung von Arbeitszeitkonten steht die Entscheidung über dessen Laufzeit: Bei bestehender Tarifbindung kann dies die tariflich vorgegebene sein. Denkbar ist aber auch eine Verkürzung. Lediglich die Ausdehnung darüber hinaus ist ausgeschlossen.

Ohne Tarifbindung, oder wenn nur Teilzeitbeschäftigte betroffen sind, kann das Arbeitszeitkonto im Grunde beliebig lang angelegt werden.

Für die **Kontrolle** dieser Zeitkonten setzt sich in der Praxis zunehmend das „Ampelkonto" durch:

*Ampelkonto*

- **Grüner Bereich (ca. +/- 30 Stunden):** Im Rahmen dieses festgelegten Stundenkontingentes disponiert der Mitarbeiter eigenverantwortlich.
- **Gelber Bereich (ca. +/- 60 Stunden):** Der Mitarbeiter soll die Initiative ergreifen und möglichst bald in den grünen Bereich zurückkehren, die Führungskraft schaltet sich nur bei Notwendigkeit ein.
- **Roter Bereich (über +/- 60 Stunden):** Dieser Bereich darf nur vorübergehend und mit Genehmigung der Führungskraft genutzt werden. Er muss schnellstmöglich wieder verlassen werden.

## Jahresarbeitszeiten/Langzeitarbeitszeiten/Lebensarbeitszeiten

In manchen Unternehmen wird versucht, Zeitguthaben in ein Langzeit- oder Lebensarbeitszeitkonto zu überstellen. Vor allem die hochqualifizierten Mitarbeiter, von denen lange Anwesenheitszeiten erwartet werden, sollen nicht durch „gekappte" Plusstunden demotiviert werden. Auch die Auszahlung von Überstunden soll hier vermieden werden.

So betrachtet, scheinen diese Modelle einer flexiblen und ergebnisorientierten Gestaltung der knappen Ressource Arbeitszeit nicht dienlich zu sein. Allerdings existieren auch alternative Modelle, die von einer bestimmten Ansparphase und einer darauf folgenden Freizeitphase geprägt und damit wieder überlegenswert sind.

## Die Forderungen der Gewerkschaft ver.di zum Arbeitszeitkonto

Auf **Wunsch der Arbeitnehmerin bzw. des Arbeitnehmers** wird ein Arbeitszeitkonto eingerichtet. In diesem Fall beträgt die jährliche Arbeitszeit 2002 Stunden (38,5 Stunden x 52 Wochen) – im Tarifgebiet Ost 2080 Stunden (40 Stunden x 52 Wochen). Die jährliche Höchstarbeitszeit beträgt 2340 Stunden (45 Stunden x 52 Wochen).

Die über die tarifvertraglich festgelegte zu leistende jährliche Arbeitszeit hinausgehenden Arbeitsstunden bis zur Höchstdauer von 2340 Stunden sind am Jahresende zum Ausgleich der Arbeitszeit auf ein Arbeitszeitkonto zu übertragen.

**Für ein Arbeitszeitkonto gelten folgende Bedingungen:**

1. Dem Arbeitszeitkonto werden jedes Jahr 7,7 Stunden für den in § 15a BAT/BAT-O, MTB 11, MTL II/MTArb-O und § 14a BMT-G II/BMT-G-O geregelte Arbeitszeitverkürzung durch freien Tag gutgeschrieben.

2. Auf dem Arbeitszeitkonto können bis zu 600 Stunden angesammelt werden. Es darf jedoch nicht mehr als 40 Minusstunden aufweisen.

3. Auf die jährliche Arbeitszeit werden der Erholungsurlaub, der Sonderurlaub, die Feiertage, die Arbeitsbefreiung und die Arbeitsunfähigkeit mit der dienstplanmäßigen bzw. betriebsüblichen Arbeitszeit, mindestens jedoch mit 7,7 Stunden (7 Stunden, 42 Minuten) bzw. 8 Stunden, angerechnet und auf dem Arbeitszeitkonto als geleistete Arbeitszeit verbucht.

4. Über das Arbeitszeitkonto verfügen die Angestellten, Arbeiterinnen und Arbeiter individuell und eigenständig. Es kann vom Arbeitszeitkonto jedoch nur ein Zeitausgleich von mindestens der Hälfte der täglichen Arbeitszeit in Anspruch genommen werden. Für die Dauer des Zeitausgleichs werden die Urlaubsvergütung bzw. der Lohn gezahlt.

5. Arbeitnehmerinnen und Arbeitnehmer, die von ihrem Arbeitszeitkonto mindestens 400 Stunden in Anspruch nehmen wollen, müssen dies drei Monate vor Antritt des Zeitausgleichs dem Arbeitgeber mitteilen. Ein Zeitausgleich von mindestens 200 Stunden ist acht Wochen und von mindestens 80 Stunden sechs Wochen vor Antritt des Zeitausgleichs dem Arbeitgeber mitzuteilen. Ein Zeitausgleich von mehr als drei Tagen ist eine Woche vor Inanspruchnahme anzukündigen. Der Arbeitgeber kann dem beantragten Zeitausgleich nur aus dringenden dienstlichen bzw. betrieblichen Gründen widersprechen. **Widerspricht** der Arbeitgeber dem Zeitausgleich, der im Rahmen der Fristen beantragt worden ist, so erhält der Arbeitnehmer bzw. die Arbeitnehmerin ein Viertel des beantragten Zeitausgleichs vom Arbeitgeber zusätzlich gutgeschrieben. In solchen Fällen kann das Arbeitszeitkonto über die Höchstdauer von 600 Stunden hinaus Guthaben aufnehmen.

   Der Widerspruch des Arbeitgebers gegen den mitgeteilten Zeitausgleich muss der Arbeitnehmerin bzw. dem Arbeitnehmer spätestens bis nach Ablauf der Hälfte der entsprechenden Frist schriftlich vorliegen.

   Der angemeldete Zeitausgleich von mindestens 400 Stunden ist dem Arbeitnehmer bzw. der Arbeitnehmerin innerhalb eines halben Jahres, der Zeitausgleich von mindestens 200 Stunden innerhalb von 4 Monaten und der Zeitausgleich von mehr als 80 Stunden innerhalb von 2 Monaten nach dem Widerspruch des Arbeitgebers zu ermöglichen.

   Tritt während des Zeitausgleichs eine Arbeitsunfähigkeit ein, so ist die voraussichtliche Dauer dem Arbeitgeber mitzuteilen. Die Dauer der Arbeitsunfähigkeit mindert das Arbeitszeitkonto nicht.

6. Zeitzuschläge für Überstunden werden auf Antrag des Arbeitnehmers bzw. der Arbeitnehmerin in Zeit umgerechnet und dem Arbeitszeitkonto gutgeschrieben.

*Fristen*

7. Bei Beendigung des Arbeitsverhältnisses ist das angesammelte Zeitguthaben bis zum Ausscheiden in Anspruch zu nehmen. Reicht die Zeit nicht aus, das Arbeitszeitkonto auszugleichen, wird das restliche Zeitguthaben ausgezahlt. Dabei ist der Urlaubslohn bzw. die -vergütung zugrunde zu legen. Bei Tod der Arbeitnehmerin bzw. des Arbeitnehmers wird ein vorhandenes Zeitguthaben an die Anspruchsberechtigten ausgezahlt.
8. Bei Teilzeitbeschäftigten gelten die Regelungen zum Arbeitszeitkonto mit der Maßgabe, dass die jährliche Arbeitszeit und die Höchstarbeitszeit entsprechend dem Verhältnis der mit ihnen vereinbarten Arbeitszeit zur Arbeitszeit der Vollbeschäftigten festgelegt wird.

## Gleitende Arbeitszeit

> **Definition:** Die **gleitende Arbeitszeit** ist eine Form der betrieblichen Arbeitszeitregelung, bei der Mitarbeiter die Möglichkeit eingeräumt bekommen, über die Lage ihrer persönlichen Arbeitszeit in begrenztem Umfang selbst zu entscheiden.

Die gleitende Arbeitszeit wird auch wieder unterschieden in einfache und qualifizierte Gleitzeit. Bei der einfachen Gleitzeit ist nur Beginn und Ende der täglichen Arbeitszeit variabel.

## Kernarbeitszeit

Kernarbeitszeit ist ein Modell, um eine andere Arbeitszeit im Krankenhaus einzurichten, damit neue Pflegekräfte angeworben werden können. Sie ist auf dem Höhepunkt des Pflegenotstands in der Bundesrepublik entstanden. „Total normal" ist ein Schlagwort dafür geworden. Ziel dieser Modelle war es, auch für Pflegekräfte die 5-Tage-Woche als Regelarbeitszeit einzuführen und familienfreundliche Arbeitszeiten zu schaffen. In die Kernarbeitszeiten z. B. von 7.00 bis 16.00 Uhr, werden möglichst alle Routinetätigkeiten verlagert und so eine Entlastung und personelle Ausdünnung der anderen Schichten ermöglicht. Es erfordert aber eine Änderung der Arbeitsablauforganisation auf den Stationen und eine bessere Kooperation aller Berufgruppen im Krankenhaus und Pflegeeinrichtungen. Inzwischen ist aber durch mehrere Untersuchungen festgestellt worden, dass sie nicht, wie zunächst erhofft, angenommen wurde. Zuletzt hatte die Kernarbeitszeit wieder einen Schub bekommen, um das Arbeitszeitgesetz von 1996 umzusetzen. Da konnte plötzlich der Widerstand gegen diese Arbeitszeit beobachtet werden. Kernarbeitszeit ist in der betrieblichen Praxis immer noch sehr umstritten.

Einwände

Viele Einwände konnten nicht entkräftet werden, wie z. B. Parkplatznot oder Rushhour. Bei diesem Modell wird das System von Früh- und Spätdiensten im Krankenhaus durch eine Zwischenschicht ergänzt. Diese Veränderungen dürfen nicht unterschätzt werden, da sie sehr konflikthaft sind. Es handelt sich in erster Linie um eine neue Schichtform und nicht um ein Arbeitszeitmodell.

Natürlich schreibt das Arbeitszeitgesetz keine Kernarbeitszeit vor, aber ein Schichtwechsel von Spät- zum Frühdienst kollidiert mit dem ArbZG. Wenn bei der Dienstplangestaltung nicht eine starke Reduzierung der möglichen Dienstabfolgen oder der Übergang zu starren Schichtsystemen in Kauf genommen werden soll, muss ein Kerndienst angeboten werden. Das bedeutet, dass auch unter den aktuellen Bedingungen die Kernarbeitszeit ein **positives und geeignetes „Arbeitszeitmodell"** für eine Pflegestation sein kann. Voraussetzung ist, dass der Kerndienst von den Teammitgliedern gewünscht wird und sich die Arbeitsabläufe vor allem im Zusammenhang mit den anderen Klinikbereichen anpassen lassen. Für viele Beschäftigte sind erhöhte Arbeitsbelastung, Arbeitsengpässe und Überstunden eine tägliche Erfahrung.

> **Hinweis:** Durch die Arbeitszeitgestaltung lässt sich hier allerdings wenig ausrichten. Einen starken Einfluss auf die Arbeitsbelastung und die Arbeitsengpässe hat die Qualität der Zusammenarbeit zwischen den Stationen und anderen Klinikbereichen.

Der Pflegedienst befindet sich weitgehend in einer einseitig abhängigen Position und muss sich um die anderen Bereiche organisieren. Die Kernarbeitszeit ändert an diesen Missständen auch nichts.

### Selbstbestimmte Arbeitszeit

> **Definition:** Bei der **selbstbestimmten Arbeitszeit** wird eine Trennung von Betriebs- und Arbeitsstätte vorgenommen. Der Mitarbeiter kann sich seine Zeit an der Arbeitsaufgabe orientiert völlig selbstständig einteilen. Telearbeit oder Arbeit am Computer zu Hause sind möglich.

Bei der so genannten Heimarbeit wird die Arbeitsstätte frei gewählt (z. B. die Wohnung) und der Auftrag gegen ein bestimmtes Entgelt ausgeübt.

### Kapazitätsorientierte variable Arbeitszeit

> **Definition:** Dies ist Arbeitszeitvariante, bei der die Mitarbeiter weder den Zeitpunkt noch den Umfang ihrer Arbeitsleistung genau kennen, sondern jeweils aus der Freizeit zu Arbeitsleistung abgerufen werden.

Durch das Beschäftigungsförderungsgesetz ist diese Arbeitszeitvariante sehr stark eingeschränkt worden. In den Krankenhausleitungen und ambulanten Pflegediensten gibt es aber eine zunehmende Tendenz zu dieser Form der Arbeitszeitgestaltung.

## 7.10.3 Arbeitszeitmodelle zur Umsetzung des Arbeitszeitgesetzes

Das seit dem 1. 1. 1996 gültige Arbeitszeitgesetz legt den Krankenhäusern und Pflegeeinrichtungen umfangreiche Pflichten zur Neugestaltung

Pflichten aus dem Arbeitszeitgesetz

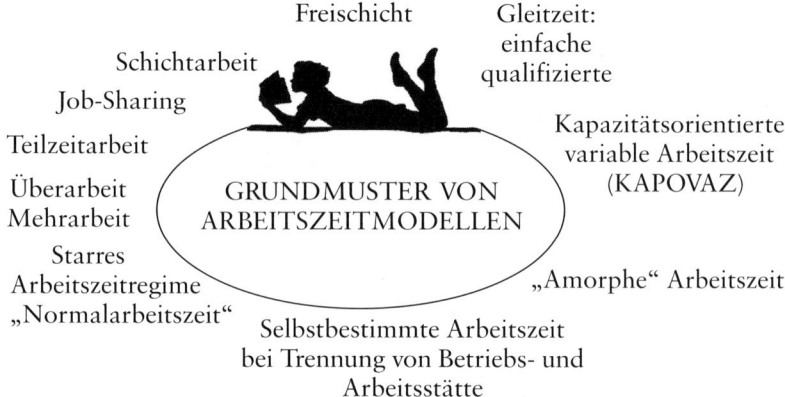

Freischicht

Schichtarbeit

Gleitzeit:
einfache
qualifizierte

Job-Sharing

Teilzeitarbeit

Kapazitätsorientierte
variable Arbeitszeit
(KAPOVAZ)

Überarbeit
Mehrarbeit

GRUNDMUSTER VON
ARBEITSZEITMODELLEN

Starres
Arbeitszeitregime
„Normalarbeitszeit"

„Amorphe" Arbeitszeit

Selbstbestimmte Arbeitszeit
bei Trennung von Betriebs- und
Arbeitsstätte

Flexible Altersgrenze

der Arbeitszeiten auf. Auf der einen Seite müssen sie mit gedeckelten und teilweise sogar reduzierten Budgets auskommen, auf der anderen Seite verlangt das Arbeitszeitgesetz Korrekturen an den Dienstplänen, die in vielen Fällen nicht ohne zusätzlichen Personaleinsatz und den entsprechenden Mehrkosten umzusetzen sind. Die Krankenhäuser haben zur Umsetzung der gesetzlichen Vorgaben des Arbeitszeitgesetzes eine Reihe von Modellen, Konzepten und Strategien entwickelt. Insbesondere für den Pflegedienst liegen bereits praktische Erfahrungen über entsprechende Arbeitszeitmodelle vor. Das Pflegemanagement wie auch die Betriebs- und Personalräte sind bis zum heutigen Tage aber an vielen Orten in der Bundesrepublik nicht in der Lage gewesen, angemessene Lösungen zu finden. In der Praxis finden sich insbesondere im Hinblick auf die Ruhepause im Nachtdienst zahlreiche rechtswidrige Arbeitszeitmodelle. Dieser bedauerliche Zustand führt immer wieder zu Konflikten in den Betrieben.

Die Rahmenbedingungen hierfür werden durch das Arbeitszeitgesetz vom 06. Juni 1994 neu bestimmt. Sie umzusetzen ist Aufgabe des Pflegemanagements.

Das **Arbeitszeitgesetz** enthält Regelungen über
- Höchstgrenzen für die tägliche Arbeitszeit,
- Mindestruhezeiten während der Arbeit,
- Mindestruhezeiten nach Beendigung der Arbeit.

Darüber hinaus finden die tarifvertraglichen Regelungen bzw. die Arbeitsvertragsrichtlinien und andere Bestimmungen weiterhin Anwendung.
Kritisch muss hier angemerkt werden, dass auch in der Praxis viele tarifliche Bestimmungen nicht tarifgerecht angewendet werden bzw. wurden. Diese Rechtsgrundlagen werfen zahlreiche Fragen zur Auslegung auf. Die Probleme bei der praktischen Umsetzung im Krankenhausbereich sind unübersehbar.
Es sind also Praxismodelle gefragt, an die man sich bei der Umsetzung anlehnen kann. Es muss betont werden, dass in jedem Fall die individuellen Gegebenheiten der einzelnen Einrichtungen bei der Nachah-

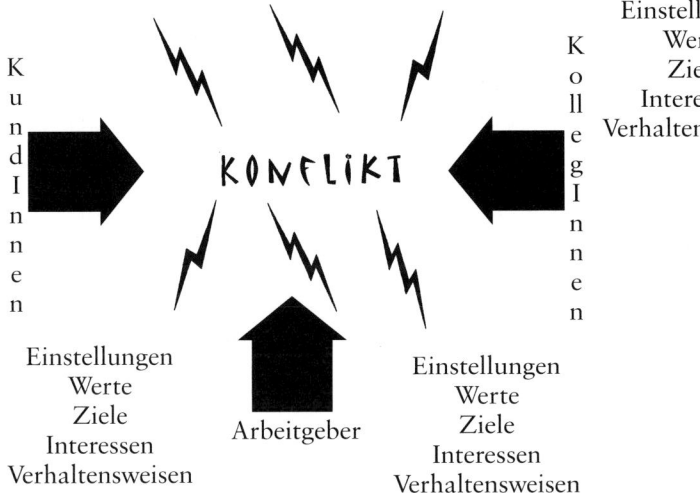

mung berücksichtigt werden müssen. Es lohnt sich aber, über Praxismodelle Informationen zu beschaffen und in den Betrieben zu diskutieren.

Es ist eine große Herausforderung für das Management, Modelle zu finden, die auf Akzeptanz bei den Mitarbeitern stoßen. Sie sollen patientenfreundlich und gleichzeitig kostenneutral sein.

Die Betriebs- und Personalräte müssen ihren Gestaltungsauftrag und die Mitbestimmungsrechte wirksam wahrnehmen und eigene Modelle und Konzepte erarbeiten. Dabei haben sie die Interessen der Beschäftigten zu berücksichtigen. Es ist nicht möglich, allen Interessen gerecht zu werden, es wird in der Praxis immer zu Konflikten kommen. Die Interessenlage der Beschäftigten ist sehr differenziert und zum Teil auch kontrovers.

> Wir können in der Pflege aber die Veränderungen in der Gesundheitspolitik positiv sehen, denn der Druck löst Innovationen, Kreativität und Phantasie aus. Wir werden zum Nachdenken und handeln gezwungen.

**Die Modelle die hier vorgestellt werden, sind wie folgt zu bezeichnen:**

- 4-Stunden-Pausenspringerschicht im Nachtdienst,
- Einführung eines pausenfreien 6-Stunden-Nachtdienstes,
- stationsübergreifender Nachtdienst,
- Flexibilität durch ein „Stand-by-Modell“,
- durchlaufende Regeldienstpläne zur Vereinfachung der Personaleinsatzplanung.

### 7.10.3.1  4-Stunden-Pausenspringer im Nachtdienst

Bei diesem Modell handelt es sich um eines von fünf Modellen, wie sie in den Harzkliniken diskutiert und ausprobiert wurden.

Das Kreiskrankenhaus Goslar ist eine **Akutklinik** mit ca. 350 Betten. Es stehen folgende Fachabteilungen zur Verfügung: Innere Medizin, Allgemein- und Gefäßchirurgie, Unfall- und Wiederherstellungschirurgie, Gynäkologie und Geburtshilfe. Das Kreiskrankenhaus verfügt über Belegabteilungen: HNO, Augenheilkunde, Mund- und Kieferchirurgie.

Der Nachtdienst hat eine Länge von neun Stunden. Somit ist eine Ruhepause von 30 Minuten zu gewähren. Bei 16 Stationen einschließlich des Neugeborenenzimmers und des Kreißsaales bedeutet dies einen Gesamtverbrauch von acht Stunden. Da bis zur Umsetzung des ArbZG die Nachtwachen keine Ruhepausen erhielten (!), entstand ein Budget, das der Wertigkeit von acht Stunden pro Nacht entsprach.

Für die Gewährung der Ruhepause ergibt sich ein definierter Zeitfaktor, der durch den Beginn und das Ende der Pausenzeit festgelegt wird. Der Anspruch auf eine Ruhepause ergibt sich aus der geplanten Nachtdienstlänge.

> **Merke:** Die Länge des Pausenkorridors wird bestimmt durch die Dauer und die Einteilung der zu gewährenden Pausenzeit.

> **Beispiel:** Für die Anwesenheit während der Nacht von 9,5 Stunden (hier: 21.00 Uhr bis 6.30 Uhr), einschließlich der Pause von 0,5 Stunden, ergibt sich ein Pausenkorridor von 3,5 Stunden.
>
> Da gemäß § 4 ArbZG nach spätestens 6 Stunden eine Ruhepause zu gewähren ist, liegt der Beginn der ersten Pause (Pausenkorridor) bei 00.00 Uhr und das Ende der letzten Pause bei 3.30 Uhr.
>
> Dies bedeutet, dass ein Pausenspringer in dieser Zeit fünf Stationen ablösen kann.
>
> 3,5 Stunden: 0,5 Stunden Pause + je 12 Minuten Übergabezeit vor und nach der Pause.
>
> Die bisher budgetierte Hauptnachtwache löst in der Nacht ebenfalls fünf Stationen ab.
>
> Die Ruhepausen für die Hebammen werden dadurch ermöglicht, dass der diensthabende Gynäkologe die Pausenablösung übernimmt. Hierdurch muss keine zusätzliche Hebamme zur Pausenablösung eingesetzt werden.

Als die Pflegedirektion vor der Umsetzung des ArbZG stand, stellte sie sich einige Fragen: Ist die Umsetzung im Krankenhaus überhaupt möglich? Wie setzen andere Kliniken das ArbZG um? Welche Schritte zur Umsetzung des Gesetzes sind notwendig?

Dies war aber der Auftrag des Gesetzgebers und somit vorgegeben. Allerdings waren eine Bestimmungen sehr unübersichtlich und wurden in der Fachpresse kontrovers diskutiert. Dazu mussten die Kommentare gelesen werden und Experten befragt werden.

Es war sehr hilfreich und interessant, neue Sichtweisen zu erfahren.

### Personalressourcen für den Pausenspringer

1. Es gab zum einen Erziehungsurlauberinnen, die sich bereit erklärten, vier- bis fünfmal im Monat den Pausenspringer-Dienst abzuleisten.

2. Die zweite Gruppe konnte aus den Nachtwachen rekrutiert werden, die durch die Reduzierung ihrer Arbeitszeit zusätzliche Dienste ableisten wollten.

3. Für einige Mitarbeiter im Tagdienst erschien die Möglichkeit, einen verkürzten Nachtdienst zu absolvieren, attraktiver, als 9- oder wie früher üblich 10-stündige Nachtwachen zu leisten.

4. Eine weitere personelle Ressource, über die einige Kliniken verfügten, waren Mitarbeiterinnen anderer Berufsgruppen, die in ihrem „früheren" Berufsleben als examinierte Pflegekraft tätig waren. Diese interessierten Mitarbeiterinnen konnten durch ein Einarbeitungskonzept im Rahmen von Nebentätigkeit am Pausenspringer-Dienst teilnehmen.

5. Zu prüfen war weiterhin, ob in Einzelfällen Pflegekräfte der Bereitschaftsdienste (OP, Anästhesie) als personelle Ressource an den Pausenablösungen des allgemeinen Pflegedienstes teilnehmen konnten.

## Auswirkungen des Modells auf die Beschäftigten und das Unternehmen

Es handelt sich bei diesem Pausenspringer-Modell im Nachtdienst sicher um eine eher unkonventionelle Umsetzung des ArbZG. Die veränderten Wert- und Normsysteme der Mitarbeiter bewegen sich parallel zu den gesetzlichen Rahmenbedingungen und müssen entsprechend von den Führungskräften begleitet werden.

Durch die Umsetzung der Ruhepausenregelung wird den gesetzlichen Rahmenbedingungen nach dem ArbZG entsprochen.

### 7.10.3.2 Einführung eines pausenfreien 6-Stunden-Nachtdienstes

Auf der Basis dieses Modells wurden verschiedene Varianten entwickelt. Es kam auf eine **höchstmögliche Flexibilität** an. So konnten auf den entsprechenden Stationen die Beschäftigten dafür gewonnen werden, entsprechende späte Spätdienste abzudecken. Es wurde in einem Modell ein Dienst mit sechs Stunden, in dem anderen mit vier Stunden Arbeitszeit verwirklicht.

Die Bedenken der Beschäftigten sind wie folgt darzustellen:
- Einbußen bei der Wechselschichtzulage,
- Verlust von Zuschlägen für Nachtarbeit,
- Verminderung bei der Pflegequalität und Versorgung der Patienten,
- Angst, einen anderen Arbeitsbereich übernehmen zu müssen,
- zu kurze Übergabezeiten,
- Angst vor unbekannten Patienten,
- Angst vor fremden Fachgebieten,
- Zunahme juristischer Probleme,
- längere Arbeitszeit oder kürzerer Nachtwachenzeit,
- öfter in der Nachtwache,
- Umstellungsschwierigkeiten nehmen zu,
- mehr Probleme in der Familie,

Bedenken der Beschäftigten

- Aufgabe von Gewohnheiten,
- Zweifel an der Durchführbarkeit des Rechts.

### 7.10.3.3 Stationsübergreifender Nachtdienst

Das Arbeitszeitgesetz wurde für den Nachtdienst in der **allgemeinen Pflege** in einen Berliner Krankenhaus mit 729 Betten und 24 Stationen zu je 34 bis 36 Betten wie folgt umgesetzt:

- Die unterschiedlichen medizinischen Fachabteilungen haben zwischen zwei und vier Stationen.
- Aus dem neuen Stellenpool der PPR wurden pro Station 0,5 Vollkräfte (VK) für einen zusätzlichen Nachtdienst vorgehalten.
- Bisher hatte der Nachtdienst eine Länge von 9,3 Stunden (Beginn 21.27 Uhr, Ende 6.45 Uhr), der die bezahlte Ruhepause beinhaltete. Nach der neuen Regelung ergibt sich eine Dauer von 8,8 Stunden Arbeitszeit ohne Ruhepause.
- Jede medizinische Abteilung stellt intern einen Springerdienst, der den regulären Nachtdienst zur Pause ablöst.
- Die erste Pause darf nicht vor 0.30 Uhr beginnen, die letzte Pause muss um 3.30 Uhr beginnen.
- Die Pause beträgt 30 Minuten, jeweils fünf Minuten Übergabezeit vor und nach der Pause.
- In der Zeit der Ablösung werden keine Routinearbeiten (z. B. Medikamente stellen, Aufräumarbeiten, Ablage, Labor stellen usw.) erledigt. Der Springer ist nur für die akut anfallenden Arbeiten zuständig.
- Der Springer verbringt den Rest seiner Arbeitszeit auf seiner Station, auf der er von den anderen Nachtwachen um Hilfe angerufen werden kann.
- Die Pausenregelung erfolgt durch einen zusätzlichen Nachtdienst pro Abteilung.

Neben der Umsetzung des Arbeitszeitgesetzes hat diese Regelung als weitere Ergebnisse gebracht:

Ergebnisse
- Besseres Verständnis untereinander, z. B. Wochenstation, Kinderzimmer.
- Abteilungsintern: Hilfestellung in Notsituationen.
- Arbeitszeiteinsparung und damit Überstundenabbau:
  - pro Monat/Station 30 x 0,5 Std. = 15 Std.,
  - pro Jahr/Station 12 x 15 Std. = 180 Std.,
  - entspricht im Jahr 24 Dienste.

Die Beschäftigten kritisierten vor allem, dass der Nachtdienst entweder durch die Ruhepause verlängert oder bei verkürztem Nachtdienst auch weniger Freizeitausgleich zur Verfügung steht. Außerdem bestanden Befürchtungen in Bezug auf die Gewährung des Nachtdiensturlaubs.

Die Arbeitszeit im Nachtdienst wurde auf maximal neun Stunden verkürzt. Die zu gewährende Ruhepause von 30 Minuten wird in zwei Teilen von je 15 Minuten gewährt.

Damit ist es möglich, den gesetzlichen Ansprüchen zu genügen.

> **Hinweis:** Der Nachtdienst sollte allgemein nicht länger als neun Stunden dauern! Zu berücksichtigen ist die Länge der Ruhepause, die dann 45 Minuten betragen muss.

Auch hier war zu beobachten, dass der größte Widerstand von den Beschäftigten kam, insbesondere die Dauernachtwachen haben versucht, gegen diese Modell anzugehen.

Die Dauer des Nachtdienstes muss sich an den betrieblichen Notwendigkeiten orientieren und muss die Pflegequalität halten bzw. verbessern.

### 7.10.3.4 Flexibilität durch ein „Stand-by-Modell"

Dieses Modell ist besonders geeignet, mit dem **Personalausfall** in der betrieblichen Praxis adäquat umzugehen, es bezieht sich auf den Nachtdienst sowie auch den Spätdienst.

*Antwort auf den Personalausfall*

Es handelt sich um eine **Privatklinik** mit 264 Betten. Sie umfasst die Fachabteilungen der Unfall-, Gefäß- und Allgemeinchirurgie. Des weiteren verfügt sie über eine acht Betten umfassende Intensivstation, die ein 4-Betten-Aufwachraum angegliedert ist. Die OP-Abteilung umfasst drei aseptische OP-Säle und einen septischen OP-Saal. OP und Ambulanz sind 24 Stunden besetzt.

In der Klinik stellte sich immer wieder das Problem: Was tun, wenn plötzlich jemand, z. B. die Schichtleitung, ausfällt?

Was bedeutet Stand-by?

Von **Fluggesellschaften** ist der Stand-by bereits bekannt: Ist einem geplanten Flug nicht die aus Sicherheitsgründen vorgeschriebene Mindestcrew anwesend, so darf das Flugzeug nicht starten. Die Fluggesellschaft hätte enorme finanzielle Verluste. Der Stand-by deckt nur **akut eintretende Ausfälle** von Personal ab und ist nicht als globaler Krankenersatz gedacht.

*Nur möglich bei akut eintretenden Ausfällen*

Es ist also hier der nicht vorhersehbare Personalausfall eingeplant. Warum sollte dies im Klinikbereich nicht möglich sein?

Für die Einführung des Stand-by müssen einige Grundvoraussetzungen erfüllt sein.

### Personalbesetzung

Um auch die Schichtleitungen abdecken zu können, kamen für die Teilnahme am Stand-by nur examinierte Pflegekräfte in Frage. Diese deckten sowohl den Ausfall von examinierten Kräften als auch Vakanzen von pflegerischen Hilfspersonal ab.

*Nur examinierte Pflegekräfte*

Daraus resultierend benötigt man mindestens 15 examinierte Pflegekräfte, um bei zwei Teilnahmetagen pro Monat und Pflegekraft für jeden Tag einen Stand-by einteilen zu können. Eine weitere Variante besteht darin, dass sich pro Tag zwei Mitarbeiter im Stand-by für das ganze Haus befinden.

### Bauliche Voraussetzungen

Es ist nicht notwendig, jede einzelne Station mit einem eigenen Stand-by auszustatten. Je nach vorheriger Analyse der Häufigkeit von Ausfallzei-

*Stationen können zusammengefasst werden*

ten auf einzelnen Abteilungen können auch mehrere Stationen zusammengefasst werden.

In o. g. Hause wurden immer **zwei Stationen pro Stockwerk** für den Fall des Stand-by zusammengefasst. Jeweils eine Hälfte des Monats wurde von der Station A und die andere Hälfte von der Station B gestellt. Daraus ergibt sich wieder der Bedarf von 15 examinierten Pflegekräften. Ein weiterer Vorteil der Zusammenfassung mehrerer Stationen zu einer Dienstgruppe ist, dass jede Station auch nur einen Teil des Monats im Dienstplan belastet ist.

### Ablauf des Stand-by im Pflegedienst

Wie schon beschrieben, bilden zwei Stationen eine Abteilung. Täglich befindet sich je Abteilung eine examinierte Pflegekraft im Stand-by. Die Einteilung erfolgt durch die Stationsleitung bzw. dessen Vertretung in den Dienstplänen.

Aus den Gesamtdienstplänen werden formlose Stand-by-Dienstpläne erstellt und in sämtlichen, die jeweiligen Abteilungen betreffenden Stationen verteilt.

Besonderheiten bilden hier Feiertage wie Weihnachten, Silvester, Ostern sowie Pfingsten. Da hier jeweils in der Regel an einem der beiden Feiertage gearbeitet wird, kann am zweiten Feiertag kein Stand-by verlangt werden. In diesen Fällen wird der Stand-by ausgesetzt.

Bei den am Dienst-Tage bekannt werdenden akuten Ausfällen einer oder mehrerer Pflegekräfte auf einer Station steht die für die betreffende Abteilung eingeteilte Stand-by-Pflegekraft bereit.

Es kommt auch noch die Variante in Betracht, bei der zwei Mitarbeiter im Stand-by sind und sieben Stationen im Hause abdecken. Diese Mitarbeiter werden dann wahlweise auf allen Stationen eingesetzt. Voraussetzung hierfür ist ein einheitlicher Pflegestandard im gesamten Haus. Die gleiche Aufteilung in den Räumlichkeiten und das gleiche Einräumen der Arbeitsmaterialien erleichtern den Einsatz auf allen Stationen erheblich. Dies sollte heute in allen Kliniken sowieso selbstverständlich sein, um personelle und zeitliche Ressourcen zu sparen.

Jede zum Stand-by eingeteilte Pflegekraft muss unter einer privaten Telefonnummer erreichbar sein und wird dort zur Arbeitsleistung abgerufen. Es ist aber auch sehr sinnvoll, ein Mobiltelefon zur Verfügung zu stellen. Die Zeiten, in denen eine eingeteilte Pflegekraft zu Hause für den Abruf bereit sein muss, sollten so gewählt werden, dass mindestens eine Stunde Überlappung für den Beginn der eigentlichen Schichtzeiten erreicht und die Maximalzeit für einen Anfahrtsweg berücksichtigt wird. So ist sichergestellt, dass auch Pflegekräfte, die sich aus nicht-vorhersehbaren Gründen nicht entschuldigt haben bzw. entschuldigen konnten, planmäßig ersetzt werden können.

### Alarmierungszeiten

In der Klinik sind die täglichen Alarmierungszeiten wie folgt:
- 11.30–13.00 Uhr für den Spätdienst und
- 19.00–20.30 Uhr für den Nachtdienst.

Da sich im Frühdienst, bedingt durch die Anzahl der eingeteilten Pflegekräfte, ein Personalausfall nicht so negativ auswirkt, wie es gerade beim
Nachtdienst der Fall wäre, wurde hier ein Einsatz durch Stand-by ausge-
klammert.

Die Stand-by-Pflegekraft hat sicherzustellen, dass sie im Falle einer Alarmierung innerhalb der Alarmierungszeit den jeweiligen Dienst antreten kann.

Die Alarmierung erfolgt immer durch die **schichtführende Pflegekraft**
des Früh- bzw. Spätdienstes für die darauf folgende Arbeitsschicht.

Die zuständige Schichtführung ist verantwortlich für die volle Einhaltung der Stationsbesetzung und der damit verbundenen Gewährleistung
der Pflegequalität. Sie ist zur Alarmierung der Stand-by-Pflegekraft verpflichtet.

Teilnehmer am Stand-by sind grundsätzlich alle auf den Stationen einge-
setzten examinierten Pflegekräfte der Klinik mit Ausnahme der Dauernachtwachen.

## Die Stand-by-Regelungen

1. Jede examinierte Pflegekraft einer Station hat an **zwei Tagen im Monat** am Stand-by teilzunehmen.
2. Einer der beiden Stand-by-Tage fällt auf einen Tag, an denen die Pflegekraft zum **Dienst eingeteilt** ist. Der andere Stand-by-Tag fällt auf
   einen **freien Tag** der Pflegekraft. Wird sie alarmiert, muss sie kommen. Nach Möglichkeit sollen die beiden Stand-by-Tage hintereinander eingeplant werden. Ist dies aus dienstplantechnischen Gründen
   nicht möglich, so muss der nach dem Stand-by-Tag unmittelbar folgende Arbeitstag wenigstens mit einen späteren Spätdienst beginnen,
   da sonst nach einem Einsatz in der Nacht keine Ruhezeitmöglichkeit
   bestehen würde. Bei zwei aufeinander folgenden Tagen des Stand-by
   ist die Freistellung von der Arbeitsleistung kein Problem.
3. Verantwortlich für die Einteilung zum Stand-by ist die jeweilige **Stationsleitung** bzw. deren Vertretung. Der gesonderte Stand-by-Plan
   muss bis zum 20. einen Monats bei der Pflegedienstleitung vorliegen.
4. Der zweite Stand-by-Tag muss auf einen **freien Tag** gelegt werden, da
   sonst der Stand-by zu einem Geschäft werden könnte. Da aber nun
   jeder daran interessiert ist, möglichst nicht gerufen zu werden, hat
   der pädagogische Effekt untereinander auch die angestrebte Reduk-
   tion der Krankheitsfälle zur Folge.

## Wie wird Stand-by vergütet?

Sofern die Pflegekraft in einem Monat einmal an einem ihrer beiden
Stand-by-Dienste in Anspruch genommen wird und eine Schicht arbeitet, erhält sie hierfür keine zusätzliche Vergütung, da dieser Tag ja bereits im Gesamtmonatssoll abgegolten ist.

Bei einer zweiten Inanspruchnahme wird die geleistete Arbeit voll als
Mehrarbeit oder Überstunde ausgeglichen. Nach Möglichkeit soll der
Ausgleich in **Freizeit** während des Folgemonats erfolgen.

Sofern dies nicht möglich ist, erfolgt eine Vergütung mit der **Überstundenvergütung** und nur nach Einzelfreigabe durch die Pflegedienstleitung.

Ausgleich

Wird der Mitarbeiter nicht gerufen, verbleibt es bei einem freien Tag. Der Mitarbeiter war insgesamt nur drei Stunden in Stand-by-Rufbereitschaft.

## Arbeitsrechtliche und tarifliche Voraussetzungen

Da durch die Freistellung zum Stand-by de facto eine Arbeitszeitverkürzung bei vollem Lohnausgleich vornimmt, sind solche Schritte unbedingt mit dem Träger der Klinik und dem Betriebsrat abzustimmen.

Das seit 1. 1. 1996 geltende Arbeitszeitgesetz mit seinen vorgeschriebenen Ruhezeiten und den Maximal-Arbeitszeiten muss ebenfalls berücksichtigt werden.

Eine Analyse der akuten Ausfallzeiten und den damit verbundenen Mehrkosten für Aushilfen bzw. geleisteten Überstunden hat ergeben, dass selbst durch die Freistellung zum Stand-by Kosten für Personal eingespart werden können. Zu sehen ist eindeutig der Rückgang der Ausfallzeiten durch Krankheit. Dieser resultiert hauptsächlich aus den pädagogischen Effekten, die die Modalitäten des Stand-by mit sich bringen.

Es ist empfehlenswert, den Stand-by-Dienst in die Arbeitsverträge aufzunehmen.

Dazu kann folgende Formulierung in die Arbeitsverträge aufgenommen werden:

**Übersicht 8:**
Muster für Formulierung im Arbeitsvertrag

---

**§ 5 Arbeitszeit und Stand-by-Dienst**

1. Die regelmäßige wöchentliche Arbeitszeit beträgt – ausschließlich der Ruhepausen – im Durchschnitt von vier Wochen 38,5 Stunden.
2. Beginn und Ende der Arbeitszeit werden durch die Dienstpläne der Klinik geregelt. Die Dienstpläne werden immer über einen Zeitraum von acht Wochen geschrieben und zum jeden ersten des Monats bekannt gegeben.
3. In dringenden Fällen können beim Vorliegen betrieblicher Erfordernisse von der Klinik – über die regelmäßige wöchentliche Arbeitszeit hinaus – Mehrarbeit oder Überstunden angeordnet werden.
4. Der Mitarbeiter ist verpflichtet, auf Anordnung der Klinik Nachtarbeit zu leisten, soweit die Dienstpläne eine solche vorschreiben, und sofern er zum Pflegedienst gehört, ist der Mitarbeiter verpflichtet an der Stand-by-Rufbereitschaft teilzunehmen.

---

## Zusammenfassung

- Der Stand-by deckt nur akut anfallende Vakanzen der Stationen ab.
- Die Qualität kann durch den Einsatz von examinierten Fachkräften gleichbleibend hoch gehalten werden.
- Die Kostenminimierung durch Einsparung bei der Lohnfortzahlung im Krankheitsfall und Einsparung von Aushilfen ist ein betriebswirtschaftlicher Effekt.
- Absolut planbare Freizeit für die Mitarbeiter im Pflegedienst.
- Abruf des Stand-by erfolgt durch die Stationen selbst. Die Pflegedienstleitung muss nicht eingeschaltet werden.
- Die Station bekommt qualitativ gut ausgebildetes Pflegepersonal und wird nicht durch Aushilfskräfte belastet, die ggf. zusätzlichen Anleitungsaufwand verursachen.

- Die geplante Bereitstellung zum Stand-by kann wie der normale Dienst auch über Wochen und Monate voraus im Dienstplan berücksichtigt werden.

### 7.10.3.5 Durchlaufende Regeldienstpläne zur Vereinfachung der Personaleinsatzplanung

Es handelt sich in diesem Fall um die **Intensivpflegestation der Anästhesiologischen Klinik** am Universitätsklinikum. Die Station verfügt über neun Intensivtherapiebetten und ist als reine „Beatmungsstation" zu betrachten. Die Krankheitsbilder sind sehr vielseitig. Sie erstrecken sich von selektiven Narkoseausleitungen nach großen operativen Eingriffen über Zustandsbilder der generalisierten Sepsis unterschiedlicher Genese und Polytraumata bis hin zu Patienten mit Lungenversagen, die eines Spezialbehandlungsverfahrens bedürfen (NO-Beatmung, ELCA). Die Abteilung verfügt über 43 Planstellen, wovon ca. ein Viertel in Teilzeitstellen unterschiedlicher Wertigkeit von 25 bis 75 % der regelmäßigen wöchentlichen Arbeitszeit umgesetzt sind.

### Qualifikationen und Schichtbesetzung

Da in der Klinik die Fachweiterbildung für Intensiv und Anästhesie angeboten wird, verfügt das Pflegepersonal über unterschiedliche Qualifikationen. Außerdem findet die Weiterbildung berufsbegleitend in der Arbeitszeit statt. Dieses Angebot führt natürlich technischen Erschwernissen bei der Dienstplangestaltung und zu einer Erhöhung der Ausfallzeit.
Die vorgegebene Struktur, sei es die Pflege- und Behandlungsintensität oder auch die veraltete bauliche räumliche Situation, erfordern eine Schichtstärke von mindestens sieben Mitarbeitern rund um die Uhr, und dies an sieben Tagen in der Woche, um die neun vorhandenen Betten zu versorgen. Zusätzlich wird die Kernarbeitszeit pro Tag benötigt, um tägliche Arbeitsspitzen abzufangen. Dieser Dienst gewährt, zusammen mit der Schichtleitung, zusätzlich die Pausenablösung in den beiden Tagesschichten.
Arbeitsablauforganisatorische Gegebenheiten erfordern eine zweistündige Überlappungszeit zwischen Früh- und Spätdienst.

### Dienstplangestaltung modifizieren

Für die Monatsdienstplangestaltung, wie sie bis zum 31. 12. 1995 durchgeführt wurde, war ein enormer Zeitaufwand und zum Teil eine immense Denkanstrengung der Dienstplaner erforderlich, um auch nur in etwa ausgeglichene Dienstpläne aufzustellen.
Diese Dienstpläne waren dann, zum Teil auch saisonal bedingt, schon in der Vorplanung mit Mehrarbeitsstunden behaftet. Die zu leistenden Mehrarbeitsstunden wurden dann nur noch von Mitarbeiter zu Mitarbeiter umgeschichtet. Die Dienstpläne wurden als Wunschdienstpläne erstellt, d. h. um die Wünsche der Mitarbeiter herum.
Dadurch war es natürlich schon vorprogrammiert, dass viel Unmut und Unruhe durch die Dienstplangestaltung entstand.
Die Dienstplaner waren mit ihrer doch recht großartigen Leistung immer noch unzufrieden und benötigten teilweise bis zu acht Arbeitstage, um einen durchführbaren Dienstplan zu erstellen!

Die Mitarbeiter selbst waren natürlich ebenfalls sehr unzufrieden, da sie relativ viel Arbeitsstunden arbeiten mussten. Sie konnten ihr Plus-Stundenkonto gerade noch so halten oder mussten es anwachsen lassen.

Dies sind Gründe genug, eine innovative Form der Dienstplangestaltung zu finden, wobei die zu leistenden Dienste gleichmäßig auf alle Beschäftigten zu verteilen sind.

Die Ausfallzeit war zu hoch, die Teilnehmerzahl an der Fachweiterbildung musste reduziert werden.

### Berücksichtigung arbeitsmedizinischer Aspekte

*Schichtarbeit ist belastend*

Grundsätzlich ist davon auszugehen, dass **Schichtarbeit belastend** ist und die Gesundheit beansprucht. Besonders Mitarbeiter, die schon länger im Beruf sind, werden durch die kurzen Wechsel zwischen Spät- und Frühschicht beeinträchtigt.

Es war klar, dass die Schichtwechsel immer vorwärts erfolgen sollen (Früh-, Spät- und Nachtdienst). So sind dann auch die Ruhezeiten garantiert!

In dem Dienstplanmodell sind folgende Überlegungen, die auf arbeitsmedizinische Untersuchungen basieren, berücksichtigt worden:

1. Eine Arbeitsphase (Anzahl der Arbeitstage hintereinander) soll keinesfalls sieben Tage überschreiten. Anzustreben ist eine Arbeitsphase von fünf Tagen mit anschließend zwei freien Tagen.
2. Es sollen maximal drei Nachtdienste aufeinanderfolgend geplant werden.

> **Hinweis:** Die Arbeitszeitwünsche der Beschäftigten stehen häufig konträr zu einem unter arbeitsmedizinischen Gesichtspunkten zu befürwortenden Dienstplan. Das gilt für den Schaukeldienst ebenso wie für die Bildung langer Freizeit- und damit Arbeitsblöcke. Es gibt diese Zielkonflikte im Pflegebereich sehr häufig. Es ist die Aufgabe der Stationsleitung, arbeitsmedizinische Erkenntnisse bei der Dienstplangestaltung zu berücksichtigen.

### Konstruktion von Regeldienstplänen mit Mindestbesetzung und Tagesprofilen

Bei jeder Dienstplangestaltung ist es unabdingbar, sich über den Arbeitsanfall an den einzelnen Wochentagen Gedanken zu machen. Anhand der so gewonnenen Ergebnisse können dann so genannte **Tageprofile der Mindestbesetzung** erstellt werden.

Diese Tageprofile sind unter Berücksichtigung von Arbeitszeitwünschen der Mitarbeiter in Dienste aufzuteilen.

Wie oben bereits beschrieben, sind durch verschiedene strukturelle Gegebenheiten die Leitungen nicht in der Lage, die Schichtstärke zu reduzieren. Der einzige Ansatzpunkt ist die Überlappungszeit zwischen Früh- und Spätdienst. Die Kernarbeitszeit ist als unumgänglich anzusehen, sie wird von den Mitarbeitern als Arbeitszeit gewünscht.

### Ermittlung der Besetzungszahl

*Besetzungszahl*

Die Besetzungszahl kann über die Formel:

> Rechnerische wöchentliche Besetzungszeit : eingeteilte Arbeitszeit

berechnet werden.

Die Besetzungszahl muss in einen nächsten Schritt in einen naheliegenden ganzzahligen Bruch umgewandelt werden. Dieses Verhältnis spiegelt die Anzahl der Mitarbeiter in Bezug auf die abzudeckenden Arbeitsplätze wieder.

## Die Berücksichtigung von Teilzeitstellen

Bei der Intensivstation sind von den vorhandenen 40 Planstellen 75 % von Vollzeitmitarbeitern und 25 % von Teilzeitmitarbeitern besetzt.
Die eingeteilten Dienste werden im gleichen Verhältnis auf die Mitarbeiter verteilt.

> **Hinweis:** Die Anzahl der teilzeitbeschäftigten Mitarbeiterinnen sollte 25 % in einem Arbeitsbereich niemals übersteigen.

Daraus ergibt sich für 30 Vollzeitmitarbeiter ein 30-Wochen-Grunddienstplan, in welchem jeder Dienst genau fünfmal eingeteilt wird.
Für die Teilzeitmitarbeiter wird parallel dazu ein 10-Wochen-Dienstplan erstellt, in welchem jeder zu erfüllende Dienst genau zweimal auftritt.
Der einzuteilende Kerndienst kann bei der Festlegung der Dienstpläne, da er an der Gesamtzahl der abzudeckenden Dienste verschwindend gering ist, unberücksichtigt bleiben und wird erst bei der abschließenden Feinjustierung der Dienstpläne zugeteilt.

## Gestaltungsbeispiel

### 30:5-Grunddienstplan für die Vollzeitkräfte:
In dem Gestaltungsbeispiel ist ein 30:5-Grunddienstplan dargestellt. Der Dienstplan läuft über 30 Wochen und jeder einzuteilende Dienst ist genau fünfmal vertreten.
In diesem Dienstplan sind die Schichten aus arbeitsmedizinischer Sicht vorwärts-rotierend eingeteilt, dadurch wird außerdem die – nach dem Arbeitszeitgesetz zu beachtende – Ruhezeit eingehalten.
Die 6., 12., 24., 30. Woche ist als Vertretungswoche für andere Mitarbeiter vorgesehen.

Die durchschnittlich eingeteilte Arbeitszeit (ohne die Vertretungswoche) beträgt 29,75 Stunden/Woche. Bei einer arbeitsvertraglichen Arbeitszeit von 38,5 bzw. 40 Stunden/Woche beträgt die Vertretungsreserve 8,75 Stunden/Woche bzw. 72 %.
Die noch zu leistende Arbeitszeit wird dann bei der Endgestaltung im noch abzudeckenden Kerndienst verplant; außerdem wird für den Teilzeitplan, da dort das Vertretungspotenzial nur 7,3 % beträgt, noch eine Reserve benötigt.

## Zusammenfassung

Bei der vorgestellten Form der Dienstplangestaltung ist sowohl für die Planerstellung als auch für die Mitarbeiter ein Umdenkungsprozess erfor-

**Abb. 16:** Grunddienstplan für Teilzeitkräfte

## Dienstplan

Seite:

Station:_________Monat:___________Jahr:______Arbeitstage:______

| Zeitraum für Ruhepausen |
|---|
| : Frühdienst |
| : Kernarbeitszeit |
| : Spätdienst |
| : Nachtdienst |

| Berechnung Sollarbeitszeit | | | | |
|---|---|---|---|---|
| Arbeitszeit in Stunden | 1\1 | 3\4 | 1\2 | 1\4 |
| täglich | | | | |
| wöchentlich | | | | |

| Name:<br>Vorname:<br>Qualifikation: | Übertr.<br>Vor-<br>monat | Woche 1 |  |  |  |  |  |  | Wochen<br>arbeits-<br>zeit | Woche 2 |  |  |  |  |  |  | Wochen<br>arbeits-<br>zeit | Woche 3 |  |  |  |  |  |  |
|---|---|---|---|---|---|---|---|---|---|---|---|---|---|---|---|---|---|---|---|---|---|---|---|---|
|  |  | F | F |  |  |  |  |  |  |  |  |  |  |  | F | F |  |  |  |  |  |  |  |  |
|  |  |  |  | S | S | S |  |  |  |  |  |  |  |  |  |  |  | S | S |  |  |  |  |  |
|  |  |  |  |  |  |  |  |  |  | N | N |  |  |  |  |  |  |  |  | N | N |  |  |  |
|  |  | Woche 6 |  |  |  |  |  |  |  | Woche 7 |  |  |  |  |  |  |  | Woche 8 |  |  |  |  |  |  |
|  |  | F | F |  |  |  |  |  |  |  |  |  |  |  |  |  |  |  |  |  |  | F | F | F |
|  |  |  |  | S | S |  |  |  |  |  |  |  |  |  |  |  |  |  |  |  |  |  |  |  |
|  |  |  |  |  |  | N | N | N |  |  |  |  |  | N | N | N |  |  |  |  |  |  |  |  |

© Kelm/Nink

Datum:____________ Unterschrift:____________________ Abgerechnet

**Abb. 17:** Grunddienstplan für Vollzeitkräfte

## Dienstplan

Seite:

Station:_________Monat:___________Jahr:______Arbeitstage:______

| Zeitraum für Ruhepausen |
|---|
| : Frühdienst |
| : Kernarbeitszeit |
| : Spätdienst |
| : Nachtdienst |

| Berechnung Sollarbeitszeit | | | | |
|---|---|---|---|---|
| Arbeitszeit in Stunden | 1\1 | 3\4 | 1\2 | 1\4 |
| täglich | | | | |
| wöchentlich | | | | |

| Name:<br>Vorname:<br>Qualifikation: | Übertr.<br>Vor-<br>monat | Woche 1 |  |  |  |  |  |  | Wochen<br>arbeits-<br>zeit | Woche 2 |  |  |  |  |  |  | Wochen<br>arbeits-<br>zeit | Woche 3 |  |  |  |  |  |  |
|---|---|---|---|---|---|---|---|---|---|---|---|---|---|---|---|---|---|---|---|---|---|---|---|---|
|  |  | F | F |  |  |  |  |  |  |  |  |  |  |  | F | F |  |  |  |  |  |  |  |  |
|  |  |  |  | S | S | S |  |  |  |  |  |  |  |  |  |  |  | S | S |  |  |  |  |  |
|  |  |  |  |  |  |  |  |  |  | N | N |  |  |  |  |  |  |  |  | N | N |  |  |  |
|  |  |  |  |  |  |  |  |  |  | Woche 7 |  |  |  |  |  |  |  | Woche 8 |  |  |  |  |  |  |
|  |  |  |  |  |  |  |  |  |  | F |  |  |  |  |  |  |  |  | F | F |  |  |  |  |
|  |  |  |  |  |  |  |  |  |  |  | S | S |  |  |  |  |  |  |  |  | S | S |  |  |
|  |  |  |  |  |  |  |  |  |  |  |  |  | N | N |  |  |  |  |  |  |  |  | N | N |
|  |  | Woche 11 |  |  |  |  |  |  |  |  |  |  |  |  |  |  |  | Woche 13 |  |  |  |  |  |  |
|  |  |  |  |  | F | F |  |  |  |  |  |  |  |  |  |  |  |  |  |  |  |  | F | F |
|  |  |  |  |  |  |  | S | S |  |  |  |  |  |  |  |  |  |  |  |  |  |  |  |  |
|  |  |  |  |  |  |  |  |  |  |  |  |  |  |  |  |  |  | N | N |  |  |  |  |  |
|  |  | Woche 16 |  |  |  |  |  |  |  | Woche 17 |  |  |  |  |  |  |  |  |  |  |  |  |  |  |
|  |  |  |  | F | F | F |  |  |  |  |  |  |  |  |  |  |  |  |  |  |  |  |  |  |
|  |  |  |  |  |  |  | S | S |  |  |  |  |  |  |  |  |  |  |  |  |  |  |  |  |
|  |  |  |  |  |  |  |  |  |  |  |  |  |  | N | N | N |  |  |  |  |  |  |  |  |
|  |  | Woche 21 |  |  |  |  |  |  |  | Woche 22 |  |  |  |  |  |  |  | Woche 23 |  |  |  |  |  |  |
|  |  |  |  |  |  |  |  |  |  |  |  | F | F |  |  |  |  |  |  |  |  |  |  |  |
|  |  | S | S |  |  |  |  |  |  |  |  |  |  |  |  |  |  |  |  |  |  |  | S | S |
|  |  |  |  | N | N |  |  |  |  |  |  |  |  | N | N | N |  |  |  |  |  |  |  |  |
|  |  | Woche 26 |  |  |  |  |  |  |  | Woche 27 |  |  |  |  |  |  |  | Woche 28 |  |  |  |  |  |  |
|  |  |  |  |  |  |  | F | F |  |  |  |  |  |  |  |  |  |  |  | F | F |  |  |  |
|  |  |  |  |  |  |  |  |  |  | S | S |  |  |  |  |  |  |  |  |  |  |  |  |  |
|  |  | N | N |  |  |  |  |  |  |  |  | N | N |  |  |  |  |  |  |  |  | N | N | N |

© Kelm/Nink

Datum:____________ Unterschrift:____________________ Abgerechnet

**Beginn und Ende der Arbeitszeit**

| | |
|---|---|
| :F1 | = Frühdienst |
| :F2 | = Frühdienst |
| :KA | = Kernarbeitszeit |
| :S1 | = Spätdienst |
| :S2 | = Spätdienst |
| :N | = Nachtdienst |
| : | – |

| | | | |
|---|---|---|---|
| X | = Freier Tag | FW | = Frei für Wochenfeiertag |
| K | = Krank | FÜ | = Frei für Überstunden |
| U | = Urlaub | ZU | = § 48a BAT Zusatzurlaub |
| BU | = Bildungsurlaub | AB | = Arbeitsbefreiung (§ 52 BAT) |
| SU | = Sonderurlaub | MS | = Mutterschutz |
| St | = Studientag | FB | = Fortbildung |

Überstunden in roter Schrift eintragen

| Wochenarbeitszeit | Woche 4 | Wochenarbeitszeit | Woche 5 | Wochenarbeitszeit | Soll Std. | Ist Std. | Guthaben | Überstunden |
|---|---|---|---|---|---|---|---|---|
| | F F F / S S | | N N | | | | | |
| | Woche 9 | | Woche 10 | | | | | |
| | S S / N N | | F F / S S S | | | | | |

Hinweis: Tausch oder Änderungen nur mit Zustimmung der Stationsleitung

am: _____     Unterschrift: _____

---

**Beginn und Ende der Arbeitszeit**

| | |
|---|---|
| :F1 | = Frühdienst |
| :F2 | = Frühdienst |
| :KA | = Kernarbeitszeit |
| :S1 | = Spätdienst |
| :S2 | = Spätdienst |
| :N | = Nachtdienst |
| : | – |

| | | | |
|---|---|---|---|
| X | = Freier Tag | FW | = Frei für Wochenfeiertag |
| K | = Krank | FÜ | = Frei für Überstunden |
| U | = Urlaub | ZU | = § 48a BAT Zusatzurlaub |
| BU | = Bildungsurlaub | AB | = Arbeitsbefreiung (§ 52 BAT) |
| SU | = Sonderurlaub | MS | = Mutterschutz |
| St | = Studientag | FB | = Fortbildung |

Überstunden in roter Schrift eintragen

| Wochenarbeitszeit | Woche 4 | Wochenarbeitszeit | Woche 5 | Wochenarbeitszeit | Soll Std. | Ist Std. | Guthaben | Überstunden |
|---|---|---|---|---|---|---|---|---|
| | F F / N N N | | F / S S | | | | | |
| | Woche 9 | | Woche 10 | | | | | |
| | F F / N | | S / N N | | | | | |
| | Woche 14 | | Woche 15 | | | | | |
| | S S / N N | | F F / S S S | | | | | |
| | Woche 19 | | Woche 20 | | | | | |
| | F F / S S S | | N N F F F | | | | | |
| | | | Woche 25 | | | | | |
| | | | F F / S S S | | | | | |
| | Woche 29 | | | | | | | |
| | F / S S | | | | | | | |

Hinweis: Tausch oder Änderungen nur mit Zustimmung der Stationsleitung

am: _____     Unterschrift: _____

derlich. Dieser Prozess beinhaltet auch, dass sehr viel mehr Klarheit und Durchschaubarkeit der Dienstpläne für jeden einzelnen Angehörigen des Teams gegeben ist. Die anfallenden Dienste werden gleichmäßig von allen Mitarbeitern übernommen. Dies reduziert die Konflikte im Team.

Nach einem Zeitraum von 30 Wochen für Vollzeitkräfte hat jeder Mitarbeiter die gleichen Dienste geleistet. Es kommt zu keiner Begünstigung oder Benachteiligung der Mitarbeiter. Die Dienstpläne werden ausgewogen und gerechter.

Ein wesentlicher Kritikpunkt der Mitarbeiter ist der lange Planungszeitraum und die dadurch vermeintlich entstehende Starrheit, was aus meiner Sicht nicht zutrifft. Denn durch die Einbringung der Vertretungswoche und evtl. flexiblen Austausch einzelner Planungswochen unter den Mitarbeitern sind kurzfristig Änderungen möglich und dadurch auch eine gewisse Flexibilität gegeben.

Durch die kurzen Dienstblöcke von drei bis sechs Arbeitstagen, die zuvor bisweilen bis zu 12 Dienste lang waren, denke ich, dass das gesamte Team mehr Zufriedenheit gewinnen könnte und dadurch nicht so stark mit Arbeit überlastet werden würde. Zu hoffen ist außerdem, dass die Stressbelastung in dem Arbeitsbereich reduziert werden kann.

## 7.11 Methodisches Vorgehen zur Flexibilisierung der betrieblichen Arbeitszeit

### Die 6-Phasen-Methode

1. **Analysephase:**
   - Analyse des Ist-Zustandes (z. B. Stand der Arbeitsorganisation)
   - Ziele des Unternehmens bzw. Betriebes (Soll-Zustand)
2. **Orientierungs- und Suchphase** (z. B. Grundmodelle der Arbeitszeit)
3. **Entscheidungsphase:**
   - Bewertung der Grundmodelle auf den Hintergrund der eigenen Unternehmensziele
   - Entwicklung eines eigenen optimalen Flexibilisierungsmodelles
4. **Planungsphase:**
   - Maßnahmen zur Umsetzung des Flexibilisierungsmodells unter Berücksichtigung der Beteiligungsrechte des Betriebsrates als Planungspartner
5. **Implementierungsphase:**
   - Einführung des Flexibilisierungsmodelles
6. **Evaluationsphase:**
   - Überprüfung und Auswertung der Erfahrungen mit dem eingeführten Flexibilisierungsmodell; gegebenenfalls Änderung oder Korrekturen!

### Umsetzung betrieblicher Arbeitszeitmodelle

Die Umsetzung einer flexiblen Arbeitszeitgestaltung ist weder eine bequeme noch leichte Angelegenheit. Wie jede Maßnahme einer Organisationsentwicklung rüttelt sie an liebgewonnenen Gewohnheiten und festgefahrenen Verhaltensmustern. Aber nur Organisationen, die „in Bewegung bleiben", können den sich ständig ändernden Anforderungen ihrer Umgebung gerecht werden.

Jede derart gravierende Änderung wie bei der Umsetzung vielleicht völlig neuer Arbeitszeiten ruft bei den Betroffenen Unsicherheiten und Ängste hervor. So muss ein notwendiger Strategiewechsel allen Betroffenen auch in seinen Zusammenhängen erkennbar sein. Auch und besonders die Krankenhäuser und andere Einrichtungen im Gesundheitswesen müssen sich der Frage der Wettbewerbsfähigkeit und damit auch der Frage der Erhaltung der Arbeitsplätze stellen.

## 7.12 Aufgaben der Geschäftsleitung

Die Geschäftsleitung muss sich klar zur Flexibilisierung der Arbeitszeit mit allen Facetten und allen Schwierigkeiten bekennen. Flexibilisierung bedeutet auch die Bereitschaft, den Stand der Dinge immer wieder in Frage zu stellen und neue Lösungen zu entwickeln.

Von Seiten der Leitung muss auch ein **Vertrauensvorschuss** in Mitarbeiter und Führungskräfte vorhanden sein. Eine Arbeitszeitflexibilisierung mit 100 %iger Kontrolle des Einzelnen ist weder durchführbar noch im Sinne der „gemeinsamen Aktion".

*Vertrauen ist notwendig*

Des weiteren ist es eine wichtige Aufgabe der Geschäftsleitung, im Umsetzungsprozess die angemessene **Geschwindigkeit** zu bestimmen.

Ziel sollte die Schaffung eines Klimas sein, durch das Entscheidungsfreude, Mut zum Risiko und zu unkonventionellen Lösungen gefördert wird.

## 7.13 Mitbestimmung des Betriebs- bzw. Personalrats

Sämtliche Regelungen, die die Verteilung der vertraglichen Arbeitszeit der Mitarbeiter betreffen, unterliegen faktisch immer der **betrieblichen Mitbestimmung**. Alle Entscheidungen, die das Kerngebiet der flexiblen Arbeitszeitgestaltung betreffen, müssen in Betrieben mit Betriebs- bzw. Personalrat unter Einbeziehung der Mitarbeitervertretung erfolgen.

*Der Betriebsrat bestimmt mit*

Besonders sensibel sind Arbeitszeitprojekte in Unternehmen, in denen sich die Beziehung zwischen Management und Mitarbeitervertretung nach einem Macht-Gegenmacht-Modell eingespielt hat. Sicher wird durch den Abbau von Formalien, der mit einer ergebnisorientierten Änderung der Arbeitszeit einhergeht, auch eine potentielle Reichweite und Eingriffstiefe der Mitbestimmungsrechte verringert. Empfehlenswert ist, von Anbeginn in einem Projektteam, das die neuen Arbeitszeitmodelle vorbereitet, an einem Tisch zu sitzen.

Idealerweise kann bereits der Prozess der Meinungsbildung gemeinsam erfolgen, dieses setzt allerdings ein hohes Maß an gegenseitigem Vertrauen und den Willen zur vertrauensvollen Zusammenarbeit voraus.

## 7.14 Einbeziehung der Mitarbeiter

Ohne die frühzeitige Einbeziehung der betroffenen Beschäftigten macht sich das Projektteam unnötig die Arbeit schwer. Da die Gestaltung der Arbeitszeit unmittelbar die restliche Freizeit bestimmt, sollten die Mitarbeiterinnen von Anfang an ihre Vorschläge einbringen.

*Vorteile für die Mitarbeiter*

Mitarbeiter lassen sich erfahrungsgemäß unter anderem durch folgende Maßnahmen für eine Flexibilisierung der Arbeitszeit motivieren:
- Erweiterung ihrer Handlungsspielräume und Förderung ihrer eigenen Verantwortung.
- Transparenz der Entscheidungen der Geschäftsleitung und der Führungskräfte.
- Abbau von Hierarchien.
- Gespräche mit den Mitarbeitern über die Arbeitsinhalte und etwaige Unzufriedenheiten.
- Rasche und konsequente Umsetzung angekündigter Maßnahmen.
- Weitere mögliche Instrumente der Einbeziehung von Mitarbeitern sind:
  - Mitwirkung bereits bei der Ist-Analyse.
  - Mitarbeiterbefragungen mit Hilfe von Fragebögen.
  - Teilnahme an den Projektteam-Sitzungen ab einem bestimmten Zeitpunkt.
  - Teilnahme der Mitarbeiter an der Bewertung der gemachten Erfahrungen mit einem neuen Modell.

## 7.15 Beispiel für einen möglichen Ablauf eines Arbeitszeitneugestaltungsprozesses

1. Problemerkennung und Ist-Analyse im Betrieb.
2. Zielfindung unter Einbeziehung der Beschäftigten.
3. Orientierung in den Modellen.
4. Verhandlung mit den Beteiligten.
5. Entscheidung mit der Geschäftsleitung und dem Betriebsrat.
6. Umsetzung in die Praxis.
7. Fortlaufende Beurteilung und Optimierung des Prozesses.

## 7.16 Literatur

KUTSCHER/WEIDINGER/HOFF: Flexible Arbeitszeitgestaltung. Wiesbaden 1996

LINNENKOHL/KILZ/RAUSCHENBERG/REH: Arbeitszeitflexibilisierung. 140 Unternehmen und ihre Modelle. Verlag Recht und Wirtschaft, 1993.

# 8 Mitbestimmung der Betriebs- und Personalräte

Jan Ruge

Das Betriebsverfassungsgesetz 1972 und das Bundespersonalvertretungsgesetz 1974 stellen heute die gesetzliche Grundlage für die betriebliche Interessenvertretung dar.

Im kirchlichen Bereich wird die Mitarbeitervertretung (MAV) gewählt, die aber aufgrund der besonderen arbeitsrechtlichen Situation in der Kirche nicht so weitgehende Rechte der Mitwirkung und Mitbestimmung hat.

## 8.1 Entwicklung des Mitbestimmungsrechts der betrieblichen Interessenvertretung

Am Anfang stehen die **„Förderung der Errichtung von Fabrikausschüssen"** durch das **Arbeiterschutzgesetz** von 1892 und deren zwingende Einführung in Bergbaubetrieben mit über einhundert Beschäftigten durch die Novelle zum Preußischen Berggesetz von 1905. Die damit geschaffenen Gremien hatten lediglich beratende Funktion. Ihr erklärter Zweck war einerseits, die Belegschaften zu disziplinieren und den Unternehmen Unannehmlichkeiten zu ersparen. Andererseits sollte durch sie die immer stärker werdende Wunsch der Arbeiter nach unabhängiger Interessenvertretung abgedrängt werden.

**Betriebsrätegesetz** von 1920 (BRG), erstmals eine Arbeitnehmervertretung in Betrieben. Das BRG galt sowohl für private als auch für Betriebe des Öffentlichen Dienstes. Nicht nur, dass das neue Gesetz den Betriebsräten kaum echte Mitbestimmungsrechte einräumte, es verpflichtete sie auch – unter Berücksichtigung der vorhandenen Interessengegensätze – ausdrücklich „zur Unterstützung des Arbeitgebers in der Erfüllung der Betriebszwecke". Durch die Teilung des Betriebsrates in einen Arbeiterrat und einen Angestelltenrat verfestigte es die Spaltung der Arbeiterschaft.

Gesetz zur **Ordnung der nationalen Arbeit** vom 20.01.1934 (AOG). Dieses Gesetz beseitigte das Betriebsrätegesetz von 1920.

Gesetz zur **Ordnung der Arbeit in öffentlichen Verwaltungen und Betrieben** (AOGÖ).

**Kontrollratsgesetz** Nr. 22: Bildung von Betriebsräten, Ausweitung durch Betriebsvereinbarungen.

**Betriebsverfassungsgesetz:** Anwendungsbereich für Betriebe der Privatwirtschaft. Die von Konrad Adenauer geführte Bundestagsmehrheit

1892

04.02.1920

20.01.1934

23.03.1934

30.04.1946

11.10.1952

setzte sich über die gewerkschaftlichen Vorstellungen einer Neuordnung der Wirtschaft hinweg. Der Protest der Gewerkschaften, unzählige Warnstreiks und ein zweitägiger Streik in allen Zeitungsdruckereien, so dass am 28. und 29. 5. 1952 keine Tageszeitungen erschienen, konnten dies nicht verhindern. Das BetrVG führte die Tradition der Fabrik- und Arbeiterausschüsse und des Betriebsrätegesetz von 1920 konsequent fort, indem die Betriebsräte in eine umfassende Friedenspflicht eingebunden und zur vertrauensvollen Zusammenarbeit mit dem Arbeitgeber verpflichtet wurden, ihnen aber ausreichende Mitbestimmungsrechte verweigert blieben. Entgegen den gewerkschaftlichen Vorstellungen berücksichtigte das Gesetz die Beschäftigten des öffentlichen Dienstes nicht und vertiefte damit entscheidend die Spaltung der Arbeitnehmerschaft.

**05. 08. 1955** **Personalvertretungsgesetz** für den Bund und Rahmenvorschrift für die Landesgesetzgebung.

**1971** **Novellierung des Betriebsverfassungsgesetzes.**

Die Entwicklung des Personalvertretungsrechts ist eng verbunden mit derjenigen des Betriebsverfassungsgesetzes.
Zu verzeichnen ist eine Entwicklung zu einem gleich ausgestalteten Vertretungsrecht im Öffentlichen Dienst und der Privatwirtschaft auf betrieblicher Ebene. Im Bundespersonalvertretungsgesetz von 1974 werden für die Länder bestimmte Rahmenbedingungen vorgegeben, vergleiche die §§ 95–106 BPersVG.
Die einzelnen Bundesländer haben eigenständige Personalvertretungsgesetze verabschiedet, welche die Mitbestimmung in den Dienststellen und Betrieben der Öffentlichen Hand regeln.

**Hinweis:** Für die einzelnen Bundesländer ist in den einschlägigen Gesetzen nachzulesen.

## 8.2 Aufgaben des Betriebsrats und des Personalrats

**Definition:** Der **Betriebsrat** bzw. **Personalrat** ist ein gesetzliches Organ, das auf Betriebsebene die Interessen der Beschäftigten (Arbeiter, Angestellte und im Öffentlichen Dienst Beamte) zu vertreten hat.

Er wird in allen Dienststellen bzw. Betrieben mit in der Regel mehr als fünf **wahlberechtigten Beschäftigten**, von denen drei wählbar sind, von den wahlberechtigten Beschäftigten gewählt. Erforderlich ist insoweit, dass das 18. Lebensjahr vollendet wurde, das Recht, in öffentlichen Angelegenheiten zu wählen oder zu stimmen, gegeben ist und die Beschäftigten eine gewisse, gesetzlich sehr unterschiedlich ausgestaltete **Bindung zur Dienststelle** bzw. Betrieb besitzen (in der Regel Zugehörigkeit zur Dienststelle/Betrieb von mehr als drei bzw. sechs Monaten).

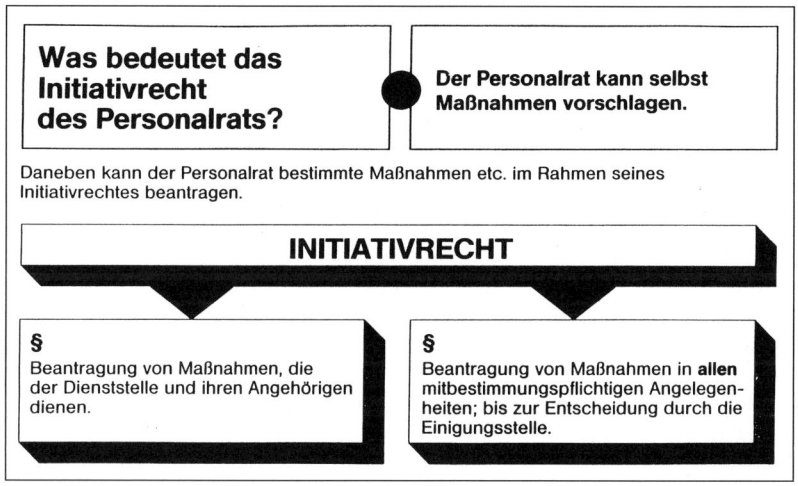

**Abb. 18:**
Gestaltungsauftrag =
Initiativrecht des Personalrats

Die **Größe** des Gremiums, das die Interessen der Beschäftigten zu vertreten hat, ergibt sich aus der Zahl der Beschäftigten in der Dienststelle bzw. des Betriebes. Arbeiter, Angestellte und Beamte müssen entsprechend ihrer zahlenmäßigen Stärke im Betrieb im Personalrat/Betriebsrat vertreten sein. Die **Amtszeit** des Personalrates/Betriebsrats beträgt zwischen drei und vier Jahren und ist in den Ländern unterschiedlich geregelt.

Im Gesetz ist vorgeschrieben, dass die Interessenvertretung der Beschäftigten eng mit den Gewerkschaften, die im Betrieb vertreten sind, zusammenarbeitet.

**Merke:** Eine Gewerkschaft ist immer im Betrieb vertreten, wenn sie mindestens ein Mitglied hat.

Den Gewerkschaften sind im Betrieb eigenständige Rechte durch das Gesetz ausdrücklich eingeräumt worden. Es handelt sich um **Beratungsrechte**, die mit der Teilnahme an Personalratssitzungen und Personalversammlungen verbunden sind. Es sind auch Rechte vorgesehen, die Personalratsmitglieder fachlich und gerichtlich zu unterstützen und die Personalratsmitglieder zu schulen.

Rechte der Gewerkschaften im Betrieb

**Merke:** Die Gewerkschaften haben ein eigenes Zugangsrecht zu den Betrieben gesetzlich eingeräumt bekommen um ihre Aufgaben im Sinne des Gesetzes wahrzunehmen.

Damit die Interessenvertretung unabhängig arbeiten kann, muss die **Unabhängigkeit** ihrer Mitglieder ebenso gewährleistet sein wie die materielle Grundlage ihrer Tätigkeit. Die Dienststelle bzw. der Arbeitgeber hat die Kosten für die Betriebs-/Personalratstätigkeit zu tragen. Dies beinhaltet alles was für die Arbeit des Gremiums notwendig ist: Bücher, Zeitschriften und auch Sachverständige soweit es notwendig ist.

Arbeitgeber trägt die Kosten

**Die Arbeit in der Interessen-vertretung ist besonders geschützt**

Die Mitglieder der gesetzlichen Interessenvertretung haben einen weitreichenden **Schutz** vor Benachteiligung und Begünstigung. Insbesondere unterliegen sie einem eigenen Kündigungsschutz und dürfen ohne Zustimmung des Betriebs-/Personalrats nicht versetzt werden. Mitglieder der gesetzlichen Interessenvertretung sind von ihrer Arbeit freigestellt, wenn sie für den Betriebs- oder Personalrat tätig sind. Darüber hinaus ist – je nach Größe des Betriebes – eine bestimmte Anzahl von Mitgliedern ganz von der Arbeit freizustellen, die Mitglieder der gesetzlichen Interessenvertretung haben einen gesetzlichen Anspruch auf Schulungs- und Bildungsmaßnahmen, der Arbeitgeber hat die Kosten zu tragen. Die Tätigkeit darf zu keiner Minderung ihrer Bezüge führen und sie in ihrer beruflichen Entwicklung benachteiligen. Bei der Dienstplangestaltung ist dies entsprechend zu berücksichtigen. Es kann aus rechtlicher Sicht keine betrieblichen Gründe geben, die Teilnahme an Betriebs- und Personalratssitzungen zu verhindern. Allerdings hat der Arbeitgeber die Möglichkeit, bei der Teilnahme an Schulungs- und Bildungsveranstaltungen zu widersprechen, dies ist gerichtlich nachprüfbar.

Die Tätigkeit ist ein Ehrenamt und daher bekommen sie auch **kein besonderes Entgelt** für ihre Tätigkeit im Personalrat.

Für die vielfältigen Aufgaben bildet der Betriebsrat Ausschüsse. In den Personalvertretungsgesetzen ist dies nicht ausdrücklich geregelt.

**Betriebs-/Personalrat muss informiert werden**

Die Betriebs- und Personalräte haben einen sehr weitgehenden **Informations- und Unterrichtungsanspruch**, d. h., sie sind zur Durchführung ihrer Aufgaben rechtzeitig und umfassend zu informieren. Die Information muss so rechtzeitig erfolgen, dass der Betriebs- und Personalrat sowohl die Kontrollaufgaben als auch die Mitbestimmungsrechte wirksam wahrnehmen kann. So ist z. B. Vorsicht geboten bei der Änderung von Arbeitszeiten, dies muss rechtzeitig auf den Weg gebracht werden. Der Betriebs- und Personalrat kann jede Änderung der Arbeitszeiten verhindern! Bei der Gestaltung von Arbeitsplatz, Arbeitsablauf und Arbeitsumgebung ist er über die Planung zu unterrichten und kann Maßnahmen zur Abwendung, Milderung oder zum Ausgleich von Belastungen verlangen, wenn die Arbeitnehmer durch die beabsichtigte Maßnahme in besonderer Weise belastet werden, die den gesicherten arbeitwissenschaftlichen Erkenntnissen über die menschengerechte Gestaltung der Arbeit widersprechen.

Bei der **betrieblichen Personalplanung** ist der Betriebsrat rechtzeitig und umfassend zu unterrichten. Bei Einstellungen, Versetzungen, Umgruppierungen und Kündigungen muss der Betriebsrat beteiligt werden.

Kernstück der gesetzlichen Mitbestimmung sind die Kontroll-, Mitwirkungs- und Mitbestimmungsrechte der einzelnen Personalvertretungsgesetze und dem Betriebsverfassungsgesetz.

**Soziale Angelegenheiten**

Eine wirklich **durchsetzbare Mitbestimmung** hat der Betriebsrat nur in sozialen Angelegenheiten. Hier ist es ihm möglich, eigene Vorstellungen zu entwickeln und sie dem Arbeitgeber vorzuschlagen. Im Gesetz ist vorgesehen, dass der Betriebs- und Personalrat Initiativanträge stellen kann. Damit hat er ein Instrument, um seine Mitbestimmungsrechte in sozialen Angelegenheiten wirkungsvoll wahrzunehmen. Nach Verhandlungen mit dem Arbeitgeber wird in der Regel eine **Betriebsvereinbarung** abgeschlossen.

Kommt eine Einigung nicht zustande, kann eine paritätisch besetzte **Einigungsstelle** unter Vorsitz einer neutralen Person einen Spruch fällen, der dann die fehlende Einigung ersetzt. Wenn der Arbeitgeber das Vorliegen eines Mitbestimmungstatbestands insgesamt bestreitet, hat der Betriebsrat die Möglichkeit, das Arbeitsgericht anzurufen, das dann den Umfang der Beteiligungsrechte klärt.

Der Betriebsrat bzw. Personalrat hat folgende allgemeine Aufgaben:

*Allgemeine Aufgaben*

- Darüber zu wachen, dass die zu Gunsten der Arbeitnehmer geltenden Gesetze, VO, Unfallverhütungsvorschriften, TV und Betriebsvereinbarungen durchgeführt werden.
- Maßnahmen, die dem Betrieb und der Belegschaft dienen, beim Arbeitgeber zu beantragen.
- Die Durchsetzung der tatsächlichen Gleichberechtigung von Frauen und Männern, insbesondere bei der Einstellung, Beschäftigung, Aus-, Fort- und Weiterbildung und dem beruflichen Aufstieg zu fördern.
- Anregungen von Arbeitnehmern und der Jugendauszubildendenvertretung entgegenzunehmen und, falls sie berechtigt erscheinen, durch Verhandlungen mit dem Arbeitgeber auf eine Erledigung hinzuwirken; er hat die betreffenden Arbeitnehmer über den Stand und das Ergebnis der Verhandlungen zu unterrichten.
- Die Eingliederung Schwerbehinderter und sonstiger besonders schutzbedürftiger Personen zu fördern.
- Die Wahl einer Jugendauszubildendenvertretung vorzubereiten, durchzuführen und mit dieser zur Förderung der Belange der jugendlichen Arbeitnehmer und der Auszubildenden eng zusammenzuarbeiten; er kann von der Jugendauszubildendenvertretung Vorschläge und Stellungnahmen anfordern.
- Die Beschäftigung älterer Arbeitnehmer im Betrieb zu fördern.
- Die Eingliederung ausländischer Arbeitnehmer im Betrieb und das Verständnis zwischen ihnen und den deutschen Arbeitnehmern zu fördern (§ 80 I BetrVG, § 68 I BPersVG).

Er hat ebenso wie der Arbeitgeber darüber zu wachen, dass alle im Betrieb tätigen Personen nach den **Grundsätzen von Recht und Billigkeit** behandelt werden, insbesondere, dass jede unterschiedliche Behandlung von Personen wegen ihrer Abstammung, Religion, Nationalität, Herkunft, politischen oder gewerkschaftlichen Betätigung oder Einstellung oder wegen ihres Geschlechts unterbleibt. Arbeitnehmer dürfen nicht wegen Überschreitung bestimmter Altersstufen benachteiligt werden (§ 75 I BetrVG, § 67 I BPersVG). Die freie Entfaltung der Persönlichkeit der im Betrieb beschäftigten Arbeitnehmer ist zu schützen und zu fördern (§ 75 II).

**Hinweis:** Aus den oben genannten allgemeinen gesetzlichen Aufgaben ergibt sich zwingend, dass der Betriebs- und Personalrat die Einhaltung des Arbeitszeitgesetzes und der geltenden Tarifverträge zu überwachen hat. Er hat keinen Ermessensspielraum und darf auch bei Verstößen die Augen nicht verschließen.

Für die Arbeitszeit- und Dienstplangestaltung sind die nachfolgend aufgeführten Mitbestimmungsrechte von besonderer Bedeutung und müssen von allen Beteiligten beachtet werden.

## 8.3 Mitbestimmung des Betriebs- oder Personalrats bei der Arbeitszeit- und Dienstplangestaltung

Betriebs-/Personalrat
hat Mitbestimmungsrecht

Der Arbeitgeber bzw. die Dienststelle hat bei der Arbeitszeit- und Dienstplangestaltung die **Regelungen des höherrangigen Rechts einzuhalten**. Dies sind insbesondere die Regelungen im Arbeitszeitgesetz und die tariflichen Regelungen über die Arbeitszeit (z. B. §§ 15 bis 18 BAT, §§ 15 bis 20 MTArb) sowie die Grundsätze des arbeitgeberseitigen Direktionsrechts. Neben diesen individualarbeitsrechtlichen Regelungen hat der Arbeitgeber auch die Beteiligungs- und vor allem die **Mitbestimmungsrechte des Betriebs- bzw. Personalrats** zu beachten. Hinsichtlich der Frage der Arbeitszeit- und Dienstplangestaltung hat der Arbeitgeber insbesondere die Mitbestimmungsrechte gemäß § 87 Abs. I Nr. 2 BetrVG, § 75 III Nr. 1 BPersVG (Beginn und Ende der täglichen Arbeitszeit einschließlich der Pausen sowie Verteilung der Arbeitszeit auf die einzelnen Wochentage) und gemäß § 87 Abs. I Nr. 3 BetrVG (vorübergehende Verkürzung oder Verlängerung der betriebsüblichen Arbeitszeit) zu beachten.

## 8.4 Bedeutung der Mitbestimmungsrechte des Betriebs- bzw. Personalrats

Betriebs-/Personalrat
hat Zustimmungsrecht

Dass eine Maßnahme der Mitbestimmung des Betriebs- bzw. Personalrats unterliegt, bedeutet, dass der Arbeitgeber nicht ohne Zustimmung des Betriebs- bzw. Personalrats handeln kann. Der Arbeitgeber muss sich also sowohl über das „Ob" als auch über das „Wie" der Regelung oder Maßnahme mit dem Betriebs- bzw. Personalrat **einigen**. Er darf, wenn der Betriebs- bzw. Personalrat seine Zustimmung verweigert, die Maßnahme zunächst nicht durchführen. Will er die Maßnahme trotz der fehlenden Zustimmung des Betriebs- bzw. Personalrats durchsetzen, muss er die Zustimmung durch die **Einigungsstelle** ersetzen lassen. Erst und nur dann, wenn die Einigungsstelle die fehlende Zustimmung des Betriebs- bzw. Personalrats ersetzt hat, ist dem Arbeitgeber die Durchführung der Maßnahme gestattet. Wird der Zustimmungs-Antrag des Arbeitgebers abgewiesen, hat die Maßnahme zu unterbleiben. Soweit in dem Betrieb oder in der Dienststelle eine Personalvertretung besteht, ist nach den meisten (Landes-)Personalvertretungsgesetzen eine Ersetzung der Zu-

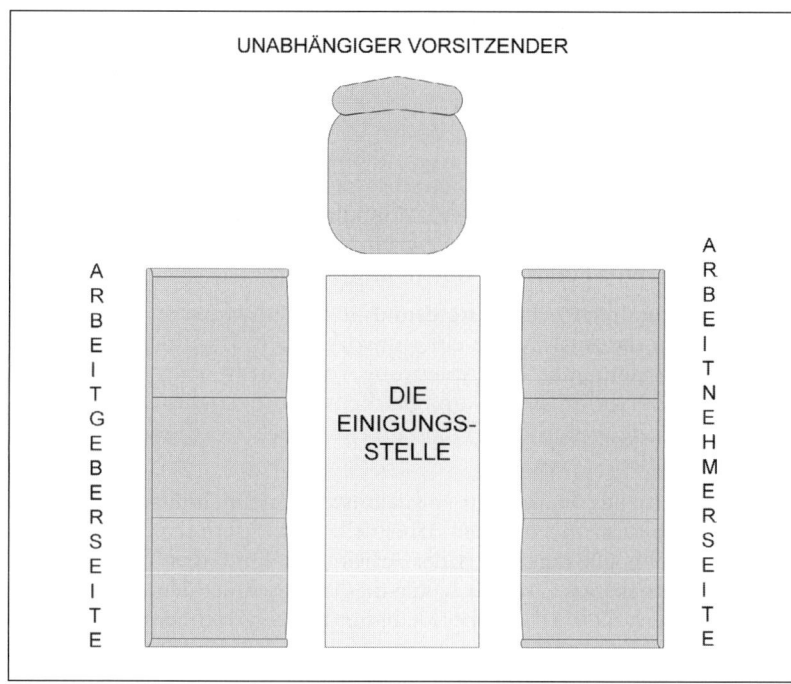

**Abb. 19:**
Die Einigungsstelle entscheidet

stimmung durch die Einigungsstelle erst nach Durchführung und Nicht-einigung im Stufenverfahren möglich (z. B. § 69 I, III, IV BPersVG).

In diesen Fällen hat der Betriebs- bzw. Personalrat auch ein **Initiativrecht**, das heißt, er kann dem Arbeitgeber seinerseits eine Maß-nahme, z. B. die Aufstellung eines Dienstplanes, vorschlagen und – falls dieser ablehnt – die Einigungsstelle anrufen und versuchen, die Realisie-rung der Maßnahme auf diesem Weg zu erreichen.

Ein Beispiel soll das Zusammenspiel von (echtem) Mitbestimmungs- und Initiativrecht verdeutlichen:

**Beispiel:** Nach § 87 I Nr. 3 BetrVG hat der Betriebsrat ein Mitbestim-mungsrecht bei der Einführung von Kurzarbeit. Wenn der Arbeitge-ber z. B. wegen Auftragsmangels Kurzarbeit einführen will, kann der Betriebsrat die Zustimmung verweigern (natürlich mit Begründung!) mit der Folge, dass der Arbeitgeber die Kurzarbeit nicht einseitig an-ordnen darf, sondern die Einigungsstelle anzurufen hat. Diese hätte dann über das „Ob" und „Wie" der Kurzarbeit zu entscheiden.
Es kann jedoch auch aus Betriebsratsicht sinnvoll sein, in Sachen Kurzarbeit die Initiative (daher der Begriff Initiativrecht) zu ergreifen. Etwa, weil der Arbeitgeber wegen Auftragsmangels Kündigungen aussprechen will und der Betriebsrat den Auftragsmangel für vor-übergehend hält. In diesem Fall könnte er die Einführung von Kurzar-beit vorschlagen. Lehnt der Arbeitgeber diesen Vorschlag ab, kann der Betriebsrat die Einigungsstelle einschalten.

## 8.5 Rechtsfolgen der Verletzung der Mitbestimmungsrechte des Betriebs- bzw. Personalrats

**Maßnahmen ohne Zustimmung sind unwirksam**

Beteiligt der Arbeitgeber den Betriebs- bzw. Personalrat im Bereich der (echten) Mitbestimmung nicht an Maßnahmen, d. h., führt er sie einseitig ohne Zustimmung und ohne Anrufung der Einigungsstelle durch, so ist die Maßnahme **kollektivrechtlich unwirksam**.

Auch **individualrechtlich** ist sie **grundsätzlich unwirksam**. Der Arbeitnehmer kann die Ausführung einer unwirksamen Anordnung, also z. B. von Überstunden oder der Ableistung von Schichtarbeit, verweigern. Führt er sie freiwillig aus, so kann der Betriebsrat gerichtlich eine Unterlassung erzwingen und der Personalrat die Rechtswidrigkeit der Maßnahme feststellen lassen.

Dagegen kann die Maßnahme ausnahmsweise dann **individualrechtlich**, d. h. im Verhältnis zum einzelnen Arbeitnehmer **wirksam** sein, wenn sie den **Arbeitnehmer begünstigt**. Führt der Arbeitgeber Kurzarbeit ohne Zustimmung des Betriebsrats ein, so behalten die Arbeitnehmer den Anspruch auf das volle Entgelt. Der Arbeitgeber bleibt für die Vergangenheit an die getroffenen Maßnahmen und Zusagen zugunsten des einzelnen Arbeitnehmer faktisch gebunden (vgl. BAG AP Nr. 54 zu §§ 22, 23 BAT, vgl. insb. FITTING/KAISER/HEITHER/ENGELS, a. a. O., § 87 Rz. 568 ff.). Auch eine nachträgliche Zustimmung des Betriebs- bzw. Personalrats heilt die Unwirksamkeit einer vom Arbeitgeber einseitig getroffenen Maßnahme nicht.

## 8.6 Reaktionsmöglichkeiten des Betriebs- bzw. Personalrats bei der Verletzung von Mitbestimmungsrechten

Wenn der Arbeitgeber die Mitbestimmungsrechte des Betriebsrats missachtet, d. h. die Maßnahme einseitig ohne Zustimmung des Betriebsrats durchführt, bestehen folgende Reaktionsmöglichkeiten des Betriebsrats:

### 8.6.1 Anspruch auf Unterlassung

Nach neuerer Rechtsprechung des BAG steht dem Betriebsrat bei Verletzung seiner Mitbestimmungsrechte aus § 87 ein sog. **allgemeiner Anspruch auf Unterlassung** der mitbestimmungswidrigen Maßnahme zu (BAG 3. 5. 1994, NZA 1995, 40). Noch ungeklärt ist, ob dieser Unterlassungsanspruch auch für echte Mitbestimmungsrechte außerhalb von § 87 gilt. Dies ist jedoch zu vermuten (vgl. hierzu D/K/K-TRITTIN, § 23 Rz. 95 m. w. N.).

Dieser Unterlassungsanspruch kann im Allgemeinen **Beschlussverfahren** geltend gemacht und gem. §§ 85 I ArbGG, 888 ff. ZPO vollstreckt werden, allerdings erst nach Rechtskraft des Beschlusses.

Ein entsprechender Unterlassungsanspruch bzw. Anspruch auf Rückgängigmachung soll im Geltungsbereich des BPersVG nicht bestehen (BVerwG PersV 1980, 145; PersR 1992, 24). Ein Anspruch auf Rückgängigmachung der Maßnahme soll jedoch dem von der Verletzung des Beteiligungsrecht betroffenen Beschäftigten zustehen (BVerwG PersR 1995, 16). Die Personalvertretung hat lediglich die Möglichkeit, die Verletzung ihres Beteiligungsrechts durch das Verwaltungsgericht im Beschlussverfahren feststellen zu lassen. Nach neuerer Rechtsprechung des BVerwG soll aber dann, wenn die Verletzung des Beteiligungsrechts der Personalvertretung rechtskräftig festgestellt worden ist, in einem weiteren Beschlussverfahren die Feststellung der Verpflichtung des Dienststellenleiters durchgesetzt werden können, entweder die getroffene Maßnahme rückgängig zu machen oder das nachzuholende Beteiligungsverfahren unverzüglich einzuleiten (PersR 1995, 128). Ob diese Rechtsprechung des BVerwG zukünftig angesichts der Rechtsprechung des BAG aufrecht erhalten werden kann, bleibt abzuwarten.

## 8.6.2 Ordnungsgeldandrohung für den Fall der Zuwiderhandlung

Wird einem Unterlassungsanspruch vom Gericht stattgegeben, so kann den Arbeitgeber die Zuwiderhandlung bis zu **255.645,94 €** kosten (§§ 85 ArbGG, 890 ZPO). Erforderlich ist allerdings ein entsprechender Antrag an das Gericht, der bereits zusammen mit dem Unterlassungsanspruch gestellt werden kann.
Entsprechendes soll bei Personalräten nicht möglich sein.

## 8.6.3 Erlass einer einstweiligen Verfügung

Dieser Unterlassungsanspruch kann auch im Wege der **einstweiligen Verfügung** geltend gemacht werden, § 85 II ArbGG (BAG 3. 5. 1994, a. a. O., S. 43). Dies ist auch die einzige Möglichkeit effektiven Rechtsschutzes gegen die Missachtung von Mitbestimmungsrechten, da die Maßnahmen des Arbeitgebers in der betrieblichen Praxis sehr häufig nicht mehr korrigierbar sind. So sind etwa die einseitig angeordneten Überstunden typischerweise lange abgeleistet bis im Beschlussverfahren ein Unterlassungsanspruch der Anordnung und Durchführung der Überstunden ohne Beteiligung des Betriebsrats ausgesprochen worden ist.

## 8.6.4 Unterlassungsanspruch nach § 23 III BetrVG

Daneben besteht ein **betriebsverfassungsrechtlicher Unterlassungsanspruch** gem. § 23 III BetrVG, der allerdings auf grobe Verstöße begrenzt ist.

*Bei groben Verstößen*

Dies gilt für alle groben Verstöße gegen Verpflichtungen des Arbeitgebers aus dem BetrVG, also auch für die Missachtung der Mitbestimmungsrechte des Betriebsrats. **Antragsberechtigt** ist auch – neben dem Betriebsrat und im Gegensatz zum allgemeinen Unterlassungsanspruch – die im Betrieb vertretene Gewerkschaft. Auch dieser Anspruch muß vor dem Arbeitsgericht im **Beschlussverfahren** geltend gemacht werden. Das Gericht verpflichtete den Arbeitgeber dann, die mitbestimmungswidrige Maßnahme zu unterlassen. Hier kann für den Fall der Zuwiderhandlung ein **Ordnungs- bzw. Zwangsgeld** von bis zu 10.225,84 € verhängt werden.

Auch dieser Anspruch kann im Wege der **einstweiligen Verfügung** verfolgt werden (h. M., vgl. D/K/K-Trittin, § 23 Rz. 95 m. w. N.).

Eine entsprechende Regelung besteht im BPersVG nicht. Es gelten allein die bereits dargelegten Grundsätze.

### 8.6.5 Streit über Vorliegen und Umfang eines Beteiligungsrechts

Darüber hinaus ist – unabhängig ob ein Mitbestimmungs- oder ein Mitwirkungsrecht im Streit steht – die Klärung, ob überhaupt ein Beteiligungsrecht des Betriebsrats besteht und wo seine Grenzen liegen, durch einen entsprechenden Feststellungsantrag im Wege des Beschlussverfahrens von den Arbeits- bzw. bei Personalräten vor den Verwaltungsgerichten, Fachkammern für Personalvertretungssachen möglich (§§ 2a Nr. 1, 80 ff. ArbGG). Etwa, ob die Voraussetzungen für ein Informationsrecht des Betriebsrats vorliegen oder ob der Arbeitgeber noch weitere Unterlagen vorzulegen hat. Auch dieses Recht besteht unabhängig von der Art der Beteiligung.

## 8.7 Beschränkung der Mitbestimmungsrechte auf kollektive Regelungen

Nur kollektive Regelungen sind mitbestimmungspflichtig. Das sind solche Regelungen, die nicht durch die konkreten Umstände des einzelnen Arbeitsverhältnisses bedingt sind und die sich folgerichtig nicht auf dieses Arbeitsverhältnis beschränken.

Zu ihnen zählen grundsätzlich alle Maßnahmen und Vereinbarungen, die sich abstrakt auf den **ganzen Betrieb**, eine **Gruppe von Arbeitnehmer, mehrere Arbeitnehmer oder einen Arbeitsplatz** – sei es sogleich, sei es im Laufe der Zeit – auswirken oder auswirken können. Gleichgültig ist, ob cin konkreter, einmaliger Sachverhalt geregelt wird oder ob eine Dauerregelung geschaffen wird.

**Beispiel:** Ordnet der Arbeitgeber beispielsweise für seine Sekretärin eine Überstunde an, so ist die Anordnung mitbestimmungsfrei. Hat er zwei Sekretärinnen, die die Überstunde gleichermaßen leisten könnten, so ist die Anordnung mitbestimmungspflichtig. Das Gleiche gilt, wenn er eine Überstundenregelung für sein Sekretariat trifft, also bspw. anordnet, dass Überstunden grundsätzlich abzufeiern sind. Genehmigt der Arbeitgeber die Veränderung der Arbeitszeit eines einzelnen Arbeitnehmers wegen der Besonderheiten seiner öffentlichen Verkehrsanbindung, so ist dies mitbestimmungsfrei, eine entsprechende Veränderung für eine bestimmte Gruppe von Arbeitnehmer wäre dagegen mitbestimmungspflichtig.

Das Mitbestimmungsrecht kann nicht durch gleichlautende Maßnahmen oder Vereinbarungen mit einzelnen Arbeitnehmern oder durch Einwilligung des Arbeitnehmers oder der Arbeitnehmer – etwa zu Überstunden – ausgeschlossen werden. Das Mitbestimmungsrecht entfällt nicht einmal, wenn der Arbeitgeber die Regelung auf Wunsch eines Arbeitnehmers trifft. Der Betriebs- bzw. Personalrat soll die Interessen der übrigen Arbeitnehmer mit berücksichtigen und den betroffenen Arbeitnehmer darauf hinzuweisen, dass er gleichbehandelt werden muss (notfalls gegen sich selbst schützen).

*Mitbestimmungsrecht kann nicht umgangen werden*

## 8.8 Regelung durch Betriebs-, Dienstvereinbarung oder Regelungsabrede

Eine **kollektive Regelung** kann durch **Betriebsvereinbarung** getroffen werden.

Die Entscheidung für die eine oder andere Form hängt davon ab, ob für die Arbeitnehmer unmittelbar Rechte und Pflichten begründet werden sollen; dann erfolgt eine **Betriebsvereinbarung** - ansonsten eine **Regelungsabrede**. Vorausgehen muss immer die Prüfung, ob die Änderung der Arbeitsbedingungen überhaupt zulässig ist und wenn ja, ob sie individualrechtlich oder auch durch Betriebsvereinbarung vorgenommen werden kann.

Inhaltlich haben die **Betriebsparteien** einen großen Spielraum. Sie können alle Einzelheiten regeln oder sich auf Rahmenregelungen beschränken und die Ausfüllung dem Arbeitgeber überlassen (BAG DB 1992, 1734). Sie können mit der Regelung warten, bis ein mitbestimmungspflichtiger Tatbestand eingetreten ist, oder sie können Regelungen im Voraus treffen; das empfiehlt sich vor allem für Eilfälle. Dabei kann dann z. B. vereinbart werden, dass der Betriebsrat wenigstens nachträglich über mitbestimmungspflichtige Entscheidungen zu unterrichten ist (z. B. bei Überstunden).

Für die Praxis ist die Erkenntnis wichtig, dass eine schriftliche Regelung, die zwischen Arbeitgeber und Betriebsrat ausgehandelt wird, insbesondere in Form einer Betriebsvereinbarung, auch eher beachtet und einge-

*Betriebsvereinbarungen werden eher akzeptiert*

halten wird als die gesetzlich geregelten Beteiligungstatbestände. Es ist daher sinnvoll, möglichst umfassend von diesen Regelungsinstrumenten Gebrauch zu machen, selbst wenn sie nur etwas regeln, was das Gesetz ohnehin vorsieht.

Im Bereich der Personalvertretungsgesetze besteht nur die Möglichkeit des Abschlusses von Dienstvereinbarungen für Fragen, die der Mitbestimmung unterliegen (vgl. § 73 BPersVG).

## 8.9 Die für die Arbeitszeit- und Dienstplangestaltung relevanten Mitbestimmungstatbestände

### Beginn und Ende der täglichen Arbeitszeit einschließlich der Pausen sowie Verteilung der Arbeitszeit auf die einzelnen Wochentage (§ 87 I Nr. 2 BetrVG, § 75 III Nr. 1 BPersVG)

Lage der Arbeitszeit

Mitbestimmungspflichtig ist die **Lage der Arbeitszeit, nicht die Dauer.** Dauer meint die Arbeitszeit, die im BAT bzw. MTArb vereinbart ist. Stellt der Tarifvertrag, wie (noch) üblich, auf die Woche ab (vgl. § 15 BAT), dann ist die Wochenarbeitszeit mitbestimmungsfrei, die tägliche Arbeitszeit hinsichtlich **Dauer** (= Verteilung der Arbeitszeit auf die einzelnen Wochentage) und **Lage** (Beginn und Ende der täglichen Arbeitszeit) ist dagegen mitbestimmungspflichtig (vgl. BverwG, BVerwGE 70, 1; BAG DB 1987, 995; BAG AP Nr. 22 zu § 23 BetrVG; Pieper in PK-BAT, § 15 Rz. 49 ff).

Arbeitsfreie Tage und Ersatzruhetag

Ein Mitbestimmungsrecht besteht also hinsichtlich der **Verteilung** der wöchentlichen Arbeitszeit auf die einzelnen Wochentage und der Frage, ob an einzelnen Tagen kürzer und an anderen länger gearbeitet werden soll (FITTING/KAISER/HEITHER/ENGELS, BetrVG, 20. Aufl., § 87, Rz. 106). Auch die Frage, ob und wann **arbeitsfreie Tage** abgehalten werden sollen, unterliegt der Mitbestimmung (FITTING/KAISER/HEITHER/ENGELS, BetrVG, 20. Aufl., § 87, Rz. 106). Auch die Einführung von Sonntagsarbeit unterliegt der Mitbestimmung (BAG AP Nr. 72 zu § 87 BetrVG Arbeitszeit). Entsprechendes gilt für die Festlegung der zeitlichen Lage eines **Ersatzruhetages** als Ausgleich für eine Feiertagsbeschäftigung (LAG Köln AiB 1999, 467). Es muss sich immer um eine generelle Regelung der Arbeitszeit handeln. Individuelle Maßnahmen unterliegen nicht der Mitbestimmung. **Reisezeiten** außerhalb der üblichen Arbeitszeit sind nicht mitbestimmungspflichtig, wenn während der Arbeitszeit keine Arbeitsleistung zu erbringen ist (BAG AP Nr. 26 zu § 87 BetrVG 1972 Ordnung des Betriebes).

Dienstpläne

Ein Mitbestimmungsrecht besteht entsprechend dieser Grundsätze auch bei der **Aufstellung** und **Gestaltung** sowie Änderung von Dienstplänen (vgl. PIEPER in PK-BAT, § 15 Rz. 51; bejahend auch BAG AP Nr. 1 zu § 16

BMT-G II; zuletzt BAG AP Nr. 80 zu § 87 BetrVG 1972 Arbeitszeit; entsprechendes gilt für das Mitbestimmungsrecht des Personalrats bei der Erstellung und Änderung von Schicht- und Dienstplänen, vgl. GRABENDORFF/ILBERTZ/WINDMAIER, BPersVG, Rz. 82 m. w. N.).

Die **Anordnung** von Arbeitsbereitschaft, Bereitschaftsdienst und Rufbereitschaft unterliegt ebenfalls der Mitbestimmung des Betriebsrats (BAG AP Nr. 9 zu § 87 BetrVG Arbeitszeit für Rufbereitschaft; ebenso für Bereitschaftsdienst FITTING/KAISER/HEITHER/ENGELS, BetrVG, 20. Aufl., § 87, Rz. 126; für die Festlegung der Unterrichtsstunden von Lehrern BAG AP Nr. 51 zu § 87 BetrVG; a. A. BVerwG, PersR 1988, 186, zur gleichlautenden Regelung im BPersVG für den Fall der Rufbereitschaft; ebenso OVG NW ZTR 1996, 424; dagegen LORENZEN/SCHMITT/ETZEL/GERHOLD/SCHLATMANN, BPersVG, § 75 Rz. 116b; anders für das hessische Personalvertretungsrecht BVerwG ZTR 1996, 572).

*Arbeitsbereitschaft, Bereitschaftsdienst, Rufbereitschaft*

Auch das „**Ob**" und „**Wie**" der gleitenden (oder sonstigen variablen) Arbeitszeit ist, ebenso wie die **Einführung** und **Ausgestaltung sonstiger Arbeitszeitmodelle** (BAG AP Nr. 33 zu § 87 BetrVG 1972; vgl. auch PIEPER in PK-BAT, § 15 Rz. 53; ebenso LORENZEN/SCHMITT/ETZEL/GERHOLD/SCHLATMANN, BPersVG, § 75 Rz. 118), mitbestimmungspflichtig, allerdings nur im Rahmen der tariflichen Vorgaben (vgl. ERFK/HANAU/KANIA § 87 BetrVG Rz. 29). Hierzu gehört auch die Einführung und Ausgestaltung von **Arbeitszeitkonten**.

*Gleitende Arbeitszeit*

Auch die **Einführung**, die **Änderung** oder der **Abbau** von Schichtarbeit unterliegt einschließlich der Frage, welche Arbeitnehmer in welcher Schicht arbeiten sollen, der Mitbestimmung. Dies gilt auch für die Frage, ob und unter welchen Voraussetzungen Arbeitnehmer von einer Schicht in eine andere Schicht wechseln sollen (so BAG AP Nr. 20, 34, 35 zu § 87 BetrVG für die Aufstellung von Schichtplänen; vgl. auch LORENZEN/SCHMITT/ETZEL/GERHOLD/SCHLATMANN, BPersVG § 75 Rz. 119a). Wenn die individuelle Schichtfolge der Beschäftigten festgelegt wird, hat der Personalrat ebenfalls mitzubestimmen, da Beginn und Ende der Arbeitszeit tangiert sind (BVerwG PersV 1988, 437). Nach einer Entscheidung des VGH BW soll die Anrechnung von dienstplanmäßig freien Wochenfeiertagen auf die monatliche Sollarbeitszeit sowohl für Angestellte als auch für Arbeiter, die in Kreiskrankenhäusern in Schicht oder in Wechselschicht arbeiten, nicht der Mitbestimmung des Personalrats unterliegen (PersR 1998, 340).

*Schichtarbeit*

Dagegen besteht nach der Rechtsprechung **kein Mitbestimmungsrecht** über die **Dauer** der von den **teilzeitbeschäftigten Arbeitnehmer** geschuldeten **wöchentlichen Arbeitszeit** (BAG AP Nr. 23 zu § 77 BetrVG 1972; bestr.; dagegen besteht ein Mitbestimmungsrecht hinsichtlich der Frage, ob die Teilzeitkräfte zu festen Zeiten oder nach Bedarf eingesetzt werden, BAG AP Nr. 24, 29 zu § 87 BetrVG Arbeitszeit).

> **Hinweis:** Das Mitbestimmungsrecht bei Arbeitszeitfragen greift ein, wenn einem **kollektiven Regelungsbedürfnis** entsprochen wird (BAG AP Nr. 18 zu § 87 BetrVG Arbeitszeit). Dies kann grundsätzlich auch bei individuellen Anordnungen der Fall sein.

Ruhepausen

Das Mitbestimmungsrecht bei **Dauer** und **Lage** der **Pausen** bezieht sich nur auf Ruhepausen, nicht auf Pausen, die als Arbeitszeit gelten (z. B. Lärmpausen oder bei Bildschirmarbeit). Für bezahlte Pausen entfällt ein Mitbestimmungsrecht (GRABENDORFF/ILBERTZ/WINDMAIER, § 75 Rz. 83). Es erstreckt sich auf Vertretungsregelungen während der Pausen (**Beispiel:** Vier Arbeitnehmerinnen vertreten in einer bestimmten Reihenfolge die Telefonistin während der halbstündigen Mittagspause und holen ihre Pause zu einer anderen Zeit nach).

## Vorübergehende Verkürzung oder Verlängerung der betriebsüblichen Arbeitszeit (§ 87 I Nr. 3 BetrVG)

Überstunden, Kurzarbeit

Hier geht es um die **Anordnung** oder **Vereinbarung** von Überstunden und Kurzarbeit; die **Duldung** von Überstunden (Entgegennahme und Bezahlung) steht der Anordnung gleich (BAG DB 1991, 706. 53). Mit der betriebsüblichen Arbeitszeit ist die dienstplanmäßige festgelegte Arbeitszeit gemeint, die jeweils vom einzelnen Arbeitnehmer (nach Arbeitsvertrag) geschuldet wird.

Auswahl der Arbeitnehmer

Der Betriebsrat hat ein Mitbestimmungsrecht sowohl beim „Ob" als auch beim **Umfang** der zu leistenden Überstunden und der **Auswahl** der Arbeitnehmer (vgl. FITTING/KAISER/HEITHER/ENGELS, BetrVG, 20. Auflage, § 87 Rz. 139). Dies gilt auch bei der zusätzlichen Anordnung von Arbeitsstunden von Teilzeitkräften (BAG AP Nr. 68 zu § 87 BetrVG 1972 Arbeitszeit). Eine Betriebsvereinbarung soll zugleich Rechtsgrundlage für die Anordnung gegenüber den Arbeitnehmern sein. Dies gilt trotz der Regelung in § 17 BAT auch in Krankenhäusern (vgl. BAG v. 4. 12. 1990 – 1 ABR 3/90 – n. v.).

Ein **kollektiver Bezug** kann nach der Rechtsprechung schon dann vorliegen, wenn auch nur ein Arbeitnehmer Überstunden leistet; Voraussetzung ist, dass auch ein anderer Arbeitnehmer an seiner Stelle in Frage gekommen wäre (BAG DB 1986, 2391).

**Kein Mitbestimmungsrecht** besteht beim **Abbau von Überstunden** (BAG AP Nr. 1 zur § 87 BetrVG 1972 Arbeitszeit) oder bei der **Rückkehr** von der Kurzarbeit **zur Normalarbeitszeit**.

Das **BPersVG** erwähnt die Anordnung von Mehrarbeit, Überstunden oder Kurzarbeit nicht (anders z. B. § 86 I Nr. 1 HmbPersVG; § 67 Nr. 7, 8 Nds.PersVG). Ob dennoch ein Mitbestimmungsrecht der Personalvertretung besteht, ist streitig (vgl. ALTVATER u. a., a. a. O., § 75 Rz. 39 m. w. N.). Nach Auffassung des BVerwG hat der Personalrat nicht darüber mitzubestimmen, ob Überstunden (§ 17 BAT) angeordnet werden, sondern das Mitbestimmungsrecht beschränkt sich auf die Festlegung der Tage und Tageszeiten, zu denen vom Dienststellenleiter angeordnete Überstunden geleistet werden sollen (20. 7. 1984, BVerwGE 70, 1; a. A. ALTVATER u. a., a. a. O., § 75 Rz. 39). Ebenfalls der Mitbestimmung entzogen ist die Verteilung der Überstunden auf die Beschäftigten (so LORENZEN/SCHMITT/ETZEL/GEROLD/SCHLATMANN, BPersVG § 75 Rz. 115a).

# Aufstellung allgemeiner Urlaubsgrundsätze und des Urlaubsplanes sowie die Festsetzung der zeitlichen Lage des Urlaubs für einzelne Arbeitnehmer, wenn zwischen dem Arbeitgeber und den beteiligten Arbeitnehmern kein Einverständnis erzielt wird (§ 87 I Nr. 5 BetrVG, § 75 III Nr. 3 BPersVG)

Dass ein Urlaubsplan aufgestellt werden muss, ergibt sich bereits aus den Mitbestimmungsrechten der Betriebs- und Personalräte sowie den tariflichen Regelungen oder Betriebs- und Dienstvereinbarungen.

Diese Bestimmung geht von folgendem Modell aus: Arbeitgeber und Betriebsrat stellen **allgemeine Urlaubsgrundsätze**, d. h. Richtlinien für die Urlaubserteilung, auf. Beispielsweise wird festgelegt, dass Arbeitnehmer mit schulpflichtigen Kindern vorzugsweise in den Ferien in Urlaub gehen dürfen und dass der Urlaub auf günstige und weniger günstige Monate aufzuteilen ist oder dass Betriebsferien stattfinden. Was für den Erholungsurlaub gilt, gilt auch für Sonderurlaub (z. B. für ausländische Arbeitnehmer) und für den Schwerbehindertenurlaub.

Die Arbeitnehmer tragen ihre Urlaubswünsche entsprechend den Richtlinien jährlich in die **Urlaubsliste** ein.

Überschneiden sich die Wünsche mehrerer Arbeitnehmer, wollen also z. B. mehrere Mütter mit schulpflichtigen Kindern während der Schulferien in Urlaub gehen und ist das aus betrieblichen Gründen nicht möglich, dann entscheiden Arbeitgeber und Betriebsrat in der Einigungsstelle unter Leitung eines neutralen Vorsitzenden.

*Urlaubsgrundsätze*

## 8.10 Muster einer Dienst-Betriebsvereinbarung

Zwischen dem Allgemeinen Krankenhaus _____
und
dem Personalrat des Allgemeinen Krankenhauses _____
wird auf Grundlage des § 77 Betriebsverfassungsgesetz folgende Dienst-
Betriebsvereinbarung geschlossen:

### Präambel

Die Parteien dieser Vereinbarung sind sich darüber einig, die Regelungen
des Arbeitszeitgesetzes und der **Richtlinie 93/104/EG des Rates vom
23. November 1993 über bestimmte Aspekte der Arbeitszeitgestaltung**
und das **Urteil des Europäischen Gerichtshofs vom 3. 10. 2000** im Interesse des Arbeits- und Gesundheitsschutzes der Beschäftigten auf die Belange des Unternehmens umzusetzen. Sie sind übereingekommen, dass
aufgrund der sich rasch wandelnden Anforderungen an die Beschäftigten
und der damit verbundenen Bedürfnisse nach mehr Zeitsouveränität als
wesentliches Element der Arbeitszufriedenheit die Möglichkeit einer
weiteren Arbeitszeitflexibilisierung ausgelotet werden soll.
Es besteht Einigkeit darüber, spätestens 3 Monate nach Inkrafttreten
dieser Betriebsvereinbarung eine gemeinsame Auswertung vorzunehmen, diese Auswertung soll zur Dienstplanverlässlichkeit beitragen.
Es soll eine konsensfähige Vereinbarung zur weiteren Arbeitszeitflexibilisierung vorgelegt werden.
Die rechtlichen Grundlagen für diese Betriebsvereinbarung ergeben sich
aus dem Tarifvertrag sowie den gesetzlichen Bestimmungen.

### § 1 Geltungsbereich

1. Diese Vereinbarung regelt die Arbeitszeit und die Ruhepausen sowie
die Verteilung der Arbeitszeit auf die einzelnen Wochentage für die Mitarbeiterinnen und Mitarbeiter des Krankenhauses. Es soll eine flexible
Gestaltung der Arbeitszeiten erreicht werden.

### § 2 Arbeitsform

1. Als Arbeitsform wird der Schichtdienst bzw. Wechselschichtdienst
   festgelegt.
2. **Schichtdienst** ist die Arbeitsform nach einem Dienstplan, der einen
   regelmäßigen Wechsel der täglichen Arbeitszeit in Zeitabschnitten
   von längstens einem Monat vorsieht.
3. **Wechselschichtdienst** ist die Arbeitsform nach einem Schichtplan, der
   einen regelmäßigen Wechsel in Wechselschichten vorsieht, bei denen
   durchschnittlich spätestens nach Ablauf eines Monats Nachtdienst
   geleistet wird.

### § 3 Arbeitszeit

1. Für die Berechnung der durchschnittlichen regelmäßigen wöchentlichen Arbeitszeit wird ein Zeitraum von acht Wochen zugrunde ge-

legt. Daraus wird die Sollarbeitszeit errechnet. 8 Wochen x 38,5 Arbeitsstunden = 308 Stunden.

2. Der **Bereitschaftsdienst** wird als Arbeitszeit im Sinne der Richtlinie 93/104/EG des Rates vom 23. November 1993 über bestimmte Aspekte der Arbeitszeitgestaltung und dem **Urteil des Europäischen Gerichtshofs vom 3. 10. 2000** bewertet und bei der Planung berücksichtigt.

3. Die Festsetzung von **Beginn und Ende der Arbeitszeit** sowie die Festlegung der **Ruhepausen** unterliegt der Mitbestimmung des Betriebsrates. Es gelten die in der Anlage A benannten Arbeitszeiten, Veränderungen sind dem Betriebsrat rechtzeitig zur Abstimmung vorzulegen.

4. Überstunden sind nur in **dringenden** Fällen anzuordnen und **gleichmäßig** auf alle Mitarbeiter zu verteilen. Überstunden sind grundsätzlich durch entsprechende Arbeitsbefreiung auszugleichen; die Arbeitsbefreiung ist möglichst bis zum Ende des nächsten Kalendermonats, spätestens bis zum Ende des dritten Kalendermonats nach Ableistung der Überstunden zu erteilen.

5. Das Anlegen von Schutzkleidung ist Arbeitszeit.

## § 4 Arbeitsfreie Tage

1. Jede Mitarbeiterin/ jeder Mitarbeiter hat innerhalb von vier Wochen Anspruch auf acht arbeitsfreie Tage. Innerhalb von vier Wochen müssen zwei Wochenenden arbeitsfrei sein.

2. Im Nachtdienst sind maximal vier Schichten hintereinander zu leisten, im Tagdienst nicht mehr als sechs.

3. Es dürfen in der Woche (Siebentagezeitraum) nicht mehr als 48 Stunden gearbeitet werden, einschließlich Sonn- und Feiertage, sowie Überstunden.

## § 5 Dienstplan

1. Für die Dienstplangestaltung wird ein Acht-Wochen-Zeitraum angewendet. Der Dienstplan ist spätestens acht Wochen vor In-Kraft-Treten den Beschäftigten bekannt zu geben.

2. **Änderungen des Dienstplanes** werden den betroffenen Mitarbeiterinnen und Mitarbeitern unverzüglich mitgeteilt.

3. Es ist unzulässig, Mitarbeiterinnen und Mitarbeiter aus dem **geplanten „Frei"** zu holen.

4. Für jede Station und jeden Funktionsbereich sind durch die Krankenhausleitung realistische **Minimalbesetzungen** zu definieren und den Mitarbeiterinnen und Mitarbeitern bekannt zu geben.

## § 6 Änderung des laufenden Dienstplans

1. Personalausfall ist ein Grund, den laufenden Dienstplan zu ändern. Dabei ist § 7 dieser Dienstvereinbarung (Verfahren bei Personalausfall) zu beachten.

2. Der Dienstplan wird geändert, wenn gesetzliche und tarifliche Ansprüche der Mitarbeiter (z. B. Nachtarbeitsverbot für werdende Müt-

ter oder plötzlicher Tod eines Familienmitgliedes) umgesetzt werden müssen.

3. Störungen des Betriebsablaufes durch übermäßigen Arbeitsanfall (z.B. Unfälle mit großem Anfall von Verletzten und Grippewelle) sind ein **dringender betrieblicher Grund**.

### § 7 Verfahren bei Personalausfall

1. Zunächst wird geprüft, ob eine kurzfristige Dienstplanänderung erforderlich ist. Wenn die **Mindestbesetzung** nicht unterschritten wird, ist dies nicht notwendig.
2. Sodann leisten Mitarbeiter, die länger frei hatten, **Überstunden bzw. Mehrarbeit**. Die Stationsleitung kann dies anordnen, möglichst 24 Stunden vorher. Wenn sich Mitarbeiter weigern oder dies in einzelnen Fällen rechtlich unzulässig ist, muss sofort die Pflegedienstleitung informiert werden.
3. Mitarbeiter **von anderen Stationen** können kurzfristig **aushelfen**, dabei ist das Direktionsrecht zu beachten. Dies darf nur die zuständige Pflegedienstleitung anordnen.
4. Ausnahmsweise kann der Personalausfall mit **Aushilfen** überbrückt werden. Darüber entscheidet die Stationsleitung im Einvernehmen mit der Pflegedienstleitung, falls sie schon über ein entsprechendes Budget verfügt.

### § 8 Ruhepausen

1. Die zeitliche Lage der Ruhepausen ist in den Arbeitsbereichen sehr unterschiedlich. Die zeitliche Dauer richtet sich nach § 4 ArbZG.
2. Die Ruhepausen sind im Voraus festzulegen und im Dienstplan aufzuführen.
3. Zur Einhaltung der Ruhepausen sind geeignete Vertretungsregeln zu treffen.
4. Die Krankenhausleitung stellt geeignete Pausenräume zur Verfügung, die Arbeitsstättenverordnung ist dabei zu beachten.

### § 9 Ruhezeiten

1. Den Beschäftigten steht nach Beendigung ihrer täglichen Arbeitszeit grundsätzlich eine ununterbrochene Ruhezeit von mindestens 11 Stunden zu.
2. Die Ruhezeit nach einem Nachtarbeitsrhythmus beträgt entsprechend der EG-Richtlinie 93/104/ 24 Stunden zuzüglich 11 Stunden, also 35 Stunden.

### § 10 In-Kraft-Treten

Diese Betriebsvereinbarung tritt mit Wirkung vom ................. in Kraft.

## § 11 Nachwirkung

Diese Dienstvereinbarung kann mit einer Frist von drei Monaten zum Ende eines Kalendervierteljahres gekündigt werden.
Sie wirkt bis zum Abschluss einer neuen Betriebsvereinbarung nach.


Für die Krankenhausleitung         Für den Personalrat

## 8.11 Muster einer Betriebsvereinbarung zum Thema „Arbeitszeitkonto"

Zwischen der Geschäftführung Frau Christina Wolf
und
dem Betriebsrat der Sozialstation Eimsbüttel-Nord gGmbH
wird auf Grundlage des § 77 Betriebsverfassungsgesetz folgende Betriebsvereinbarung geschlossen:

### Präambel

Betriebsrat und Geschäftsführung stimmen überein, dass flexible Formen der Arbeitszeitgestaltung notwendig sind, um den veränderten Anforderungen der Pflegekunden an Pflegeleistungen sowie den Organisationsbedürfnissen des Betriebes Rechnung zu tragen und zugleich den Arbeitnehmerinnen und Arbeitnehmern mehr „Zeitsouveränität" zu ermöglichen. Dabei sind die gesetzlichen Bestimmungen zum Arbeits- und Gesundheitsschutz zu berücksichtigen.
Diese Betriebsvereinbarung soll die notwendigen organisatorischen Abläufe regeln, um

- eine fachgerechte Versorgung, Pflege und soziale Hilfe auf hohen Niveau (qualitativ und quantitativ ) für die Pflegekundinnen und -kunden mit dem Ziel, deren Verbleib in der eigenen Häuslichkeit zu ermöglichen, und
- den Einsatz der Beschäftigten nach persönlicher und fachlicher Eignung unter Berücksichtigung der betrieblichen Anforderungen und Verhältnisse sicherzustellen.

Die Notwendigkeit, den ökonomischen Bestand und die Wirtschaftlichkeit der Sozialstation Eimsbüttel gGmbH zu sichern, grenzt dabei die Gestaltungsspielräume ein.

### § 1 Arbeitszeitkonto

Zur Flexibilisierung der Arbeitszeit wird in der Sozialstation Eimsbüttel-Nord durch diese Vereinbarung ein Arbeitszeitkonto für alle Mitarbeiterinnen/Mitarbeiter eingerichtet.

### § 2 Arbeitszeit/Rahmenzeit

1. Die durchschnittliche regelmäßige wöchentliche Arbeitszeit eines Vollzeitbeschäftigten beträgt 38,5 Stunden und wird berechnet für einen Ausgleichszeitraum von **52 Wochen**. Für Mitarbeiter, die arbeitsvertraglich geringere vereinbarte Arbeitszeiten haben, gelten diese.
2. Beginn und Ende der Arbeitszeit richten sich nach den betrieblichen Belangen (Tourenplan der Einsatzleitung) und werden in Absprache mit den Mitarbeitern festgelegt.

3. Es werden die Arbeitszeiten wie folgt flexibel festgelegt:

Frühtour:          6.30 bis 14.00 Uhr
Spättour:         15.30 bis 22.00 Uhr
Nachtdienst:   22.00 bis  6.00 Uhr (im Ausnahmefall).

4. Es werden folgende Arbeitszeitkorridore festgelegt:

Beginn:

| | |
|---|---|
| Von Montag bis Freitag: | 6.30 bis  8.00 Uhr |
| | 15.00 bis 17.30 Uhr |
| Samstag und Sonntag sowie Feiertage: | 6.30 bis  8.00 Uhr |
| | 15.00 bis 17.30 Uhr |

Ende:

| | |
|---|---|
| Von Montag bis Freitag: | 11.00 bis 14.00 Uhr |
| | 20.00 bis 22.00 Uhr |
| Samstag und Sonntag sowie Feiertage: | 12.30 bis 14.30 Uhr |
| | 19.00 bis 23.00 Uhr |

## § 3  Rufbereitschaft

1. Für alle examinierten Pflegefachkräfte wird  die Teilnahme an der Rufbereitschaft vereinbart.
2. Die Rufbereitschaft findet nur am Wochenende und an Feiertagen statt, die Zeit der Rufbereitschaft wird von 7.00 bis 8.00 Uhr und von 13.00 bis 14.00 Uhr festgelegt.
3. Es handelt sich um einen „Stand-by-Dienst".

## § 4  Wochenenddienste

1. Die Beschäftigten sollen nicht häufiger als jedes zweites Wochenende zum Wochenenddienst oder zur Rufbereitschaft eingesetzt werden.
2. Die Wochenendarbeit ist auf alle Beschäftigten der jeweiligen Pflegegruppe gleichmäßig zu verteilen, wobei die erforderliche Qualifikation zu berücksichtigen ist.
3. Dienstplanmäßige Arbeit an Wochenenden ist innerhalb der Folgewoche durch entsprechende Freizeit auszugleichen.
4. Bei Vorliegen dringender betrieblicher Gründe hat der Ausgleich spätestens innerhalb von vier Wochen nach dem geleisteten Wochenende zu erfolgen.
5. Der Ausgleich wird im Dienstplan gekennzeichnet.

## § 5  Feiertagsdienste

Feiertage sind Werktage, die gesetzlich oder aufgrund gesetzlicher Vorschriften durch behördliche Anordnung zu gesetzlichen Feiertagen erklärt sind und für die Arbeitsruhe angeordnet ist.

Feiertage, die auf einen Samstag fallen, werden wie Wochenendarbeit behandelt.

Für Feiertagsarbeit gelten die Regelungen für Wochenendarbeit sinngemäß mit folgenden Abweichungen:

- Die Beschäftigten werden im Kalenderjahr an nicht mehr als der Hälfte der Wochenfeiertage eingesetzt, soweit es die betrieblichen Verhältnisse zulassen.
- Von den zusammenhängenden Feiertagen im Kalenderjahr werden die Beschäftigten an Ostern (einschließlich Karfreitag) oder Pfingsten (einschließlich Himmelfahrt) und an Weihnachten oder Silvester/ Neujahr zum Dienst eingeteilt.
- Es besteht die Möglichkeit, die Arbeitsbefreiung bis zu acht Wochen vor dem Feiertag schriftlich bei der Einsatzleitung zu beantragen.

Bei dienstplanmäßiger Arbeit an gesetzlichen Feiertagen gelten die Regelungen für den Freizeitausgleich wie am Wochenende.

### § 6 Arbeits- und Gesundheitsschutz

1. Die Kalenderwoche soll mindestens (einen vollen freien Tag und soll mindestens) zwei zusammenhänge freie Tage enthalten.
2. Die Höchstarbeitszeit pro Kalenderwoche beträgt 48 Wochenstunden.
3. Zwischen zwei Arbeitstagen muss mindestens eine ununterbrochene Ruhezeit von zehn Stunden liegen.
4. Ruhepausen richten sich nach § 4 ArbZG und werden im Voraus festgelegt.

### § 7 Teilzeitbeschäftigte

Für Teilzeitbeschäftigte gelten die vorstehenden Regelungen entsprechend dem Verhältnis der individuell vereinbarten wöchentlichen Arbeitszeit zur regelmäßigen tariflichen Wochenarbeitszeit.

### § 8 Direktionsrecht

1. Die Beschäftigten sind nach Maßgabe der folgenden Vorschriften berechtigt, die Lage ihrer Arbeitszeit innerhalb der Rahmenzeit selbst zu bestimmen. Sie haben hierbei – auch hinsichtlich der Pausen – die tariflichen Vorschriften und diejenigen des Arbeitszeitgesetzes einzuhalten und im Einvernehmen mit Vorgesetzten und Arbeitskollegen die betrieblichen Interessen zu wahren.
2. Der Arbeitgeber ist berechtigt, eine von Absatz 1 Satz 2 abweichende Arbeitszeitfestlegung in Absprache mit dem Betriebsrat zu treffen, wenn betriebliche Gründe dies erfordern.

### § 9 Bezahlte Freistellung

1. Ist der Beschäftigte urlaubs- bzw. krankheitsbedingt oder aus sonstigen Gründen ganztägig unter Fortzahlung der Bezüge freizustellen, ist eine arbeitstägliche Arbeitszeit die arbeitsvertraglich geschuldet

oder dienstplanmäßig festgesetzten Arbeitsstunden dem Arbeitszeitkonto gutzuschreiben.

## § 10 Überstunden-Zeitzuschläge

1. Die vom Beschäftigten für das Kalenderjahr selbst bestimmte Arbeitszeit (§ 2 Abs. 1) gilt als dienstplanmäßige Arbeitszeit im tariflichen Sinne. Eine hiervon abweichende Arbeitszeitgestaltung des Betriebes (§ 2 Abs. 2) ist demzufolge als „Überstunde" im tariflichen Sinne anzusehen.
2. Der Beschäftigte hat seine Arbeitszeit nach Möglichkeit so zu verteilen, dass Arbeiten zu ungünstigen Zeiten, die Zeitzuschläge auslösen, vermieden werden.

## § 11 Guthaben/Zeitschuld

1. Auf dem Arbeitszeitkonto darf höchstens eine Zeitschuld von 40 Stunden geführt werden.
2. Das höchstzulässige Zeitguthaben beträgt 160 Stunden. Der Abbau von Zeitguthaben richtet sich nach dem Wünschen der Arbeitnehmerinnen und Arbeitnehmer. Es sind dabei die betrieblichen Belange zu berücksichtigen. Der Antrag kann abgelehnt werden, wenn dringende betriebliche Gründe entgegenstehen.
3. Bei kurzfristigem Widerruf eines bereits genehmigten Zeitausgleichs werden dem Konto zehn Prozent des widerrufenen Zeitausgleichs gutgeschrieben.
4. Für die Dauer des Zeitausgleichs wird die Vergütung gezahlt.

## § 12 Beendigung und Ruhen des Arbeitsverhältnisses

1. Bei Beendigung des Arbeitsverhältnisses ist das Zeitguthaben vorher auszugleichen.
2. Ist dies aus betrieblichen oder persönlichen Gründen des Arbeitnehmers nicht möglich, wird das Guthaben ausgezahlt. Dies gilt auch für die Anspruchsberechtigten im Sinne des Gesetzes (BGB).
3. Ruht das Arbeitsverhältnis, bleibt das Zeitguthaben erhalten.

## § 13 Steuerung über Ampelkonto

1. **Grüner Bereich (ca. +/- 20 Stunden):** Im Rahmen dieses festgelegten Stundenkontingentes disponiert der Mitarbeiter eigenverantwortlich.
2. **Gelber Bereich (ca. +/- 40 Stunden):** Der Mitarbeiter soll die Initiative ergreifen und möglichst bald in den grünen Bereich zurückkehren, die Führungskraft schaltet sich nur bei Notwendigkeit ein.
3. **Roter Bereich (über + 80 Stunden):** Dieser Bereich darf nur vorübergehend und mit Genehmigung der Führungskraft genutzt werden. Er muss schnellstmöglich wieder verlassen werden.

### § 14 In-Kraft-Treten/Kündigung

1. Diese Betriebsvereinbarung tritt am 1. April 2002 in Kraft.
2. Sie kann mit einer Frist von sechs Wochen zum Quartalsende gekündigt werden.
3. Sie gilt solange, bis sie durch eine neue ersetzt wird.


Geschäftsführerin                                        Für den Betriebsrat

# Anhang

## EG-Richtlinie zur Arbeitszeitgestaltung vom 23. November 1993

Amtsblatt Nr. L 307 vom 13/12/1993 S. 0018 – 0024

**Nachfolgende Änderungen:**
Geändert durch 300L0034 (ABl. L 195 01.08.2000 S. 41)

**Text:**

RICHTLINIE 93/104/EG DES RATES vom 23. November 1993 über bestimmte Aspekte der Arbeitszeitgestaltung

DER RAT DER EUROPÄISCHEN UNION –
gestützt auf den Vertrag zur Gründung der Europäischen Gemeinschaft, insbesondere auf Artikel 118a,
auf Vorschlag der Kommission (1),
in Zusammenarbeit mit dem Europäischen Parlament (2),
nach Stellungnahme des Wirtschafts- und Sozialausschusses (3),
in Erwägung nachstehender Gründe:
Nach Artikel 118a des Vertrages legt der Rat durch Richtlinien Mindestvorschriften fest, die die Verbesserung insbesondere der Arbeitsumwelt fördern, um die Sicherheit und die Gesundheit der Arbeitnehmer verstärkt zu schützen.
Nach demselben Artikel sollen diese Richtlinien keine verwaltungsmäßigen, finanziellen oder rechtlichen Auflagen vorschreiben, die der Gründung und Entwicklung von Klein- und Mittelbetrieben entgegenstehen.
Die Bestimmungen der Richtlinie 89/391/EWG des Rates vom 12. Juni 1989 über die Durchführung von Maßnahmen zur Verbesserung der Sicherheit und des Gesundheitsschutzes der Arbeitnehmer bei der Arbeit (4) sind auf die durch die vorliegende Richtlinie geregelte Materie – unbeschadet der darin enthaltenen strengeren und/oder spezifischen Vorschriften – in vollem Umfang anwendbar.
In der Gemeinschaftscharta der sozialen Grundrechte der Arbeitnehmer, die von den Staats- und Regierungschefs von elf Mitgliedstaaten auf der Tagung des Europäischen Rates von Straßburg am 9. Dezember 1989 verabschiedet wurde, heißt es unter Punkt 7 Absatz 1 und Punkt 8 sowie Punkt 19 Absatz 1 wie folgt:
„7. Die Verwirklichung des Binnenmarktes muss zu einer Verbesserung der Lebens- und Arbeitsbedingungen der Arbeitnehmer in der Europäischen Gemeinschaft führen. Dieser Prozeß erfolgt durch eine Anglei-

chung dieser Bedingungen auf dem Wege des Fortschritts und betrifft namentlich die Arbeitszeit und die Arbeitszeitgestaltung sowie andere Arbeitsformen als das unbefristete Arbeitsverhältnis, wie das befristete Arbeitsverhältnis, Teilzeitarbeit, Leiharbeit und Saisonarbeit.

8. Jeder Arbeitnehmer der Europäischen Gemeinschaft hat Anspruch auf die wöchentliche Ruhezeit und auf einen bezahlten Jahresurlaub, deren Dauer gemäß den einzelstaatlichen Gepflogenheiten auf dem Wege des Fortschritts in den einzelnen Staaten einander anzunähern ist.

19. Jeder Arbeitnehmer muß in seiner Arbeitsumwelt zufrieden stellende Bedingungen für Gesundheitsschutz und Sicherheit vorfinden. Es sind geeignete Maßnahmen zu ergreifen, um die Harmonisierung der auf diesem Gebiet bestehenden Bedingungen auf dem Wege des Fortschritts weiterzuführen."

Die Verbesserung von Sicherheit, Arbeitshygiene und Gesundheitsschutz der Arbeitnehmer bei der Arbeit stellen Zielsetzungen dar, die keinen rein wirtschaftlichen Überlegungen untergeordnet werden dürfen.

Die vorliegende Richtlinie stellt einen konkreten Beitrag zur Ausgestaltung der sozialen Dimension des Binnenmarktes dar.

Mit dem Erlaß von Mindestvorschriften für die Arbeitszeitgestaltung können die Arbeitsbedingungen der Arbeitnehmer in der Gemeinschaft verbessert werden.

Um die Sicherheit und Gesundheit der Arbeitnehmer in der Gemeinschaft zu gewährleisten, müssen ihnen Mindestruhezeiten – je Tag, Woche und Jahr – sowie angemessene Ruhepausen zugestanden werden; in diesem Zusammenhang muß auch eine wöchentliche Höchstarbeitszeit festgelegt werden.

Hinsichtlich der Arbeitszeitgestaltung ist den Grundsätzen der Internationalen Arbeitsorganisation Rechnung zu tragen; dies betrifft auch die für Nachtarbeit geltenden Grundsätze.

Bei der wöchentlichen Ruhezeit muß der Unterschiedlichkeit der kulturellen, ethnischen, religiösen und anderen Faktoren in den Mitgliedstaaten hinreichend Rechnung getragen werden. Insbesondere fällt es in den Zuständigkeitsbereich eines jeden Mitgliedstaats, letztlich darüber zu befinden, ob und in welchem Maße der Sonntag in die wöchentliche Ruhezeit einzubeziehen ist.

Untersuchungen zeigen, daß der menschliche Organismus während der Nacht besonders empfindlich auf Umweltstörungen und auf bestimmte belastende Formen der Arbeitsorganisation reagiert und daß lange Nachtarbeitszeiträume für die Gesundheit der Arbeitnehmer nachteilig sind und ihre Sicherheit bei der Arbeit beeinträchtigen können.

Infolgedessen ist die Dauer der Nachtarbeit, auch in bezug auf die Mehrarbeit, einzuschränken und vorzusehen, daß der Arbeitgeber im Falle regelmäßiger Inanspruchnahme von Nachtarbeiten die zuständigen Behörden auf Ersuchen davon in Kenntnis setzt.

Nachtarbeiter haben vor Aufnahme der Arbeit – und danach regelmäßig – Anspruch auf eine unentgeltliche Untersuchung ihres Gesundheitszustandes und müssen, wenn sie gesundheitliche Schwierigkeiten haben, soweit jeweils möglich auf eine für sie geeignete Arbeitsstelle mit Tagarbeit versetzt werden.

In Anbetracht der besonderen Lage von Nacht- und Schichtarbeitern müssen deren Sicherheit und Gesundheit in einem Maße geschützt werden, das der Art ihrer Arbeit entspricht, und die Schutz- und Vorsorgeleistungen oder -mittel müssen effizient organisiert und eingesetzt werden.

Die Arbeitsbedingungen können die Sicherheit und Gesundheit der Arbeitnehmer beeinträchtigen. Die Gestaltung der Arbeit nach einem bestimmten Rhythmus muß dem allgemeinen Grundsatz Rechnung tragen, daß die Arbeitsgestaltung dem Menschen angepaßt sein muß.

In bestimmten Sektoren, die nicht in den Anwendungsbereich dieser Richtlinie fallen, kann es aufgrund der besonderen Art der Arbeit erforderlich sein, getrennte Maßnahmen hinsichtlich der Arbeitszeitgestaltung zu treffen.

In Anbetracht der Fragen, die sich aufgrund der Arbeitszeitgestaltung im Unternehmen stellen können, ist eine gewisse Flexibilität bei der Anwendung einzelner Bestimmungen dieser Richtlinie vorzusehen, wobei jedoch die Grundsätze des Schutzes der Sicherheit und der Gesundheit der Arbeitnehmer zu beachten sind.

Je nach Lage des Falles sollten die Mitgliedstaaten oder die Sozialpartner die Möglichkeit haben, von einzelnen Bestimmungen dieser Richtlinie abzuweichen. Im Falle einer Abweichung müssen jedoch den betroffenen Arbeitnehmern in der Regel gleichwertige Ausgleichsruhezeiten gewährt werden –

HAT FOLGENDE RICHTLINIE ERLASSEN:

## ABSCHNITT I
## ANWENDUNGSBEREICH UND BEGRIFFSBESTIMMUNGEN

### Artikel 1
### Gegenstand und Anwendungsbereich

(1) Diese Richtlinie enthält Mindestvorschriften für Sicherheit und Gesundheitsschutz bei der Arbeitszeitgestaltung.

(2) Gegenstand dieser Richtlinie sind

   a) die täglichen und wöchentlichen Mindestruhezeiten, der Mindestjahresurlaub, die Ruhepausen, und die wöchentliche Höchstarbeitszeit sowie

   b) bestimmte Aspekte der Nacht- und der Schichtarbeit sowie des Arbeitsrhythmus.

(3) Diese Richtlinie findet unbeschadet des Artikels 17 Anwendung auf alle privaten oder öffentlichen Tätigkeitsbereiche im Sinne des Artikels 2 der Richtlinie 89/391/EWG, mit Ausnahme des Straßen-, Luft-, See- und Schienenverkehrs, der Binnenschiffahrt, der Seefischerei, anderer Tätigkeiten auf See sowie der Tätigkeiten der Ärzte in der Ausbildung.

(4) Die Bestimmungen der Richtlinie 89/391/EWG finden unbeschadet strengerer und/oder spezifischer Vorschriften in der vorliegenden Richtlinie auf die in Absatz 2 genannten Bereiche voll Anwendung.

### Artikel 2
### Begriffsbestimmungen

Im Sinne dieser Richtlinie sind:

1. *Arbeitszeit:* jede Zeitspanne, während der ein Arbeitnehmer gemäß den einzelstaatlichen Rechtsvorschriften und/oder Gepflogenheiten

arbeitet, dem Arbeitgeber zur Verfügung steht und seine Tätigkeit ausübt oder Aufgaben wahrnimmt;

2. *Ruhezeit:* jede Zeitspanne außerhalb der Arbeitszeit;

3. *Nachtzeit:* jede, in den einzelstaatlichen Rechtsvorschriften festgelegte Zeitspanne von mindestens sieben Stunden, welche auf jeden Fall die Zeitspanne zwischen 24 Uhr und 5 Uhr umfaßt;

4. *Nachtarbeiter:*
   a) einerseits: jeder Arbeitnehmer, der während der Nachtzeit normalerweise mindestens drei Stunden seiner täglichen Arbeitszeit verrichtet;
   b) andererseits: jeder Arbeitnehmer, der während der Nachtzeit gegebenenfalls einen bestimmten Teil seiner jährlichen Arbeitszeit verrichtet, der nach Wahl des jeweiligen Mitgliedstaats festgelegt wird:
      i) nach Anhörung der Sozialpartner in den einzelstaatlichen Rechtsvorschriften oder
      ii) in Tarifverträgen oder Vereinbarungen zwischen den Sozialpartnern auf nationaler oder regionaler Ebene;

5. *Schichtarbeit:* jede Form der Arbeitsgestaltung kontinuierlicher oder nicht kontinuierlicher Art mit Belegschaften, bei der Arbeitnehmer nach einem bestimmten Zeitplan, auch im Rotationsturnus, sukzessive an den gleichen Arbeitsstellen eingesetzt werden, so daß sie ihre Arbeit innerhalb eines Tages oder Wochen umfassenden Zeitraums zu unterschiedlichen Zeiten verrichten müssen;

6. *Schichtarbeiter:* jeder in einem Schichtarbeitsplan eingesetzte Arbeitnehmer.

## ABSCHNITT II
## MINDESTRUHEZEITEN – SONSTIGE ASPEKTE DER ARBEITSZEITGESTALTUNG

### Artikel 3
### Tägliche Ruhezeit
Die Mitgliedstaaten treffen die erforderlichen Maßnahmen, damit jedem Arbeitnehmer pro 24-Stunden-Zeitraum eine Mindestruhezeit von elf zusammenhängenden Stunden gewährt wird.

### Artikel 4
### Ruhepause
Die Mitgliedstaaten treffen die erforderlichen Maßnahmen, damit jedem Arbeitnehmer bei einer täglichen Arbeitszeit von mehr als sechs Stunden eine Ruhepause gewährt wird; die Einzelheiten, insbesondere Dauer und Voraussetzung für die Gewährung dieser Ruhepause, werden in Tarifverträgen oder Vereinbarungen zwischen den Sozialpartnern oder in Ermangelung solcher Übereinkünfte in den innerstaatlichen Rechtsvorschriften festgelegt.

### Artikel 5
### Wöchentliche Ruhezeit
Die Mitgliedstaaten treffen die erforderlichen Maßnahmen, damit jedem Arbeitnehmer pro Siebentageszeitraum eine kontinuierliche Mindestruhezeit von 24 Stunden zuzüglich der täglichen Ruhezeit von elf Stunden gemäß Artikel 3 gewährt wird.

Die Mindestruhezeit gemäß Absatz 1 schließt grundsätzlich den Sonntag ein. Wenn objektive, technische der arbeitsorganisatorische Umstände dies rechtfertigen, kann eine Mindestruhezeit von 24 Stunden gewählt werden.

## Artikel 6
### Wöchentliche Höchstarbeitszeit
Die Mitgliedstaaten treffen die erforderlichen Maßnahmen, damit nach Maßgabe der Erfordernisse der Sicherheit und des Gesundheitsschutzes der Arbeitnehmer:

1. die wöchentliche Arbeitszeit durch innerstaatliche Rechts- und Verwaltungsvorschriften oder in Tarifverträgen oder Vereinbarungen zwischen den Sozialpartnern festgelegt wird;
2. die durchschnittliche Arbeitszeit pro Siebentageszeitraum 48 Stunden einschließlich der Überstunden nicht überschreitet.

## Artikel 7
### Jahresurlaub
(1) Die Mitgliedstaaten treffen die erforderlichen Maßnahmen, damit jeder Arbeitnehmer einen bezahlten Mindestjahresurlaub von vier Wochen nach Maßgabe der Bedingungen für die Inanspruchnahme und die Gewährung erhält, die in den einzelstaatlichen Rechtsvorschriften und/oder nach den einzelstaatlichen Gepflogenheiten vorgesehen sind.

(2) Der bezahlte Mindestjahresurlaub darf außer bei Beendigung des Arbeitsverhältnisses nicht durch eine finanzielle Vergütung ersetzt werden.

## ABSCHNITT III
## NACHTARBEIT – SCHICHTARBEIT – ARBEITSRHYTHMUS

## Artikel 8
### Dafür der Nachtarbeit
Die Mitgliedstaaten treffen die erforderlichen Maßnahmen, damit:

1. die normale Arbeitszeit für Nachtarbeiter im Durchschnitt acht Stunden pro 24-Stunden-Zeitraum nicht überschreitet.
2. Nachtarbeiter, deren Arbeit mit besonderen Gefahren oder einer erheblichen körperlichen oder geistigen Anspannung verbunden ist, in einem 24-Stunden-Zeitraum, während dem sie Nachtarbeit verrichten, nicht mehr als acht Stunden arbeiten.

Zum Zwecke dieser Nummer wird im Rahmen von einzelstaatlichen Rechtsvorschriften und/oder Gepflogenheiten oder von Tarifverträgen oder Vereinbarungen zwischen den Sozialpartnern festgelegt, welche Arbeit unter Berücksichtigung der Auswirkungen der Nachtarbeit und der ihr eigenen Risiken mit besonderen Gefahren oder einer erheblichen körperlichen und geistigen Anspannung verbunden ist.

## Artikel 9
### Untersuchung des Gesundheitszustands von Nachtarbeitern und Versetzung auf Arbeitsstellen mit Tagarbeit
(1) Die Mitgliedstaaten treffen die erforderlichen Maßnahmen, damit:
   a) der Gesundheitszustand der Nachtarbeit vor Aufnahme der Arbeit und danach regelmäßig unentgeltlich untersucht wird;
   b) Nachtarbeiter mit gesundheitlichen Schwierigkeiten, die nachweislich damit verbunden sind, daß sie Nachtarbeit leisten, so-

weit jeweils möglich auf eine Arbeitsstelle mit Tagarbeit versetzt werden, für die sie geeignet sind.

(2) Die unentgeltliche Untersuchung des Gesundheitszustandes gemäß Absatz 1 Buchstabe a) unterliegt der ärztlichen Schweigepflicht.

(3) Die unentgeltliche Untersuchung des Gesundheitszustandes gemäß Absatz 1 Buchstabe a) kann im Rahmen des öffentlichen Gesundheitswesens durchgeführt werden.

### Artikel 10
### Garantien für Arbeit während der Nachtzeit

Die Mitgliedstaaten können die Arbeit bestimmter Gruppen von Nachtarbeitern, die im Zusammenhang mit der Arbeit während der Nachtzeit einem Sicherheits- oder Gesundheitsrisiko ausgesetzt sind, nach Maßgabe der einzelstaatlichen Rechtsvorschriften und/oder Gepflogenheiten von bestimmten Garantien abhängig machen.

### Artikel 11
### Unterrichtung bei regelmäßiger Inanspruchnahme von Nachtarbeitern

Die Mitgliedstaaten treffen die erforderlichen Maßnahmen, damit der Arbeitgeber bei regelmäßiger Inanspruchnahme von Nachtarbeitern die zuständigen Behörden auf Ersuchen davon in Kenntnis setzt.

### Artikel 12
### Sicherheits- und Gesundheitsschutz

Die Mitgliedstaaten treffen die erforderlichen Maßnahmen, damit:
1. Nacht- und Schichtarbeitern hinsichtlich Sicherheit und Gesundheit in einem Maße Schutz zuteil wird, das der Art ihrer Arbeit Rechnung trägt;
2. die zur Sicherheit und zum Schutz der Gesundheit von Nacht- und Schichtarbeitern gebotenen Schutz- und Vorsorgeleistungen oder -mittel denen für die übrigen Arbeitnehmer entsprechen und jederzeit vorhanden sind.

### Artikel 13
### Arbeitsrhythmus

Die Mitgliedstaaten treffen die erforderlichen Maßnahmen, damit ein Arbeitgeber, der beabsichtigt, die Arbeit nach einem bestimmten Rhythmus zu gestalten, dem allgemeinen Grundsatz Rechnung trägt, daß die Arbeitsgestaltung dem Menschen angepaßt sein muß, insbesondere im Hinblick auf die Verringerung der eintönigen Arbeit und des maschinenbestimmten Arbeitsrhythmus, nach Maßgabe der Art der Tätigkeit und der Erfordernisse der Sicherheit und des Gesundheitsschutzes, insbesondere was die Pausen während der Arbeitszeit betrifft.

## ABSCHNITT IV
## SONSTIGE BESTIMMUNGEN

### Artikel 14
### Spezifischere Gemeinschaftsvorschriften

Die Bestimmungen dieser Richtlinie gelten nicht, soweit andere Gemeinschaftsinstrumente spezifischere Vorschriften für bestimmte Beschäftigungen oder berufliche Tätigkeiten enthalten.

## Artikel 15
### Günstigere Vorschriften

Das Recht der Mitgliedstaaten, für die Sicherheit und den Gesundheitsschutz der Arbeitnehmer günstigere Rechts- und Verwaltungsvorschriften anzuwenden oder zu erlassen oder die Anwendung von für die Sicherheit und den Gesundheitsschutz der Arbeitnehmer günstigeren Tarifverträgen oder Vereinbarungen zwischen den Sozialpartnern zu fördern oder zu gestatten, bleibt unberührt.

## Artikel 16
### Bezugszeiträume

Die Mitgliedstaaten können für die Anwendung der folgenden Artikel einen Bezugszeitraum vorsehen, und zwar
1. für Artikel 5 (wöchentliche Ruhezeit) einen Bezugszeitraum bis zu 14 Tagen;
2. für Artikel 6 (wöchentliche Höchstarbeitszeit) einen Bezugszeitraum bis zu vier Monaten.

Die nach Artikel 7 gewährten Zeiten des bezahlten Jahresurlaubs sowie die Krankheitszeiten bleiben bei der Berechnung des Durchschnitts unberücksichtigt oder sind neutral;
3. für Artikel 8 (Dafür der Nachtarbeit) einen Bezugszeitraum, der nach Anhörung der Sozialpartner oder in Tarifverträgen oder Vereinbarungen zwischen den Sozialpartnern auf nationaler oder regionaler Ebene festgelegt wird.

Fällt die aufgrund von Artikel 5 verlangte wöchentliche Mindestruhezeit von 24 Stunden in den Bezugszeitraum, so bleibt sie bei der Berechnung des Durchschnitts unberücksichtigt.

## Artikel 17
### Abweichungen

(1) Unter Beachtung der allgemeinen Grundsätze des Schutzes der Sicherheit und der Gesundheit der Arbeitnehmer können die Mitgliedstaaten von den Artikeln 3, 4, 5, 6, 8 und 16 abweichen, wenn die Arbeitszeit wegen der besonderen Merkmale der ausgeübten Tätigkeit nicht gemessen und/oder nicht im voraus festgelegt wird oder von den Arbeitnehmern selbst festgelegt werden kann, und zwar insbesondere in bezug auf nachstehende Arbeitnehmer:
a) leitende Angestellte oder sonstige Personen mit selbständiger Entscheidungsbefugnis;
b) Arbeitskräfte, die Familienangehörige sind;
c) Arbeitnehmer, die im liturgischen Bereich von Kirchen oder Religionsgemeinschaften beschäftigt sind.

(2) Sofern die betroffenen Arbeitnehmer gleichwertige Ausgleichsruhezeiten oder in Ausnahmefällen, in denen die Gewährung solcher gleichwertigen Ausgleichsruhezeiten aus objektiven Gründen nicht möglich ist, einen angemessenen Schutz erhalten, kann im Wege von Rechts- und Verwaltungsvorschriften oder im Wege von Tarifverträgen oder Vereinbarungen zwischen den Sozialpartnern abgewichen werden:
2.1. von den Artikeln 3, 4, 5, 8 und 16:
a) bei Tätigkeiten, die durch eine Entfernung zwischen dem Arbeitsplatz und dem Wohnsitz des Arbeitnehmers oder durch eine Entfer-

nung zwischen verschiedenen Arbeitsplätzen des Arbeitnehmers gekennzeichnet sind;

b) für den Wach- und Schließdienst sowie die Dienstbereitschaft, die
durch die Notwendigkeit gekennzeichnet sind, den Schutz von Sachen und Personen zu gewährleisten, und zwar insbesondere in bezug
auf Wachpersonal oder Hausmeister oder Wach- und Schließunternehmen;

c) bei Tätigkeiten, die dadurch gekennzeichnet sind, daß die Kontinuität des Dienstes oder der Produktion gewährleistet sein muß, und
zwar insbesondere bei

   i)    Aufnahme-, Behandlungs- und/oder Pflegediensten von Krankenhäusern oder ähnlichen Einrichtungen, Heimen sowie Gefängnissen,

   ii)   Hafen- und Flughafenpersonal,

   iii)  Presse-, Rundfunk-, Fernsehdiensten oder kinematographischer
Produktion, Post oder Telekommunikation, Ambulanz-, Feuer-
wehr- oder Katastrophenschutzdiensten,

   iv)  Gas-, Wasser- oder Stromversorgungsbetrieben, Hausmüllab-
fuhr oder Verbrennungsanlagen,

   v)   Industriezweigen, in denen der Arbeitsprozeß aus technischen
Gründen nicht unterbrochen werden kann,

   vi)  Forschungs- und Entwicklungstätigkeiten,

   vii) landwirtschaftlichen Tätigkeiten;

d) im Falle eins vorhersehbaren übermäßigen Arbeitsanfalls, insbesondere

   i)    in der Landwirtschaft,

   ii)   im Fremdenverkehr,

   iii)  im Postdienst;

2.2.  von den Artikeln 3, 4, 5, 8 und 16:

a) unter den in Artikel 5 Absatz 4 der Richtlinie 89/391/EWG aufgeführten Bedingungen;

b) im Falle eines Unfalls oder der Gefahr eines unmittelbar bevorste-
henden Unfalls;

2.3  von den Artikeln 3 und 5:

a) wenn bei Schichtarbeit der Arbeitnehmer die Gruppe wechselt und
zwischen dem Ende der Arbeit in einer Schichtgruppe und dem Beginn der Arbeit in der nächsten nicht in den Genuß der täglichen
und/oder wöchentlichen Ruhezeit kommen kann;

b) bei Tätigkeiten, bei denen die Arbeitszeiten über den Tag verteilt
sind, insbesondere im Falle von Reinigungspersonal.

(3)  Von den Artikeln 3, 4, 5, 8 und 16 kann abgewichen werden im Wege
von Tarifverträgen oder Vereinbarungen zwischen den Sozialpartnern
auf nationaler oder regionaler Ebene oder, bei zwischen den Sozialpartnern getroffenen Abmachungen, im Wege von Tarifverträgen oder Vereinbarungen zwischen Sozialpartnern auf niedrigerer Ebene.

Mitgliedstaaten, in denen es keine rechtliche Regelung gibt, wonach über
die in dieser Richtlinie geregelten Fragen zwischen den Sozialpartnern
auf nationaler oder regionaler Ebene Tarifverträge oder Vereinbarungen
geschlossen werden können, oder Mitgliedstaaten, in denen es einen entsprechenden rechtlichen Rahmen gibt und innerhalb dessen Grenzen
können im Einklang mit den einzelstaatlichen Rechtsvorschriften

und/oder Gepflogenheiten Abweichungen von den Artikeln 3, 4, 5, 8 und 16 durch Tarifverträge oder Vereinbarungen zwischen den Sozialpartnern auf geeigneter kollektiver Ebene zulassen.

Die Abweichungen gemäß den Unterabsätzen 1 und 2 sind nur unter der Voraussetzung zulässig, daß die betroffenen Arbeitnehmer gleichwertige Ausgleichsruhezeiten oder in Ausnahmefällen, in denen die Gewährung solcher Ausgleichsruhezeiten aus objektiven Gründen nicht möglich ist, einen angemessenen Schutz erhalten.

Die Mitgliedstaaten können Vorschriften vorsehen

- für die Anwendung dieses Absatzes durch die Sozialpartner und
- für die Erstreckung der Bestimmungen von gemäß diesem Absatz geschlossenen Tarifverträgen oder Vereinbarungen auf andere Arbeitnehmer gemäß den einzelstaatlichen Rechtsvorschriften und/oder Gepflogenheiten.

(4) Die in Absatz 2 Nummern 2.1 und 2.2 und in Absatz 3 vorgesehene Möglichkeit der Abweichung von Artikel 16 Nummer 2 darf nicht die Festlegung eines Bezugszeitraums zur Folge haben, der länger ist als sechs Monate.

Den Mitgliedstaaten ist es jedoch mit der Maßgabe, daß sie dabei die allgemeinen Grundsätze der Sicherheit und des Gesundheitsschutzes der Arbeitnehmer wahren, freigestellt zuzulassen, daß in den Tarifverträgen oder Vereinbarungen zwischen Sozialpartnern aus objektiven, technischen oder arbeitsorganisatorischen Gründen längere Bezugszeiträume festgelegt werden, die auf keinen Fall zwölf Monate überschreiten dürfen.

Vor Ablauf einer Frist von sieben Jahren ab dem in Artikel 18 Absatz 1 Buchstabe a) genannten Zeitpunkt, überprüft der Rat anhand eines Vorschlags der Kommission, dem ein Evaluierungsbericht beigefügt ist, die Bestimmungen dieses Absatzes und befindet über das weitere Vorgehen.

## Artikel 18
### Schlußbestimmungen

(1) a) Die Mitgliedstaaten setzen die erforderlichen Rechts- und Verwaltungsvorschriften in Kraft, um dieser Richtlinie spätestens am 23. November 1996 nachzukommen, oder sie vergewissern sich spätestens zu diesem Zeitpunkt, daß die Sozialpartner mittels Vereinbarungen die erforderlichen Bestimmungen einführen; dabei sind die Mitgliedstaaten gehalten, die erforderlichen Vorkehrungen zu treffen, damit sie jederzeit gewährleisten können, daß die von der Richtlinie vorgeschriebenen Ergebnisse erzielt werden.

b) i) Es ist einem Mitgliedstaat jedoch freigestellt, Artikel 6 nicht anzuwenden, wenn er die allgemeinen Grundsätze der Sicherheit und des Gesundheitsschutzes der Arbeitnehmer einhält und mit den erforderlichen Maßnahmen dafür sorgt, daß

- kein Arbeitgeber von einem Arbeitnehmer verlangt, im Durchschnitt des in Artikel 16 Nummer 2 genannten Bezugszeitraums mehr als 48 Stunden innerhalb eines Siebentagezeitraums zu arbeiten, es sei denn der Arbeitnehmer hat sich hierzu bereit erklärt;
- keinem Arbeitnehmer Nachteile daraus entstehen, daß er nicht bereit ist, eine solche Arbeit zu leisten;

- der Arbeitgeber aktuelle Listen über alle Arbeitnehmer führt, die eine solche Arbeit leisten;
- die Listen den zuständigen Behörden zur Verfügung gestellt werden, die aus Gründen der Sicherheit und/oder des Schutzes der Gesundheit der Arbeitnehmer die Möglichkeit zur Überschreitung der wöchentlichen Höchstarbeitszeit unterbinden oder einschränken können;
- der Arbeitgeber die zuständigen Behörden auf Ersuchen darüber unterrichtet, welche Arbeitnehmer sich dazu bereit erklärt haben, im Durchschnitt des in Artikel 16 Nummer 2 genannten Bezugszeitraums mehr als 48 Stunden innerhalb eines Siebentagezeitraums zu arbeiten.

Vor Ablauf einer Frist von sieben Jahren ab dem in Buchstabe a) genannten Zeitpunkt überprüft der Rat anhand eines Vorschlags der Kommission, dem ein Evaluierungsbericht beigefügt ist, die Bestimmungen unter dieser Ziffer und befindet über das weitere Vorgehen.

ii) Auch für die Anwendung des Artikels 7 ist es den Mitgliedstaaten freigestellt, eine Übergangszeit von höchstens drei Jahren ab dem in Buchstabe a) genannten Zeitpunkt in Anspruch zu nehmen, unter der Bedingung, daß während dieser Übergangszeit

- jeder Arbeitnehmer einen bezahlten Mindestjahresurlaub von drei Wochen nach Maßgabe der in den einzelstaatlichen Rechtsvorschriften und/oder nach den einzelstaatlichen Gepflogenheiten vorgesehenen Bedingungen für dessen Inanspruchnahme und Gewährung erhält und
- der bezahlte Jahresurlaub von drei Wochen außer im Falle der Beendigung des Arbeitsverhältnisses nicht durch eine finanzielle Vergütung ersetzt wird.

c) Die Mitgliedstaaten setzen die Kommission unverzüglich davon in Kenntnis.

(2) Wenn die Mitgliedstaaten Vorschriften nach Absatz 1 erlassen, nehmen sie in den Vorschriften selbst oder durch einen Hinweis bei der amtlichen Veröffentlichung auf diese Richtlinie Bezug. Die Mitgliedstaaten regeln die Einzelheiten der Bezugnahme.

(3) Unbeschadet des Rechtes der Mitgliedstaaten, je nach der Entwicklung der Lage im Bereich der Arbeitszeit unterschiedliche Rechts- und Verwaltungsvorschriften sowie Vertragsvorschriften zu entwickeln, sofern die Mindestvorschriften dieser Richtlinie eingehalten werden, stellt die Durchführung dieser Richtlinie keine wirksame Rechtfertigung für eine Zurücknahme des allgemeinen Arbeitnehmerschutzes dar.

(4) Die Mitgliedstaaten teilen der Kommission den Wortlaut der innerstaatlichen Rechtsvorschriften mit, die sie auf dem unter diese Richtlinie fallenden Gebiet erlassen oder bereits erlassen haben.

(5) Die Mitgliedstaaten erstatten der Kommission alle fünf Jahre Bericht über die Anwendung der Bestimmungen dieser Richtlinie in der Praxis und geben dabei die Standpunkte der Sozialpartner an.

Die Kommission unterrichtet darüber das Europäische Parlament, den Rat, den Wirtschafts- und Sozialausschuß sowie den Beratenden Ausschuß für Sicherheit, Arbeitshygiene und Gesundheitsschutz am Arbeitsplatz.

(6) Die Kommission legt dem Europäischen Parlament, dem Rat und dem Wirtschafts- und Sozialausschuss alle fünf Jahre einen Bericht über

die Anwendung dieser Richtlinie unter Berücksichtigung der Absätze 1, 2, 3, 4 und 5 vor.

**Artikel 19**
Diese Richtlinie ist an die Mitgliedstaaten gerichtet.

Geschehen zu Brüssel am 23. November 1993.

Im Namen des Rates
Der Präsident
M. SMET


(1)  ABl. Nr. C 254 vom 9. 10. 1990, S. 4.
(2)  ABl. Nr. C 72 vom 18. 3. 1991, S. 95, und Beschluß vom 27. Oktober 1993 (noch nicht im Amtsblatt veröffentlicht).
(3)  ABl. Nr. C 60 vom 8. 3. 1991, S. 26.
(4)  ABl. Nr. L 183 vom 29. 6. 1989, S. 1.

# Arbeitszeitgesetz (ArbZG) vom 6. Juni 1994

Arbeitszeitgesetz (ArbZG) vom 6. Juni 1994 (BGBl. I S. 1170), zuletzt geändert durch Artikel 14a des Gesetzes vom 9. Juni 1998 (BGBl. I S. 1242)

Erster Abschnitt

## Allgemeine Vorschriften

### § 1  Zweck des Gesetzes

Zweck des Gesetzes ist es,

1. die Sicherheit und den Gesundheitsschutz der Arbeitnehmer bei der Arbeitszeitgestaltung zu gewährleisten und die Rahmenbedingungen für flexible Arbeitszeiten zu verbessern sowie
2. den Sonntag und die staatlich anerkannten Feiertage als Tage der Arbeitsruhe und der seelischen Erhebung der Arbeitnehmer zu schützen.

### § 2  Begriffsbestimmungen

(1) Arbeitszeit im Sinne dieses Gesetzes ist die Zeit vom Beginn bis zum Ende der Arbeit ohne die Ruhepausen; Arbeitszeiten bei mehreren Arbeitgebern sind zusammenzurechnen. Im Bergbau unter Tage zählen die Ruhepausen zur Arbeitszeit.

(2) Arbeitnehmer im Sinne dieses Gesetzes sind Arbeiter und Angestellte sowie die zu ihrer Berufsbildung Beschäftigten.

(3) Nachtzeit im Sinne dieses Gesetzes ist die Zeit von 23 bis 6 Uhr, in Bäckereien und Konditoreien die Zeit von 22 bis 5 Uhr.

(4) Nachtarbeit im Sinne dieses Gesetzes ist jede Arbeit, die mehr als zwei Stunden der Nachtzeit umfaßt.

(5) Nachtarbeitnehmer im Sinne dieses Gesetzes sind Arbeitnehmer, die

1. auf Grund ihrer Arbeitszeitgestaltung normalerweise Nachtarbeit in Wechselschicht zu leisten haben oder
2. Nachtarbeit an mindestens 48 Tagen im Kalenderjahr leisten.

Zweiter Abschnitt

## Werktägliche Arbeitszeit und arbeitsfreie Zeiten

### § 3  Arbeitszeit der Arbeitnehmer

Die werktägliche Arbeitszeit der Arbeitnehmer darf acht Stunden nicht überschreiten. Sie kann auf bis zu zehn Stunden nur verlängert werden, wenn innerhalb von sechs Kalendermonaten oder innerhalb von 24 Wochen im Durchschnitt acht Stunden werktäglich nicht überschritten werden.

### § 4  Ruhepausen

Die Arbeit ist durch im voraus feststehende Ruhepausen von mindestens 30 Minuten bei einer Arbeitszeit von mehr als sechs bis zu neun Stunden und 45 Minuten bei einer Arbeitszeit von mehr als neun Stunden insgesamt zu unterbrechen. Die Ruhepausen nach Satz 1 können in Zeitabschnitte von jeweils mindestens 15 Minuten aufgeteilt werden. Länger als sechs Stunden hintereinander dürfen Arbeitnehmer nicht ohne Ruhe-pause beschäftigt werden.

## § 5 Ruhezeit

(1) Die Arbeitnehmer müssen nach Beendigung der täglichen Arbeits-zeit eine ununterbrochene Ruhezeit von mindestens elf Stunden ha-ben.

(2) Die Dauer der Ruhezeit des Absatzes 1 kann in Krankenhäusern und anderen Einrichtungen zur Behandlung, Pflege und Betreuung von Perso-nen, in Gaststätten und anderen Einrichtungen zur Bewirtung und Be-herbergung, in Verkehrsbetrieben, beim Rundfunk sowie in der Land-wirtschaft und in der Tierhaltung um bis zu eine Stunde verkürzt werden, wenn jede Verkürzung der Ruhezeit innerhalb eines Kalender-monats oder innerhalb von vier Wochen durch Verlängerung einer ande-ren Ruhezeit auf mindestens zwölf Stunden ausgeglichen wird.

(3) Abweichend von Absatz 1 können in Krankenhäusern und anderen Einrichtungen zur Behandlung, Pflege und Betreuung von Personen Kür-zungen der Ruhezeit durch Inanspruchnahmen während des Bereit-schaftsdienstes oder der Rufbereitschaft, die nicht mehr als die Hälfte der Ruhezeit betragen, zu anderen Zeiten ausgeglichen werden.

(4) Soweit Vorschriften der Europäischen Gemeinschaften für Kraftfah-rer und Beifahrer geringere Mindestruhezeiten zulassen, gelten abwei-chend von Absatz 1 diese Vorschriften.

## § 6 Nacht- und Schichtarbeit

(1) Die Arbeitszeit der Nacht- und Schichtarbeitnehmer ist nach den ge-sicherten arbeitswissenschaftlichen Erkenntnissen über die menschenge-rechte Gestaltung der Arbeit festzulegen.

(2) Die werktägliche Arbeitszeit der Nachtarbeitnehmer darf acht Stun-den nicht überschreiten. Sie kann auf bis zu zehn Stunden nur verlängert werden, wenn abweichend von § 3 innerhalb von einem Kalendermonat oder innerhalb von vier Wochen im Durchschnitt acht Stunden werktäg-lich nicht überschritten werden. Für Zeiträume, in denen Nachtarbeit-nehmer im Sinne des § 2 Abs. 5 Nr. 2 nicht zur Nachtarbeit herangezo-gen werden, findet § 3 Satz 2 Anwendung.

(3) Nachtarbeitnehmer sind berechtigt, sich vor Beginn der Beschäftigung und danach in regelmäßigen Zeitabständen von nicht weniger als drei Jahren arbeitsmedizinisch untersuchen zu lassen. Nach Vollendung des 50. Lebensjahres steht Nachtarbeitnehmern dieses Recht in Zeitabständen von einem Jahr zu. Die Kosten der Untersuchungen hat der Arbeitgeber zu tragen, sofern er die Untersuchungen den Nachtarbeitnehmern nicht kos-tenlos durch einen Betriebsarzt oder einen überbetrieblichen Dienst von Betriebsärzten anbietet.

(4) Der Arbeitgeber hat den Nachtarbeitnehmer auf dessen Verlangen auf einen für ihn geeigneten Tagesarbeitsplatz umzusetzen, wenn

a. nach arbeitsmedizinischer Feststellung die weitere Verrichtung von Nachtarbeit den Arbeitnehmer in seiner Gesundheit gefährdet oder

b. im Haushalt des Arbeitnehmers ein Kind unter zwölf Jahren lebt, das nicht von einer anderen im Haushalt lebenden Person betreut werden kann, oder

c. der Arbeitnehmer einen schwerpflegebedürftigen Angehörigen zu versorgen hat, der nicht von einem anderen im Haushalt lebenden Angehörigen versorgt werden kann,

sofern dem nicht dringende betriebliche Erfordernisse entgegenstehen. Stehen der Umsetzung des Nachtarbeitnehmers auf einen für ihn geeigneten Tagesarbeitsplatz nach Auffassung des Arbeitgebers dringende betriebliche Erfordernisse entgegen, so ist der Betriebs- oder Personalrat zu hören. Der Betriebs- oder Personalrat kann dem Arbeitgeber Vorschläge für eine Umsetzung unterbreiten.

(5) Soweit keine tarifvertraglichen Ausgleichsregelungen bestehen, hat der Arbeitgeber dem Nachtarbeitnehmer für die während der Nachtzeit geleisteten Arbeitsstunden eine angemessene Zahl bezahlter freier Tage oder einen angemessenen Zuschlag auf das ihm hierfür zustehende Bruttoarbeitsentgelt zu gewähren.

(6) Es ist sicherzustellen, daß Nachtarbeitnehmer den gleichen Zugang zur betrieblichen Weiterbildung und zu aufstiegsfördernden Maßnahmen haben wie die übrigen Arbeitnehmer.

### § 7 Abweichende Regelungen

(1) In einem Tarifvertrag oder auf Grund eines Tarifvertrags in einer Betriebsvereinbarung kann zugelassen werden,

1. abweichend von § 3
   a. die Arbeitszeit über zehn Stunden werktäglich auch ohne Ausgleich zu verlängern, wenn in die Arbeitszeit regelmäßig und in erheblichem Umfang Arbeitsbereitschaft fällt,
   b. einen anderen Ausgleichszeitraum festzulegen,
   c. ohne Ausgleich die Arbeitszeit auf bis zu zehn Stunden werktäglich an höchstens 60 Tagen im Jahr zu verlängern,
1. abweichend von § 4 Satz 2 die Gesamtdauer der Ruhepausen in Schichtbetrieben und Verkehrsbetrieben auf Kurzpausen von angemessener Dauer aufzuteilen,
2. abweichend von § 5 Abs. 1 die Ruhezeit um bis zu zwei Stunden zu kürzen, wenn die Art der Arbeit dies erfordert und die Kürzung der Ruhezeit innerhalb eines festzulegenden Ausgleichszeitraums ausgeglichen wird,
3. abweichend von § 6 Abs. 2
   a. die Arbeitszeit über zehn Stunden werktäglich hinaus auch ohne Ausgleich zu verlängern, wenn in die Arbeitszeit regelmäßig und in erheblichem Umfang Arbeitsbereitschaft fällt,
   b. einen anderen Ausgleichszeitraum festzulegen,
1. den Beginn des siebenstündigen Nachtzeitraums des § 2 Abs. 3 auf die Zeit zwischen 22 und 24 Uhr festzulegen.

(2) Sofern der Gesundheitsschutz der Arbeitnehmer durch einen entsprechenden Zeitausgleich gewährleistet wird, kann in einem Tarifvertrag oder auf Grund eines Tarifvertrags in einer Betriebsvereinbarung ferner zugelassen werden,

1. abweichend von § 5 Abs. 1 die Ruhezeiten bei Bereitschaftsdienst und Rufbereitschaft den Besonderheiten dieser Dienste anzupassen, insbesondere Kürzungen der Ruhezeit infolge von Inanspruchnahmen während dieser Dienste zu anderen Zeiten auszugleichen,

2. die Regelungen der §§ 3, 5 Abs. 1 und § 6 Abs. 2 in der Landwirtschaft der Bestellungs- und Erntezeit sowie den Witterungseinflüssen anzupassen,

3. die Regelungen der §§ 3, 4, 5 Abs. 1 und § 6 Abs. 2 bei der Behandlung, Pflege und Betreuung von Personen der Eigenart dieser Tätigkeit und dem Wohl dieser Personen entsprechend anzupassen,

4. die Regelungen der §§ 3, 4, 5 Abs. 1 und § 6 Abs. 2 bei Verwaltungen und Betrieben des Bundes, der Länder, der Gemeinden und sonstigen Körperschaften, Anstalten und Stiftungen des öffentlichen Rechts sowie bei anderen Arbeitgebern, die der Tarifbindung eines für den öffentlichen Dienst geltenden oder eines im wesentlichen inhaltsgleichen Tarifvertrags unterliegen, der Eigenart der Tätigkeit bei diesen Stellen anzupassen.

(3) Im Geltungsbereich eines Tarifvertrags nach Absatz 1 oder 2 können abweichende tarifvertragliche Regelungen im Betrieb eines nicht tarifgebundenen Arbeitgebers durch Betriebsvereinbarung oder, wenn ein Betriebsrat nicht besteht, durch schriftliche Vereinbarung zwischen dem Arbeitgeber und dem Arbeitnehmer übernommen werden. Können auf Grund eines solchen Tarifvertrags abweichende Regelungen in einer Betriebsvereinbarung getroffen werden, kann auch in Betrieben eines nicht tarifgebundenen Arbeitgebers davon Gebrauch gemacht werden. Eine nach Absatz 2 Nr. 4 getroffene abweichende tarifvertragliche Regelung hat zwischen nicht tarifgebundenen Arbeitgebern und Arbeitnehmern Geltung, wenn zwischen ihnen die Anwendung der für den öffentlichen Dienst geltenden tarifvertraglichen Bestimmungen vereinbart ist und die Arbeitgeber die Kosten des Betriebs überwiegend mit Zuwendungen im Sinne des Haushaltsrechts decken.

(4) Die Kirchen und die öffentlich-rechtlichen Religionsgesellschaften können die in Absatz 1 oder 2 genannten Abweichungen in ihren Regelungen vorsehen.

(5) In einem Bereich, in dem Regelungen durch Tarifvertrag üblicherweise nicht getroffen werden, können Ausnahmen im Rahmen des Absatzes 1 oder 2 durch die Aufsichtsbehörde bewilligt werden, wenn dies aus betrieblichen Gründen erforderlich ist und die Gesundheit der Arbeitnehmer nicht gefährdet wird.

(6) Die Bundesregierung kann durch Rechtsverordnung mit Zustimmung des Bundesrates Ausnahmen im Rahmen des Absatzes 1 oder 2 zulassen, sofern dies aus betrieblichen Gründen erforderlich ist und die Gesundheit der Arbeitnehmer nicht gefährdet wird.

### § 8 Gefährliche Arbeiten

Die Bundesregierung kann durch Rechtsverordnung mit Zustimmung des Bundesrates für einzelne Beschäftigungsbereiche, für bestimmte Arbeiten oder für bestimmte Arbeitnehmergruppen, bei denen besondere Gefahren für die Gesundheit der Arbeitnehmer zu erwarten sind, die Arbeitszeit über § 3 hinaus beschränken, die Ruhepausen und Ruhezeiten über die §§ 4 und 5 hinaus ausdehnen, die Regelungen zum Schutz der Nacht- und Schichtarbeitnehmer in § 6 erweitern und die Abweichungsmöglichkeiten nach § 7 beschränken, soweit dies zum Schutz der Gesundheit der Arbeitnehmer erforderlich ist. Satz 1 gilt nicht für Beschäftigungsbereiche und Arbeiten in Betrieben, die der Bergaufsicht unterliegen.

## Dritter Abschnitt
### Sonn- und Feiertagsruhe

**§ 9 Sonn- und Feiertagsruhe**

(1) Arbeitnehmer dürfen an Sonn- und gesetzlichen Feiertagen von 0 bis 24 Uhr nicht beschäftigt werden.

(2) In mehrschichtigen Betrieben mit regelmäßiger Tag- und Nachtschicht kann Beginn oder Ende der Sonn- und Feiertagsruhe um bis zu sechs Stunden vor- oder zurückverlegt werden, wenn für die auf den Beginn der Ruhezeit folgenden 24 Stunden der Betrieb ruht.

(3) Für Kraftfahrer und Beifahrer kann der Beginn der 24stündigen Sonn- und Feiertagsruhe um bis zu zwei Stunden vorverlegt werden.

**§ 10 Sonn- und Feiertagsbeschäftigung**

(1) Sofern die Arbeiten nicht an Werktagen vorgenommen werden können, dürfen Arbeitnehmer an Sonn- und Feiertagen abweichend von § 9 beschäftigt werden

1. in Not- und Rettungsdiensten sowie bei der Feuerwehr,
2. zur Aufrechterhaltung der öffentlichen Sicherheit und Ordnung sowie der Funktionsfähigkeit von Gerichten und Behörden und für Zwecke der Verteidigung,
3. in Krankenhäusern und anderen Einrichtungen zur Behandlung, Pflege und Betreuung von Personen,
4. in Gaststätten und anderen Einrichtungen zur Bewirtung und Beherbergung sowie im Haushalt,
5. bei Musikaufführungen, Theatervorstellungen, Filmvorführungen, Schaustellungen, Darbietungen und anderen ähnlichen Veranstaltungen,
6. bei nichtgewerblichen Aktionen und Veranstaltungen der Kirchen, Religionsgesellschaften, Verbände, Vereine, Parteien und anderer ähnlicher Vereinigungen,
7. beim Sport und in Freizeit-, Erholungs- und Vergnügungseinrichtungen, beim Fremdenverkehr sowie in Museen und wissenschaftlichen Präsenzbibliotheken,
8. beim Rundfunk, bei der Tages- und Sportpresse, bei Nachrichtenagenturen sowie bei den der Tagesaktualität dienenden Tätigkeiten für andere Presseerzeugnisse einschließlich des Austragens, bei der Herstellung von Satz, Filmen und Druckformen für tagesaktuelle Nachrichten und Bilder, bei tagesaktuellen Aufnahmen auf Ton- und Bildträger sowie beim Transport und Kommissionieren von Presseerzeugnissen, deren Ersterscheinungstag am Montag oder am Tag nach einem Feiertag liegt,
9. bei Messen, Ausstellungen und Märkten im Sinne des Titels IV der Gewerbeordnung sowie bei Volksfesten,
10. in Verkehrsbetrieben sowie beim Transport und Kommissionieren von leichtverderblichen Waren im Sinne des § 30 Abs. 3 Nr. 2 der Straßenverkehrsordnung,

11. in den Energie- und Wasserversorgungsbetrieben sowie in Abfall- und Abwasserentsorgungsbetrieben,
12. in der Landwirtschaft und in der Tierhaltung sowie in Einrichtungen zur Behandlung und Pflege von Tieren,
13. im Bewachungsgewerbe und bei der Bewachung von Betriebsanlagen,
14. bei der Reinigung und Instandhaltung von Betriebseinrichtungen, soweit hierdurch der regelmäßige Fortgang des eigenen oder eines fremden Betriebs bedingt ist, bei der Vorbereitung der Wiederaufnahme des vollen werktägigen Betriebs sowie bei der Aufrechterhaltung der Funktionsfähigkeit von Datennetzen und Rechnersystemen,
15. zur Verhütung des Verderbens von Naturerzeugnissen oder Rohstoffen oder des Mißlingens von Arbeitsergebnissen sowie bei kontinuierlich durchzuführenden Forschungsarbeiten,
16. zur Vermeidung einer Zerstörung oder erheblichen Beschädigung der Produktionseinrichtungen.

(2) Abweichend von § 9 dürfen Arbeitnehmer an Sonn- und Feiertagen mit den Produktionsarbeiten beschäftigt werden, wenn die infolge der Unterbrechung der Produktion nach Absatz 1 Nr. 14 zulässigen Arbeiten den Einsatz von mehr Arbeitnehmern als bei durchgehender Produktion erfordern.

(3) Abweichend von § 9 dürfen Arbeitnehmer an Sonn- und Feiertagen in Bäckereien und Konditoreien für bis zu drei Stunden mit der Herstellung und dem Austragen oder Ausfahren von Konditorwaren und an diesem Tag zum Verkauf kommenden Bäckerwaren beschäftigt werden.

(4) Sofern die Arbeiten nicht an Werktagen vorgenommen werden können, dürfen Arbeitnehmer zur Durchführung des Eil- und Großbetragszahlungsverkehrs und des Geld-, Devisen-, Wertpapier- und Derivatehandels abweichend von § 9 Abs. 1 an den auf einen Werktag fallenden Feiertagen beschäftigt werden, die nicht in allen Mitgliedstaaten der Europäischen Union Feiertage sind.

## § 11 Ausgleich für Sonn- und Feiertagsbeschäftigung

(1) Mindestens 15 Sonntage im Jahr müssen beschäftigungsfrei bleiben.

(2) Für die Beschäftigung an Sonn- und Feiertagen gelten die §§ 3 bis 8 entsprechend, jedoch dürfen durch die Arbeitszeit an Sonn- und Feiertagen die in den §§ 3, 6 Abs. 2 und § 7 bestimmten Höchstarbeitszeiten und Ausgleichszeiträume nicht überschritten werden.

(3) Werden Arbeitnehmer an einem Sonntag beschäftigt, müssen sie einen Ersatzruhetag haben, der innerhalb eines den Beschäftigungstag einschließenden Zeitraums von zwei Wochen zu gewähren ist. Werden Arbeitnehmer an einem auf einen Werktag fallenden Feiertag beschäftigt, müssen sie einen Ersatzruhetag haben, der innerhalb eines den Beschäftigungstag einschließenden Zeitraums von acht Wochen zu gewähren ist.

(4) Die Sonn- oder Feiertagsruhe des § 9 oder der Ersatzruhetag des Absatzes 3 ist den Arbeitnehmern unmittelbar in Verbindung mit einer Ruhezeit nach § 5 zu gewähren, soweit dem technische oder arbeitsorganisatorische Gründe nicht entgegenstehen.

## § 12 Abweichende Regelungen

In einem Tarifvertrag oder auf Grund eines Tarifvertrags in einer Betriebsvereinbarung kann zugelassen werden,

1. abweichend von § 11 Abs. 1 die Anzahl der beschäftigungsfreien Sonntage in den Einrichtungen des § 10 Abs. 1 Nr. 2, 3, 4 und 10 auf mindestens zehn Sonntage, im Rundfunk, in Theaterbetrieben, Orchestern sowie bei Schaustellungen auf mindestens acht Sonntage, in Filmtheatern und in der Tierhaltung auf mindestens sechs Sonntage im Jahr zu verringern,

2. abweichend von § 11 Abs. 3 den Wegfall von Ersatzruhetagen für auf Werktage fallende Feiertage zu vereinbaren oder Arbeitnehmer innerhalb eines festzulegenden Ausgleichszeitraums beschäftigungsfrei zu stellen,

3. abweichend von § 11 Abs. 1 bis 3 in der Seeschifffahrt die den Arbeitnehmern nach diesen Vorschriften zustehenden freien Tage zusammenhängend zu geben,

4. abweichend von § 11 Abs. 2 die Arbeitszeit in vollkontinuierlichen Schichtbetrieben an Sonn- und Feiertagen auf bis zu zwölf Stunden zu verlängern, wenn dadurch zusätzliche freie Schichten an Sonn- und Feiertagen erreicht werden. § 7 Abs. 3 bis 6 findet Anwendung.

## § 13 Ermächtigung, Anordnung, Bewilligung

(1) Die Bundesregierung kann durch Rechtsverordnung mit Zustimmung des Bundesrates zur Vermeidung erheblicher Schäden unter Berücksichtigung des Schutzes der Arbeitnehmer und der Sonn- und Feiertagsruhe

1. die Bereiche mit Sonn- und Feiertagsbeschäftigung nach § 10 sowie die dort zugelassenen Arbeiten näher bestimmen,

2. über die Ausnahmen nach § 10 hinaus weitere Ausnahmen abweichend von § 9
   a) für Betriebe, in denen die Beschäftigung von Arbeitnehmern an Sonn- oder Feiertagen zur Befriedigung täglicher oder an diesen Tagen besonders hervortretender Bedürfnisse der Bevölkerung erforderlich ist,
   b) für Betriebe, in denen Arbeiten vorkommen, deren Unterbrechung oder Aufschub
      aa) nach dem Stand der Technik ihrer Art nach nicht oder nur mit erheblichen Schwierigkeiten möglich ist,
      bb) besondere Gefahren für Leben oder Gesundheit der Arbeitnehmer zur Folge hätte,
      cc) zu erheblichen Belastungen der Umwelt oder der Energie- oder Wasserversorgung führen würde,
   c) aus Gründen des Gemeinwohls, insbesondere auch zur Sicherung der Beschäftigung,

zulassen und die zum Schutz der Arbeitnehmer und der Sonn- und Feiertagsruhe notwendigen Bedingungen bestimmen.

(2) Soweit die Bundesregierung von der Ermächtigung des Absatzes 1 Nr. 2 Buchstabe a keinen Gebrauch gemacht hat, können die Landesregierungen durch Rechtsverordnung entsprechende Bestimmungen erlassen. Die Landesregierungen können diese Ermächtigung durch Rechtsverordnung auf oberste Landesbehörden übertragen.

(3) Die Aufsichtsbehörde kann

1. feststellen, ob eine Beschäftigung nach § 10 zulässig ist,
2. abweichend von § 9 bewilligen, Arbeitnehmer zu beschäftigen
   a. im Handelsgewerbe an bis zu zehn Sonn- und Feiertagen im Jahr, an denen besondere Verhältnisse einen erweiterten Geschäftsverkehr erforderlich machen,
   b. an bis zu fünf Sonn- und Feiertagen im Jahr, wenn besondere Verhältnisse zur Verhütung eines unverhältnismäßigen Schadens dies erfordern,
   c. an einem Sonntag im Jahr zur Durchführung einer gesetzlich vorgeschriebenen Inventur,

und Anordnungen über die Beschäftigungszeit unter Berücksichtigung der für den öffentlichen Gottesdienst bestimmten Zeit treffen.

(4) Die Aufsichtsbehörde soll abweichend von § 9 bewilligen, daß Arbeitnehmer an Sonn- und Feiertagen mit Arbeiten beschäftigt werden, die aus chemischen, biologischen, technischen oder physikalischen Gründen einen ununterbrochenen Fortgang auch an Sonn- und Feiertagen erfordern.

(5) Die Aufsichtsbehörde hat abweichend von § 9 die Beschäftigung von Arbeitnehmern an Sonn- und Feiertagen zu bewilligen, wenn bei einer weitgehenden Ausnutzung der gesetzlich zulässigen wöchentlichen Betriebszeiten und bei längeren Betriebszeiten im Ausland die Konkurrenzfähigkeit unzumutbar beeinträchtigt ist und durch die Genehmigung von Sonn- und Feiertagsarbeit die Beschäftigung gesichert werden kann.

## Vierter Abschnitt

### Ausnahmen in besonderen Fällen

### § 14 Außergewöhnliche Fälle

(1) Von den §§ 3 bis 5, 6 Abs. 2, §§ 7, 9 bis 11 darf abgewichen werden bei vorübergehenden Arbeiten in Notfällen und in außergewöhnlichen Fällen, die unabhängig vom Willen der Betroffenen eintreten und deren Folgen nicht auf andere Weise zu beseitigen sind, besonders wenn Rohstoffe oder Lebensmittel zu verderben oder Arbeitsergebnisse zu mißlingen drohen.

(2) Von den §§ 3 bis 5, 6 Abs. 2, §§ 7, 11 Abs. 1 bis 3 und § 12 darf ferner abgewichen werden,

1. wenn eine verhältnismäßig geringe Zahl von Arbeitnehmern vorübergehend mit Arbeiten beschäftigt wird, deren Nichterledigung das Ergebnis der Arbeiten gefährden oder einen unverhältnismäßigen Schaden zur Folge haben würden,
2. bei Forschung und Lehre, bei unaufschiebbaren Vor- und Abschlußarbeiten sowie bei unaufschiebbaren Arbeiten zur Behandlung, Pflege und Betreuung von Personen oder zur Behandlung und Pflege von Tieren an einzelnen Tagen,

wenn dem Arbeitgeber andere Vorkehrungen nicht zugemutet werden können.

### § 15 Bewilligung, Ermächtigung

(1) Die Aufsichtsbehörde kann

1. eine von den §§ 3, 6 Abs. 2 und § 11 Abs. 2 abweichende längere tägliche Arbeitszeit bewilligen

a. für kontinuierliche Schichtbetriebe zur Erreichung zusätzlicher Freischichten,

b. für Bau- und Montagestellen,

2. eine von den §§ 3, 6 Abs. 2 und § 11 Abs. 2 abweichende längere tägliche Arbeitszeit für Saison- und Kampagnebetriebe für die Zeit der Saison oder Kampagne bewilligen, wenn die Verlängerung der Arbeitszeit über acht Stunden werktäglich durch eine entsprechende Verkürzung der Arbeitszeit zu anderen Zeiten ausgeglichen wird,

3. eine von den §§ 5 und 11 Abs. 2 abweichende Dauer und Lage der Ruhezeit bei Arbeitsbereitschaft, Bereitschaftsdienst und Rufbereitschaft den Besonderheiten dieser Inanspruchnahmen im öffentlichen Dienst entsprechend bewilligen,

4. eine von den §§ 5 und 11 Abs. 2 abweichende Ruhezeit zur Herbeiführung eines regelmäßigen wöchentlichen Schichtwechsels zweimal innerhalb eines Zeitraums von drei Wochen bewilligen.

(2) Die Aufsichtsbehörde kann über die in diesem Gesetz vorgesehenen Ausnahmen hinaus weitergehende Ausnahmen zulassen, soweit sie im öffentlichen Interesse dringend nötig werden.

(3) Das Bundesministerium der Verteidigung kann in seinem Geschäftsbereich durch Rechtsverordnung mit Zustimmung des Bundesministeriums für Arbeit und Sozialordnung aus zwingenden Gründen der Verteidigung Arbeitnehmer verpflichten, über die in diesem Gesetz und in den auf Grund dieses Gesetzes erlassenen Rechtsverordnungen und Tarifverträgen festgelegten Arbeitszeitgrenzen und -beschränkungen hinaus Arbeit zu leisten.

## Fünfter Abschnitt

### Durchführung des Gesetzes

#### § 16 Aushang und Arbeitszeitnachweise

(1) Der Arbeitgeber ist verpflichtet, einen Abdruck dieses Gesetzes, der auf Grund dieses Gesetzes erlassenen, für den Betrieb geltenden Rechtsverordnungen und der für den Betrieb geltenden Tarifverträge und Betriebsvereinbarungen im Sinne des § 7 Abs. 1 bis 3 und des § 12 an geeigneter Stelle im Betrieb zur Einsichtnahme auszulegen oder auszuhängen.

(2) Der Arbeitgeber ist verpflichtet, die über die werktägliche Arbeitszeit des § 3 Satz 1 hinausgehende Arbeitszeit der Arbeitnehmer aufzuzeichnen. Die Aufzeichnungen sind mindestens zwei Jahre aufzubewahren.

#### § 17 Aufsichtsbehörde

(1) Die Einhaltung dieses Gesetzes und der auf Grund dieses Gesetzes erlassenen Rechtsverordnungen wird von den nach Landesrecht zuständigen Behörden (Aufsichtsbehörden) überwacht.

(2) Die Aufsichtsbehörde kann die erforderlichen Maßnahmen anordnen, die der Arbeitgeber zur Erfüllung der sich aus diesem Gesetz und den auf Grund dieses Gesetzes erlassenen Rechtsverordnungen ergebenden Pflichten zu treffen hat.

(3) Für den öffentlichen Dienst des Bundes sowie für die bundesunmittelbaren Körperschaften, Anstalten und Stiftungen des öffentlichen Rechts

werden die Aufgaben und Befugnisse der Aufsichtsbehörde vom zuständigen Bundesministerium oder den von ihm bestimmten Stellen wahrgenommen; das gleiche gilt für die Befugnisse nach § 15 Abs. 1 und 2.

(4) Die Aufsichtsbehörde kann vom Arbeitgeber die für die Durchführung dieses Gesetzes und der auf Grund dieses Gesetzes erlassenen Rechtsverordnungen erforderlichen Auskünfte verlangen. Sie kann ferner vom Arbeitgeber verlangen, die Arbeitszeitnachweise und Tarifverträge oder Betriebsvereinbarungen im Sinne des § 7 Abs. 1 bis 3 und des § 12 vorzulegen oder zur Einsicht einzusenden.

(5) Die Beauftragten der Aufsichtsbehörde sind berechtigt, die Arbeitsstätten während der Betriebs- und Arbeitszeit zu betreten und zu besichtigen; außerhalb dieser Zeit oder wenn sich die Arbeitsstätten in einer Wohnung befinden, dürfen sie ohne Einverständnis des Inhabers nur zur Verhütung von dringenden Gefahren für die öffentliche Sicherheit und Ordnung betreten und besichtigt werden. Der Arbeitgeber hat das Betreten und Besichtigen der Arbeitsstätten zu gestatten. Das Grundrecht der Unverletzlichkeit der Wohnung (Artikel 13 des Grundgesetzes) wird insoweit eingeschränkt.

(6) Der zur Auskunft Verpflichtete kann die Auskunft auf solche Fragen verweigern, deren Beantwortung ihn selbst oder einen der in § 383 Abs. 1 Nr. 1 bis 3 der Zivilprozeßordnung bezeichneten Angehörigen der Gefahr strafgerichtlicher Verfolgung oder eines Verfahrens nach dem Gesetz über Ordnungswidrigkeiten aussetzen würde.

## Sechster Abschnitt

## Sonderregelungen

### § 18  Nichtanwendung des Gesetzes

(1) Dieses Gesetz ist nicht anzuwenden auf

1. leitende Angestellte im Sinne des § 5 Abs. 3 des Betriebsverfassungsgesetzes sowie Chefärzte,
2. Leiter von öffentlichen Dienststellen und deren Vertreter sowie Arbeitnehmer im öffentlichen Dienst, die zu selbständigen Entscheidungen in Personalangelegenheiten befugt sind,
3. Arbeitnehmer, die in häuslicher Gemeinschaft mit den ihnen anvertrauten Personen zusammenleben und sie eigenverantwortlich erziehen, pflegen oder betreuen,
4. den liturgischen Bereich der Kirchen und der Religionsgemeinschaften.

(2) Für die Beschäftigung von Personen unter 18 Jahren gilt anstelle dieses Gesetzes das Jugendarbeitsschutzgesetz.

(3) Für die Beschäftigung von Arbeitnehmern auf Kauffahrteischiffen als Besatzungsmitglieder im Sinne des § 3 des Seemannsgesetzes gilt anstelle dieses Gesetzes das Seemannsgesetz.

### § 19  Beschäftigung im öffentlichen Dienst

Bei der Wahrnehmung hoheitlicher Aufgaben im öffentlichen Dienst können, soweit keine tarifvertragliche Regelung besteht, durch die zuständige Dienstbehörde die für Beamte geltenden Bestimmungen über die Arbeitszeit auf die Arbeitnehmer übertragen werden; insoweit finden die §§ 3 bis 13 keine Anwendung.

## § 20 Beschäftigung in der Luftfahrt

Für die Beschäftigung von Arbeitnehmern als Besatzungsmitglieder von Luftfahrzeugen gelten anstelle der Vorschriften dieses Gesetzes über Arbeits- und Ruhezeiten die Vorschriften über Flug-, Flugdienst- und Ruhezeiten der Zweiten Durchführungsverordnung zur Betriebsordnung für Luftfahrtgerät in der jeweils geltenden Fassung.

## § 21 Beschäftigung in der Binnenschiffahrt

Die Vorschriften dieses Gesetzes gelten für die Beschäftigung von Fahrpersonal in der Binnenschiffahrt, soweit die Vorschriften über Ruhezeiten der Rheinschiffs-Untersuchungsordnung und der Binnenschiffs-Untersuchungsordnung in der jeweils geltenden Fassung dem nicht entgegenstehen. Sie können durch Tarifvertrag der Eigenart der Binnenschiffahrt angepaßt werden.

## Siebter Abschnitt

## Straf- und Bußgeldvorschriften

## § 22 Bußgeldvorschriften

(1) Ordnungswidrig handelt, wer als Arbeitgeber vorsätzlich oder fahrlässig

1. entgegen § 3 oder § 6 Abs. 2, jeweils auch in Verbindung mit § 11 Abs. 2, einen Arbeitnehmer über die Grenzen der Arbeitszeit hinaus beschäftigt,

2. entgegen § 4 Ruhepausen nicht, nicht mit der vorgeschriebenen Mindestdauer oder nicht rechtzeitig gewährt,

3. entgegen § 5 Abs. 1 die Mindestruhezeit nicht gewährt oder entgegen § 5 Abs. 2 die Verkürzung der Ruhezeit durch Verlängerung einer anderen Ruhezeit nicht oder nicht rechtzeitig ausgleicht,

4. einer Rechtsverordnung nach § 8 Satz 1, § 13 Abs. 1 oder 2 oder § 24 zuwiderhandelt, soweit sie für einen bestimmten Tatbestand auf diese Bußgeldvorschrift verweist,

5. entgegen § 9 Abs. 1 einen Arbeitnehmer an Sonn- oder Feiertagen beschäftigt,

6. entgegen § 11 Abs. 1 einen Arbeitnehmer an allen Sonntagen beschäftigt oder entgegen § 11 Abs. 3 einen Ersatzruhetag nicht oder nicht rechtzeitig gewährt,

7. einer vollziehbaren Anordnung nach § 13 Abs. 3 Nr. 2 zuwiderhandelt,

8. entgegen § 16 Abs. 1 die dort bezeichnete Auslage oder den dort bezeichneten Aushang nicht vornimmt,

9. entgegen § 16 Abs. 2 Aufzeichnungen nicht oder nicht richtig erstellt oder nicht für die vorgeschriebene Dauer aufbewahrt oder

10. entgegen § 17 Abs. 4 eine Auskunft nicht, nicht richtig oder nicht vollständig erteilt, Unterlagen nicht oder nicht vollständig vorlegt oder nicht einsendet oder entgegen § 17 Abs. 5 Satz 2 eine Maßnahme nicht gestattet.

(2) Die Ordnungswidrigkeit kann in den Fällen des Absatzes 1 Nr. 1 bis 7, 9 und 10 mit einer Geldbuße bis zu 30 000 Deutsche Mark, in den Fällen des Absatzes 1 Nr. 8 mit einer Geldbuße bis zu 5 000 Deutsche Mark geahndet werden.

## § 23 Strafvorschriften

(1) Wer eine der in § 22 Abs. 1 Nr. 1 bis 3, 5 bis 7 bezeichneten Handlungen

1. vorsätzlich begeht und dadurch Gesundheit oder Arbeitskraft eines Arbeitnehmers gefährdet oder
2. beharrlich wiederholt,

wird mit Freiheitsstrafe bis zu einem Jahr oder mit Geldstrafe bestraft.

(2) Wer in den Fällen des Absatzes 1 Nr. 1 die Gefahr fahrlässig verursacht, wird mit Freiheitsstrafe bis zu sechs Monaten oder mit Geldstrafe bis zu 180 Tagessätzen bestraft.

## Achter Abschnitt

## Schlußvorschriften

### § 24 Umsetzung von zwischenstaatlichen Vereinbarungen und Rechtsakten der EG

Die Bundesregierung kann mit Zustimmung des Bundesrates zur Erfüllung von Verpflichtungen aus zwischenstaatlichen Vereinbarungen oder zur Umsetzung von Rechtsakten des Rates oder der Kommission der Europäischen Gemeinschaften, die Sachbereiche dieses Gesetzes betreffen, Rechtsverordnungen nach diesem Gesetz erlassen.

### § 25 Übergangsvorschriften für Tarifverträge

Enthält ein bei Inkrafttreten dieses Gesetzes bestehender oder nachwirkender Tarifvertrag abweichende Regelungen nach § 7 Abs. 1 oder 2 oder § 12 Satz 1, die den in den genannten Vorschriften festgelegten Höchstrahmen überschreiten, so bleiben diese tarifvertraglichen Regelungen unberührt. Tarifverträgen nach Satz 1 stehen durch Tarifvertrag zugelassene Betriebsvereinbarungen gleich. Satz 1 gilt entsprechend für tarifvertragliche Regelungen, in denen abweichend von § 11 Abs. 3 für die Beschäftigung an Feiertagen anstelle der Freistellung ein Zuschlag gewährt wird.

### § 26 Übergangsvorschrift für bestimmte Personengruppen

§ 5 ist für Ärzte und das Pflegepersonal in Krankenhäusern und anderen Einrichtungen zur Behandlung, Pflege und Betreuung von Personen erst ab 1. Januar 1996 anzuwenden.

# Urteil des Gerichtshofes der Europäischen Gemeinschaften vom 3. Oktober 2000

URTEIL DES GERICHTSHOFES
3. Oktober 2000[1]

Sozialpolitik – Schutz der Sicherheit und der Gesundheit der Arbeitnehmer – Richtlinien 89/391/EWG und 93/104/EG – Anwendungsbereich – Ärzte von Teams zur medizinischen Grundversorgung – Durchschnittliche Arbeitszeit – Einbeziehung von Bereitschaftsdienst – Nacht- und Schichtarbeiter

In der Rechtssache C-303/98

betreffend ein dem Gerichtshof nach Artikel 177 EG-Vertrag (jetzt Artikel 234 EG) vom Tribunal Superior de Justicia de la Comunidad Valenciana (Spanien) in dem bei diesem anhängigen Rechtsstreit

**Sindicato de Médicos de Asistencia Pública (Simap)**

gegen

**Conselleria de Sanidad y Consumo de la Generalidad Valenciana**

vorgelegtes Ersuchen um Vorabentscheidung über die Auslegung der Richtlinien 89/391/EWG des Rates vom 12. Juni 1989 über die Durchführung von Maßnahmen zur Verbesserung der Sicherheit und des Gesundheitsschutzes der Arbeitnehmer bei der Arbeit (ABl. L 183, S. 1) und 93/104/EG des Rates vom 23. November 1993 über bestimmte Aspekte der Arbeitszeitgestaltung (ABl. L 307, S. 18)

erlässt

## DER GERICHTSHOF

unter Mitwirkung des Präsidenten G. C. Rodríguez Iglesias, der Kammerpräsidenten J. C. Moitinho de Almeida (Berichterstatter), D. A. O. Edward, L. Sevón und R. Schintgen sowie der Richter P. J. G. Kapteyn, C. Gulmann, J.-P. Puissochet, P. Jann, H. Ragnemalm und M. Wathelet,

Generalanwalt: A. Saggio

Kanzler: D. Louterman-Hubeau, Hauptverwaltungsrätin

unter Berücksichtigung der schriftlichen Erklärungen
– des Sindicato de Médicos de Asistencia Pública (Simap), vertreten durch Rechtsanwalt D. Rivera Auñón,

---

1 Verfahrenssprache: Spanisch

- der Conselleria de Sanidad y Consumo de la Generalidad Valenciana, vertreten durch J. Pla GIMENO, Jurist in der Rechtsabteilung der Generalidad Valenciana, als Bevollmächtigten,
- der spanischen Regierung, vertreten durch Abogado del Estado M. LÓPEZ-MONÍS GALLEGO als Bevollmächtigte,
- der finnischen Regierung, vertreten durch die Regierungsbeauftragte T. PYNNÄ als Bevollmächtigte,
- der Regierung des Vereinigten Königreichs, vertreten durch Assistant Treasury Solicitor J. E. COLLINS als Bevollmächtigten im Beistand von Barrister D. ANDERSON,
- der Kommission der Europäischen Gemeinschaften, vertreten durch Rechtsberater D. GOULOUSSIS und I. MARTÍNEZ DEL PERAL, Juristischer Dienst, als Bevollmächtigte,

aufgrund des Sitzungsberichts,

nach Anhörung der mündlichen Ausführungen des Sindicato de Médicos de Asistencia Pública (Simap), vertreten durch Rechtsanwalt D. RIVERA AUÑÓN, der Conselleria de Sanidad y Consumo de la Generalidad Valenciana, vertreten durch J. PLA GIMENO, der spanischen Regierung, vertreten durch Abogado del Estado N. DÍAZ ABAD, als Bevollmächtigte, der finnischen Regierung, vertreten durch T. PYNNÄ, und der Kommission, vertreten durch D. GOULOUSSIS und I. MARTÍNEZ DEL PERAL, in der Sitzung vom 28. September 1999,

nach Anhörung der Schlussanträge des Generalanwalts in der Sitzung vom 16. Dezember 1999,

folgendes

## Urteil

1. Das Tribunal Superior de Justicia de la Comunidad Valenciana hat mit Beschluss vom 10. Juli 1998, beim Gerichtshof eingegangen am 3. August 1998, gemäß Artikel 177 EG-Vertrag (jetzt Artikel 234 EG) fünf Fragen nach der Auslegung der Richtlinien 89/391/EWG des Rates vom 12. Juni 1989 über die Durchführung von Maßnahmen zur Verbesserung der Sicherheit und des Gesundheitsschutzes der Arbeitnehmer bei der Arbeit (ABl. L 183, S. 1; im Folgenden: Grundrichtlinie) und 93/104/EG des Rates vom 23. November 1993 über bestimmte Aspekte der Arbeitszeitgestaltung (ABl. L 307, S. 18) zur Vorabentscheidung vorgelegt.

2. Diese Fragen stellen sich in einem Rechtsstreit zwischen dem Sindicato de Médicos de Asistencia Pública de la Comunidad Valenciana (Gewerkschaft der Ärzte im öffentlichen Gesundheitswesen der Region Valencia; im Folgenden: Simap) und der Conselleria de Sanidad y Consumo de la Generalidad Valenciana (Ministerium für Gesundheit und Verbraucherschutz der Regionalregierung von Valencia), gegen die Simap eine kollektivarbeitsrechtliche Klage bezüglich des

ärztlichen Personals erhoben hat, das in den Teams zur medizinischen Grundversorgung der Gesundheitszentren der Region Valencia Dienst tut.

### Rechtlicher Rahmen

#### Gemeinschaftsregelung

**Die Grundrichtlinie:**

3.  Die Grundrichtlinie ist die einschlägige Rahmenrichtlinie. Sie enthält die allgemeinen Grundsätze, die später in einer Reihe von Einzelrichtlinien, darunter die Richtlinie 93/104, näher ausgeführt wurden.

4.  Der Anwendungsbereich der Grundrichtlinie ist in ihrem Artikel 2 folgendermaßen definiert:
    (1) Diese Richtlinie findet Anwendung auf alle privaten oder öffentlichen Tätigkeitsbereiche (gewerbliche, landwirtschaftliche, kaufmännische, verwaltungsmäßige sowie dienstleistungs- oder ausbildungsbezogene, kulturelle und Freizeittätigkeiten usw.).
    (2) Diese Richtlinie findet keine Anwendung, soweit dem Besonderheiten bestimmter spezifischer Tätigkeiten im öffentlichen Dienst, z. B. bei den Streitkräften oder der Polizei, oder bestimmter spezifischer Tätigkeiten bei den Katastrophenschutzdiensten zwingend entgegenstehen. In diesen Fällen ist dafür Sorge zu tragen, dass unter Berücksichtigung der Ziele dieser Richtlinie eine größtmögliche Sicherheit und ein größtmöglicher Gesundheitsschutz der Arbeitnehmer gewährleistet ist.

**Die Richtlinie 93/104:**

5.  Die Richtlinie 93/104 dient der Verbesserung von Sicherheit, Arbeitshygiene und Gesundheitsschutz der Arbeitnehmer bei der Arbeit. Sie wurde auf der Grundlage des Artikels 118a EG-Vertrag (die Artikel 117 bis 120 EG-Vertrag sind durch die Artikel 136 EG bis 143 EG ersetzt worden) erlassen.

6.  Die ersten beiden Artikel der Richtlinie 93/104 definieren deren Gegenstand und Anwendungsbereich sowie die Tragweite und Bedeutung der verwendeten Begriffe.

7.  Artikel 1 (Gegenstand und Anwendungsbereich) der Richtlinie lautet:
    (1) Diese Richtlinie enthält Mindestvorschriften für Sicherheit und Gesundheitsschutz bei der Arbeitszeitgestaltung.
    (2) Gegenstand dieser Richtlinie sind
    a) die täglichen und wöchentlichen Mindestruhezeiten, der Mindestjahresurlaub, die Ruhepausen, und die wöchentliche Höchstarbeitszeit sowie
    b) bestimmte Aspekte der Nacht- und der Schichtarbeit sowie des Arbeitsrhythmus.
    (3) Diese Richtlinie findet unbeschadet des Artikels 17 Anwendung auf alle privaten oder öffentlichen Tätigkeitsbereiche im Sinne des Artikels 2 der Richtlinie 89/391/EWG, mit Ausnahme des Straßen-, Luft-, See- und Schienenverkehrs, der Binnenschiffahrt, der Seefischerei, anderer Tätigkeiten auf See sowie der Tätigkeiten der Ärzte in der Ausbildung.

(4) Die Bestimmungen der Richtlinie 89/391/EWG finden unbeschadet strengerer und/oder spezifischer Vorschriften in der vorliegenden Richtlinie auf die in Absatz 2 genannten Bereiche voll Anwendung.

8. Artikel 2 der Richtlinie sieht unter der Überschrift Begriffsbestimmungen vor:

Im Sinne dieser Richtlinie sind:

1. *Arbeitszeit*: jede Zeitspanne, während der ein Arbeitnehmer gemäß den einzelstaatlichen Rechtsvorschriften und/oder Gepflogenheiten arbeitet, dem Arbeitgeber zur Verfügung steht und seine Tätigkeit ausübt oder Aufgaben wahrnimmt;

2. *Ruhezeit*: jede Zeitspanne außerhalb der Arbeitszeit;

3. *Nachtzeit*: jede, in den einzelstaatlichen Rechtsvorschriften festgelegte Zeitspanne von mindestens sieben Stunden, welche auf jeden Fall die Zeitspanne zwischen 24 Uhr und 5 Uhr umfasst;

4. *Nachtarbeiter*:
   a) einerseits: jeder Arbeitnehmer, der während der Nachtzeit normalerweise mindestens drei Stunden seiner täglichen Arbeitszeit verrichtet;
   b) andererseits: jeder Arbeitnehmer, der während der Nachtzeit gegebenenfalls einen bestimmten Teil seiner jährlichen Arbeitszeit verrichtet, der nach Wahl des jeweiligen Mitgliedstaats festgelegt wird:
      i) nach Anhörung der Sozialpartner in den einzelstaatlichen Rechtsvorschriften oder
      ii) in Tarifverträgen oder Vereinbarungen zwischen den Sozialpartnern auf nationaler oder regionaler Ebene;

5. *Schichtarbeit*: jede Form der Arbeitsgestaltung kontinuierlicher oder nicht kontinuierlicher Art mit Belegschaften, bei der Arbeitnehmer nach einem bestimmten Zeitplan, auch im Rotationsturnus, sukzessive an den gleichen Arbeitsstellen eingesetzt werden, so dass sie ihre Arbeit innerhalb eines Tage [...] oder Wochen umfassenden Zeitraums zu unterschiedlichen Zeiten verrichten müssen;

6. *Schichtarbeiter*: jeder in einem Schichtarbeitsplan eingesetzte Arbeitnehmer.

9. Die Richtlinie 93/104 enthält eine Reihe von Vorschriften über die wöchentliche Höchstarbeitszeit, die täglichen und wöchentlichen Mindestruhezeiten, den Jahresurlaub sowie die Dauer und die Bedingungen der Nacht- und der Schichtarbeit.

10. Bezüglich der wöchentlichen Höchstarbeitszeit bestimmt Artikel 6 der Richtlinie 93/104:

Die Mitgliedstaaten treffen die erforderlichen Maßnahmen, damit nach Maßgabe der Erfordernisse der Sicherheit und des Gesundheitsschutzes der Arbeitnehmer:

1. die wöchentliche Arbeitszeit durch innerstaatliche Rechts- und Verwaltungsvorschriften oder in Tarifverträgen oder Vereinbarungen zwischen den Sozialpartnern festgelegt wird;

2. die durchschnittliche Arbeitszeit pro Siebentageszeitraum 48 Stunden einschließlich der Überstunden nicht überschreitet.

11. Bezüglich der Dauer der Nachtarbeit sieht Artikel 8 der Richtlinie 93/104 vor:

Die Mitgliedstaaten treffen die erforderlichen Maßnahmen, damit:
1. die normale Arbeitszeit für Nachtarbeiter im Durchschnitt acht Stunden pro 24-Stunden-Zeitraum nicht überschreitet.
2. Nachtarbeiter, deren Arbeit mit besonderen Gefahren oder einer erheblichen körperlichen oder geistigen Anspannung verbunden ist, in einem 24-Stunden-Zeitraum, während dem sie Nachtarbeit verrichten, nicht mehr als acht Stunden arbeiten.

Zum Zwecke dieser Nummer wird im Rahmen von einzelstaatlichen Rechtsvorschriften und/oder Gepflogenheiten oder von Tarifverträgen oder Vereinbarungen zwischen den Sozialpartnern festgelegt, welche Arbeit unter Berücksichtigung der Auswirkungen der Nachtarbeit und der ihr eigenen Risiken mit besonderen Gefahren oder einer erheblichen körperlichen und geistigen Anspannung verbunden ist.

12. Artikel 15 der Richtlinie 93/104 bestimmt:
Das Recht der Mitgliedstaaten, für die Sicherheit und den Gesundheitsschutz der Arbeitnehmer günstigere Rechts- und Verwaltungsvorschriften anzuwenden oder zu erlassen oder die Anwendung von für die Sicherheit und den Gesundheitsschutz der Arbeitnehmer günstigeren Tarifverträgen oder Vereinbarungen zwischen den Sozialpartnern zu fördern oder zu gestatten, bleibt unberührt.

13. Artikel 16 der Richtlinie 93/104 legt die Bezugszeiträume fest, die bei der Anwendung der in den Randnummern 9 bis 12 dieses Urteils zitierten Vorschriften zu berücksichtigen sind. Er lautet wie folgt:
Die Mitgliedstaaten können für die Anwendung der folgenden Artikel einen Bezugszeitraum vorsehen, und zwar
1. für Artikel 5 (wöchentliche Ruhezeit) einen Bezugszeitraum bis zu 14 Tagen;
2. für Artikel 6 (wöchentliche Höchstarbeitszeit) einen Bezugszeitraum bis zu vier Monaten.
Die nach Artikel 7 gewährten Zeiten des bezahlten Jahresurlaubs sowie die Krankheitszeiten bleiben bei der Berechnung des Durchschnitts unberücksichtigt oder sind neutral;
3. für Artikel 8 (Dauer der Nachtarbeit) einen Bezugszeitraum, der nach Anhörung der Sozialpartner oder in Tarifverträgen oder Vereinbarungen zwischen den Sozialpartnern auf nationaler oder regionaler Ebene festgelegt wird.
Fällt die aufgrund von Artikel 5 verlangte wöchentliche Mindestruhezeit von 24 Stunden in den Bezugszeitraum, so bleibt sie bei der Berechnung des Durchschnitts unberücksichtigt.

14. Die Richtlinie 93/104 sieht aufgrund der Besonderheiten bestimmter Tätigkeiten unter bestimmten Voraussetzungen eine Reihe von Abweichungen von ihren Grundregeln vor. Insoweit bestimmt Artikel 17:
(1) Unter Beachtung der allgemeinen Grundsätze des Schutzes der Sicherheit und der Gesundheit der Arbeitnehmer können die Mitgliedstaaten von den Artikeln 3, 4, 5, 6, 8 und 16 abweichen, wenn die Arbeitszeit wegen der besonderen Merkmale der ausgeübten Tätigkeit nicht gemessen und/oder nicht im Voraus festgelegt wird

oder von den Arbeitnehmern selbst festgelegt werden kann, und zwar insbesondere in Bezug auf nachstehende Arbeitnehmer:

a) leitende Angestellte oder sonstige Personen mit selbständiger Entscheidungsbefugnis;

b) Arbeitskräfte, die Familienangehörige sind;

c) Arbeitnehmer, die im liturgischen Bereich von Kirchen oder Religionsgemeinschaften beschäftigt sind.

(2) Sofern die betroffenen Arbeitnehmer gleichwertige Ausgleichsruhezeiten oder in Ausnahmefällen, in denen die Gewährung solcher gleichwertigen Ausgleichsruhezeiten aus objektiven Gründen nicht möglich ist, einen angemessenen Schutz erhalten, kann im Wege von Rechts- und Verwaltungsvorschriften oder im Wege von Tarifverträgen oder Vereinbarungen zwischen den Sozialpartnern abgewichen werden:

2.1. von den Artikeln 3, 4, 5, 8 und 16:

a) bei Tätigkeiten, die durch eine Entfernung zwischen dem Arbeitsplatz und dem Wohnsitz des Arbeitnehmers oder durch eine Entfernung zwischen verschiedenen Arbeitsplätzen des Arbeitnehmers gekennzeichnet sind;

b) für den Wach- und Schließdienst sowie die Dienstbereitschaft, die durch die Notwendigkeit gekennzeichnet sind, den Schutz von Sachen und Personen zu gewährleisten, und zwar insbesondere in Bezug auf Wachpersonal oder Hausmeister oder Wach- und Schließunternehmen;

c) bei Tätigkeiten, die dadurch gekennzeichnet sind, dass die Kontinuität des Dienstes oder der Produktion gewährleistet sein muss, und zwar insbesondere bei

i) Aufnahme-, Behandlungs- und/oder Pflegediensten von Krankenhäusern oder ähnlichen Einrichtungen, Heimen sowie Gefängnissen,

…

(3) Von den Artikeln 3, 4, 5, 8 und 16 kann abgewichen werden im Wege von Tarifverträgen oder Vereinbarungen zwischen den Sozialpartnern auf nationaler oder regionaler Ebene oder, bei zwischen den Sozialpartnern getroffenen Abmachungen, im Wege von Tarifverträgen oder Vereinbarungen zwischen Sozialpartnern auf niedrigerer Ebene.

…

(4) Die in Absatz 2 Nummern 2.1 und 2.2 und in Absatz 3 vorgesehene Möglichkeit der Abweichung von Artikel 16 Nummer 2 darf nicht die Festlegung eines Bezugszeitraums zur Folge haben, der länger ist als sechs Monate.

Den Mitgliedstaaten ist es jedoch mit der Maßgabe, dass sie dabei die allgemeinen Grundsätze der Sicherheit und des Gesundheitsschutzes der Arbeitnehmer wahren, freigestellt zuzulassen, dass in den Tarifverträgen oder Vereinbarungen zwischen Sozialpartnern aus objektiven, technischen oder arbeitsorganisatorischen Gründen längere Bezugszeiträume festgelegt werden, die auf keinen Fall zwölf Monate überschreiten dürfen.

…

15. Artikel 18 der Richtlinie 93/104 sieht vor:

(1) a) Die Mitgliedstaaten setzen die erforderlichen Rechts- und Verwaltungsvorschriften in Kraft, um dieser Richtlinie spätestens am 23. November 1996 nachzukommen, oder sie vergewissern sich spätestens zu diesem Zeitpunkt, dass die Sozialpartner mittels Vereinbarungen die erforderlichen Bestimmungen einführen; dabei sind die Mitgliedstaaten gehalten, die erforderlichen Vorkehrungen zu treffen, damit sie jederzeit gewährleisten können, dass die von der Richtlinie vorgeschriebenen Ergebnisse erzielt werden.

b) i) Es ist einem Mitgliedstaat jedoch freigestellt, Artikel 6 nicht anzuwenden, wenn er die allgemeinen Grundsätze der Sicherheit und des Gesundheitsschutzes der Arbeitnehmer einhält und mit den erforderlichen Maßnahmen dafür sorgt, dass

– kein Arbeitgeber von einem Arbeitnehmer verlangt, im Durchschnitt des in Artikel 16 Nummer 2 genannten Bezugzeitraums mehr als 48 Stunden innerhalb eines Siebentagezeitraums zu arbeiten, es sei denn, der Arbeitnehmer hat sich hierzu bereit erklärt;

– keinem Arbeitnehmer Nachteile daraus entstehen, dass er nicht bereit ist, eine solche Arbeit zu leisten;

– der Arbeitgeber aktuelle Listen über alle Arbeitnehmer führt, die eine solche Arbeit leisten;

– die Listen den zuständigen Behörden zur Verfügung gestellt werden, die aus Gründen der Sicherheit und/oder des Schutzes der Gesundheit der Arbeitnehmer die Möglichkeit zur Überschreitung der wöchentlichen Höchstarbeitszeit unterbinden oder einschränken können;

– der Arbeitgeber die zuständigen Behörden auf Ersuchen darüber unterrichtet, welche Arbeitnehmer sich dazu bereit erklärt haben, im Durchschnitt des in Artikel 16 Nummer 2 genannten Bezugszeitraums mehr als 48 Stunden innerhalb eines Siebentagezeitraums zu arbeiten.

...

## Nationale Regelung

16. Artikel 6 des Real Decreto Nr. 137/84 vom 11. Januar 1984 (BOE Nr. 27 vom 1. Februar 1984, S. 2627) sieht unter der Überschrift Arbeitszeit vor:

Das Personal der Teams zur medizinischen Grundversorgung arbeitet unbeschadet möglicher Verpflichtungen aufgrund von Bereitschaftsdienst vierzig Stunden pro Woche. Es hat entsprechend den Statuten des ärztlichen Personals und des medizinischen Hilfspersonals im Bereich der sozialen Sicherheit sowie deren Durchführungsvorschriften Hausbesuche zu machen und Notfallversorgung zu leisten.

Im ländlichen Bereich erfolgt die medizinische Versorgung im regelmäßigen Dienst und im Notdienst vormittags und nachmittags im Gesundheitszentrum, in örtlichen Praxen und zu Hause.

Unter den Teammitgliedern werden Wechselschichten für den Notdienst festgesetzt, der an sämtlichen Tagen der Woche im Gesundheitszentrum geleistet wird.

17. Mit Entscheidung vom 20. November 1992, veröffentlicht im Anhang des Beschlusses vom 15. Januar 1993 (BOE Nr. 28 vom 2. Februar 1993, S. 2864), genehmigte die Regierung eine Vereinbarung,
die die staatliche Gesundheitsverwaltung und die repräsentativsten
Gewerkschaftsorganisationen im Bereich der medizinischen Grundversorgung in Spanien am 3. Juli 1992 getroffen hatten. Im Anhang
dieser Entscheidung, der die Vereinbarungen im Bereich der medizinischen Grundversorgung betrifft, ist unter der Überschrift B) Bereitschaftsdienst bestimmt:
… Allgemein wird der Bereitschaftsdienst auf höchstens 425 Stunden pro Jahr festgesetzt. Für Teams zur medizinischen Grundversorgung im ländlichen Bereich, die zwangsläufig die allgemein vorgesehenen 425 Stunden Bereitschaftsdienst pro Jahr überschreiten, wird
der Bereitschaftsdienst auf maximal 850 Stunden pro Jahr mit dem
Ziel einer schrittweisen Senkung dieser Stundenzahl festgesetzt …

18. Für die Region Valencia wurde am 7. Mai 1993 ferner eine Vereinbarung zwischen den repräsentativsten Gewerkschaftsverbänden und
der Regionalverwaltung getroffen, deren Wortlaut dem in der vorstehenden Randnummer wiedergegebenen Text ähnelt. Diese Vereinbarung sieht insbesondere vor:
Der Bereitschaftsdienst des Personals wird auf höchstens 425 Stunden
pro Jahr festgesetzt. Für Teams zur medizinischen Grundversorgung
im ländlichen Bereich, die zwangsläufig die allgemein vorgesehenen
425 Stunden Bereitschaftsdienst pro Jahr überschreiten, wird der Bereitschaftsdienst auf maximal 850 Stunden pro Jahr mit dem Ziel
einer schrittweisen Senkung dieser Stundenzahl festgesetzt; zu diesem
Zweck werden im Rahmen der entsprechenden Haushaltmittel zusätzliche Ärzte und medizinisch-technische Assistenten eingestellt …

19. Mit Entscheidung der Conselleria de Sanidad y Consumo de la Generalidad Valenciana vom 20. November 1991 wurde eine Verordnung über die Organisation und Arbeitsweise der Teams zur medizinischen Grundversorgung der Region Valencia (im Folgenden:
Verordnung) erlassen. Artikel 17 Absatz 3 dieser Verordnung entspricht Artikel 6 des Real Decreto Nr. 137/84.

20. Mit Urteil vom 15. Dezember 1993 erklärte der Senat für Verwal-
tungssachen des Tribunal Superior de Justicia de la Communidad
Valenciana die Entscheidung über die Genehmigung der Verordnung
für nichtig.

21. Am 21. September 1995 wurde das Real Decreto Nr. 1561/95 über
Sonderarbeitszeiten (BOE Nr. 230 vom 26. September 1995, S.
28606) erlassen. Sein Anwendungsbereich beschränkt sich auf gewöhnliche privatrechtliche Arbeitsverhältnisse; es enthält keine das
Gesundheitswesen betreffenden Vorschriften.

## Ausgangsverfahren und Vorabentscheidungsfragen

22. Mit einer kollektivarbeitsrechtlichen Klage gegen die Conselleria de
Sanidad y Consumo de la Generalidad Valenciana beantragte Simap

die Feststellung, dass alle Ärzte, die in den Teams zur medizinischen Grundversorgung der Region Valencia ihren Dienst leisten, Anspruch darauf haben,

– dass Artikel 17 Absatz 3 der Verordnung unter Berücksichtigung der Artikel 6, 8, 15 und 17 der Richtlinie 93/104 ausgelegt wird;

– dass ihre wöchentliche Arbeitszeit einschließlich Überstunden (gerechnet über vier Monate) vierzig Stunden und die Nachtarbeit pro 24-Stunden-Zeitraum acht Stunden nicht überschreitet oder im Fall der Überschreitung gleichwertige Ausgleichsruhezeiten gewährt werden;

– hilfsweise, dass ihre wöchentliche Arbeitszeit einschließlich Überstunden (gerechnet über vier Monate) 48 Stunden und die Nachtarbeit pro 24-Stunden-Zeitraum acht Stunden nicht überschreitet oder im Fall der Überschreitung gleichwertige Ausgleichsruhezeiten gewährt werden;

– dass sie als Nacht- und Schichtarbeiter anerkannt werden und demzufolge vor der Aufnahme dieser Art von Arbeit und danach in regelmäßigen Zeitabständen die besonderen Schutzmaßnahmen der Artikel 9 bis 13 der Richtlinie 93/104 durchgeführt werden.

23. Nach den Angaben des vorlegenden Gerichts wird die Klage in tatsächlicher Hinsicht damit begründet, dass nach Artikel 17 Absatz 3 der Verordnung, der Artikel 6 des Real Decreto Nr. 137/84 entspreche, die Ärzte, die in den Teams zur medizinischen Grundversorgung Dienst täten, ohne zeitliche Begrenzung, d. h. ohne eine Beschränkung der täglichen, wöchentlichen, monatlichen oder jährlichen Arbeitszeit arbeiten müssten. Dabei schließe sich an den gewöhnlichen Arbeitstag der Bereitschaftsdienst an und an diesen der folgende gewöhnliche Arbeitstag in dem von der Conselleria de Sanidad y Consumo de la Generalidad Valenciana gewünschten Rhythmus entsprechend einseitig festgelegten Erfordernissen. Simap mache weiter geltend, dass ein Arzt eines Teams zur medizinischen Grundversorgung je nach Wochen- oder Monatsplan eine ununterbrochene Arbeitszeit von 31 Stunden – ohne nächtliche Ruhezeit – ableiste, manchmal sogar jeden zweiten Tag, wobei er für seine Verpflegung selbst zu sorgen habe und zu Nachtzeiten, wenn keine öffentlichen Verkehrsmittel verfügbar seien, nach eigenem Ermessen allein und ohne jegliche Sicherheit Hausbesuche machen müsse.

24. Das vorlegende Gericht führt aus, dass die Ärzte der Teams zur medizinischen Grundversorgung in Puerto de Sagunto und Burjassot von acht Uhr bis fünfzehn Uhr arbeiteten; hinzu komme – abgesehen von unvorhergesehenen Ausnahmefällen, insbesondere bei Vertretung kranker Kollegen – alle elf Tage Bereitschaftsdienst vom Ende des Arbeitstages bis um acht Uhr am folgenden Morgen. Die wöchentliche Arbeitszeit der betroffenen Ärzte betrage vierzig Stunden; hinzuzurechnen sei gegebenenfalls der Bereitschaftsdienst, der nach der nationalen Praxis der Auslegung ihres Statuts und der geltenden internen Regelung Bestandteil der gesetzlichen Arbeitszeit sei.

25. Ebenso entspreche es der nationalen Praxis bei Ärzten, deren Beziehung zur Verwaltung sich nach dienstrechtlichen Vorschriften richte,

dass der Bereitschaftsdienst Sonderarbeitszeit sei, die nicht als Überstunden gelte und ungeachtet des Umfangs der tatsächlich geleisteten Tätigkeit pauschal vergütet werde.

26. Im Übrigen würden, wenn der Nacht- oder Bereitschaftsdienst in
Form von Rufbereitschaft geleistet werde, für die maximale Arbeitszeit nur die tatsächlichen Arbeitsstunden angerechnet. Der in den
Gesundheitseinrichtungen geleistete Bereitschaftsdienst sei niemals
als Überstunden anzusehen; diese stellten eine Verlängerung der
normalen Arbeitszeit bei gleicher Arbeitslast dar, während der Bereitschaftsdienst unter anderen Bedingungen als die während der
normalen Arbeitszeit verrichtete Tätigkeit geleistet werde.

27. Das nationale Gericht stellt weiter fest, dass die Richtlinie 93/104
nicht ordnungsgemäß in innerstaatliches spanisches Recht umgesetzt
worden sei. Nur das Real Decreto Nr. 1561/95 sei erlassen worden,
dessen Anwendungsbereich sich auf gewöhnliche privatrechtliche Arbeitsverhältnisse beschränke und das keine das Gesundheitswesen betreffenden Vorschriften enthalte.

28. Das Tribunal Superior de Justicia de la Comunidad Valenciana hat
daher das Verfahren ausgesetzt und dem Gerichtshof folgende Fragen zur Vorabentscheidung vorgelegt:

*1. Fragen zur allgemeinen Anwendbarkeit der Richtlinie:*
a) Sind der Wortlaut des Artikels 118a EG-Vertrag und die Bezugnahme in Artikel 1 Absatz 3 der Richtlinie 93/104/EG auf alle privaten oder öffentlichen Tätigkeitsbereiche im Sinne des Artikels 2
   der Richtlinie 89/391/EWG, nach dem die Richtlinie keine Anwendung findet, soweit dem Besonderheiten bestimmter spezifischer Tätigkeiten im öffentlichen Dienst ... zwingend entgegenstehen, so zu verstehen, dass die Tätigkeit der von dem
   Rechtsstreit betroffenen Ärzte in den Teams zur medizinischen
   Grundversorgung von diesem Ausschluss erfasst wird?
b) Artikel 1 Absatz 3 der Richtlinie 93/104/EG verweist unter Ver-
   wendung des Wortes unbeschadet auch auf Artikel 17 der Richtlinie. Zwar gibt es, wie vorstehend bereits angeführt worden ist,
   keine staatliche oder regionale Harmonisierungsregelung; ist dieses Fehlen aber als eine Abweichung von den Artikeln 3, 4, 5, 6, 8
   und 16 anzusehen, wenn die Arbeitszeit wegen der besonderen
   Merkmale der ausgeübten Tätigkeit nicht gemessen und/oder
   nicht im Voraus festgelegt wird?
c) Ist dem Ausschluss der Tätigkeiten der Ärzte in der Ausbildung
   am Ende des Artikels 1 Absatz 3 im Umkehrschluss zu entnehmen, dass alle übrigen Ärzte von der Richtlinie erfasst werden?
d) Kommt dem Hinweis, dass die Bestimmungen der Richtlinie
   89/391/EWG auf die in Absatz 2 genannten Bereiche voll Anwendung finden, für ihre Geltendmachung und Anwendung eine besondere Bedeutung zu?

*2. Fragen zur Arbeitszeit:*
a) Die Arbeitszeit ist in Artikel 2 Absatz 1 der Richtlinie definiert als
   jede Zeitspanne, während der ein Arbeitnehmer gemäß den ein-

zelstaatlichen Rechtsvorschriften und/oder Gepflogenheiten arbeitet, dem Arbeitgeber zur Verfügung steht und seine Tätigkeit ausübt oder Aufgaben wahrnimmt. Soll in Anbetracht der nationalen Praxis, auf die in diesem Beschluss vorstehend unter Ziffer 8 des Sachverhalts hingewiesen worden ist, und des Fehlens einer Hamonisierungsvorschrift die nationale Praxis fortgesetzt werden, wonach die Zeit des Bereitschaftsdienstes bei den 40 Wochenstunden unberücksichtigt bleibt, oder sind die für privatrechtliche Arbeitsverhältnisse geltenden allgemeinen und besonderen Arbeitszeitvorschriften des spanischen Rechts sinngemäß anzuwenden?

b) Ist, wenn die betreffenden Ärzte Bereitschaftsdienst in der Weise leisten, dass sie ständig erreichbar, nicht aber in der Einrichtung persönlich anwesend sind, diese gesamte Zeit als Arbeitszeit anzusehen oder gemäß der vorstehend unter Ziffer 8 des Sachverhalts genannten nationalen Praxis nur die Zeit, die sie für die Tätigkeit tatsächlich aufgewandt haben, zu der sie jeweils gerufen worden sind?

c) Ist, wenn die betreffenden Ärzte Bereitschaftsdienst in der Weise leisten, dass sie in der Einrichtung persönlich anwesend sind, diese gesamte Zeit als normale Arbeitszeit oder entsprechend der vorstehend unter Ziffer 8 des Sachverhalts genannten nationalen Praxis als Sonderarbeitszeit anzusehen?

*3. Zur durchschnittlichen Arbeitszeit:*

a) Ist die Zeit des Bereitschaftsdienstes bei der Ermittlung der durchschnittlichen wöchentlichen Arbeitszeit gemäß Artikel 6 Absatz 2 der Richtlinie zu berücksichtigen?

b) Sind die für den Bereitschaftsdienst aufgewandten Stunden als Überstunden anzusehen?

c) Kann der in Artikel 16 Nummer 2 der Richtlinie genannte Bezugszeitraum trotz Fehlens einer Harmonisierungsvorschrift Anwendung finden und ist in diesem Fall die Regelung gemäß Artikel 17 Absätze 2 und 3 in Verbindung mit Absatz 4 über die Abweichungen von Artikel 16 Nummer 2 anwendbar?

d) Kann Artikel 6 der Richtlinie trotz Fehlens einer Harmonisierungsvorschrift aufgrund der in Artikel 18 Absatz 1 Buchstabe b vorgesehenen Möglichkeit, Artikel 6 nicht anzuwenden, deshalb nicht anwendbar sein, weil der Arbeitnehmer dieser Arbeit zugestimmt hat? Steht dabei die ausdrückliche Zustimmung der gewerkschaftlichen Verhandlungspartner in einem Tarifvertrag der Zustimmung der Arbeitnehmer gleich?

*4. Zur Nachtarbeit:*

a) Sind, wenn die normale Arbeit nicht während der Nachtzeit verrichtet wird, sondern nur ein Teil des Bereitschaftsdienstes, der auf einige der betroffenen Ärzte in regelmäßigen Zeitabständen zukommen kann, nachts geleistet wird, bei Fehlen einer Harmonisierungsvorschrift diese Ärzte als Nachtarbeiter im Sinne von Artikel 2 Nummer 4 Buchstabe b der Richtlinie anzusehen?

b) Können die nationalen Rechtsvorschriften über die Nachtarbeit der privatrechtlich beschäftigten Arbeitnehmer bei der Wahl gemäß Artikel 2 Nummer 4 Buchstabe b Ziffer i der Richtlinie auf Ärzte angewandt werden, die in einem öffentlich-rechtlichen Beschäftigungsverhältnis stehen?

c) Umfasst die normale Arbeitszeit im Sinne von Artikel 8 Nummer 1 der Richtlinie auch den Bereitschaftsdienst, der in Form von Rufbereitschaft oder persönlicher Anwesenheit geleistet wird?

5. *Zur Schichtarbeit und zum Schichtarbeiter:*
Handelt es sich bei der Arbeit der betroffenen Ärzte um Schichtarbeit und sind diese Ärzte Schichtarbeiter im Sinne von Artikel 2 Nummern 5 und 6 der Richtlinie, wenn sie nur beim Bereitschaftsdienst in Schichten arbeiten und wenn eine Harmonisierungsvorschrift fehlt?

## Zu den Vorlagefragen

*Zum Anwendungsbereich der Richtlinie 93/104 (Fragen 1a, 1c und 1d):*

29. Mit seinen Fragen 1a, 1c und 1d möchte das vorlegende Gericht wissen, ob die Tätigkeit der Ärzte der Teams zur medizinischen Grundversorgung in den Anwendungsbereich der Grundrichtlinie und der Richtlinie 93/104 fällt.

30. Artikel 1 Absatz 3 der Richtlinie 93/104 definiert deren Anwendungsbereich unter ausdrücklicher Bezugnahme auf Artikel 2 der Grundrichtlinie und unter Festlegung einer Reihe von Ausnahmen für bestimmte besondere Tätigkeiten.

31. Um zu bestimmen, ob eine Tätigkeit wie die der Ärzte der Teams zur medizinischen Grundversorgung in den Anwendungsbereich der Richtlinie 93/104 fällt, ist daher zunächst zu prüfen, ob diese Tätigkeit in den Anwendungsbereich der Grundrichtlinie fällt.

32. Die Grundrichtlinie findet gemäß ihrem Artikel 2 Absatz 1 Anwendung auf alle privaten oder öffentlichen Tätigkeitsbereiche, insbesondere auf gewerbliche, landwirtschaftliche, kaufmännische, verwaltungsmäßige sowie dienstleistungs- oder ausbildungsbezogene, kulturelle und Freizeittätigkeiten. Wie sich aus Absatz 2 derselben Vorschrift ergibt, findet die Richtlinie jedoch keine Anwendung, soweit dem Besonderheiten bestimmter spezifischer Tätigkeiten im öffentlichen Dienst, z. B. bei den Streitkräften oder der Polizei, oder bestimmter spezifischer Tätigkeiten bei den Katastrophenschutzdiensten zwingend entgegenstehen.

33. Da die Ärzte der Teams zur medizinischen Grundversorgung ihre Tätigkeiten in einem Rahmen ausüben, aufgrund dessen sie dem öffentlichen Sektor zuzuordnen sind, ist zu prüfen, ob diese Tätigkeiten von dem in der vorstehenden Randnummer genannten Ausschluss erfasst werden.

34. Sowohl aus dem Ziel der Grundrichtlinie, der Verbesserung der Sicherheit und des Gesundheitsschutzes der Arbeitnehmer bei der Arbeit, als auch aus dem Wortlaut ihres Artikels 2 Absatz 1 ergibt sich, dass ihr Anwendungsbereich weit zu verstehen ist.

35. Folglich sind die Ausnahmen vom Anwendungsbereich der Grundrichtlinie einschließlich der in ihrem Artikel 2 Absatz 2 vorgesehenen Ausnahme eng auszulegen.

36. Außerdem bezieht sich Artikel 2 Absatz 2 der Grundrichtlinie auf bestimmte spezifische Tätigkeiten im öffentlichen Dienst, die die öffentliche Sicherheit und Ordnung gewährleisten sollen und für ein geordnetes Gemeinwesen unentbehrlich sind.

37. Im Regelfall kann die Tätigkeit des Personals der Teams zur medizinischen Grundversorgung derartigen Tätigkeiten nicht gleichgesetzt werden.

38. Somit fällt die Tätigkeit des Personals der Teams zur medizinischen Grundversorgung in den Anwendungsbereich der Grundrichtlinie.

39. Zu prüfen ist daher, ob diese Tätigkeit unter eine der Ausnahmen des Artikels 1 Absatz 3 der Richtlinie 93/104 fällt.

40. Das ist nicht der Fall. Nach dieser Vorschrift fallen nur die Tätigkeiten der Ärzte in der Ausbildung unter die Ausnahmen vom Anwendungsbereich dieser Richtlinie.

41. Damit ist auf die Fragen 1a, 1c und 1d zu antworten, dass eine Tätigkeit wie die der Ärzte der Teams zur medizinischen Grundversorgung in den Anwendungsbereich der Grundrichtlinie und der Richtlinie 93/104 fällt.

*Zur Anwendung von Artikel 17 der Richtlinie 93/104 (Frage 1b):*

42. Mit seiner Frage 1b möchte das vorlegende Gericht wissen, ob der nationale Richter bei Fehlen ausdrücklicher Maßnahmen zur Umsetzung der Richtlinie 93/104 das innerstaatliche Recht anwenden kann, soweit dieses unter Berücksichtigung der Besonderheiten der Tätigkeit der Ärzte der Teams zur medizinischen Grundversorgung unter die in Artikel 17 der Richtlinie genannten Abweichungen fällt.

43. Artikel 17 der Richtlinie 93/104 erlaubt, im Wege von Rechts- und Verwaltungsvorschriften oder im Wege von Tarifverträgen oder Vereinbarungen zwischen den Sozialpartnern von den Artikeln 3, 4, 5, 6, 8 und 16 der Richtlinie abzuweichen, wenn bestimmte Voraussetzungen erfüllt sind. Die in Artikel 17 Absatz 1 genannten Abweichungen sind nur im Wege von Rechtsetzungs- und Verwaltungsmaßnahmen zulässig.

44. Folglich ist das auf eine bestimmte Tätigkeit anwendbare nationale Recht, wenn es trotz Fehlens ausdrücklicher Maßnahmen zur Umsetzung der Richtlinie 93/104 die in Artikel 17 der Richtlinie genannten Voraussetzungen erfüllt, richtlinienkonform, und die nationalen Gerichte sind durch nichts an seiner Anwendung gehindert.

45. Somit ist auf die Frage 1b zu antworten, dass der nationale Richter bei Fehlen ausdrücklicher Maßnahmen zur Umsetzung der Richtlinie 93/104 das innerstaatliche Recht anwenden kann, soweit es unter Berücksichtigung der Besonderheiten der Tätigkeit der Ärzte der Teams zur medizinischen Grundversorgung die Voraussetzungen des Artikels 17 der Richtlinie erfüllt.

*Zum Begriff der Arbeitszeit (Fragen 2a bis 2c, 3a, 3b und 4c):*

46. Mit seinen Fragen 2a bis 2c, 3a, 3b und 4c, die zusammen zu prüfen sind, möchte das vorlegende Gericht wissen, ob der Bereitschaftsdienst, den die Ärzte der Teams zur medizinischen Grundversorgung in Form persönlicher Anwesenheit in den Gesundheitseinrichtungen oder in Form der Rufbereitschaft leisten, als Arbeitszeit oder als Überstunden im Sinne der Richtlinie 93/104 anzusehen ist.

47. Diese Richtlinie definiert die Arbeitszeit als jede Zeitspanne, während deren ein Arbeitnehmer gemäß den einzelstaatlichen Rechtsvorschriften und/oder Gepflogenheiten arbeitet, dem Arbeitgeber zur Verfügung steht und seine Tätigkeit ausübt oder Aufgaben wahrnimmt. Im Regelungszusammenhang der Richtlinie ist dieser Begriff zudem im Gegensatz zur Ruhezeit zu sehen; beide Begriffe schließen einander aus.

48. Im Ausgangsverfahren weist der Bereitschaftsdienst der Ärzte der Teams zur medizinischen Grundversorgung in Form persönlicher Anwesenheit in der Gesundheitseinrichtung die charakteristischen Merkmale des Begriffes der Arbeitszeit auf. Bei dieser Art Bereitschaftsdienst sind unstreitig die beiden ersten Voraussetzungen erfüllt. Zudem ist die Verpflichtung der Ärzte, sich zur Erbringung ihrer beruflichen Leistungen am Arbeitsplatz aufzuhalten und verfügbar zu sein, als Bestandteil der Wahrnehmung ihrer Aufgaben anzusehen, auch wenn die tatsächlich geleistete Arbeit von den Umständen abhängt.

49. Diese Auslegung steht im Übrigen im Einklang mit dem Ziel der Richtlinie 93/104, die Sicherheit und Gesundheit der Arbeitnehmer zu gewährleisten, indem ihnen Mindestruhezeiten sowie angemessene Ruhepausen zugestanden werden (achte Begründungserwägung der Richtlinie). Wie der Generalanwalt in Nummer 35 seiner Schlussanträge festgestellt hat, würde dieses Ziel ernsthaft gefährdet, wenn der Bereitschaftsdienst in Form persönlicher Anwesenheit nicht unter den Begriff der Arbeitszeit fiele.

50. Wie der Generalanwalt weiter in Nummer 37 seiner Schlussanträge ausgeführt hat, gilt etwas anderes, wenn die Ärzte der Teams zur medizinischen Grundversorgung Bereitschaftsdienst in der Weise leisten, dass sie ständig erreichbar sind, ohne jedoch zur Anwesenheit in der Gesundheitseinrichtung verpflichtet zu sein (Rufbereitschaft). Selbst wenn sie ihrem Arbeitgeber in dem Sinne zur Verfügung stehen, dass sie erreichbar sein müssen, können die Ärzte in dieser Situation freier über ihre Zeit verfügen und eigenen Interessen nachgehen. Unter diesen Umständen ist nur die Zeit, die für die tatsächliche Erbringung von Leistungen der medizinischen Grundversorgung aufgewandt wird, als Arbeitszeit im Sinne der Richtlinie 93/104 anzusehen.

51. Was die Frage betrifft, ob die für Bereitschaftsdienst aufgewandte Zeit als Überstunden angesehen werden kann, so definiert die Richtlinie zwar nicht den Begriff der Überstunde, der lediglich in Artikel 6 über die wöchentliche Höchstarbeitszeit erwähnt wird, doch fallen Überstunden unter den Begriff der Arbeitszeit im Sinne der Richtli-

nie. Die Richtlinie unterscheidet nämlich nicht danach, ob diese Zeit in der normalen Arbeitszeit liegt oder nicht.

52. Auf die Fragen 2a bis 2c, 3a, 3b und 4c ist somit zu antworten, dass der Bereitschaftsdienst, den die Ärzte der Teams zur medizinischen Grundversorgung in Form persönlicher Anwesenheit in der Gesundheitseinrichtung leisten, insgesamt als Arbeitszeit und gegebenenfalls als Überstunden im Sinne der Richtlinie 93/104 anzusehen ist. Beim Bereitschaftsdienst in Form von Rufbereitschaft ist nur die Zeit, die für die tatsächliche Erbringung von Leistungen der medizinischen Grundversorgung aufgewandt wird, als Arbeitszeit anzusehen.

*Zum Nachtarbeitscharakter der Tätigkeit (Fragen 4a und 4b):*

53. Mit seinen Fragen 4a und 4b möchte das vorlegende Gericht wissen, ob bestimmte Ärzte, die in regelmäßigen Zeitabständen nachts Bereitschaftsdienst leisten, als Nachtarbeiter im Sinne von Artikel 2 Nummer 4 Buchstabe b der Richtlinie 93/104 anzusehen sind und ob bei der Wahl, die der Mitgliedstaat nach dieser Vorschrift hat, die für privatrechtliche Arbeitsverhältnisse geltenden nationalen Rechtsvorschriften auf Ärzte angewandt werden können, die in einem öffentlich-rechtlichen Beschäftigungsverhältnis stehen.

54. Aus dem Vorlagebeschluss geht hervor, dass die Ärzte der Teams zur medizinischen Grundversorgung in Puerto de Sagunto und Burjassot von acht Uhr bis fünfzehn Uhr arbeiten; hinzu kommt − abgesehen von unvorhergesehenen Ausnahmefällen, insbesondere bei Vertretung kranker Kollegen − alle elf Tage Bereitschaftsdienst vom Ende des Arbeitstages bis um acht Uhr am folgenden Morgen. Die Arbeitszeit der übrigen Teams zur medizinischen Grundversorgung in der Region Valencia wird in den Akten nicht genannt, doch das nationale Gericht geht von dem Grundsatz aus, dass der Bereitschaftsdienst in diesem Fall nur in regelmäßigen Zeitabständen geleistet wird.

55. Nach dem Wortlaut des Artikels 2 Nummer 4 Buchstabe a der Richtlinie 93/104 ist Nachtarbeiter jeder Arbeitnehmer, der während der Nachtzeit normalerweise mindestens drei Stunden seiner täglichen Arbeitszeit verrichtet. Nach Artikel 2 Nummer 4 Buchstabe b haben die nationalen Gesetzgeber oder, nach Wahl des jeweiligen Mitgliedstaats, die Sozialpartner auf nationaler oder regionaler Ebene die Möglichkeit, auch andere Arbeitnehmer, die während der Nachtzeit einen bestimmten Teil ihrer jährlichen Arbeitszeit verrichten, als Nachtarbeiter anzusehen.

56. Da das Königreich Spanien aber hinsichtlich der in einem öffentlich-rechtlichen Beschäftigungsverhältnis stehenden Arbeitnehmer keine Maßnahme gemäß Artikel 2 Nummer 4 Buchstabe b der Richtlinie getroffen hat, können die Ärzte der Teams zur medizinischen Grundversorgung, die in regelmäßigen Zeitabständen nachts Bereitschaftsdienst leisten, nicht bereits aufgrund dieser Vorschrift als Nachtarbeiter angesehen werden.

57. Die Frage, ob die nationalen Rechtsvorschriften über die Nachtarbeit der privatrechtlich beschäftigten Arbeitnehmer bei der Wahl

gemäß Artikel 2 Nummer 4 Buchstabe b Ziffer i der Richtlinie auf die in einem öffentlich-rechtlichen Beschäftigungsverhältnis stehenden Ärzte der Teams zur medizinischen Grundversorgung anwendbar sind, ist vom nationalen Gericht nach den Vorschriften des innerstaatlichen Rechts zu beantworten.

58. Auf die Fragen 4a und 4b ist somit zu antworten, dass die Ärzte der Teams zur medizinischen Grundversorgung, die in regelmäßigen Zeitabständen nachts Bereitschaftsdienst leisten, nicht bereits aufgrund von Artikel 2 Nummer 4 Buchstabe b der Richtlinie 93/104 als Nachtarbeiter angesehen werden können. Die Frage, ob die nationalen Rechtsvorschriften über die Nachtarbeit der privatrechtlich beschäftigten Arbeitnehmer auf die in einem öffentlich-rechtlichen Beschäftigungsverhältnis stehenden Ärzte der Teams zur medizinischen Grundversorgung anwendbar sind, ist vom nationalen Gericht nach innerstaatlichem Recht zu beantworten.

*Zu den Begriffen der Schichtarbeit und des Schichtarbeiters (fünfte Frage):*

59. Mit seiner fünften Frage möchte das nationale Gericht wissen, ob die von den Ärzten der Teams zur medizinischen Grundversorgung während des Bereitschaftsdienstes geleistete Arbeit Schichtarbeit ist und diese Ärzte Schichtarbeiter im Sinne von Artikel 2 Nummern 5 und 6 der Richtlinie 93/104 sind.

60. Wie bereits dargelegt, arbeiten die Ärzte der Teams zur medizinischen Grundversorgung in Puerto de Sagunto und Burjassot von acht Uhr bis fünfzehn Uhr und leisten zusätzlich – abgesehen von unvorhergesehenen Ausnahmefällen – alle elf Tage Bereitschaftsdienst vom Ende des Arbeitstages bis um acht Uhr am folgenden Morgen; hinsichtlich der Arbeitszeit der übrigen Teams zur medizinischen Grundversorgung in der Region Valencia geht das nationale Gericht von dem Grundsatz aus, dass der Bereitschaftsdienst nur in regelmäßigen Zeitabständen geleistet wird.

61. Die Arbeitszeit, die für Bereitschaftsdienst in Form persönlicher Anwesenheit der Ärzte der Teams zur medizinischen Grundversorgung in den Gesundheitseinrichtungen und für die tatsächliche Erbringung von Leistungen der medizinischen Grundversorgung während des Bereitschaftsdienstes in Form von Rufbereitschaft aufgewandt wird, erfüllt alle Voraussetzungen des Begriffes der Schichtarbeit im Sinne von Artikel 2 Nummer 5.

62. Die Ärzte der Teams zur medizinischen Grundversorgung werden nämlich im Rahmen einer Arbeitsgestaltung beschäftigt, bei der die Arbeitnehmer im Rotationsturnus nacheinander an den gleichen Arbeitsplätzen eingesetzt werden, so dass sie ihre Arbeit innerhalb eines Tage oder Wochen umfassenden Zeitraums zu unterschiedlichen Zeiten verrichten müssen.

63. Was insbesondere diese letzte Voraussetzung betrifft, so müssen die Ärzte ungeachtet dessen, dass der Bereitschaftsdienst in regelmäßigen Zeitabständen geleistet wird, ihre Arbeit innerhalb eines Tage

oder Wochen umfassenden Zeitraums zu unterschiedlichen Zeiten verrichten.

64. Auf die fünfte Frage ist somit zu antworten, dass die von den Ärzten der Teams zur medizinischen Grundversorgung während des Bereitschaftsdienstes geleistete Arbeit Schichtarbeit ist und dass diese Ärzte Schichtarbeiter im Sinne von Artikel 2 Nummern 5 und 6 der Richtlinie 93/104 sind.

*Zur Anwendbarkeit der in Artikel 17 Absätze 2, 3 und 4 der Richtlinie 93/104 vorgesehenen Abweichungen (Frage 3c):*

65. Mit seiner Frage 3c möchte das vorlegende Gericht wissen, ob bei Fehlen nationaler Vorschriften zur Umsetzung von Artikel 16 Nummer 2 der Richtlinie 93/104 oder gegebenenfalls zur ausdrücklichen Übernahme einer der in Artikel 17 Absätze 2, 3 und 4 der Richtlinie vorgesehenen Abweichungen diese Bestimmungen dahin ausgelegt werden können, dass sie unmittelbare Wirkung haben.

66. Nach Artikel 16 Nummer 2 der Richtlinie dürfen die Mitgliedstaaten für die Anwendung des Artikels 6 der Richtlinie (wöchentliche Höchstarbeitszeit) einen Bezugszeitraum von bis zu vier Monaten vorsehen.

67. Nach Artikel 17 Absatz 2 Nummer 2.1 Buchstabe c Ziffer i der Richtlinie 93/104 können die Mitgliedstaaten jedoch von Artikel 16 Nummer 2 der Richtlinie bei Tätigkeiten abweichen, die dadurch gekennzeichnet sind, dass die Kontinuität des Dienstes oder der Produktion gewährleistet sein muss, und zwar insbesondere bei Aufnahme-, Behandlungs- und/oder Pflegediensten von Krankenhäusern oder ähnlichen Einrichtungen.

68. Zwar lassen die Bestimmungen der Richtlinie 93/104 den Mitgliedstaaten einen gewissen Gestaltungsspielraum bei dem für die Anwendung des Artikels 6 der Richtlinie festzulegenden Bezugszeitraum. Dies nimmt jedoch den Bestimmungen, um die es im Ausgangsverfahren geht, nichts von ihrer Genauigkeit und Unbedingtheit. Denn dieser Gestaltungsspielraum schließt nicht die Möglichkeit aus, Mindestrechte zu bestimmen (Urteil des Gerichtshofes vom 14. Juli 1994 in der Rechtssache C-91/92, Faccini Dori, Slg. 1994, I-3325, Randnr. 17).

69. Insoweit ergibt sich aus dem Wortlaut von Artikel 17 Absatz 4 der Richtlinie, dass der Bezugszeitraum auf keinen Fall zwölf Monate überschreiten darf. Somit lässt sich ein Mindestschutz bestimmen, der auf jeden Fall zu verwirklichen ist.

70. Folglich ist auf die Frage 3c zu antworten, dass bei Fehlen nationaler Vorschriften zur Umsetzung von Artikel 16 Nummer 2 der Richtlinie 93/104 oder gegebenenfalls zur ausdrücklichen Übernahme einer der in Artikel 17 Absätze 2, 3 und 4 der Richtlinie vorgesehenen Abweichungen diese Bestimmungen dahin ausgelegt werden können, dass sie unmittelbare Wirkung haben, und daher dem Einzelnen einen Anspruch darauf geben, dass der Bezugszeitraum für die Festlegung

ihrer wöchentlichen Höchstarbeitszeit zwölf Monate nicht überschreitet.

*Zur Anwendbarkeit des Artikels 18 Absatz 1 Buchstabe b der Richtlinie*
*93/104 (Frage 3d):*

71. Mit seiner Frage 3d möchte das vorlegende Gericht wissen, ob die
ausdrückliche Zustimmung der gewerkschaftlichen Verhandlungspartner in einem Tarifvertrag der Zustimmung des Arbeitnehmers
im Sinne des Artikels 18 Absatz 1 Buchstabe b Ziffer i erster Gedankenstrich der Richtlinie 93/104 gleichsteht.

72. Diese Bestimmung erlaubt den Mitgliedstaaten, Artikel 6 über die
wöchentliche Höchstarbeitszeit nicht anzuwenden, wenn sie die allgemeinen Grundsätze der Sicherheit und des Gesundheitsschutzes
der Arbeitnehmer einhalten und die Arbeitszeit im Durchschnitt des
in Artikel 16 Nummer 2 genannten Bezugszeitraums 48 Stunden innerhalb eines Siebentagezeitraums nicht überschreitet. Der Arbeitnehmer kann sich jedoch bereit erklären, länger zu arbeiten.

73. Aus dem Wortlaut des Artikels 18 Absatz 1 Buchstabe b Ziffer i erster Gedankenstrich der Richtlinie 93/014 geht klar hervor, dass diese
Bestimmung die individuelle Zustimmung des Arbeitnehmers verlangt. Im Übrigen hat die Regierung des Vereinigten Königreichs zu
Recht geltend gemacht, dass, wenn der Gemeinschaftsgesetzgeber
beabsichtigt hätte, die Zustimmung des Arbeitnehmers durch die
ausdrückliche Zustimmung einer Gewerkschaft in einem Tarifvertrag zu ersetzen, Artikel 6 der Richtlinie in die in Artikel 17 Absatz 3
der Richtlinie enthaltene Liste der Artikel aufgenommen worden
wäre, von denen im Wege von Tarifverträgen oder Vereinbarungen
zwischen den Sozialpartnern abgewichen werden kann.

74. Folglich ist Frage 3d dahin zu beantworten, dass die ausdrückliche
Zustimmung der gewerkschaftlichen Verhandlungspartner in einem
Tarifvertrag der Zustimmung des Arbeitnehmers selbst im Sinne des
Artikels 18 Absatz 1 Buchstabe b Ziffer i erster Gedankenstrich der
Richtlinie 93/104 nicht gleichsteht.

## Kosten

75. Die Auslagen der spanischen und der finnischen Regierung, der Regierung der Vereinigten Königreichs und der Kommission der Europäischen Gemeinschaften, die vor dem Gerichtshof Erklärungen abgegeben haben, sind nicht erstattungsfähig. Für die Parteien des
Ausgangsverfahrens ist das Verfahren ein Zwischenstreit in dem bei
dem vorlegenden Gericht anhängigen Rechtsstreit; die Kostenent-
scheidung ist daher Sache dieses Gerichts.

Aus diesen Gründen

hat

DER GERICHTSHOF

auf die ihm vom Tribunal Superior de Justicia de la Comunidad Valenciana mit Beschluss vom 10. Juli 1998 vorgelegten Fragen für Recht erkannt:

1. Eine Tätigkeit wie die der Ärzte der Teams zur medizinischen Grundversorgung fällt in den Anwendungsbereich der Richtlinien 89/391/EWG des Rates vom 12. Juni 1989 über die Durchführung von Maßnahmen zur Verbesserung der Sicherheit und des Gesundheitsschutzes der Arbeitnehmer bei der Arbeit und 93/104/EG des Rates vom 23. November 1993 über bestimmte Aspekte der Arbeitszeitgestaltung.

2. Der nationale Richter kann bei Fehlen ausdrücklicher Maßnahmen zur Umsetzung der Richtlinie 93/104 das innerstaatliche Recht anwenden, soweit es unter Berücksichtigung der Besonderheiten der Tätigkeit der Ärzte der Teams zur medizinischen Grundversorgung die Voraussetzungen des Artikels 17 der Richtlinie erfüllt.

3. Der Bereitschaftsdienst, den die Ärzte der Teams zur medizinischen Grundversorgung in Form persönlicher Anwesenheit in der Gesundheitseinrichtung leisten, ist insgesamt als Arbeitszeit und gegebenenfalls als Überstunden im Sinne der Richtlinie 93/104 anzusehen. Beim Bereitschaftsdienst in Form ständiger Erreichbarkeit ist nur die Zeit, die für die tatsächliche Erbringung von Leistungen der medizinischen Grundversorgung aufgewandt wird, als Arbeitszeit anzusehen.

4. Die Ärzte der Teams zur medizinischen Grundversorgung, die in regelmäßigen Zeitabständen nachts Bereitschaftsdienst leisten, können nicht bereits aufgrund von Artikel 2 Nummer 4 Buchstabe b der Richtlinie 93/104 als Nachtarbeiter angesehen werden. Die Frage, ob die nationalen Rechtsvorschriften über die Nachtarbeit der privatrechtlich beschäftigten Arbeitnehmer auf die in einem öffentlichrechtlichen Beschäftigungsverhältnis stehenden Ärzte der Teams zur medizinischen Grundversorgung anwendbar sind, ist vom nationalen Gericht nach innerstaatlichem Recht zu beantworten.

5. Die von den Ärzten der Teams zur medizinischen Grundversorgung während des Bereitschaftsdienstes geleistete Arbeit ist Schichtarbeit, und diese Ärzte sind Schichtarbeiter im Sinne von Artikel 2 Nummern 5 und 6 der Richtlinie 93/104.

6. Bei Fehlen nationaler Vorschriften zur Umsetzung von Artikel 16 Nummer 2 der Richtlinie 93/104 oder gegebenenfalls zur ausdrücklichen Übernahme einer der in Artikel 17 Absätze 2, 3 und 4 der Richtlinie vorgesehenen Abweichungen können diese Bestimmungen dahin ausgelegt werden, dass sie unmittelbare Wirkung haben, und geben daher dem Einzelnen einen Anspruch darauf, dass der Bezugs-

zeitraum für die Festlegung ihrer wöchentlichen Höchstarbeitszeit zwölf Monate nicht überschreitet.

7. Die ausdrückliche Zustimmung der gewerkschaftlichen Verhandlungspartner in einem Tarifvertrag steht der Zustimmung des Arbeitnehmers selbst im Sinne des Artikels 18 Absatz 1 Buchstabe b Ziffer i erster Gedankenstrich der Richtlinie 93/104 nicht gleich.

RODRÍGUEZ IGLESIAS

MOITINHO DE ALMEIDA   EDWARD   SEVÓN   SCHINTGEN

KAPTEYN   GULMANN   PUISSOCHET   JANN   RAGNEMALM   WATHELET


Verkündet in öffentlicher Sitzung in Luxemburg am 3. Oktober 2000.


Der Kanzler                          Der Präsident
R. GRASS                             G. C. RODRÍGUEZ IGLESIAS

# Musterschreiben zum EuGH-Urteil

**Zweck:**

Geltendmachung von Ansprüchen auf Vergütung der Bereitschaftsdienste als Arbeitszeit zur Verhinderung des Verfalls der Ansprüche nach Tarifvertrag (z.B. § 70 BAT) oder zur Verhinderung des Eintritts von Verwirkung.

**Folge:**

Das Schreiben unterbricht die tarifliche Verfallfrist. Nach § 70 Abs. 1 BAT verfallen Ansprüche aus dem Arbeitsverhältnis, wenn sie nicht innerhalb einer Ausschlussfrist von sechs Monaten nach Fälligkeit vom Angestellten oder vom Arbeitgeber schriftlich geltend gemacht werden. Für denselben Sachverhalt reicht die einmalige Geltendmachung des Anspruchs aus, um die Ausschlussfrist auch für später fällig werdende Leistungen unwirksam zu machen (§ 70 Abs. 2 BAT). Zur Geltendmachung gehört, dass der Gläubiger seine Forderung so deutlich bezeichnet, dass der Schuldner erkennen kann, aus welchem Sachverhalt und in welcher ungefähren Höhe er in Anspruch genommen wird (BAG vom 05.03.1981, AP Nr. 9 zu § 70 BAT = EzA § 4 TVG Ausschlussfristen Nr. 46; BAG vom 16.11.1982, AP Nr. 6 zu § 42 SchwbG = EzA § 42 SchwbG Nr. 7). In der Rechtsprechung ist anerkannt, dass der Hinweis des Gläubigers, er behalte sich die Verfolgung von Ansprüchen vor (LAG Köln Urteil vom 24. Juli 1984 – 6 Sa 509/84 – EzA § 4 TVG Ausschlussfristen Nr. 59), ebensowenig ausreicht wie die Aufforderung des Arbeitnehmers an den Arbeitgeber, eine Anrechnung einer Tariflohnerhöhung auf eine freiwillige Zulage „in schriftlicher Form zu begründen" und eine solche Anrechnung „noch einmal zu überdenken" (BAG Urteil vom 5. April 1995 – 5 AZR 961/93 – AP Nr. 130 zu § 4 TVG Ausschlussfristen). An den Begriff des Geltendmachens sind dabei keine zu strengen Anforderungen zu stellen. Es genügt jeder ernstliche Hinweis auf den Anspruch (vgl. BAG Urteil vom 7. Dezember 1962 – 1 AZR 128/59 – AP Nr. 23 zu § 1 HausarbTagsG Nordrh.-Westfalen; BAG vom 18. Dezember 1986 – 6 AZR 13/85 – und – 6 AZR 36/85 – und vom 9. Juli 1987 – 6 AZR 542/84 – sämtlich nicht veröffentlicht). Ausreichend ist, wenn der Gläubiger seine Forderung so deutlich bezeichnet, dass der Schuldner erkennen kann, aus welchem Sachverhalt und in welcher ungefähren Höhe er in Anspruch genommen werden soll. Der Schuldner muss in die Lage versetzt werden, sich Klarheit darüber zu verschaffen, wie er seine Verteidigung einrichten will, ob er die Forderung ganz oder teilweise anerkennen oder ob er sie bestreiten soll (vgl. BAG Urteil vom 16. März 1966 – 1 AZR 446/65 – AP Nr. 33 zu § 4 TVG Ausschlussfristen; BAG Urteil vom 17. Oktober 1974 – 3 AZR 4/74 – AP Nr. 55 zu § 4 TVG Ausschlussfristen; BAG Urteil vom 5. März 1981 – 3 AZR 559/78 – AP Nr. 9 zu § 70 BAT). Nach BAG vom 11. Februar 1988 – 6 AZR 631/85 reicht ein Schreiben mit dem Wortlaut aus: „Ich beantrage die Zahlung des Übergangsgeldes". Die Verfallfrist kann im Schreiben auch erwähnt werden: Der Ablauf tariflicher Ausschlussfristen ist nämlich von Amts wegen zu beachten (ständige Rechtsprechung des Bundesarbeitsgerichts, vgl. u.a. Urteil vom 27. Februar 1968 – 1 AZR 369/67 – AP Nr. 2 zu § 37 BAT;

BAGE 23, 83, 89 = AP Nr. 2 zu §§ 22, 23 BAT Lehrer; Urteil vom 12. Juli 1972 – 1 AZR 445/71 – AP Nr. 51 zu § 4 TVG Ausschlussfristen; Urteil vom 8. März 1976 – 5 AZR 361/75 – AP Nr. 4 zu § 496 ZPO = EzA § 4 TVG Ausschlussfristen Nr. 26 sowie aus jüngster Zeit BAG vom 18. Dezember 1986 – 6 AZR 36/85 – nicht veröffentlicht, m.w.N. aus dem Schrifttum; vom 25. Juni 1987 – 6 AZR 506/84 – zur Veröffentlichung, auch in der Amtlichen Sammlung bestimmt; vom 9. Juli 1987 – 6 AZR 542/84 –), ohne dass sich eine Partei darauf zu berufen braucht.

**Risiko:**
Der Arbeitgeber könnte zukünftig den Einsatz neu planen und im Ergebnis könnte bei Beachtung der Vorgaben des EuGH die Vergütung durch mehr Ruhezeiten sinken.

**Formulierungsvorschlag:**

20. 06. 2002

Krankenhaus Knochenbruch
Krankenhausleitung
z. H. Herrn Ferdinand Sauerbruch
Äskulapweg 2–8
77777 Emsig-Knochenbruch

**Vergütung geleisteter Bereitschaftsdienste**

Sehr geehrte Damen und Herren,

am 3.10.2000 hat der Europäische Gerichtshof entschieden, dass Bereitschaftsdienst nicht zur Ruhezeit zählt, sondern nach der Arbeitszeitrichtlinie (93/014/EG vom 23.11.1993) zur Arbeitszeit gehört.

Hiermit mache ich zusätzliche Vergütung, die sich aus der Einordnung des bisher nur teilweise vergüteten Bereitschaftsdienstes als Arbeitszeit ergibt, soweit sie noch nicht verjährt ist, geltend. Einem Verfall nach § 70 BAT steht m.E. entgegen, dass mir die Auslegung der Arbeitszeitrichtlinie durch den EuGH erst am 3.10.2000 bekannt wurde und insoweit die Frist für danach liegende Zeiträume gewahrt ist.

Nach der Rechtsprechung des BAG muss die Forderung nicht im einzelnen beziffert werden, was ich mangels entsprechender Informationen ohnehin nicht könnte.

Ich bitte insoweit um eine Neuberechnung meiner Vergütung für vergangene Entgeltzeiträume, da Sie sowohl die Grundlagen der Vergütung kennen als auch die von mir geleisteten Dienste in der zurückliegenden Zeit.

Mit freundlichen Grüßen

G. Rissen

Das Musterschreiben kann neben weiteren Infos zum Urteil im Internet von der Internetseite http://www.eugh-urteil.de heruntergeladen werden. Eine Haftung, insbesondere für die den Verfall unterbrechende Wirkung, kann insbesondere im Hinblick auf die Unentgeltlichkeit und die fehlenden Kontrolle der Verbreitung nicht übernommen werden. Das Musterschreiben wurde mündlich im Rahmen des Referates erläutert. Im Zweifel sollten Sie die Formulierung durch Ihre Gewerkschaft oder einen Anwalt prüfen lassen. Wir bitten insoweit um Verständnis.

(Quelle: FELSER Rechtsanwälte · Kurfürstenstraße 14 · 50321 Brühl · (02232) 9450 400 · (02232) 94 50 40 50)

# Bundesangestelltentarif (BAT)
## Abschnitt IV – Arbeitszeit

**§ 15 Regelmäßige Arbeitszeit**

(1) Die regelmäßige Arbeitszeit beträgt ausschließlich der Pausen durchschnittlich 38,5 Stunden wöchentlich. Für die Berechnung des Durchschnitts der regelmäßigen wöchentlichen Arbeitszeit ist ein Zeitraum bis zu einem Jahr zugrunde zu legen. Bei Angestellten, die ständig Wechselschicht- oder Schichtarbeit zu leisten haben, kann ein längerer Zeitraum zugrunde gelegt werden.

(2) Die regelmäßige Arbeitszeit kann verlängert werden

a) bis zu zehn Stunden täglich (durchschnittlich 49 Stunden wöchentlich), wenn in die regelmäßig eine Arbeitsbereitschaft von durchschnittlich mindestens zwei Stunden täglich fällt,

b) bis zu elf Stunden täglich (durchschnittlich 54 Stunden wöchentlich), wenn in die regelmäßig eine Arbeitsbereitschaft von durchschnittlich mindestens drei Stunden täglich fällt,

c) bis zu zwölf Stunden täglich (durchschnittlich 60 Stunden wöchentlich), wenn der Angestellte lediglich an der Arbeitsstelle anwesend sein muss, um im Bedarfsfall vorkommende Arbeiten zu verrichten.

(3) Die regelmäßige Arbeitszeit kann bis zu zehn Stunden täglich (durchschnittlich 50 Stunden wöchentlich) verlängert werden, wenn Vor- und Abschlussarbeiten erforderlich sind.

(4) In Verwaltungen und Betrieben, die in bestimmten Zeiten des Jahres, regelmäßig zu saisonbedingt erheblich verstärkter Tätigkeit genötigt sind, kann für diese Zeiten die regelmäßige Arbeitszeit bis zu 60 Stunden wöchentlich, nicht jedoch über zehn Stunden täglich, verlängert werden, sofern die regelmäßige Arbeitszeit in den übrigen Zeiten des Jahres entsprechend verkürzt wird (Jahreszeitenausgleich).

(5) Die Einführung von Kurzarbeit ist nach Maßgabe der Anlage 5 zulässig.

(6) In Verwaltungen/Verwaltungsteilen bzw. Betrieben/Betriebsteilen, deren Aufgaben Sonntags-, Feiertags-, Wechselschicht-, Schicht- oder Nachtarbeit erfordern, muss dienstplanmäßig bzw. betriebsüblich entsprechend gearbeitet werden. Bei Sonntags- und Feiertagsarbeit sollen jedoch im Monat zwei Sonntage arbeitsfrei sein, wenn die dienstlichen oder betrieblichen Verhältnisse es zulassen. Die dienstplanmäßige bzw. betriebsübliche Arbeitszeit an einem Sonntag ist durch eine entsprechende zusammenhängende Freizeit an einem Werktag oder ausnahmsweise an einem Wochenfeiertag der nächsten oder der übernächsten Woche auszugleichen. Erfolgt der Ausgleich an einem Wochenfeiertag, wird für jede auszugleichende Arbeitsstunde die Stundenvergütung (§ 35 Abs. 3 Unterabs. 1) gezahlt. Die dienstplanmäßige bzw. betriebsübliche Arbeitszeit an einem Wochenfeiertag soll auf Antrag des Angestellten durch eine entsprechende zusammenhängende Freizeit an einem Werktag der laufenden oder der folgenden Woche unter Fortzahlung der Vergütung (§ 26) und der in Monatsbeträgen festgelegten Zulagen ausgeglichen werden, wenn die dienstlichen oder betrieblichen Verhältnisse es zulassen.

(6a) Der Angestellte ist verpflichtet, sich auf Anordnung des Arbeitgebers außerhalb der regelmäßigen Arbeitszeit an einer vom Arbeitgeber bestimmten Stelle aufzuhalten, um im Bedarfsfalle die Arbeit aufzunehmen (Bereitschaftsdienst). Der Arbeitgeber darf Bereitschaftsdienst nur anordnen, wenn zu erwarten ist, dass zwar Arbeit anfällt, erfahrungsgemäß aber die Zeit ohne Arbeitsleistung überwiegt. Zum Zwecke der Vergütungsberechnung wird die Zeit des Bereitschaftsdienstes einschließlich der geleisteten Arbeit entsprechend dem Anteil der erfahrungsgemäß durchschnittlich anfallenden Zeit der Arbeitsleistung als Arbeitszeit gewertet und mit der Überstundenvergütung (§ 35 Abs. 3 Unterabs. 2) vergütet. Die Bewertung darf 15 v. H., vom 8. Bereitschaftsdienst im Kalendermonat an 25 v. H. nicht unterschreiten. Die danach errechnete Arbeitszeit kann stattdessen bis zum Ende des dritten Kalendermonats auch durch entsprechende Freizeit abgegolten werden (Freizeitausgleich). Für den Freizeitausgleich ist eine angefangene halbe Stunde, die sich bei der Berechnung ergeben hat, auf eine halbe Stunde aufzurunden. Für die Zeit des Freizeitausgleichs werden die Vergütungen (§ 26) und die in Monatsbeträgen festgelegten Zulagen fortgezahlt.

(6b) Der Angestellte ist verpflichtet, sich auf Anordnung des Arbeitgebers außerhalb der regelmäßigen Arbeitszeit an einer dem Arbeitgeber anzuzeigenden Stelle aufzuhalten, um auf Abruf die Arbeit aufzunehmen (Rufbereitschaft). Der Arbeitgeber darf Rufbereitschaft nur anordnen, wenn erfahrungsgemäß lediglich in Ausnahmefällen Arbeit anfällt. Zum Zwecke der Vergütungsberechnung wird die Zeit der Rufbereitschaft mit 12,5 v.H. als Arbeitszeit gewertet und mit der Überstundenvergütung (§ 35 Abs. 3 Unterabs. 2) vergütet. Für angefallene Arbeit einschließlich einer etwaigen Wegezeit wird daneben die Überstundenvergütung gezahlt. Für eine Heranziehung zur Arbeit außerhalb des Aufenthaltsortes werden mindestens 3 Stunden angesetzt. Wird der Angestellte während der Rufbereitschaft mehrmals zur Arbeit herangezogen, wird die Stundengarantie nur einmal, und zwar für die kürzeste Inanspruchnahme, angesetzt. Die Überstundenvergütung für die sich nach Unterabsatz 3 ergebenden Stunden entfällt, soweit entsprechende Arbeitsbefreiung erteilt wird (Freizeitausgleich). Für den Freizeitausgleich gilt Absatz 6a Unterabs. 3 entsprechend.

(7) Die Arbeitszeit beginnt und endet am der Arbeitsstelle, bei wechselnden Arbeitsstellen an der jeweils vorgeschriebenen Arbeitsstelle oder am Sammelplatz.

(8) Woche ist der Zeitraum von Montag 0 Uhr bis Sonntag 24 Uhr. Dienstplanmäßige Arbeit ist die Arbeit, die innerhalb der regelmäßigen Arbeitszeit an den nach dem Dienstplan festgelegten Kalendertagen regelmäßig zu leisten ist. Arbeit an Sonntagen ist die Arbeit am Sonntag zwischen 0 Uhr und 24 Uhr, entsprechendes gilt für Arbeit an Feiertagen, Vorfesttagen (§ 16 Abs. 2) und Samstagen. Wochenfeiertage sind die Werktage, die gesetzlich oder aufgrund gesetzlicher Vorschriften durch behördliche Anordnung zu gesetzlichen Feiertagen erklärt sind und für die Arbeitsruhe angeordnet ist. Nachtarbeit ist die Arbeit zwischen 20 Uhr und 6 Uhr. Wechselschichtarbeit ist die Arbeit nach einem Schichtplan (Dienstplan), der einen regelmäßigen Wechsel der täglichen Arbeitszeit in Wechselschichten vorsieht, bei denen der Angestellte durch-

schnittlich längstens nach Ablauf eines Monats erneut zur Nachtschicht (Nachtschichtfolge) herangezogen wird. Wechselschichten sind wechselnde Arbeitsschichten, in denen ununterbrochen bei Tag und Nacht, werktags, sonntags und feiertags gearbeitet wird. Schichtarbeit ist die Arbeit nach einem Schichtplan (Dienstplan), der einen regelmäßigen Wechsel der täglichen Arbeitszeit in Zeitabschnitten von längstens einem Monat vorsieht.

*Protokollnotiz zu Absatz 1:*
Für die Durchführung sogenannter Sabbatjahrmodelle kann ein längerer Ausgleichszeitraum zugrunde gelegt werden.

### § 15a Arbeitszeitverkürzung durch freie Tage
(1) Der Angestellte wird in jedem Kalenderjahr an einem Arbeitstag (§ 48 Abs. 4 Unterabs. 1) unter Zahlung der Urlaubsvergütung von der Arbeit freigestellt. Der neueingestellte Angestellte erwirbt den Anspruch auf Freistellung erstmals, wenn das Arbeitsverhältnis fünf Monate ununterbrochen bestanden hat. Die Dauer der Freistellung beträgt höchstens ein Fünftel der für den Angestellten geltenden durchschnittlichen wöchentlichen Arbeitszeit.
(2) Die Freistellung von der Arbeit soll grundsätzlich nicht unmittelbar vor oder nach dem Erholungsurlaub erfolgen.
(3) Wird der Angestellte an dem für die Freistellung vorgesehenen Tag aus dienstlichen bzw. betrieblichen Gründen zur Arbeit herangezogen, ist die Freistellung innerhalb desselben Kalenderjahres nachzuholen. Ist dies aus dienstlichen bzw. betrieblichen Gründen nicht möglich, ist die Freistellung innerhalb der ersten zwei Monate des folgenden Kalenderjahres nachzuholen. Eine Nachholung in anderen Fällen ist nicht zulässig.
(4) Der Anspruch auf Freistellung kann nicht abgegolten werden.
(5) Ist der Angestellte in einem anderen Rechtsverhältnis im öffentlichen Dienst (§ 29 Abschn. B Abs. 7) nach dieser oder einer entsprechenden Vorschrift für dasselbe Kalenderjahr bereits an einem Tag freigestellt worden, gilt der Anspruch nach Absatz 1 als erfüllt.

*Übergangsvorschrift zu Absatz 1 Satz 1:*
Absatz 1 Satz 1 wird im Kalenderjahr 1996 nicht auf Angestellte angewendet, die bereits im ersten Kalenderhalbjahr einen Anspruch auf einen freien Tag nach Absatz 1 Satz 1 in der bis zum 30. Juni 1996 geltenden Fassung hatten. Absatz 3 Unterabs. 1 Satz 2 in der bis zum 30. Juni 1996 geltenden Fassung bleibt unberührt.

### § 15b Teilzeitbeschäftigung
(1) Mit vollbeschäftigten Angestellten soll auf Antrag eine geringere als die regelmäßige Arbeitszeit (§ 15 und die Sonderregelungen hierzu) vereinbart werden, wenn sie
a) mindestens ein Kind unter 18 Jahren oder
b) einen nach ärztlichem Gutachten pflegebedürftigen sonstigen Angehörigen tatsächlich betreuen oder pflegen und dringende dienstliche bzw. betriebliche Belange nicht entgegenstehen. Die Teilzeitbeschäftigung nach Unterabsatz 1 ist auf Antrag auf bis zu fünf Jahre zu befristen. Sie kann verlängert werden; der Antrag ist spätestens sechs Monate vor Ablauf der vereinbarten Teilzeitbeschäftigung zu stellen.

(2) Vollbeschäftigte Angestellte, die in anderen als den in Absatz 1 genannten Fällen eine Teilzeitbeschäftigung vereinbaren wollen, können von ihrem Arbeitgeber verlangen, dass er mit ihnen die Möglichkeit einer Teilzeitbeschäftigung mit dem Ziel erörtert, zu einer entsprechenden Vereinbarung zu gelangen.

(3) Ist mit einem früher vollbeschäftigten Angestellten auf seinen Wunsch eine nicht befristete Teilzeitbeschäftigung vereinbart worden, soll der Angestellte bei späterer Besetzung eines Vollzeitarbeitsplatzes bei gleicher Eignung im Rahmen der dienstlichen bzw. betrieblichen Möglichkeiten bevorzugt berücksichtigt werden.

### § 16 Arbeitszeit an Samstagen und Vorfesttagen

(1) Soweit die dienstlichen oder betrieblichen Verhältnisse es zulassen, soll an Samstagen nicht gearbeitet werden.

(2) Soweit die dienstlichen oder betrieblichen Verhältnisse es zulassen, wird an dem Tage vor dem ersten Weihnachtsfeiertag und vor Neujahr jeweils ganztägig sowie an dem Tage vor Ostersonntag und vor Pfingstsonntag jeweils ab 12 Uhr Arbeitsbefreiung unter Fortzahlung der Vergütung (§ 26) und der in Monatsbeträgen festgelegten Zulagen erteilt. Dem Angestellten, dem diese Arbeitsbefreiung aus dienstlichen oder betrieblichen Gründen nicht erteilt werden kann, wird an einem anderen Tage entsprechende Freizeit unter Fortzahlung der Vergütung (§ 26) und der in Monatsbeträgen festgelegten Zulagen erteilt.

*Protokollnotiz zu Absatz 2:*

Die nach Satz 1 zustehende Arbeitsbefreiung an dem Tage vor dem ersten Weihnachtsfeiertag und vor Neujahr ist für Angestellte, die regelmäßig an allen Tagen der Woche oder im Wechselschicht- oder Schichtdienst arbeiten und deren Dienstplan an einem oder an beiden dieser Tage für die Zeit bis 12 Uhr keine Arbeit vorsieht, im Umfang von jeweils einem Zehntel der für den Angestellten geltenden durchschnittlichen wöchentlichen Arbeitszeit zu gewähren, es sei denn, diese Tage fallen auf einen Samstag oder Sonntag, oder bei Angestellten, deren Arbeitszeit auf weniger als fünf Tage in der Woche verteilt ist, auf einen für den Angestellten regelmäßig arbeitsfreien Tag.

### § 16a Nichtdienstplanmäßige Arbeit

(1) Werden unmittelbar vor Beginn der dienstplanmäßigen bzw. betriebsüblichen täglichen Arbeitszeit oder in unmittelbarem Anschluss daran mindestens zwei Arbeitsstunden geleistet, ist eine viertelstündige, werden mehr als drei Arbeitsstunden geleistet, ist eine insgesamt halbstündige Pause zu gewähren, die als Arbeitszeit anzurechnen ist.

(2) Wird Nacht-, Sonntags- oder Feiertagsarbeit geleistet, die der dienstplanmäßigen bzw. betriebsüblichen täglichen Arbeitszeit nicht unmittelbar vorangeht oder folgt, werden für die Vergütungsberechnung mindestens drei Arbeitsstunden angesetzt. Bei mehreren Inanspruchnahmen bis zum nächsten dienstplanmäßigen bzw. betriebsüblichen Arbeitsbeginn wird die Stundengarantie nach Satz 1 nur einmal, und zwar für die kürzeste Inanspruchnahme angesetzt. Voraussetzung für die Anwendung des Unterabsatzes 1 ist bei Angestellten, die innerhalb der Verwaltung oder des Betriebes wohnen, dass die Arbeitsleistung außerhalb der Ver-

waltung oder des Betriebes erbracht wird. Unterabsatz 1 gilt nicht für gelegentliche unwesentliche Arbeitsleistungen, die die Freizeit des Angestellten nur unerheblich (etwa 15 Minuten) in Anspruch nehmen, oder für Arbeitsleistungen während der Rufbereitschaft.

## § 17 Überstunden

(1) Überstunden sind die auf Anordnung geleisteten Arbeitsstunden, die über die im Rahmen der regelmäßigen Arbeitszeit (§ 15 Abs. 1 bis 4 und die entsprechenden Sonderregelungen hierzu) für die Woche dienstplanmäßig bzw. betriebsüblich festgesetzten Arbeitsstunden hinausgehen. Überstunden sind auf dringende Fälle zu beschränken und möglichst gleichmäßig auf die Angestellten zu verteilen. Soweit ihre Notwendigkeit voraussehbar ist, sind sie spätestens am Vortage anzusagen. Die im Rahmen des § 15 Abs. 3 für die Woche dienstplanmäßig bzw. betriebsüblich festgesetzten Arbeitsstunden, die über die im Rahmen der regelmäßigen Arbeitszeit des § 15 Abs. 1 festgesetzten Arbeitsstunden hinausgehen, gelten für die Vergütungsberechnung als Überstunden.

(2) Bei Dienstreisen gilt nur die Zeit der dienstlichen Inanspruchnahme am auswärtigen Geschäftsort als Arbeitszeit. Es wird jedoch für jeden Tag einschließlich der Reisetage mindestens die dienstplanmäßige bzw. betriebsübliche Arbeitszeit berücksichtigt. Muss bei eintägigen Dienstreisen von Angestellten, die in der Regel mindestens an zehn Tagen im Monat außerhalb ihres ständigen Dienstortes arbeiten, am auswärtigen Geschäftsort mindestens die dienstplanmäßige bzw. betriebsübliche Arbeitszeit abgeleistet werden und müssen für die Hin- und Rückreise zum und vom Geschäftsort einschließlich der erforderlichen Wartezeiten mehr als zwei Stunden aufgewendet werden, wird der Arbeitszeit eine Stunde hinzugerechnet.

(3) Bei der Überstundenberechnung sind für jeden im Berechnungszeitraum liegenden Urlaubstag, Krankheitstag sowie für jeden sonstigen Tag einschließlich eines Wochenfeiertages, an dem der Angestellte von der Arbeit freigestellt war, die Stunden mitzuzählen, die der Angestellte ohne diese Ausfallgründe innerhalb der regelmäßigen Arbeitszeit dienstplanmäßig bzw. betriebsüblich geleistet hätte. Vor- oder nachgeleistete Arbeitsstunden bleiben unberücksichtigt.

(4) Gelegentliche Überstunden können für insgesamt sechs Arbeitstage innerhalb eines Kalendermonats auch vom unmittelbaren Vorgesetzten angeordnet werden. Andere Überstunden sind vorher schriftlich anzuordnen.

(5) Überstunden sind grundsätzlich durch entsprechende Arbeitsbefreiung auszugleichen; die Arbeitsbefreiung ist möglichst bis zum Ende des nächsten Kalendermonats, spätestens bis zum Ende des dritten Kalendermonats nach Ableistung der Überstunden zu erteilen. Für die Zeit, in der Überstunden ausgeglichen werden, werden die Vergütung § 26) und die in Monatsbeträgen festgelegten Zulagen fortgezahlt. Im übrigen wird für die ausgeglichenen Überstunden nach Ablauf des Ausgleichszeitraumes lediglich der Zeitzuschlag für Überstunden (§ 35 Abs. 1 Satz 2 Buchst. a) gezahlt Für jede nicht ausgeglichene Überstunde wird die Überstundenvergütung (§ 35 Abs. 3 Unterabs. 2) gezahlt.

(6) Angestellte der Vergütungsgruppen I b bis II b bei obersten Bundes-behörden und obersten Landesbehörden mit Ausnahme des Landes Ber-lin, der Freien Hansestadt Bremen sowie der Freien und Hansestadt Hamburg erhalten nur dann Überstundenvergütung, wenn die Leistung der Überstunden für sämtliche Bedienstete ihrer Dienststelle, gegebenen-falls ihrer Verwaltungseinheit, angeordnet ist. Andere über die regel-mäßige Arbeitszeit hinaus geleistete Arbeit dieser Angestellten ist durch die Vergütung (§ 26) abgegolten.

(7) Für Angestellte der Vergütungsgruppen I und Ia bei obersten Bundes-behörden und obersten Landesbehörden mit Ausnahme des Landes Ber-lin, der Freien Hansestadt Bremen sowie der Freien und Hansestadt Hamburg sind Überstunden durch die Vergütung (§ 26) abgegolten.

Stand: 07/94

### § 18 Arbeitsversäumnis

(1) Die Arbeitszeit ist pünktlich einzuhalten. Persönliche Angelegenhei-ten hat der Angestellte unbeschadet des § 52 grundsätzlich außerhalb der Arbeitszeit zu erledigen.

(2) Der Angestellte darf nur mit vorheriger Zustimmung des Arbeitge-bers der Arbeit fernbleiben. Kann die Zustimmung den Umständen nach nicht vorher eingeholt werden, ist sie unverzüglich zu beantragen. Bei nicht genehmigtem Fernbleiben besteht kein Anspruch auf Bezüge.

(3) gestrichen am 12.06.1995

### § 37a Anzeige- und Nachweispflicht

(1) In den Fällen des § 37 Abs. 1 Unterabs, 1 und 3 bzw. des § 71 Abs. 1 Unterabs 1 und 3 ist der Angestellte verpflichtet, dem Arbeitgeber die Arbeitsunfähigkeit und deren voraussichtliche Dauer unverzüglich mit-zuteilen. Dauert die Arbeitsunfähigkeit länger als drei Kalendertage, hat der Angestellte eine ärztliche Bescheinigung über das Bestehen der Ar-beitsunfähigkeit sowie deren voraussichtliche Dauer spätestens an dem darauffolgenden allgemeinen Arbeitstag der Dienststelle oder des Betrie-bes vorzulegen. Der Arbeitgeber ist berechtigt, in Einzelfällen die Vor-lage der ärztlichen Bescheinigung früher zu verlangen. Dauert die Ar-beitsunfähigkeit länger als in der Bescheinigung angegeben, ist der Angestellte verpflichtet, eine neue ärztliche Bescheinigung vorzulegen.

Hält sich der Angestellte bei Beginn der Arbeitsunfähigkeit im Ausland auf, ist er darüber hinaus verpflichtet, dem Arbeitgeber die Arbeitsun-fähigkeit, deren voraussichtliche Dauer und die Adresse seines Aufent-haltsort in der schnellstmöglichen Art der Übermittlung mitzuteilen. Die durch die Mitteilung entstehenden Kosten hat der Arbeitgeber zu tragen. Darüber hinaus ist der Angestellte, wenn er Mitglied einer ge-setzlichen Krankenkasse ist, verpflichtet, auch dieser die Arbeitsun-fähigkeit und deren voraussichtliche Dauer unverzüglich anzuzeigen. Kehrt ein arbeitsunfähig erkrankter Angestellter in das Inland zurück, ist er verpflichtet, dem Arbeitgeber seine Rückkehr unverzüglich anzu-zeigen.

Der Arbeitgeber ist berechtigt, die Fortzahlung der Bezüge zu verwei-gern, solange der Angestellte die von ihm nach Unterabs. 1 vorzulegende ärztliche Bescheinigung nicht vorlegt oder den ihm nach Unterabs. 2 ob-liegenden Verpflichtungen nicht nachkommt, es sei denn, dass der Angestellte die Verletzung dieser ihm obliegenden Verpflichtungen nicht zu vertreten hat.

(2) In den Fällen des § 37 Abs. 1 Unterabs. 2 bzw. § 71 Abs. 1 Unterabs. 2 ist der Angestellte verpflichtet, dem Arbeitgeber den Zeitpunkt des Antritts der Maßnahmen die voraussichtliche Dauer und die Verlängerung der Maßnahme unverzüglich mitzuteilen und ihm

a) eine Bescheinigung über die Bewilligung der Maßnahme durch einen Sozialleistungsträger nach § 37 Abs. 1 Unterabs. 2 Satz 1 bzw. § 71 Abs. 1 Unterabs. 2 Satz 1 oder

b) eine ärztliche Bescheinigung über die Erfordernis der Maßnahme im Sinne des § 37 Abs. 1 Unterabs. 2 Satz 2 bzw. § 71 Abs. 1 Unterabs. 2 Satz 2

unverzüglich vorzulegen. Absatz 1 Unterabs. 3 gilt entsprechend.

### § 47 Erholungsurlaub

(1) Der Angestellte erhält in jedem Urlaubsjahr Erholungsurlaub unter Zahlung der Urlaubsvergütung. Urlaubsjahr ist das Kalenderjahr.

(2) Als Urlaubsvergütung werden die Vergütung (§ 26) und die Zulagen, die in Monatsbeträgen festgelegt sind, weitergezahlt. Der Teil der Bezüge, der nicht in Monatsbeträgen festgelegt ist, wird nach Maßgabe des § 36 Abs. 1 Unterabs. 2 durch eine Zulage (Aufschlag) für jeden Urlaubstag nach Unterabsatz 2 als Teil der Urlaubsvergütung berücksichtigt. Der Aufschlag beträgt 108 v. H. des Tagesdurchschnitts der Zulagen, die nicht in Monatsbeträgen festlegt sind, der Zeitzuschläge nach § 35 Abs. 1 Satz 2 Buchst. b bis f, der Überstundenvergütungen (ausgenommen die Überstundenpauschalvergütung nach Nr. 5 SR 2 s) und des Zeitzuschlages nach § 35 Abs. 1 Satz 2 Buchst. a für ausgeglichene Überstunden, der Bezüge nach § 34 Abs. 1 Unterabs. 1 Satz 3 sowie der Vergütungen für Bereitschaftsdienst und Rufbereitschaft des vorangegangenen Kalenderjahres.

Hat das Arbeitsverhältnis erst nach dem 30. Juni des vorangegangenen Kalenderjahres oder erst in dem laufenden Kalenderjahr begonnen, treten als Berechnungszeitraum für den Aufschlag an die Stelle des vorangegangenen Kalenderjahres die vor dem Beginn des Urlaubs liegenden vollen Kalendermonate, in denen das Arbeitsverhältnis bestanden hat. Hat das Arbeitsverhältnis bei Beginn des Urlaubs mindestens sechs volle Kalendermonate bestanden, bleibt der danach berechnete Aufschlag für den Rest des Urlaubsjahres maßgebend.

Ändert sich die arbeitsvertraglich vereinbarte regelmäßige Arbeitszeit (§ 34) oder die regelmäßige Arbeitszeit (§ 15 Abs. 1 bis 4 und die entsprechenden Sonderregelungen hierzu) – mit Ausnahme allgemeiner Veränderungen der Arbeitszeit -, sind Berechnungszeitraum für den Aufschlag die nach der Änderung der Arbeitszeit und vor dem Beginn des Urlaubs liegenden vollen Kalendermonate. Unterabsatz 3 Satz 2 gilt entsprechend.

Sind nach Ablauf des Berechnungszeitraumes allgemeine Vergütungserhöhungen eingetreten, erhöht sich der Aufschlag nach Unterabsatz 2 um 80 v. H. des von den Tarifvertragsparteien festgelegten durchschnittlichen Vom Hundertsatzes der allgemeinen Vergütungserhöhung.

(3) Der Urlaubsanspruch kann erst nach Ablauf von sechs Monaten, bei Jugendlichen nach Ablauf von drei Monaten, nach der Einstellung geltend gemacht werden, es sei denn, dass der Angestellte vorher ausscheidet.

(4) (gestrichen)

(5) Urlaub, der dem Angestellten in einem früheren Beschäftigungsverhältnis für Monate gewährt worden ist, die in sein jetziges Angestelltenverhältnis fallen, wird auf den Urlaub angerechnet.

(6) Der Urlaub soll grundsätzlich zusammenhängend gewährt werden. Er kann auf Wunsch des Angestellten in zwei Teilen genommen werden, dabei muss jedoch ein Urlaubsteil so bemessen sein, dass der Angestellte mindestens für zwei volle Wochen von der Arbeit befreit ist. Erkrankt der Angestellte während des Urlaubs und zeigt er dies unverzüglich an, so werden die durch ärztliches Zeugnis nachgewiesenen Krankheitstage, an denen der Angestellte arbeitsunfähig war, auf den Urlaub nicht angerechnet; § 37a Abs. 1 gilt entsprechend. Der Angestellte hat sich nach planmäßigem Ablauf seines Urlaubs oder, falls die Krankheit länger dauert, nach Wiederherstellung der Arbeitsfähigkeit zur Arbeitsleistung zur Verfügung zu stellen. Der Antritt des restlichen Urlaubs wird erneut festgesetzt.

Der Urlaub ist zu gewähren, wenn der Angestellte dies im Anschluss an eine Maßnahme der medizinischen Vorsorge oder Rehabilitation (§ 37 Abs. 1 Unterabs. 2 bzw. § 71 Abs. 1 Unterabs. 2) verlangt.

(7) Der Urlaub ist spätestens bis zum Ende des Urlaubsjahres anzutreten. Kann der Urlaub bis zum Ende des Urlaubsjahres nicht angetreten werden, ist er bis zum 30. April des folgenden Urlaubsjahres anzutreten. Kann der Urlaub aus dienstlichen oder betrieblichen Gründen, wegen Arbeitsunfähigkeit oder wegen der Schutzfristen nach dem Mutterschutzgesetz nicht bis zum 30. April angetreten werden, ist er bis zum 30. Juni anzutreten. War ein innerhalb des Urlaubsjahres für dieses Urlaubsjahr festgelegter Urlaub auf Veranlassung des Arbeitgebers in die Zeit nach dem 31. Dezember des Urlaubsjahres verlegt worden und konnte er wegen Arbeitsunfähigkeit nicht nach Satz 2 bis zum 30. Juni angetreten werden, ist er bis zum 30. September anzutreten. Läuft die Wartezeit (Absatz 3) erst im Laufe des folgenden Urlaubsjahres ab, ist der Urlaub spätestens bis zum Ende dieses Urlaubsjahres anzutreten. Urlaub, der nicht innerhalb der genannten Fristen angetreten ist, verfällt.

(8) Angestellte, die ohne Erlaubnis während des Urlaubs gegen Entgelt arbeiten, verlieren hierdurch den Anspruch auf die Urlaubsvergütung für die Tage der Erwerbstätigkeit.

### § 48 Dauer des Erholungsurlaubs

(1) Der Erholungsurlaub des Angestellten, dessen durchschnittliche regelmäßige wöchentliche Arbeitszeit auf fünf Arbeitstage in der Kalenderwoche verteilt ist (Fünftagewoche), beträgt

| in der Vergütungsgruppe | bis zum vollendeten 30. Lebensj. | bis zum vollendeten 40. Lebensj. | nach vollendetem 40. Lebensj. |
|---|---|---|---|
| I und Ia | 26 | 30 | 30 |
| Ib bis X, Kr. XIII bis Kr. I | 26 | 29 | 30 |

(2) (gestrichen)

(3) Die Dauer des Erholungsurlaubs einschließlich eines etwaigen Zusatzurlaubs mit Ausnahme des Zusatzurlaubs nach dem Schwerbehindertengesetz vermindert sich für jeden vollen Kalendermonat eines Sonderurlaubs nach § 50 oder eines Ruhens des Arbeitsverhältnisses nach § 59 Abs. I Unterabs. I Satz 5 um ein Zwölftel. Die Verminderung unterbleibt für drei Kalendermonate eines Sonderurlaubs zum Zwecke der beruflichen Fortbildung, wenn eine Anerkennung nach § 50 Abs. 3 Satz 2 vorliegt.

(4) Arbeitstage sind alle Kalendertage, an denen der Angestellte dienstplanmäßig oder betriebsüblich zu arbeiten hat oder zu arbeiten hätte, mit Ausnahme der auf Arbeitstage fallenden gesetzlichen Feiertage, für die kein Freizeitausgleich gewährt wird. Endet eine Arbeitsschicht nicht an dem Kalendertag, an dem sie begonnen hat, gilt als Arbeitstag der Kalendertag, an dem die Arbeitsschicht begonnen hat.

Ist die durchschnittliche regelmäßige wöchentliche Arbeitszeit regelmäßig oder dienstplanmäßig im Durchschnitt des Urlaubsjahres auf mehr als fünf Arbeitstage in der Kalenderwoche verteilt, erhöht sich der Urlaub für jeden zusätzlichen Arbeitstag im Urlaubsjahr um 1/260 des Urlaubs nach Absatz I zuzüglich eines etwaigen Zusatzurlaubs. Ein Zusatzurlaub nach § 48a und den entsprechenden Sonderregelungen hierzu, nach dem Schwerbehindertengesetz und nach Vorschriften für politisch Verfolgte bleibt dabei unberücksichtigt. Ist die durchschnittliche regelmäßige wöchentliche Arbeitszeit regelmäßig oder dienstplanmäßig im Durchschnitt des Urlaubsjahres auf weniger als fünf Arbeitstage in der Kalenderwoche verteilt, vermindert sich der Urlaub für jeden zusätzlichen arbeitsfreien Tag im Urlaubsjahr um 1/260 des Urlaubs nach Absatz I zuzüglich eines etwaigen Zusatzurlaubs. Ein Zusatzurlaub nach § 48a und den entsprechenden Sonderregelungen hierzu, nach dem Schwerbehindertengesetz und nach Vorschriften für politisch Verfolgte bleibt dabei unberücksichtigt.

Wird die Verteilung der durchschnittlichen regelmäßigen wöchentlichen Arbeitszeit während des Urlaubsjahres auf Dauer oder jahreszeitlich bedingt vorübergehend geändert, ist die Zahl der Arbeitstage zugrunde zu legen, die sich ergeben würde, wenn die für die Urlaubszeit maßgebende Verteilung der Arbeitszeit für das ganze Urlaubsjahr gelten würde. Verbleibt nach der Berechnung des Urlaubs nach den Unterabsätzen 2 bis 4 ein Bruchteil eines Urlaubstages von 0,5 oder mehr, wird er auf einen vollen Urlaubstag aufgerundet; ein Bruchteil von weniger als 0,5 bleibt unberücksichtigt.

(5) Beginnt oder endet das Arbeitsverhältnis im Laufe des Urlaubsjahres, so beträgt der Urlaubsanspruch ein Zwölftel für jeden vollen Beschäftigungsmonat. Scheidet der Angestellte wegen Berufsunfähigkeit oder Erwerbsunfähigkeit (§ 59) oder durch Erreichung der Altersgrenze (§ 60) aus dem Arbeitsverhältnis aus, so beträgt der Urlaubsanspruch sechs Zwölftel, wenn das Arbeitsverhältnis in der ersten Hälfte, und zwölf Zwölftel, wenn es in der zweiten Hälfte des Urlaubsjahres endet. Satz 2 gilt nicht, wenn der Urlaub nach Absatz 3 zu vermindern ist.

(5a) Vor Anwendung der Absätze 3 und 5 sind der Erholungsurlaub und ein etwaiger Zusatzurlaub mit Ausnahme des Zusatzurlaubs nach dem Schwerbehindertengesetz zusammenzurechnen.

(5b) Bruchteile von Urlaubstagen werden – bei mehreren Bruchteilen nach ihrer Zusammenrechnung – einmal im Urlaubsjahr auf einen vollen Urlaubstag aufgerundet; Absatz 4 Unterabs. 5 bleibt unberührt.

(6) Maßgebend für die Berechnung der Urlaubsdauer ist das Lebensjahr, das im Laufe des Urlaubsjahres vollendet wird.

(7) Der Bemessung des Urlaubs ist die Vergütungsgruppe zugrunde zu legen, in der sich der Angestellte bei Beginn des Urlaubsjahres befunden hat, bei Einstellung während des Urlaubsjahres die Vergütungsgruppe, in die er bei der Einstellung eingruppiert worden ist. Ein Aufrücken des Angestellten während des Urlaubsjahres bleibt unberücksichtigt.

§ 48a Zusatzurlaub für Wechselschichtarbeit, Schichtarbeit und Nachtarbeit

(1) A. Für den Bereich des Bundes und für den Bereich der Tarifgemeinschaft deutscher Länder:

Der Angestellte, der ständig nach einem Schichtplan (Dienstplan) eingesetzt ist, der einen regelmäßigen Wechsel der täglichen Arbeitszeit in Wechselschichten (§ 15 Abs. 8 Unterabs. 6 Satz 2) vorsieht und dabei in einem Urlaubsjahr in je fünf Wochen durchschnittlich mindestens 40 Arbeitsstunden in der dienstplanmäßigen oder betriebsüblichen Nachtschicht leistet, erhält Zusatzurlaub. Unterabsatz 1 gilt auch, wenn Wechselschichten (§ 15 Abs. 8 Unterabs. 6 Satz 2) nur deshalb nicht vorliegen, weil der Schichtplan (Dienstplan) eine Unterbrechung der Arbeit am Wochenende von höchstens 48 Stunden vorsieht.

B. Für den Bereich der Vereinigung der kommunalen Arbeitgeberverbände:

Der Angestellte, der ständig Wechselschichtarbeit (§ 15 Abs. 8 Unterabs. 6) zu leisten hat, sowie der Angestellte, der ständig Schichtarbeit (§ 15 Abs. 8 Unterabs. 7) zu leisten hat, der nur deshalb nicht ständiger Wechselschichtangestellter ist, weil der Schichtplan eine Unterbrechung der Arbeit am Wochenende von höchstens 48 Stunden vorsieht, erhält Zusatzurlaub.

(2) Der Zusatzurlaub nach Absatz 1 beträgt bei einer entsprechenden Arbeitsleistung im Kalenderjahr

| bei der Fünftagewoche an mindestens | bei der Sechstagewoche | im Urlaubsjahr |
|---|---|---|
| 87 Arbeitstagen | 104 Arbeitstagen | 1 Arbeitstag |
| 130 Arbeitstagen | 156 Arbeitstagen | 2 Arbeitstage |
| 173 Arbeitstagen | 208 Arbeitstagen | 3 Arbeitstage |
| 195 Arbeitstagen | 234 Arbeitstagen | 4 Arbeitstage |

§ 48 Abs. 4 Unterabs. 1 Satz 2 gilt entsprechend.

(3) Der Angestellte, der die Voraussetzungen des Absatzes 1 nicht erfüllt, jedoch seine Arbeit nach einem Schichtplan (Dienstplan) zu erheblich

unterschiedlichen Zeiten (in Schichtarbeit oder im häufigen unregelmäßigen Wechsel mit Abweichungen von mindestens drei Stunden) beginnt oder beendet, erhält bei einer Leistung im Kalenderjahr von mindestens

110 Nachtarbeitsstunden . . . . . . 1 Arbeitstag,
220 Nachtarbeitsstunden . . . . . . 2 Arbeitstage,
330 Nachtarbeitsstunden . . . . . . 3 Arbeitstage,
440 Nachtarbeitsstunden . . . . . . 4 Arbeitstage
Zusatzurlaub im Urlaubsjahr.

(4) Der Angestellte, der die Voraussetzungen der Absätze 1 und 3 nicht erfüllt, erhält bei einer Leistung im Kalenderjahr von mindestens

150 Nachtarbeitsstunden . . . . . . 1 Arbeitstag,
300 Nachtarbeitsstunden . . . . . . 2 Arbeitstage,
450 Nachtarbeitsstunden . . . . . . 3 Arbeitstage,
600 Nachtarbeitsstunden . . . . . . 4 Arbeitstage
Zusatzurlaub im Urlaubsjahr.

(5) Für den Angestellten, der spätestens mit Ablauf des Urlaubsjahres, in dem der Anspruch nach Absatz 9 Satz 2 entsteht, das 50. Lebensjahr vollendet hat, erhöht sich der Zusatzurlaub um einen Arbeitstag.

(6) Bei Anwendung der Absätze 3 und 4 werden nur die im Rahmen der regelmäßigen Arbeitszeit (§ 15 Abs. 1 bis 4 und die entsprechenden Sonderregelungen hierzu) in der Zeit zwischen 20 Uhr und 6 Uhr dienstplanmäßig bzw. betriebsüblich geleisteten Arbeitsstunden berücksichtigt Die Absätze 3 und 4 gelten nicht, wenn die regelmäßige Arbeitszeit nach § 15 Abs. 2 Buchst. c verlängert ist.

(7) Zusatzurlaub nach den Absätzen 1 bis 4 darf insgesamt vier – in den Fällen des Absatzes 5 – fünf Arbeitstag für das Urlaubsjahr nicht überschreiten.

(8) Bei nichtvollbeschäftigten Angestellten ist die Zahl der in den Absätzen 3 und 4 geforderten Arbeitsstunden entsprechend dem Verhältnis der vereinbarten durchschnittlichen regelmäßigen Arbeitszeit zur regelmäßigen Arbeitszeit eines entsprechenden vollbeschäftigten Angestellten zu kürzen. Ist die vereinbarte Arbeitszeit im Durchschnitt des Urlaubsjahres auf weniger als fünf Arbeitstage in der Kalenderwoche verteilt, ist der Zusatzurlaub in entsprechender Anwendung des § 48 Abs. 4 Unterabs. 3 Satz 1 und Unterabs. 5 zu ermitteln.

(9) Der Zusatzurlaub bemisst sich nach der bei demselben Arbeitgeber im vorangegangenen Kalenderjahr erbrachten Arbeitsleistung. Der Anspruch auf Zusatzurlaub entsteht mit Beginn des auf die Arbeitsleistung folgenden Urlaubsjahres.

(10) Auf den Zusatzurlaub werden Zusatzurlaub und zusätzlich freie Tage angerechnet, die nach anderen Regelungen wegen Wechselschicht-, Schicht- oder Nachtarbeit oder wegen Arbeit an Theatern und Bühnen zustehen.

(11) Die Absätze 1 bis 10 gelten nicht für Angestellte, die nach einem Schichtplan (Dienstplan) eingesetzt sind, der für den Regelfall Schichten von 24 Stunden Dauer vorsieht. Ist die Arbeitszeit in nicht unerheblichem Umfang anders gestaltet, gelten die Absätze 3 bis 10 für Zeiten der Arbeitsleistung (nicht Arbeitsbereitschaft und Ruhezeit).

## § 49 Zusatzurlaub

(1) Für die Gewährung eines Zusatzurlaubs sind hinsichtlich des Grundes und der Dauer die für die Beamten des Arbeitgebers jeweils maßgebenden Bestimmungen sinngemäß anzuwenden. Dies gilt nicht für die Bestimmungen über einen Zusatzurlaub der in § 48a geregelten Art.

(2) Zusatzurlaub nach diesem Tarifvertrag nach bezirklichen Regelungen und nach sonstigen Bestimmungen wird nur bis zu insgesamt fünf Arbeitstagen im Urlaubsjahr gewährt. Erholungsurlaub und Zusatzurlaub (Gesamturlaub) dürfen im Urlaubsjahr zusammen 34 Arbeitstage nicht überschreiten.

Unterabsatz 1 ist auf Zusatzurlaub nach dem Schwerbehindertengesetz oder nach Vorschriften für politisch Verfolgte, Unterabsatz 1 Satz 2 auf Zusatzurlaub nach § 48a und den entsprechenden Sonderregelungen hierzu nicht anzuwenden. Für die Anwendung des Unterabsatzes 1 gilt § 48 Abs. 3 bis 5b entsprechend.

## § 50 Sonderurlaub

(1) Angestellten soll auf Antrag Sonderurlaub ohne Fortzahlung der Bezüge gewährt werden, wenn sie

a) mindestens ein Kind unter 18 Jahren oder

b) einen nach ärztlichem Gutachten pflegebedürftigen sonstigen Angehörigen tatsächlich betreuen oder pflegen und dringende dienstliche bzw. betriebliche Belange nicht entgegenstehen.

Der Sonderurlaub ist auf bis zu fünf Jahre zu befristen. Er kann verlängert werden; der Antrag ist spätestens sechs Monate vor Ablauf des Sonderurlaubs zu stellen.

(2) Sonderurlaub ohne Fortzahlung der Bezüge aus anderen als den in Absatz 1 Unterabs. 1 genannten Gründen kann bei Vorliegen eines wichtigen Grundes gewährt werden, wenn die dienstlichen oder betrieblichen Verhältnisse es gestatten.

(3) Die Zeit des Sonderurlaubs nach den Absätzen 1 und 2 gilt nicht als Beschäftigungszeit nach § 19. In den Fällen des Absatzes 2 gilt Satz 1 nicht, wenn der Arbeitgeber vor Antritt des Sonderurlaubs ein dienstliches oder betriebliches Interesse an der Beurlaubung schriftlich anerkannt hat.

*Protokollnotiz:*
Ein Sonderurlaub darf nicht unterbrochen werden für Zeiträume, in denen keine Arbeitsverpflichtung besteht.

## § 51 Urlaubsabgeltung

(1) Ist im Zeitpunkt der Kündigung des Arbeitsverhältnisses der Urlaubsanspruch noch nicht erfüllt, ist der Urlaub, soweit dies dienstlich oder betrieblich möglich ist, während der Kündigungsfrist zu gewähren und zu nehmen. Soweit der Urlaub nicht gewährt werden kann oder die Kündigungsfrist nicht ausreicht, ist der Urlaub abzugelten. Entsprechendes gilt, wenn das Arbeitsverhältnis durch Auflösungsvertrag (§ 58) oder wegen verminderter Erwerbsfähigkeit (§ 59) endet oder wenn das Arbeitsverhältnis nach § 59 Abs. 1 Unterabs. 1 Satz 5 zum Ruhen kommt. Ist dem Angestellten wegen eines vorsätzlich schuldhaften Verhaltens außerordentlich gekündigt worden oder hat der Angestellte das Arbeitsverhältnis unberechtigterweise gelöst, wird lediglich derjenige Urlaubs-

anspruch abgegolten, der dem Angestellten nach gesetzlichen Vorschriften bei Anwendung des § 48 Abs. 5 Satz 1 noch zustehen würde.

(2) Für jeden abzugeltenden Urlaubstag werden bei der Fünftagewoche 3/65, bei der Sechstagewoche 1/26 der Urlaubsvergütung gezahlt, die dem Angestellten zugestanden hätte, wenn er während des ganzen Kalendermonats, in dem er ausgeschieden ist, Erholungsurlaub gehabt hätte. In anderen Fällen ist der Bruchteil entsprechend zu ermitteln.

## § 52 Arbeitsbefreiung

(1) Als Fälle nach § 616 BGB, in denen der Angestellte unter Fortzahlung der Vergütung (§ 26) und der in Monatsbeträgen festgelegten Zulagen im nachstehend genannten Ausmaß von der Arbeit freigestellt wird, gelten nur die folgenden Anlässe:

a) Niederkunft der Ehefrau . . . . . . . . . . . . . . . . . . . . . 1 Arbeitstag,

b) Tod des Ehegatten, eines Kindes oder Elternteils . . . 2 Arbeitstage,

c) Umzug aus dienstlichem oder betrieblichem Grund an einen anderen Ort . . . . . . . . . . . . . . . . 1 Arbeitstag,

d) 25-, 40- und 50jähriges Arbeitsjubiläum . . . . . . . . . 1 Arbeitstag,

e) schwere Erkrankung

　　aa) eines Angehörigen, soweit er in demselben Haushalt lebt . . . . . . . . . . . . . . . . . . . . . . . . . . . . 1 Arbeitstag im Kalenderjahr,

　　bb) eines Kindes, das das 12. Lebensjahr noch nicht vollendet hat, wenn im laufenden Kalenderjahr kein Anspruch nach § 45 SGB V besteht oder bestanden hat . . . . . . . . . . . . . . . . . . . . . . . . . . . bis zu 4 Arbeitstage im Kalenderjahr,

　　cc) einer Betreuungsperson, wenn der Angestellte deshalb die Betreuung seines Kindes, das das 8. Lebensjahr noch nicht vollendet hat oder wegen körperlicher, geistiger oder seelischer Behinderung dauernd pflegebedürftig ist, übernehmen muss . . . bis zu 4 Arbeitstage im Kalenderjahr.

　　Eine Freistellung erfolgt nur, soweit eine andere Person zur Pflege oder Betreuung nicht sofort zur Verfügung steht und der Arzt in den Fällen der Doppelbuchstaben aa und bb die Notwendigkeit der Anwesenheit des Angestellten zur vorläufigen Pflege bescheinigt. Die Freistellung darf insgesamt 5 Arbeitstage im Kalenderjahr nicht übersteigen.

f) Ärztliche Behandlungen des Angestellten, wenn diese während der Arbeitszeit erfolgen muss . . . . . . erforderliche nachgewiesene Abwesenheitszeit einschließlich erforderlicher Wegezeit.

(2) Bei Erfüllung allgemeiner staatsbürgerlicher Pflichten nach deutschem Recht, soweit die Arbeitsbefreiung gesetzlich vorgeschrieben ist und soweit Pflichten nicht außerhalb der Arbeitszeit, gegebenenfalls nach ihrer Verlegung, wahrgenommen werden können, besteht der Anspruch auf Fortzahlung der Vergütung (§ 26) und der in Monatsbeträgen festgelegten Zulagen nur insoweit, als der Angestellte nicht Ansprüche auf Ersatz dieser Bezüge geltend machen kann. Die fortgezahlten Bezüge gelten in Höhe des Ersatzanspruchs als Vorschuss auf die Leistungen der Kostenträger. Der Angestellte hat den Ersatzanspruch geltend zu machen und die erhaltenen Beträge an den Arbeitgeber abzuführen.

(3) Der Arbeitgeber kann in sonstigen dringenden Fällen Arbeitsbefreiung unter Fortzahlung der Vergütung (§ 26) und der in Monatsbeträgen festgelegten Zulagen bis zu drei Arbeitstagen gewähren. In begründeten Fällen kann bei Verzicht auf die Bezüge kurzfristige Arbeitsbefreiung gewährt werden, wenn die dienstlichen oder betrieblichen Verhältnisse es gestatten.

(4) Zur Teilnahme an Tagungen kann den gewählten Vertretern der Kreisvorstände, der Bezirksvorstände, der Bundesabteilungsvorstände sowie des Hauptvorstandes bzw. der Kreisvorstände, der Landesvorstände, der Bundesberufs- und der Bundesfachgruppenvorstände auf Anfordern der vertragschließenden Gewerkschaften Arbeitsbefreiung bis zu sechs Werktagen im Jahr unter Fortzahlung der Vergütung (§ 26) und der in Monatsbeträgen festgelegten Zulagen erteilt werden, sofern nicht dringende dienstliche oder betriebliche Interessen entgegenstehen. Zur Teilnahme an Tarifverhandlungen mit dem Bund, der Tarifgemeinschaft deutscher Länder und der Vereinigung der kommunalen Arbeitgeberverbände oder ihrer Arbeitgeberverbände kann auf Anfordern einer der vertragschließenden Gewerkschaften Arbeitsbefreiung unter Fortzahlung der Vergütung (§ 26) und der in Monatsbeträgen festgelegten Zulagen ohne zeitliche Begrenzung erteilt werden.

*Protokollnotizen:*
1. Als Zulagen, die in Monatsbeträgen festgelegt sind, gelten auch Monatspauschalen der in § 47 Abs. 2 Unterabs. 2 genannten Bezüge.
2. Zu den „begründeten Fällen" im Sinne des Absatzes 3 Unterabs. 2 können auch solche Anlässe gehören, für die nach Absatz 1 kein Anspruch auf Arbeitsbefreiung besteht (z.B. Umzug aus persönlichen Gründen).

### § 52a Fortzahlung der Vergütung bei Arbeitsausfall in besonderen Fällen

(1) Bei Arbeitsausfall infolge vorübergehender Betriebsstörungen betriebstechnischer oder wirtschaftlicher Art, z.B. Mangel an Rohstoffen oder Betriebsstoffen werden dem durch den Arbeitsausfall betroffenen Angestellten die Vergütung (§ 26) sowie die in Monatsbeträgen festgelegten Zulagen für die ausgefallene Arbeitszeit fortgezahlt, jedoch längstens für die Dauer von sechs aufeinanderfolgenden Arbeitstagen. Das gleiche gilt für Arbeitsausfall infolge behördlicher Maßnahmen. Die Vergütung wird nur fortgezahlt, wenn der Angestellte ordnungsgemäß an der Arbeitsstelle erschienen ist und sich zur Arbeit gemeldet hat, es sei denn, dass der Arbeitgeber auf das Erscheinen des Angestellten zur

Arbeit ausdrücklich oder stillschweigend verzichtet hat. Der Arbeitgeber ist berechtigt zu verlangen, dass die ausgefallene Arbeitszeit im Rahmen der gesetzlichen Vorschriften, insbesondere der Arbeitszeitordnung, innerhalb von zwei Wochen ohne nochmalige Bezahlung nachgeholt wird.

(2) Bei Arbeitsversäumnis, die infolge von technisch bedingten Verkehrsstörungen oder infolge von Naturereignissen am Wohn- oder Arbeitsort oder auf dem Wege zur Arbeit unvermeidbar ist und nicht durch Leistungsverschiebung ausgeglichen werden kann, werden die Vergütung (§ 26) sowie die in Monatsbeträgen festgelegten Zulagen für die ausgefallene Arbeitszeit, jedoch längstens für zwei aufeinanderfolgende Kalendertage fortgezahlt.

# Literaturverzeichnis

## Bücher

Mobile Zeit. Ein Leitfaden für Arbeitnehmer und Arbeitgeber. Bundesministerium für Arbeit und Sozialordnung, 1997

ALTVATER/BACHER/HÖRTER/PEISELER/SABOTTIG/VOHS: Bundespersonalvertretungsgesetz, Basiskommentar. Frankfurt am Main 1998

BIRKENFELD, Ralf: ABC der Dienstplangestaltung. Köln 1997

BORSI, Gabriele M.: Das Krankenhaus als lernende Organisation. Berlin 1995

BÜSSING, Andre: Von der funktionalen zur ganzheitlichen Pflege. Göttingen 1997

DAHLEM, Hilma: Total Normal. Neue Arbeitszeiten im Pflegedienst. Mabuse Verlag, 1993

DERSCH, Hermann/NEUMANN, Dirk: Bundesurlaubsgesetz. München 1997

ELKELES, Thomas: Arbeitsorganisation in der Krankenpflege. Frankfurt am Main 1994

FRANCIS, Dave/YOUNG, Don: Mehr Erfolg im Team. Hamburg 1996

GNADE, Albert/KEHRMANN, Karl/SCHNEIDER, Wolfgang/BLANKE, Hermann/KLEBE, Thomas: Betriebsverfassungsgesetz. Köln 1995

HAMM, Ingo: Flexible Arbeitszeiten in der Praxis. Handbuch für die Unternehmenspraxis. Bund Verlag 1999

HÖFFLIN, Peter: Arbeitszeitgestaltung in der Krankenpflege. Freiburg 1997

KARAZMAN/STAUDINGER: Gesunde Arbeitszeiten für Pflegemitarbeiterinnen im Krankenhaus. Verlag für Gesundheitsförderung G. Conrad, Gamberg 1999

KNAUTH/RUTENFRANZ: Schichtarbeit und Nachtarbeit: Problem – Formen – Empfehlungen. Bayerisches Staatsministerium für Arbeit und Sozialordnung, 1989

KUTSCHER/WEIDINGER/HOFF: Flexible Arbeitszeitgestaltung. Wiesbaden 1996

LINNENKOHL/KILZ/RAUSCHENBERG/REH: Arbeitszeitflexibilisierung. 140 Unternehmen und ihre Modelle. Verlag Recht und Wirtschaft, 1993

MARR, R.: Arbeitszeitmanagement: Grundlagen und Perspektiven der Gestaltung flexibler Arbeitszeitsysteme. Erich Schmidt Verlag, 1993

SCHELTER, Wolfgang/FIEDLER, Manfred: Das Arbeitszeitrecht für die Praxis. Frankfurt 1995

SCHLETTIG, Hans Joachim/VON DER HEIDE, Ursula: Bezugspflege. Berlin 1995

SIHK: Moderne Arbeitszeiten. Arbeits- und Betriebszeiten flexibel gestalten. Winterdruck GmbH, 1997

STÖSSER, Adelheid von: Pflegestandards. 3. Aufl. Berlin 1994

WEH, Bernhard/SIEBERT, Hannes: Pflegequalität. München 1995

## Zeitschriften/Zeitschriftenaufsätze

HEGE, Inge: Einführung der Bereichspflege, in: Die Schwester/Der Pfleger 7/93

MÜHLBAUER, Bernd H./REINHARDT, Jürgen/SÜLLWORD, Gundula: Bereichs- und Bezugspflege im Spannungsfeld zwischen Theorie und Praxis, in: Die Schwester/Der Pfleger 6/94

ÖTV Frau: Teilzeitarbeit im öffentlichen Dienst. Tipps von A–Z

# Stichwortverzeichnis

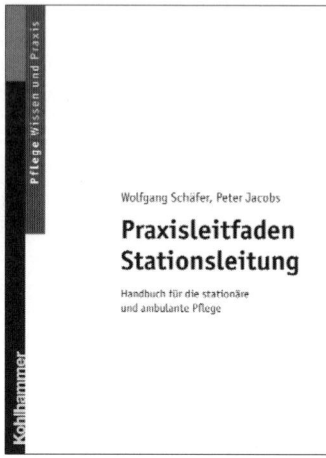

Wolfgang Schäfer/Peter Jacobs

# Praxisleitfaden Stationsleitung
**Handbuch für die stationäre und ambulante Pflege**

2002. 394 Seiten. Kart.
€ 24,90
**ISBN 3-17-017029-5**

**Pflege** Wissen und Praxis

Stationsleitungen nehmen eine Fülle von Aufgaben wahr: Sie leisten Führungsarbeit, tragen Organisationsverantwortung und sind administrativ tätig. Die neueren Entwicklungen im Gesundheitswesen - z.B. die gewachsene Bedeutung von Kostendenken und Qualitätssicherung sowie die Tendenz, die Patienten zunehmend als Kunden zu betrachten - haben die Funktionen der Stationsleitung in den letzten Jahren noch vielfältiger werden lassen.

Dieses Handbuch behandelt umfassend und praxisnah das gesamte Aufgabenspektrum der Stationsleitung, wobei die zentralen Themen Mitarbeiterführung und Stationsorganisation besonders ausführlich dargestellt werden. Der umfangreiche Rechtsteil befasst sich mit sämtlichen für die Stationsleitung relevanten juristischen Fragen. Zahlreiche Fallbeispiele erleichtern dem Leser dabei die Übertragung des theoretisch vermittelten Wissens in die Praxis. Ihre Darstellung haben die Autoren durch einen umfassenden Anhang ergänzt, der Muster für Checklisten, Adressen von Weiterbildungseinrichtungen und viele andere nützliche Zusatzinformationen enthält.

**Die Autoren:**
*Wolfgang Schäfer*, Pflegemanager, ist Stationsleiter einer gastroenterologischen Allgemeinstation im Klinikum Großhadern der Universität München. *Peter Jacobs* ist Pflegedirektor des Klinikums Großhadern der Universität München.

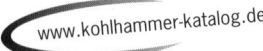
www.kohlhammer-katalog.de

W. Kohlhammer GmbH · Verlag für Krankenhaus und Pflege
70549 Stuttgart · Tel. 0711/7863 - 7280 · Fax 0711/7863 - 8430